Knaur

Von den Autoren ist außerdem erschienen:

Bananen für Brüssel. Europa – wie unsere Steuern vergeudet werden

Über die Autoren:

Volker Angres, geboren 1956, ist Leiter der Umweltredaktion im ZDF und Moderator der Sendung »ZDF. Umwelt – Naturnahes Fernsehen«.
Claus-Peter Hutter, geboren 1955, ist Präsident der Stiftung Europäisches Naturerbe (EURONATUR); hauptamtlich leitet er die Akademie für Natur und Umweltschutz Baden-Württemberg.
Lutz Ribbe, geboren 1957, ist Direktor der umweltpolitischen Abteilung bei EURONATUR und seit 1998 Mitglied im Wirtschafts- und Sozialausschuss der EU.

Volker Angres
Claus-Peter Hutter
Lutz Ribbe

Futter fürs Volk

Was die
Lebensmittelindustrie
uns auftischt

Knaur

Besuchen Sie uns im Internet:
www.knaur.de

Vollständige, aktualisierte Taschenbuchausgabe 2002
Droemersche Verlagsanstalt Th. Knaur Nachf., München

Umschlagggestaltung: ZERO Werbeagentur, München
Satz: Ventura Publisher im Verlag
Druck und Bindung: Clausen & Bosse, Leck
Printed in Germany
ISBN 3-426-77613-8

5 4 3 2

Inhalt

1 Einleitung

Es ist die mit Abstand gefragteste schönheitschirurgische Operation in den USA. Jährlich lassen es 400 000 Amerikaner mit sich machen: Fettabsaugen. Und da Amerika dem alten Kontinent bekanntlich immer ein paar Jahre voraus eilt, dürfte es nur eine Frage der Zeit sein, bis auch bei uns dieser zwar schmerzhafte, aber kurzfristig garantiert erfolgreiche Weg des Abnehmens an der Tagesordnung ist.

Das Fettabsaugen ist nur eine der Folgen einer erschreckenden Fehlernährung, die längst globale Ausmaße erreicht hat. Erstmals in der Geschichte der Menschheit gibt es mehr Individuen, die an Übergewicht leiden, als solche, die fürchten müssen, an Unterernährung zu sterben. Festgestellt haben das kürzlich zwei Forscher des renommierten Worldwatch Institute in Washington. Mit 100 Milliarden US-Dollar Arzt- und weiteren Behandlungskosten schlagen die Dickleibigen beim US-Gesundheitswesen zu Buche. 55 Prozent der amerikanischen Bevölkerung sind zu dick, eins von fünf Kindern hat Übergewicht, Tendenz stark steigend. Der Grund dafür ist systematische Fehlernährung. 300 Gramm oder 53 Teelöffel Zucker nimmt ein amerikanischer Durchschnittsmensch täglich zu sich, versteckt in so genanntem *processed food*, Essen, was massenhaft industriell hergestellt wird. Damit es sich überhaupt verkauft, wenden die Werbeprofis einen einfachen Trick an: Sie sprechen vom »Mehrwert« bei Pizza, Schokoriegel oder Pausensnack. Dieser Mehrwert besteht immer aus Zutaten, die stark schmecken: Zucker, Salz, Fette und Öle. Hinzu kommen Gewürzverstärker und fertig ist die Knabbersucht – oder können Sie eine angefangene Tüte Chips einfach so liegen lassen?

Auch in Deutschland mehren sich die Warnzeichen: 16 Prozent der bis zu 13-Jährigen sind zu dick, 75 Prozent der 14-Jährigen haben Karies und Mangelerscheinungen.

Zu dieser massiven Fehlernährung kommt es, weil das Wissen über die Zusammenhänge und Hintergründe einer natürlichen Ernährung mehr und mehr verloren geht. Nicht nur in Amerika, auch bei uns findet in den Schulen immer weniger Kochunterricht statt. Im Zuge ihrer allgemeinen Sparmaßnahmen streichen die Schulpolitiker bedenkenlos die Hauswirtschaft aus dem Stundenplan – mit gravierenden Folgen. Neue Analphabeten wachsen auf diese Weise heran, zwar alles Menschen, die Lesen, Schreiben und Rechnen können, aber es sind Analphabeten in Sachen Ernährung, sie wissen nicht, wo Vitamin A oder B drin steckt, haben keine Ahnung von Ballaststoffen und wozu Folsäure gut ist. Konsequenterweise setzt sich das Analphabetentum bei der Handhabung von Pfannen und Töpfen fort: Kochen? Nein danke!

Schon jetzt haben wir es mit einer nicht kochenden Generation zu tun; das lässt für die Zukunft nicht gerade Besserung erwarten. Peter Grimm von der Deutschen Gesellschaft für Ernährung beklagt, dass auf diese Weise das Wissen um grundlegende Zusammenhänge zwischen Kulturlandschaften und Landwirtschaft und dem eigenständigen Zubereiten gesunder Nahrung immer mehr verloren geht. Viele Kinder sind zum Beispiel der Meinung, dass Orangen in England wachsen, Kühe lila sind und Fische als Stäbchen im Meer umherschwimmen.

Hier wird deutlich, worum es wirklich geht: Wer etwas nicht kennt, vermisst es nicht. Warum also Naturlandschaften schützen und bewahren? Computerspielen ist doch viel schöner, und die Zubereitung des Mittagessens dauert nur eine Minute – in der Mikrowelle. Zeitgeist und modernes Leben tun ein Übriges: die Singlehaushalte nehmen zu, ebenso die »Dinks« – *double income, no kids*. Man lebt so vor sich hin, der Job ist natürlich stressig, keine Zeit zum Kochen, ab ins Restaurant. Na und? Da wird dann ja gekocht, könnte man einwenden. Die Realität jedoch sieht anders aus. Kaum einer kann sich vorstellen, wie viel selbst in teuren Gourmethäusern aus dem Kochbeutel kommt.

Hinter all dem steckt eine uralte Diskussion, nämlich die Frage nach der Wahrheit und der Wirklichkeit. Was lassen uns die Manager von Nestlé, Philip Morris, Unilever und Co. wirklich wissen? Wie kommt eigentlich das Bild unserer Landwirtschaft in der Öffentlichkeit zustande? Welche Rolle spielen Politik und Politiker? Sind wir tatsächlich eine informierte Gesellschaft – oder lassen wir uns blenden von einer Scheinwirklichkeit, die es so längst nicht mehr gibt?

Wir, die Autoren dieses Buches, haben hinter die Kulissen geschaut, in Viehställe gesehen, mit Fachleuten diskutiert, Aromastoffe in Laboratorien gesucht, nach den Auswirkungen der »Grünen Gentechnik« gefragt, Biobauern besucht, den BSE-Skandal analysiert, die Errungenschaften modernen Essens getestet und noch ein paar Dinge mehr. Die Wahrnehmung unserer Wirklichkeit hat sich dadurch verändert – und zwar mehr als uns lieb ist. Zu spät. Jetzt sind wir zurück, um von unseren Erfahrungen in der Welt der Nahrungsmittel zu berichten.

2 »Küche und Kochen«

Darum geht's:

Essen aus Tüte und Kübel, vorgefertigte Massenware: Längst haben Food-Design-Produkte der Nahrungsmittelindustrie ihren Siegeszug in Gaststätten und Hotels angetreten, längst quellen die Regale der Supermärkte mit vergleichsweise teuren »Convenience«-Produkten über. Von Fertigwaren ist die Rede. Ein ständig sich erweiternder Markt verspricht satte Gewinnzuwächse. Dem Einheitsbrei und Einheitsgeschmack begegnen wir überall. Selbst Produkte, von denen wir glauben, dass sie eigentlich nur »natürlich« sein können, werden behandelt und manipuliert, dass es nur so kracht. Können wir der Diktatur der Tüte überhaupt noch entkommen?

Hier macht der Chef die Tüten auf

Schon lange wollten wir mit unseren Nachbarn mal wieder zum Essen ausgehen. Da soll ein neues Lokal aufgemacht haben, erzählt Nachbar Manfred. Gemütlich sei es da und die Preise ganz vernünftig. Der Magen knurrt, und so überlegen wir nicht lange. Anrufen, Plätze reservieren und nix wie hin!

Gut dass wir den Tisch vorbestellt haben, denn das Rhapsody ist schon proppenvoll. Und auch das Ambiente stimmt für einen gemütlichen Abend: elegantes Mobiliar, nur wenige, geschmackvolle Bilder an den in modischer Wischtechnik fahlgelb getünchten Wänden. Stilvolle Wandleuchten geben den Räumen eine einladend vornehme Atmosphäre. Und auf den Tischen stehen Kerzen. »Ja, da haben Sie Glück gehabt, kurz vor Ihrem Anruf hatte jemand abgesagt«, meint die junge Bedienung.

Die Speisekarte, aber auch die Auswahl in der Weinkarte verheißt Gutes. Schwungvoll handgeschrieben und auf schweres, büttenartiges Papier kopiert. Mit dem Datum des Tages drauf. Irgendwie haben wir an diesem Abend alle denselben Geschmack. »Viermal das Menü des Tages à la Rhapsody«, lautet unsere Bestellung. Das heißt für uns: Vorfreude auf Basilikum-Tomaten-Consommé mit Croutons, Geschnetzeltes »Provençal« mit hausgemachten »Rösti« und Speckbohnen. Anschließend soll es dann noch einen Flan mit Früchten der Saison geben.

Die erste Flasche Bordeaux wird aufgemacht. Und schon bald kommt auch die Suppe. In stilvollen Terrinen schwimmen liebevoll drapierte Basilikumblättchen, umgeben von knusprigen Croutons auf einem Klecks Sahne. »Das ging aber schnell!«, meint Manfred und hebt das Glas.

Nach der Suppe müssen wir auch auf den Hauptgang nicht lange warten. Eigentlich ging uns das fast zu schnell. Und überhaupt, wie machen die das wohl bei den vielen Gästen? Denn auch an den Nachbartischen wurden die Speisen recht flott aufgetragen. Bei der Heimfahrt kreist unsere Diskussion um die Frage, ob im »Rhapsody« wohl noch echt gekocht wird. Geschmeckt hat es nicht schlecht, meint Manfred. Unsere Frauen sind jedoch argwöhnisch. Man dürfe sich von ein paar frischen Basilikumblättern und dem angebratenen Speck um die Bohnen schließlich ebenso wenig täuschen lassen wie von den schwarzen Augen der jungen und netten Bedienung. Da sind beide mal wieder einer Meinung.

Ja, wenn man manchmal hinter die Kulissen schauen könnte! Würden Sie, liebe Leserin oder lieber Leser, in ein Lokal gehen, wenn Sie von vornherein wüssten, dass da nicht wirklich gekocht wird? Wohl eher nicht. Irgendwie erwarten wir ja, dass da ein Koch oder eine Köchin für uns in der Küche Kochlöffel und Sahnebesen schwingt. Doch haben Sie mal überlegt, wie es möglich sein soll, ein komplettes, frisch gekochtes Essen für 10 oder 15 Euro auf den Tisch zu bekommen? Denken Sie nur an die Personalkosten, die hinter einem guten, frischen Essen stehen. Dann der Wareneinsatz: frisches Gemüse, frische Salate und frisch gekauftes Fleisch vom Metzger am Ort, der seine Schlachttiere noch aus der näheren Umgebung bezieht, sodass man weiß, woher das Fleisch kommt. Das muss halt teurer sein als industriell vorgefertigte Ware.

Nun ist jedem, der eine Hamburger-Braterei oder ein anderes Fastfood-Lokal aufsucht, bewusst, dass dort vorgefertigte, zentral hergestellte Waren – Fastfood eben – fertig gebraten und arrangiert werden. Doch auch in einer feineren Gaststätte mit handgeschriebener Schiefertafel an der Wand passiert oft genug nichts anderes. Die Arbeit des so genannten Kochs besteht häufig darin, dass er Dosen öffnet, kübelweise Massenware umrührt oder Tüten aufreißt und das Ganze bloß noch aufwärmt. Über 2000 Restaurants – so war im deutschen Fachblatt *tk-report* (tk steht für Tiefkühlkost) zu lesen – bieten schon Paella aus der Tiefkühltruhe an. Dabei braucht der Tütenkocher nur noch Wasser oder – wenn das Fertiggericht mal richtig aufgemotzt werden soll – einen (ebenfalls fix und fertig angebotenen) Fischsud hinzufügen. Nach wenigen Minuten kommt dann die dampfende, frisch aussehende Paella auf den Tisch.

Bei Tiefkühlkost muss es sich nicht um schlechte Ware handeln. Aber wissen sollten die Gäste schon, woher ihr Essen kommt und wie es zubereitet wird. Und wenn es dann überall irgendwie gleich schmeckt, sollten wir uns nicht wundern. Einheitsware bedeutet Einheitsgeschmack. Die Restaurants unterscheiden sich mehr und mehr nur noch durch die Einrichtung – und vielleicht durch die Preise.

Dass unter bestimmten Umständen nicht gekocht werden kann, mag in speziellen Fällen hinnehmbar sein. So wird wohl niemand ernsthaft erwarten, dass die Menüs in den IC- und ICE-Zügen richtig frisch gekocht werden. Da wird angesichts der engen Bordküche sowie des Zeitdrucks eben auf vorgefertigte Ware zurückgegriffen. Doch mittlerweile verwenden viele ländlich rustikal anmutende oder edel aufgepeppte städtische Lokale dieselben Produkte. In vielen Restaurants müsste der Slogan »selbst gemacht« längst durch die Worte »selbst aufgemacht« ersetzt werden. Ob in Folie eingeschweißter »Tafelspitz in Bouillon mit Wurzelgemüse«, »Rehmedaillons«, »Hasenkeule an Pfifferlingen« oder »Lammragout Provençale« – alles braucht nur noch aufgewärmt zu werden. Mit ein bisschen frischem Grün, einem Sahneklecks und repräsentativem Geschirr lässt sich mit überschaubarem finanziellem und zeitlichem Aufwand viel machen. Das Auge isst schließlich mit!

Spitzenköche wie Vincent Klink vom Stuttgarter Restaurant Wilhelmshöhe, Heiner Finkbeiner vom Hotel Traube Tonbach (Baiersbronn), Josef Viehauser vom Restaurant Le Canard (Hamburg), Johann Lafer vom Le Val d' Or (Stromberg/Hunsrück) oder Martin Bräuer vom Königshof München fordern deshalb mit ihrer Organisation »Eurotoques« – der europäischen Union der Spitzenköche – eine Kennzeichnungspflicht für Fertigprodukte in Restaurants. »Wenn Gasthäuser mit ihren Wirtshausschildern Gemütlichkeit demonstrieren und handwerkliches Kochen suggerieren, tatsächlich aber nur Tütenkocher am Werk sind, ist das im Interesse der Verbraucherinnen und Verbraucher ebenso wenig hinnehmbar wie seitens des Berufsstandes der echten Köche«, postuliert Eurotoques-Präsident Ernst-Ulrich Schassberger. Zusammen mit seinen Kollegen und vielen Feinschmeckern fordert er klare gesetzliche Vorgaben. Solange es die nicht gibt, ist solchen Gastronomen, die ihren Kunden eine Beutel- oder Tütennahrung für frisches Gourmet-Essen vormachen, Tür und Tor geöffnet. Das Geschäft läuft, und die Branche denkt nicht daran, Forderungen nach einer Kennzeichnungspflicht nachzukommen.

Es gibt nahezu nichts mehr, was es nicht fertig gibt: Suppen, Salat- und Pastasoßen, Beilagengemüse, Chili con Carne, Chicken-Wings, Fischfilets, Scampi-Spieße, Kartoffeln in fast allen Zubereitungsformen, Gulasch und anderes Geschnetzeltes, Cordon bleu, Fleischspieße und Sauerbraten, oder Trockenei, das – mit Wasser vermischt – Rührei ergibt. Man braucht in solchen Fällen genau genommen keine Köche oder Köchinnen mehr. Auch mit 325-Euro-Kräften lassen sich Beutel öffnen und deren vorfraktionierte Inhalte zusammenrühren und erwärmen. Neudeutsch heißt dies »Systemgastronomie«.

Eigentlich brauchen wir nicht mehr ins Restaurant zu gehen, wenn dort nicht gekocht wird. Wir könnten uns ja das dort aufgewärmte Fertig-Food selbst kaufen und zu Hause erhitzen. Das wäre allemal billiger. Aber dann wäre die Illusion dahin, dass man im Restaurant so richtig verwöhnt wird. Umfragen haben ergeben: nur 14 Prozent der Gäste würden Halbfertig- und Fertigprodukte im Restaurant akzeptieren – wenn sie denn wüssten, dass die auf ihre Teller kommen. Doch von einer entsprechenden Deklaration sind wir ebenso weit entfernt wie von einem vernünftigen Umgang mit dem Thema Essen und Lebensmittel.

Der Massenware und der Ausbeutung von Kreatur und Landschaft wird durch die Anonymisierung der Nahrung Vorschub geleistet. Lange Transportwege verschleiern die Herkunft solcher Nahrungsmittel, und so enthält jedes Fertigessen Ballaststoffe der besonderen Art: Verstopfte Straßen, hoher Energieverbrauch für Verarbeitung und kühlende Lagerung, belastete Böden und Grundwasservorräte durch eine Landwirtschaft, die Masse produziert statt Qualität, weil die Grundprodukte für die verarbeitende Industrie natürlich möglichst billig sein sollen. Ist es da verwunderlich, wenn sich in steter Regelmäßigkeit ein Lebensmittelskandal an den anderen reiht?

Doch es geht um mehr. Es geht um uns, um unseren Geschmackssinn und darum, wie wir manipuliert werden.

Von Tütenkochern, Junkfood und abhängigen Verbrauchern

Steil windet sich das schmale Sträßchen den Berg hoch. Rechts und links: Bäume, nichts als Bäume. Und auch dort, wo die Kurve eine

kleine Lichtung durchschneidet und für einen kurzen Moment den Blick hinaus ins Land freigibt, ist nichts anderes zu sehen als Wald. Ein bewaldeter Hügel reiht sich an den anderen. Jetzt im Dezember wirkt die Gegend noch einsamer als sonst. Tief hängende, graue Winterwolken verfangen sich in den obersten Baumwipfeln. Die Fichten, Tannen, Buchen und Ahornbäume verstärken mit ihren weit herabhängenden Bärten den Eindruck eines einsamen Märchenwaldes. Wie aus dem Märchen klingen auch die Namen der kleinen Ansiedlungen: Vorderwestermurr, Murrhärle, Hinterwestermurr. Fehlt nur noch, dass eine Hexe hinter einem der knorrigen Bäume auf ihrem Besen hervorschießt, um die Autofahrer zu erschrecken. Unwillkürlich fährt man da mit mehr Bedacht, die Unterhaltung im Fahrzeug verstummt. Wir sind im Schwäbischen Wald unterwegs, jenem Gebiet im Nordosten Baden-Württembergs, wo sich zwischen den Städten Stuttgart, Heilbronn, Schwäbisch Hall und Schwäbisch Gmünd auf rund 900 Quadratkilometern Fläche noch ein ursprünglich wirkendes Naturmosaik erhalten hat.
Wir fahren Richtung Ebnisee. Wieder säumen Hunderttausende von Bäumen die Straße. Dann ein verträumter Waldsee, Idylle pur. Noch einmal geht es steil bergauf, dann sind wir endlich am Ziel angekommen. Eine Sporthalle zur Linken und eine einladende Hotelanlage zur Rechten, dazu das Putting-Green der Golfübungsanlage – hier erinnert nichts daran, dass sich in dieser Gegend einst die Römer vor den Germanen verschanzten. Und doch findet hier bald 2000 Jahre nach den Römern eine Art Belagerung statt. Eine Belagerung ohne Wachtürme, ohne Waffen und ohne offen erklärten Kampf. Hier, in Schassbergers Kur- und Sporthotel mitten im Schwäbischen Wald, leistet jemand einer ganz anderen Übermacht erbitterten Widerstand. Der Besitzer des nach ihm benannten Hotels, Ernst-Ulrich Schassberger, ist Präsident der Vereinigung Eurotoques für Deutschland, Österreich und die Schweiz. Freundlich empfängt er uns im Foyer des aus einer ehemaligen Wegeherberge aus Postkutschenzeit hervorgegangenen Hotels. Schassberger hat der Gleichmacherei, die von der übermächtig erscheinenden Phalanx aus Agrowirtschaft, Nahrungsmittelindustrie, Lebensmittelhan-

del und Verbraucherignoranz bewirkt wird, den Kampf angesagt. In seinem Hotel beherbergt der 1946 geborene Köche-Präsident mit dem Eurotoques-Office für den deutschsprachigen Raum nämlich so etwas wie die Kommandozentrale in Sachen guten Geschmacks. Der Name seiner Organisation leitet sich vom französischen Wort *toques* (= Kochmütze) ab.

Ernst-Ulrich Schassberger schenkt einen kühlen Riesling aus eigener Erzeugung ins Glas und lacht. »Das Ganze ist nun weder ein Geheimbund noch eine Werbevereinigung.« Der Gastronom nimmt einen kräftigen Schluck und scheint mit seiner Wahl zufrieden zu sein. Reihum schenkt er ein und erzählt: »Eurotoques, das ist die europäische Union der Spitzenköche. Und die hat sich ganz einfach zum Ziel gesetzt, als Anwalt der Verbraucher über die Echtheit der Lebensmittel zu wachen und auf wirtschaftlicher, gesellschaftlicher und politischer Ebene für unverfälschte Naturprodukte nach bester Tradition einzutreten.« Was den Römern der Limes war, bei dem Nachrichten von Turm zu Turm weitergegeben wurden, ist für Schassberger ein ausgeklügeltes Informations-Netzwerk. Über Fax, E-Mail und Internet steht er mit seinen Mitstreitern ebenso wie mit Presse, Funk und Fernsehen in Verbindung. Zu Schassbergers Mitstreitern und Weggefährten gehören in Feinschmeckers Ohren so wohlklingende Namen wie Johann Lafer, Eckart Witzigmann, Bertold Siber, Martin Öxle, Vincent Klink, Heiner Finkbeiner und andere Topköche. Weltweit sind über 3200 Spitzenköche als Eurotoques-Chefs berufen. Auch in internationalem Rahmen trifft man dabei auf so bekannte Namen wie Paul Bocuse und Roger Vergé (Frankreich), Pierre Romeyer (Belgien), Oskar Marti (Schweiz) oder Sissi Sonnleitner (Österreich).

Wenn es nach ihren Gästen geht, müsste es um unsere Ess- und Lebensmittelkultur bestens bestellt sein. Viele Entscheidungsträger aus Politik, Wirtschaft und den verschiedensten gesellschaftlichen Bereichen besuchen die Feinschmeckerrestaurants, einflussreiche Leute also, Multiplikatoren, die doch in ihrem täglichen Wirkungsbereich dafür sorgen müssten, dass wir auch morgen noch gut essen und trinken können.

Doch leider ist das Gegenteil der Fall. Eine übermächtige Nahrungsmittelindustrie überschüttet uns mit immer neuen Fertigprodukten, und immer weniger Menschen sind in der Lage, selbst zu kochen. »Mit ›Lebensmittel‹ hat das nichts mehr zu tun«, beklagt Schassberger. »Was heute den Leuten von der Industrie und von so manchen unverantwortlichen Gaststättenbesitzern aufgetischt wird, sind allenfalls Nahrungsmittel, leben tut da nichts mehr. Und mit Frische hat das alles auch nichts mehr zu tun«, so der Köche-Präsident. Leute, die nicht mehr mit frischen Produkten nach traditionell-handwerklichen Kriterien arbeiten, sind für Schassberger »Tütenkocher«, denen man die Bezeichnung Koch aberkennen müsste.

Der von der Nahrungsmittelindustrie kräftig geförderte Trend zu Fertigprodukten, zu »Junkfood«, hat noch andere, indirekte Folgen, denn mit der Vielfalt in der Küche verarmen auch unsere in Jahrhunderten gewachsenen Kulturlandschaften. Der Kartoffelsalat hat durchaus etwas mit dem Rebhuhn zu tun. Arbeiten Bauern nach ökologischen Landbaumethoden, werden nämlich keine Chemikalien und Kunstdünger ausgebracht. Grundwasser und Böden werden ebenso geschont wie die Vielfalt der Feldfluren. Wer seine Einkellerungskartoffeln also beim Biobauern kauft, schützt damit indirekt auch Rebhuhn, Feldlerche und Feldhase und trägt zu erlebnisreicheren Feldfluren bei.

Die Tütenkocher und Tütenesser, darin ist sich Schassberger mit namhaften Ernährungswissenschaftlern und Naturschutzverbänden gleichermaßen einig, sind sich gar nicht mehr bewusst, was sie sich zwischen die Zähne schieben und was sie damit bei sich selbst und in der Umwelt anrichten.

»Unsere Welt wird immer uniformer. Langeweile kehrt in Küchen und Landschaften gleichermaßen ein. Food-Designer der Industrie statten Nahrungsmittel mit chemischen Zusätzen, Geschmacksverstärkern und Konservierungsstoffen aus; die Leute werden – weil ihnen der Geschmack, die Fähigkeit zum Differenzieren verloren geht – immer abhängiger«, meint Köche-Präsident Schassberger engagiert. Und sie werden umso abhängiger, je weniger sie selbst kochen können. Die Bundesforschungsanstalt für Ernährung mit ihrem Institut für Ernährungsökonomie und -soziologie in Karlsruhe hat es an den Tag gebracht. Bei einer Untersuchung über die Kochkompetenz der Bevölkerung erbrachten Tests und Umfragen: Von den unter 20-Jährigen konnten keine 10 Prozent mehr die früher als Standardgericht geltende Mahlzeit »Rinderroulade mit Apfelrotkohl und Spätzle« zubereiten. Bei den 21- bis 30-Jährigen konnten immerhin noch 34 Prozent das Ganze kochen. Diese Zahlen steigerten sich bis auf 61 Prozent bei den über 70-Jährigen.

Für Schassberger fängt das ganze Übel beim Schmecken an. »Schmecken«, so erklärt er uns, während sein Mitarbeiter einen frisch zubereiteten Zander mit Bandnudeln und Gemüse der Saison aufträgt, »ist eine komplexe Wahrnehmung, an der Auge, Nase, Lippen, Mundhöhle, Zunge und Ohr beteiligt sind. Das Auge nimmt Form und Farbe der Speise wahr, die Nase ihren Duft und die flüchtigen Aromastoffe, die Lippen und die Mundhöhle erfühlen und ertasten ihre Beschaffenheit, ihre Eigenschaft und ihr Gefüge wie kalt, warm, brennend, zusammenziehend usw. Mit dem Ohr hören wir das Geräusch des Kauvorgangs, die Geschmacksknospen auf der Zunge erschmecken schließlich sauer, süß, salzig, bitter und aromatisch, scharf, würzig. Der Reiz auf der Zunge wird an das Gehirn weitergeleitet, das die Informationen zur Wahrnehmung eines Sinneseindrucks verarbeitet. Der Sinneseindruck hängt wiederum ab von den sensorischen Fähigkeiten sowie von der Menge der persönlichen Geschmackserfahrungen, die im Gedächtnis gespeichert sind.«

Der Zander zergeht förmlich auf der Zunge. Ernst-Ulrich Schassberger betont, dass wir Menschen das Schmecken lernen müssen wie das Sprechen. Angeboren ist die Vorliebe für das Süße. In der ersten Lebensphase ist die Nahrungsaufnahme wahrscheinlich in erster Linie durch den Instinkt und die tatsächlichen Bedürfnisse gesteuert. Erst im Alter von etwa drei Jahren sind Kinder in der Lage, zwischen einer ihnen bekannten und einer unbekannten Speise zu unterscheiden. Bevorzugt wird in der Regel das Bekannte, doch der Einfluss der Umgebung gewinnt immer mehr an Bedeutung. Kinder orientieren sich in dieser Phase der Persönlichkeitsentwicklung an ihren Bezugspersonen, das heißt an ihrer unmittelbaren familiären Umgebung. Im Verhalten der Erwachsenen, vorwiegend der Eltern, liegt also die Keimzelle für das spätere Essverhalten. McDonald's und andere Fastfoodketten machen sich das höchst geschickt zu Nutze. Bekommen Kinder nur Hamburger, Fertignudelgerichte, Tütensuppen und Tiefkühlpizzas vorgesetzt, lernen sie auch nichts anderes kennen und sind später kaum in der Lage, ihren eigenen Kindern vernünftiges Essen und Kochen zu vermitteln.

Fastfood

(engl.: »schnelles Essen«) ursprünglich eine Bezeichnung für schnell zubereitete Gerichte, die in Restaurants oder Schnellimbissen angeboten wurden (zum Beispiel Hamburger). Fastfood wurde in den USA »erfunden« und stand ursprünglich für eine schnelle preisgünstige Versorgung.
Heute wird der Begriff »Fastfood« auch allgemein für industriell vorgefertigte Nahrung gebraucht. Fastfoodprodukte enthalten häufig erhebliche Anteile an raffiniertem Zucker, Salz, gesättigten Fetten und Zusatzstoffen (Geschmacksverstärker, Farbstoffe usw.). Darum raten Ernährungsphysiologen aus gesundheitlichen Gründen von Fastfood ab, wenn die Ernährung nicht durch frische (nicht mit Konservierungs- und Zusatzstoffen behandelte) Lebensmittel ergänzt wird.
Es gibt auch gesundes Fastfood: Ein Müsli oder ein Salat mit Zutaten aus dem biologischen Landbau ist zwar ein »schnelles Essen«, aber kein »Fastfood« im Sinne dieses Buches. Unter »Fastfood« verstehen wir industriell vorgefertigte Nahrung, über deren Zutaten, Zusammensetzung und Herkunft die Konsumenten wenig bis gar nichts wissen und die der Gesundheit abträglich ist, wenn sie den Speiseplan bestimmt.

Geschmack ist nicht weltweit gleich und gewissermaßen naturgegeben, sondern wird von der jeweiligen Kultur bestimmt. Beim Schmecken spiegeln sich im persönlichen Empfinden also die traditionellen Geschmacksreize einer Region wieder. Noch jedenfalls. Denn auch diese Grenzen werden immer mehr verwischt und einem internationalen Einheitsgeschmack geopfert. Ist es ein Gewinn für die Menschheit, dass ein Hamburger in New York genauso schmeckt wie in Madrid, Tokio, Wien oder Bamberg?

Die Ausbildung des individuellen Geschmackssystems ist keine persönliche Willensentscheidung oder eine Frage des Bewusstseins, sondern wird von der jeweils herrschenden Esskultur bestimmt. Der Mensch passt sich an die während der Kindheit vorgefundenen Normen des Familiengeschmacks an und trainiert seinen Geschmackssinn dementsprechend. Schnell lernt er die Abkehr von der süßen Speise und die Wertschätzung von Salzigem, Herbem, Pikantem. Eine positive Erfahrung mit einer Speise bewirkt, dass deren Geschmacksprofil insgesamt als bekömmlich angesehen und nicht in Frage gestellt wird, da sie das Wohlbefinden steigert und ein optimales Genusserlebnis bietet. Dieser erlebte Geschmack ist wiederholbar und wieder erkennbar, bildet eine positive Erinnerung und löst ein Gefühl der Sicherheit und Geborgenheit aus.

Wer also von Fertigprodukten geprägt witd, hat es schwer, davon wieder wegzukommen, da ihm das Ganze ja schmeckt und er glaubt, dies alles sei auch gut. Wir verdrängen, dass unsere (Fertig-)Nahrung tendenziell zu fett ist und zu viel Zucker enthält: Einer Umfrage des Institute of European Food Studies zufolge halten sich 71 Prozent der Westeuropäer für gesund ernährt. Eine Veränderung der Essgewohnheiten scheint schwieriger zu sein als das Erlernen einer neuen Sprache.

Das Essverhalten wird jedoch nicht nur durch diesen »Geschmackskonservatismus«, sondern auch durch sein Gegenteil bestimmt: die Neugierde und die Lust auf Veränderung. Während des Essvorgangs wird man nicht nur satt und zufrieden, denn zugleich nimmt die positive Wahrnehmung einer Speise beim Essen ab und steigt erst einige Zeit danach wieder an. Das heißt, die zunächst vorhandene Vorliebe für ein Nahrungsmittel schwindet in dem Moment, in dem man es zu sich nimmt. Diese Wahrnehmungsveränderung betrifft nicht nur das eigentliche Schmecken, sondern auch die Wahrnehmung der anderen sinnlichen Eigenschaften der Speise wie Aussehen, Geruch, Gefüge. Hier sprechen die Wissenschaftler von der »sensorischen Sättigung«. Diese veränderte Sinneswahrnehmung ist nach Ansicht von Ernst-Ulrich Schassberger wahrscheinlich ein menschlicher Urinstinkt, der einer einseitigen Ernährung entgegenwirkt. Mit dem Bedürfnis nach Variation wird die Vielfalt der Nahrung und Nährstoffe erhalten und ein abwechslungsreiches Essen gefördert.

Doch von diesen Mechanismen weiß auch die Nahrungsmittelindustrie und baut Produkt- und Werbestrategien darauf auf. Einerseits muss das Produkt das Gewohnte bieten, andererseits aber mit der Form spielen. Denn das Bedürfnis nach Variationen lässt sich auch mit einer Veränderung der äußeren Gestalt befriedigen. So wie Kleinkinder gerne mit dem Essen spielen und es in eine andere Form bringen, so liebt der Erwachsene variationsreiche Dekoration von Tisch und Speise und andere Ablenkungen wie Fernsehen oder Zeitunglesen.

Doch Fastfood ist nicht so harmlos wie eine Zeitung. Menschen, die viel oder sogar überwiegend Fastfood zu sich nehmen, ernähren sich minderwertig und ungesund. Fastfood enthält oft zu viele Kalorien, vor allem aber merkt man gar nicht, wie viel man isst, weil es – schnell und nebenbei gegessen – nicht als richtige Mahlzeit empfunden wird. Viele Fastfoodprodukte enthalten zu viel Fett, tierisches Eiweiß und Zucker und zu wenig frische Vitamine. Und weil diese standardisierten Nahrungsmittel mit Geschmacksstoffen und anderen Zusatzstoffen einen intensiven Geschmack verliehen bekommen, stumpft der Geschmackssinn zunehmend ab.

Gerade weil Essgewohnheiten in der Kindheit entstehen und später nur schwer zu ändern sind, heißt es aufgepasst. Immer jünger wird die von den Marketingstrategen ins Visier genommene Konsumentengruppe. Die neueste Erfindung heißt »Lunchables«.

Kleine Kostprobe gefällig?

Früher gab es für die Kinder ein Pausenbrot mit in die Schule. Brot, Butter und etwas Käse oder Wurst darauf. Vielleicht noch ein Stück frische Gurke, ein Salatblatt oder anderes frisches Grün. Doch jetzt – so gaukelt es uns das Werbefernsehen vor – ist das alles nichts mehr. Da wird eine Mutter gezeigt, die pflichtschuldig ihrem Kind sein Pausenbrot in die Hand drückt. Doch dieses wendet sich fast schon angeekelt ab. Dann der Filmschnitt: Am anderen Tag bekommt das Kind ein Paket »Lunchables«. Begeistert ruft es: »Danke, Mami!« Sohnematz strahlt im Werbespot, und natürlich umringen den »Lunchable«-Besitzer während der Pause neidisch dreinschauende Mitschülerinnen und Mitschüler, die sich nach nichts anderem zu sehnen scheinen als nach »Lunchables«. Was haben die doch für Rabenmütter zu Hause, die ihnen noch das klassische Pausenbrot mitgeben!

Mit großem Werbeaufwand versucht die Firma Kraft-Jacobs-Suchard den Leuten klar zu machen, dass das traditionelle Frühstücksbrot ausgedient hat. Wer gut sein will in der Schule, wer nicht in die miese Stimmung verfallen will, die das Schulbrot scheinbar zwangsläufig produziert, muss wohl oder übel »Lunchables« mit sich führen. »Lunchable« – zusammengesetzt aus dem Englischen *lunch*, also »Mittagessen« und *able*, also »fähig« oder »tauglich sein« – heißt nichts anderes als »mittagessentauglich« oder einfacher übersetzt »essbares Mittagessen« oder noch freier übersetzt »essbar«. Ist das nicht traurig, wenn man auf das Essen schon draufschreiben muss, dass es essbar ist?

Und was kostet uns der Spaß? Schon eine erste überschlägige Rechnung im Supermarkt zeigt, dass »Lunchables« maßlos überteuert sind. Wer sich über die angeblich zu hohen Kosten von Produkten aus dem ökologischen Landbau aufregt, der sollte einmal durchrechnen, welcher Warenwert sich in einem »Lunchables«-Paket wirklich verbirgt. Wir haben nachgerechnet und verglichen: Ein bunter Karton mit »Lunchables«, wahlweise mit Salami, Mortadella oder Putenwurst und Chester-Käse belegt, enthält acht kleine Kräcker und acht genau darauf passende Scheiben Käse sowie Wurst. Zusammen wiegt der Spaß 100 Gramm. Kostenpunkt im Kaufland, wo wir zufällig unterwegs waren: 1,49 Euro.

Unsere Vergleichsrechnung: Eine 200-Gramm-Packung »Ritz Kräcker« kostet 0,99 Euro und enthält 68 Stück. Ein Kräcker wiegt etwa 3 Gramm. 0,99 Euro geteilt durch 68 Kräcker macht rund 1,5 Cent pro Kräcker. Acht Stück sind in der »Lunchable«-Packung, das ist ein Kräckerwert von 12 Cent. Verbleiben noch 76 Gramm für Käse und Wurst. Gehen wir davon aus, dass beides ungefähr in gleichen Gewichtsanteilen vorhanden ist, müssen wir nun noch den Kostenanteil für jeweils 38 Gramm Chester beziehungsweise Mortadella ermitteln. Die Mortadella gab es in demselben Supermarkt als 200-Gramm-Stück für 2,49 Euro das Kilo. Gehen wir davon aus, dass die Firma Kraft die Wurst nicht beim Metzger für 7,90 Euro das Kilo kauft, sondern die preislich günstigere Variante verarbeitet, so kommen wir auf einen Mortadellaanteil im Wert von knapp 10 Cent. Den Chester-Käse gab es in diesem Supermarkt nur in Form von Scheibletten, 200 Gramm für 0,99 Euro. Macht bei 38 Gramm rund 19 Cent (für Großkunden und am Stück gekauft, gibt's den Käse natürlich billiger). Hätten wir also unsere »Lunchables« selbst hergestellt, hätten wir statt der 1,49 Euro gerade einmal 12 Cent für die Kräcker plus 10 Cent für die Mortadella plus 19 Cent für den Käse, also 41 Cent ausgegeben. Glatte 1,08 Euro weniger als die Fertigpackung kostet. Die essbare Pausenzusammenstellung unter dem Namen »Lunchables« ist also rund 370 Prozent (!) teurer, als wenn man sich die Ware so kaufen würde.

Ernährungsphysiologisch ist es sicherlich nicht erforderlich, mit der Pausenmahlzeit Natriumcarbonat, Ammoncarbonat, Konservierungsstoff E 223, Konservierungsstoff E 200 sowie Stabilisator E 452, Geschmacksverstärker E 621, Antioxidationsmittel, Natriumascorbat, Konservierungsstoffe E 250, E 252 und vieles mehr zu sich zu nehmen. Trotzdem wird den Heranwachsenden ein normales Pausenbrot bald nicht mehr schmecken, weil ihr Geschmack von Kindheit an auf einheitlich vorgefertigte Fertigwaren getrimmt

wird und weil ihnen die Fernsehwerbung suggeriert, wie ein richtiges zweites Frühstück aussehen muss.
Soll keiner, der Produkte wie »Lunchables« kauft, mehr behaupten, er könne sich nicht mit frischen Produkten ernähren, weil dies zu teuer sei!

Köche auf dem Rückzug?

Gibt es Fertigbackmischungen, Fertigsoßen und Dosengerichte schon seit längerem, so sind neu erfundene Produkte wie die »Lunchables« ebenso wie die ständig neu auf den Markt kommenden Designer-Esswaren für Eurotoques-Präsident Ernst-Ulrich Schassberger Anzeichen dafür, dass die Nahrungsmittelindustrie mit ihrem Erfindungsreichtum noch lange nicht am Ende ist. »Da kommt noch viel mehr auf uns zu, und die unkritischen Leute schlittern immer mehr in die Abhängigkeit«, meint Schassberger, der geradezu ein Nahrungsmitteldiktat der Industrie sieht. Dagegen setzt er die »Eurotoques-Philosophie«: »In einer Zeit, wo in Wissenschaft und Technik die in Jahrmillionen entstandenen Artgrenzen überschritten werden, wo die Natur zur Fabrik verkommt und die industrialisierte Landwirtschaft Böden und Klima zerstört, wo Nahrungsmittel künstlich geschaffen werden und nicht mehr die ursprüngliche Kraft und Energie eines ›Lebensmittels‹ in sich tragen, wo der freie Handel mehr gilt als die Sorge für die Gesundheit der Menschen, wo das Essen aus dem Fressnapf der Nahrungsmittelgiganten kommt, deren Geschmacksdiktatur die Sinne täuscht und den Körper betrügt, sehen wir Eurotoques-Chefs uns, die wir täglich Essen für Tausende unserer Mitmenschen zubereiten, durch unser Verantwortungsgefühl verpflichtet, uns für diese und kommende Generationen einzusetzen, für die Bewahrung der schönen regionalen Traditionen, die heute oft schon eine Wiederentdeckung sind. Wir setzen uns ein für jedes natürliche und gesunde, im wahrsten Sinne des Wortes unbedenkliche Produkt im kulinarischen Bereich und für die Ehre unseres Berufsstandes, indem wir täglich die traditionelle Kochkunst mit frischen, der Jahreszeit entsprechenden Zutaten praktizieren und jede Art von Fertigprodukten, künstlichen Geschmacksstoffen und Produkten, die wir für den menschlichen Verzehr als nicht geeignet betrachten, aus unseren Küchen verbannen.«

Schassberger spricht sich ganz klar für Regionalität, Saisonalität und Frische im Lebensmittelbereich aus. Für diese Ziele ist er unablässig unterwegs. Die Idylle des Schwäbischen Waldes kann der engagierte Lobbyist in Sachen gesundes Essen nur selten genießen. Ständig ist er auf Achse, um Einkäufer von Großküchen ebenso wie Entscheider in Politik und Wirtschaft zu beraten, Geschmackstests für Kinder an Schulen zu organisieren, an Podiumsdiskussionen teilzunehmen oder Kochwettbewerbe für Profis wie für Hobbyköche durchzuführen.

Eurotoques-Köche, so lernen wir, sind weit mehr als »nur« Kochkünstler in hochpreisigen Spitzenrestaurants. Sie propagieren den Erhalt der traditionell-handwerklichen Küche mit unverfälschten Lebensmitteln, möglichst aus ökologischem Anbau und artgerechter Tierhaltung, vorzugsweise aus der jeweiligen Region und der Saison, als Gegenentwurf zu den austauschbaren industriellen Massenprodukten. Auch wenn die Übermacht der Nahrungsmittelindustrie unüberwindlich scheint, kann Schassberger doch auf viele Erfolge verweisen: Bauernmärkte und Erzeugergenossenschaften wurden etabliert, kleine regional arbeitende Schlachthöfe konnten erhalten, Tausende von Kindern im Rahmen von Geschmackstests fit gemacht, die Kennzeichnung von 300 Produktnamen mit Ursprungsbezeichnung und geographischen Angaben bei der EU mit durchgesetzt werden. »Wir machen weiter, es steht ein Teil unserer Kultur auf dem Spiel«, sagt Schassberger, als er uns verabschiedet. Und wir fahren nach Hause von einem Gespräch, bei dem wir viel über Geschmack, Köche und Küche erfahren haben. Wir haben auch gelernt, dass Spitzenköche wie Schassberger sich für etwas einsetzen, was Teil unserer Kultur ist und unterzugehen droht: die Küche und das Genießen für jedermann.

Was ist eigentlich »Convenience«?

In Fachzeitschriften aus dem Bereich der Großküchen und Kantinen, der Zulieferer für Gaststätten, Hotels usw. trifft man immer wieder auf das Wort »Convenience«. Ein Blick ins Englisch-Wörterbuch klärt uns auf, dass *convenience* »Annehmlichkeit«, »Bequemlichkeit« heißt. *It is a great convenience* heißt: »Es ist sehr angenehm, sehr praktisch.« Bequem, angenehm, praktisch – wer will dagegen etwas sagen? Suchen wir nicht nach der Hetze des Alltags wenigstens zum Feierabend etwas Bequemlichkeit?

Genau darauf zielen die Convenience-Produkte im Lebensmittelbereich ab. Doch was als Convenience-Food ursprünglich ein Begriff aus der Nahrungsmittelwerbung war, überschwemmt mittlerweile auch die Gastronomie und den gesamten Ernährungsbereich. Die internationale Food-Industrie hat den Begriff übernommen und in ihrem Sinne besetzt. Eurotoques kritisiert, dass die Bezeichnung die industrielle Massenproduktion von Nahrungsmitteln beschönigen soll. Die Nahrungsmittelindustrie betreibe ganz bewusst eine Verschleierung der Tatsachen und eine Vernebelung der Begriffe.

Schon bei der Begriffsbestimmung wird mit verdrehten Tatsachen gearbeitet. Denn der Begriff wird von der Nahrungsmittelindustrie extrem weit verstanden und beinhaltet nach deren Definition alles, was nicht im Haus selbst hergestellt wird. Also auch Essig, Öl, Butter und andere Milchprodukte einschließlich Käse und sogar Mehl. So suggeriert die Industrie: Wenn Köche Butter und Mehl verwenden, dann ist das Convenience; also können sie auch Fertigsuppen und Soßenpulver und all die anderen Fertiggerichte verwenden. Welche Verdrehung, welche Begriffsauslegung!

Eurotoques zieht die Grenze ganz woanders, nämlich bei der Unterscheidung frischer Produkte im Gegensatz zum Fertigprodukt wie dem Tellergericht, das nur noch unter der Mikrowelle warm gemacht werden muss, oder der Soße oder Suppe mit zehn und mehr verschiedenen Zusatz- und Konservierungsstoffen.

Wie stark sich Convenience-Produkte bereits durchgesetzt haben, zeigt ein Gang über eine Ernährungsmesse.

Eine Art Sahne

Bunte Fahnen signalisieren schon von weitem: Hier ist was los! In Scharen strömen die Leute zu den Ticketschaltern. Da können die ersten wärmenden Strahlen der Vorfrühlingssonne sowie erste Krokusblüten im angrenzenden Park noch so locken; wenn auf dem Messegelände Stuttgart die Intergastra stattfindet, muss der Vorfrühlingsspaziergang noch warten. Bei dieser Fachmesse für das Hotel- und Gaststättengewerbe und das Konditorenhandwerk – eine Art Mischung aus Berliner Grüner Woche und Anuga in Köln, nur eben schwäbisch kleiner und übersichtlicher – geben sich Küchenausstatter, Getränke-Handelsketten, Weinkellereien und Brauereien ebenso ein Stelldichein wie Ausstatter für Hotelzimmereinrichtungen, Kaffeeproduzenten und Nahrungsmittelhersteller.
Wir sind gespannt! Schließlich ist die Intergastra – nach den Worten des baden-württembergischen DEHOGA-Präsidenten (Deutscher Hotel- und Gastronomieverband) Ernst Fischer im Vorwort zum über 500 Seiten starken Messekatalog – »die umsatzstärkste Gastro-Messe in Deutschland«. Und auch Messe-Chef Dr. Walter Gehring spricht von richtungweisenden Trends auf der umsatzstärksten Ordermesse Europas. Also kommen Sie mit, bummeln wir gemeinsam über die Intergastra.

Der freundliche Herr kommt zielstrebig auf uns zu: »Kennen Sie Lukull schon?« Gleich sind wir in ein Kundengespräch verwickelt. Das geht so: Der freundliche Berater ist eigentlich gar kein Berater, sondern er schaut sich nach möglichen Ansprechpartnern um, die er dann einem leibhaftigen, mit weißer Mütze und ebensolchem Wams dekorierten Koch zuführt. Von weitem soll man schon sehen, hier wird gekocht. Doch von Kochen keine Spur. Der freundliche Mensch im Kochgewand preist uns das neue Lukull-Produkt, das es als »braune Soße« und als »weiße Soße« gibt.
»Haben Sie eine Gaststätte?«, fragt der freundliche Koch. Schwindeln wollen wir nicht, also geben wir zu erkennen, dass wir ein Buch übers Essen schreiben. Da will die Firma natürlich nicht schlecht da-

stehen und so bekommen wir die ganzen Geheimnisse der »weißen und braunen Soße« vorgeführt. Na ja, fast die ganzen Geheimnisse. Denn was eigentlich in der von der Firma als flüssiges Soßenkonzentrat bezeichnete Pampe drinsteckt, weiß unser Gesprächspartner auch nicht. Oder er will es nicht sagen. Egal.

»Sehen Sie«, sagt er, »jetzt zeig ich Ihnen mal, wie man im Handumdrehen eine leckere Rotweinsoße bereitet und dabei auch noch Geld spart.« Er gibt etwas Wasser in ein Pfännchen, schüttet die so genannte braune Soße dazu und erhitzt sie. Dann greift er zur Flasche Rotwein. Kurz glauben wir, dass hier vielleicht doch noch annähernd so gekocht wird, wie wir das von zu Hause gewohnt sind. Da kippen wir ja schon mal eine halbe oder ganze Flasche guten Weines in die Soße, die traditionell aus Fleischknochen, Wurzelgemüse und naturbelassenen Gewürzen zubereitet wird. Doch wir haben uns zu früh gefreut. Mit dem Daumen auf der Flaschenöffnung lässt der Koch vorsichtig zwei (ja, Sie haben richtig gelesen: zwei) Tröpfchen von dem Wein in die Flüssigkeit spritzen. Kurz umrühren, ein paar Sekunden warten, dann bekommen wir die »Burgundersoße« serviert. In der Tat, das Ganze schmeckt durchaus nach Wein.

»Sehen Sie«, grinst der Herr Koch, »so schnell lässt sich eine schmackhafte Soße bereiten und noch dazu Geld sparen. Aus unserer ›braunen und weißen Soße‹ können Sie alles zaubern. Es ist ein Wildgericht ebenso damit machbar wie alle anderen Geschmacksrichtungen. Sie brauchen kaum noch Zutaten.« – Aha, die Diktatoren von Tüte, Kübel und Stangenpackung wollen uns Gaststättenbesuchern nicht viel gönnen. Wertschöpfung ist angesagt. Geschmacksähnlichkeit, damit wir getäuscht werden und im Glauben bleiben, wir würden gut bekocht.

Auf der Internet-Seite http://www.lukull.de preist der Van-den-Bergh-Food-Service seine Produkte so an: »Durch den Einsatz dieser Produkte ist selbst für noch unerfahrene Köche eine gleich bleibend hohe Qualität bei geringem zeitlichen Aufwand gesichert. Die Möglichkeit, verschiedene Produkte miteinander zu kombinieren, lässt Raum für Kreativität und Individualität.« Und weiter heißt es auf der Van-den-Bergh-Food-Internet-Präsentation, dass man sich die

Prämisse gesetzt habe, die Produkte sensorisch möglichst nahe an ihre klassischen Vorbilder heranreichen zu lassen. Im Klartext geht es also darum, Essenszutaten so zu gestalten, dass man meint, man hätte es mit traditionellen originalen Gerichten zu tun. Rotweinsoße ist dann halt keine Rotweinsoße mehr, sondern nur eine auf Rotwein getrimmte Aroma-Pampe. Welche Langzeitfolgen diese Art des Essens hat, wird von Ernährungswissenschaftlern heiß diskutiert. Fest steht: Wir alle werden dabei immer abhängiger von Food-Designern und Pseudo-Köchen, die uns eine verdrehte Welt vorgaukeln. Lukull ist nur eines von vielen Beispielen dafür.

Lukull ist eine Dachmarke, unter welcher der Van-den-Bergh-Food-Service »kulinarische Konzepte für die moderne Küche« entwickelt, wie es im Firmen-Porträt heißt. Der Van-den-Bergh-Food-Service wiederum gehört zur Union Deutscher Lebensmittelwerke GmbH und diese gehört zum Unilever-Konzern. Unilever vertreibt so bekannte Produkte wie Livio, Lipton Ice-tea oder Becel.

Wir ziehen weiter zum nächsten Messestand, im Gepäck Prospekte, die alles Wissenwerte über den Van-den-Bergh-Food-Service enthalten. Später können wir hier nachlesen, welche Fertigprodukte es sonst noch gibt. Zum Beispiel »Lukull Beste Basis« von der Stange – Soßen zum Abschneiden. Oder Dressings, von denen die Firma sagt: »Cremig mild und absolut geschmacksfrisch bieten sie die Dressing-Alternative im qualitätsversiegelten 1-Liter-Tetra-Pack. Ohne industriell vorgeprägte Geschmacksnote und ohne Konservierungsstoffe schmecken sie wie selbst gemacht.«

Klarer Fall, man will den Industriegeschmack unterdrücken, um ein möglichst originalgetreues Produkt zu erzeugen. Genau das ist es aber nicht. Also glauben Sie, wenn Sie in die Gaststätte gehen, nichts, aber am besten auch gar nichts mehr.

Grillgitter inklusive

Wir kommen zum Stand der Deutschen See. Nach eigenen Angaben ist die Deutsche See GmbH & Co. KG der Marktführer im nationalen Fischgroßhandel und sieht sich als bedeutender Zulieferer der Gastronomie und Gemeinschaftsverpflegung. Leider, muss man sagen, denn das Unternehmen mit einem Umsatz von gut 300 Millionen Euro, 26 Niederlassungen und 1300 Mitarbeitern bringt seine 3000 Artikel zu rund 30 000 Kunden. Entsprechend hoch ist die Wahrscheinlichkeit, dass Sie, liebe Leserin, lieber Leser, wenn Sie in einer Gaststätte mal so richtig frischen Fisch genießen wollen, vorgefertigte Convenience-Produkte vorgesetzt bekommen. Ob »Seezungenröllchen Béarnaise«, »Schollenfilet mit Sauce noily« oder andere lecker klingende Gerichte – all dies gibt es von der Deutschen See in so genannten Deli-Ketten. Das sind zu einzelnen Kammern abgetrennte Kunststoffschläuche, aus denen nicht nur das Schollenfilet, sondern auch gleich die Soße mit herauskommt.

Eigentlich hatten wir trotz des Soßenerlebnisses von Lukull ein wenig Appetit bekommen. Aber der vergeht uns angesichts der Deli-Ketten. Offensichtlich werden in den Gaststätten keine frischen Fische mehr gekocht. Hüten Sie sich vor bunten Plakaten mit Fantasie-Aufschriften, wie »Fisch for friends« oder »Feinste Fische für höchste Genüsse«. Denn die Deutsche See empfiehlt in ihren Prospekten für Gastronomen: »… Den passenden Rahmen … schaffen Sie mit Tischaufstellern und einer impulsstarken Speisekarte unserer ›Fisch for friends‹-Aktion.« Zu der vorgefertigten Einheitsware wird den Gastronomiebetrieben die fantasievolle Werbung gleich mitgeliefert. Das ist Systemgastronomie.

Immer wieder lassen sich die Diktatoren des Geschmacks etwas Neues einfallen. In einem anderen Prospekt der Firma heißt es: »Neues Jahrtausend, neue Namen, neue Rezepturen!« Originalton: »Sind sie Ihnen aufgefallen, die neuen Namen in unserem Feinkostangebot? Wir haben einige unserer Rezepturen nach aktuellen Geschmacksvorlieben verfeinert. Gleichzeitig tragen sie jetzt neue und trendgerechte Namen. Der Vorteil für Sie: Mit diesem aktuellen Angebot setzen Sie auch am Büfett neue Impulse.« Ja und wie heißen sie nun, die neuen Trendspeisen? So: Da gibt es den »geheimnisvoll indischen Garnelen-Cocktail« (Artikel-Nr. 08950) oder das »Gourmet-Filet Orange royal« (Artikel-Nr. 04391) oder das »Gourmet-Filet

Scandic« (Artikel-Nr. 04392) oder den »Schlemmer-Hering Napolitana« (Artikel-Nr. 04397). Sie können aber auch den »Schlemmer-Hering Kajüten-Schmaus« mit nordisch-kühlem Dressing (was immer das auch sei) haben – Artikel-Nr. 04396.

Aber es ist nicht alles Fisch, was in der Deutschen See schwimmt. Auch ein Rinderhacksteak soll die Gäste glauben machen, dass frisch gekocht wird. Damit die Täuschung besser gelingt, ist es mit »Grillprägung« versehen: Der Fleischklops weist braunschwärzliche Streifen auf, die tatsächlich so aussehen, als wäre er frisch auf einem Grill gebrutzelt worden.

Das Matrix-Essen

Zu den vorgefertigten Convenience-Produkten gibt es sogar eine Matrix, die genau angibt, welche »Auflagen« zu Lachsfilet-Portionen, Kabeljaufilet und anderen Fischen, Fleisch, Geflügel und Gemüse verwendet werden können. Damit können Pseudoköche ein richtiges Matrix-Essen kombinieren. »Auflagen« gibt es in unterschiedlichen Geschmacksrichtungen, beispielsweise als »Finkenwerder Art«-Auflage, die für Kabeljau- oder Schollenfilet verwendet werden kann. Oder die so genannte »Asia-Auflage« – wie alle anderen im 1-kg-Einweg-Spritzbeutel –, die Südsee-Gewürzmarinade oder die Indian-Curry-Auflage. Für Kabeljau, Seelachs, Schal- und Krustentiere sowie Fleisch und Geflügel wird die Tomaten-Oliven-Auflage empfohlen.

Alles kann im so genannten Kombi-Dämpfer gekocht beziehungsweise erwärmt werden, und Köche brauchen künftig nur noch die von den Diktatoren des Geschmacks vorgegebenen Tabellen auswendig lernen, um zu wissen, in welcher Zeit man den Blumenkohl-Brokkoli-Auflauf mit Kartoffeln und Dinkelkörnern und einem feinen Topping aus Crème fraîche und Käse oder die Karotten-Krusties (herzhafte Kombination aus geraspelten Karotten, Kartoffeln, Roggen, Weizen paniert) aufwärmen muss. »Mr. Steam«, die Werbefigur der Deutschen See, empfiehlt, dass man nur die »Re-

zepte« studieren müsse und schon könne man eins mit dem anderen kombinieren. Doch sind das noch Rezepte, wenn Auflagen und Marinaden mit Convenience-mäßig aufbereiteten Grundprodukten kombiniert werden?
Wir lassen die Anpreisungen von Alaska-Seelachsfilet mit Gartengemüse und einem Topping aus Sahnesoße und die anderen scheinbaren Köstlichkeiten hinter uns und ziehen weiter durch die wunderbare Welt des fix und fertigen Essens.

Nackte Tatsachen und steife Platten

Nackt und bloß liegen sie da. Nicht wie Gott sie schuf, sondern ihrer Pelle entblößt. Eine wie die andere in steriles Plastik eingeschweißt. Kartoffeln am Stück oder in Scheiben.
Verschiedene Größen sind zu haben, alles gut transportierbar eingeschweißt, »bei uns direkt in Holland, mit Salzwasser«, erklärt uns ein eloquenter Jungdynamiker. »Sie müssen nicht mehr schälen und haben beste Qualität«, erläutert er. Der junge Herr, der wirkt, als sei er einer holländischen Gameshow entsprungen, ist sich seiner Sache sicher. »Wir sind in Holland schon gut im Geschäft und sehen in Deutschland einen wachsenden Markt für unsere fertig vorbereiteten Kartoffelhalb- und -fertigprodukte.« »PEKA-Freshline« gehört zur Firma Kroef B.V. mit Sitz in Odiliapeel, Holland. Was auf dem Vakuumbeutel als »das komplette Frischeprogramm aus Kartoffeln« bezeichnet wird, ist ja letztlich nichts anderes als pseudofrisch. Denn gekühlt aufbewahrt sind vorgegarte Kartoffeln vier Wochen und Pfannenprodukte und Aufläufe sechs Wochen haltbar. Immerhin ohne Konservierungsstoffe.
Es gibt alle nur erdenklichen Varianten: Kartoffelscheiben, Wellenscheiben, Kartoffelviertel, Kartoffelwürfel, Deli-Kartoffeln, Pariser Kartoffeln, Party-Kartoffeln, so genannte Midis und so genannte Minis, Bratkartoffeln mit Speck und Zwiebeln, Rösti oder so genannte »Bistro-Kartoffeln« – laut Firmenprospekt »Kartoffelfantasien, scharf gewürzt mit Champignons und Paprika«. Wenn Sie, liebe

Leserin, lieber Leser, glauben, dass wenigstens die Folienkartoffeln, die Sie zu einem saftigen Steak bekommen, noch frisch gegart sind, dann müssen wir Sie enttäuschen: Firmen wie Kroef B.V. liefern sogar vorgegarte, große Backkartoffeln (mit einer »konstanten Garheit«, so der Prospekt) als Folienkartoffeln.

Ergänzend zu den nackten Kartoffeln, die kreuz und quer durch Europa gekarrt werden, gibt es auch in die gängigen Auflaufformen passende Gratin-Platten. Geben Sie sich bloß nicht dem Trugschluss hin, dass Sie bei einem Gaststättenbesuch immer frisches, selbst gemachtes Gratin serviert bekommen. Voller Begeisterung schildert uns die Betreuerin eines anderen Stands, wie effizient sich mit dem vorgefertigten Gratin arbeiten lässt. Das sieht so aus: Eine mehrere Millimeter dicke, steife Platte enthält Fett, Sahne, kleine geschredderte Gemüsestücke, Gewürze und alles, was man zu einem Gratin so braucht. Diese Platte braucht nur noch über die industriell küchenfertig vorbereiteten Fertigkartoffeln gelegt zu werden. Ab in den Ofen damit, die vorgeschriebene Zeit warten, dann verschmilzt alles in einer Weise, wie es dem immer mehr auf Einheitsgeschmack getrimmten Gaststättenpublikum munden soll.

»Würztopping« nennt die Firma Meggle aus Wasserburg (bekannt durch die Kräuterbutter) ihr Produkt. Gleich bleibende Qualität, kalkulierbarer Wareneinsatz, eine hohe Wertschöpfung, Flexibilität in der Eigenherstellung, einfaches Handling und optimale Lagerhaltung, das sind die Versprechen für die Kunden. »Neue Impulse für den kreativen Küchenprofi« seien die »Würztoppings«. Uns vergeht der Appetit, als wir die steifen Platten sehen, daran ändert auch die neue Variante »Allgäuer Art« nichts mehr.

Ganz besonders lange haltbare Frische verspricht QUimiQU, eine Creme auf Sahnebasis, die Küche und Patisserie auf eine völlig neue Grundlage stellen soll. QUimiQU ermöglicht »eine um 100 Prozent längere Präsentationszeit.« Lässt sich eine herkömmliche Käsesahne gekühlt zwei Tage anbieten, so verdoppelt QUimiQU diese Zeit. Das Wundermittel sorgt dafür, dass die Gerichte lange formstabil bleiben, attraktiv und frisch aussehen, dass sich keine Haut bildet und auch keine Verfärbung oder Flüssigkeitsabsonderung erfolgt.

Hauptsache die Kunden meinen, sie hätten es mit frischen Waren zu tun, auch wenn die Aufstriche, Sandwiches, Soßen, Salatdressings, Torten, Mousses, süßen Terrinen, Cremes oder Puddings schon so alt sind, dass eine herkömmliche Sahne längst schlapp gemacht hätte.

So geht es munter weiter, von Stand zu Stand, von Halle zu Halle. Schwäbische Linsen werden ebenso fertig angeboten wie Frühlingsrahmsoßen, Schaschliksoßen, Sojabolognaise, Lachs-Sahnesoßen oder Schinken-Sahnesoßen. Rindergulasch, Putenrahmgeschnetzeltes, Gulaschsuppe, Chili con carne oder Milchreis-Früchtekompott. Lasagne »Verdi«, Pasta »al naturale«, Pasta »Gorgonzola-Haselnuss« oder Pasta »Gambaretti«. Nicht einmal vor den Salaten macht das vorproduzierte Einheitsessen halt. Die Firma Hilcona bietet an: »Salate, lose tiefgefroren, fixfertig: Den tiefgefrorenen Salat ca. 12 Stunden im Gastro-Normblech, bis maximal 3 cm hoch eingefüllt, im Kühlschrank auftauen lassen. Vor dem Servieren kurz umrühren, aufgetaut zum sofortigen Gebrauch bestimmt.« Da haben Sie den Nudelsalat – zum Beispiel den Fusili-Salat »Hawaii« oder den Makkaroni-Salat »Royal«.

Uns reicht's. Wir verzichten auf die tiefgekühlten Pfannengerichte, wollen nichts mehr wissen von vegetarischer Spätzlepfanne oder Nudelpfanne »Verona«. Wir wollen nur noch eines: raus.

Draußen wehen immer noch die bunten Fahnen. Die Leute kommen in Strömen.

Wir wollen es nicht anders. Eigentlich darf man den Produzenten, diesen Diktatoren des Geschmacks, keine Vorwürfe machen. Denn sie befehligen ein Volk, das sich selbst in die Abhängigkeit begibt. Ein Volk abhängiger Konsumenten, die nicht bereit sind, für ordentliches, frisch gekochtes Essen auch den dafür notwendigen Preis zu bezahlen. So geraten sie immer weiter in die Abhängigkeit von Geschmacksverstärkern, Tiefkühlportionen, Folienbeuteln, Spritzauflagen und Hartplattenware. So lange es keine Revolution vor den Regalen gibt, so lange gibt es kein Entkommen aus dieser Entwicklung.

Bald sieht die Fertigfutterwelt noch ganz anders aus. Convenience allein wird nicht mehr reichen, die Menschen glücklich zu machen. Schon ist in den Köpfen der Chefdenker der Nahrungsmittelkonzerne eine neue Kategorie von Nahrungsmitteln entworfen worden: »Functional Food« verspricht den Verbrauchern ein langes und besseres Leben und den Herstellern volle Kassen.

Functional Food: Lebensmittel oder Medikament?

Kartoffelchips, die Krebs vorbeugen, Müsli, das vor Herz-Kreislauf-Erkrankungen schützt, Fertiggerichte, die Magen-Darm-Erkrankungen vermeiden helfen, Säfte, die die Gedächtnisleistung verbessern, Backwaren, die die Beschwerden der Wechseljahre mildern: wenn es nach den Plänen der Industrie geht, sind das die Super-Lebensmittel des 21. Jahrhunderts. Die Wissenschaftsjournalistin Christiane Götz-Sobel beschäftigt sich seit Jahren mit den Trends der hypermodernen Ernährung, und wir haben ihr bei ihren Recherchen über die Schulter geschaut:

Einfach nur »gesund« – das genügt in Zukunft nicht mehr, um für ein Lebensmittel zu werben. Es muss schon etwas mehr sein: der Schutz vor Krankheiten, »eingebaut« in ganz alltägliche Lebensmittel und Snacks, auch in solche, die bisher alles andere als ein gesundes Image haben. Genau das interessiert die Unternehmen an den neuen Entwicklungen. Denn während die Kunden beim Einkauf von Grundnahrungsmitteln auf den Pfennig schauen, wächst die Bereitschaft, für vermeintlich gesunde Produkte immer mehr Geld auszugeben. Im Kampf um Marktanteile in den Supermärkten wird ein neuer Wettbewerbsvorteil gesucht: Die Wahl am Regal soll zur Entscheidung für den Schutz vor Krankheiten werden. Also: kein schlechtes Gewissen mehr, wenn das bequeme Fertiggericht auf den Tisch kommt oder die soundsovielte Tüte Chips weggeknabbert ist. Die Produkte enthalten in Zukunft schließlich ein »Gesundheits-

Plus«! Experten gehen davon aus, dass bis zum Jahr 2010 etwa 40 Prozent des Lebensmittelmarktes von Produkten mit einem angeblichen gesundheitlichen Zusatznutzen beherrscht werden.

Bestandsaufnahme

Die Deutsche Gesellschaft für Ernährung (DGE) hat die folgenden zehn Regeln aufgestellt, die eine gesunde Ernährung kennzeichnen:

1. vielseitig essen und nicht zu viel;
2. wenig Fett;
3. würzig, aber nicht salzig;
4. wenig Süßes;
5. viel Vollkornprodukte;
6. reichlich Gemüse, Kartoffeln und Obst;
7. wenig tierisches Eiweiß;
8. Trinken »mit Verstand«, das heißt Alkohol in Maßen;
9. besser mehrmals täglich kleine Mahlzeiten statt »Völlerei« zur Mittags- oder Abendzeit;
10. nährstoffschonende Zubereitung.

Die traditionell verfügbaren Lebensmittel sind also völlig ausreichend für eine gesunde Ernährung – vorausgesetzt, man hält sich an die Regeln. Tatsache aber ist: Theoretisch legen wir alle zwar großen Wert auf gesunde Ernährung. In der Praxis sieht es jedoch anders aus: Wir essen zu viel, zu fett, zu süß …

Bestimmte Krankheitsbilder – zum Beispiel Herz-Kreislauf-Erkrankungen, Krankheiten der Verdauungsorgane und Zuckerkrankheit (Diabetes mellitus) – werden immer häufiger durch falsche Ernährungsgewohnheiten verursacht. 1925 betrug ihr Anteil 16 Prozent; 1952 schon 43 Prozent. 1995 war mit 56 Prozent bereits mehr als jede zweite Erkrankung auf ernährungsbedingte Ursachen zurückzuführen. Fehlernährung und ihre Folgen verursachen in Deutschland über 50 Milliarden Euro Kosten für die medizinische Behandlung.

Es mangelt uns nicht an der Kenntnis über gesunde Ernährung, sondern daran, dass der Einsicht Taten folgen. Der schnelle Genuss und die Bequemlichkeit bei der Zubereitung von Mahlzeiten bestimmen, was wir kaufen. So ist die Beliebtheit von Fertiggerichten, Mikrowellen- und Tiefkühlkost zu erklären. Methoden, wie Nährstoffe und Vitamine in Lebensmitteln beim Kochen schonend erhalten werden können, geraten in Vergessenheit. »Functional Food«, funktionale Lebensmittel mit dem »Gesundheits-Plus« sollen es nun richten.

Herz-Kreislauf-Erkrankungen sind in den westlichen Industrieländern die Todesursache Nummer eins. Sie sind für etwa 46 Prozent der Todesfälle verantwortlich. Gegen Krebs ist noch immer kein medizinisches Kraut gewachsen: laut Statistik gehen 21 Prozent der Todesfälle auf das Konto von Krebserkrankungen. Was liegt also näher, als in den Labors der Lebensmittelindustrie gerade diesen Volkserkrankungen besondere Aufmerksamkeit zu widmen? Die Bereitschaft, für Produkte, die hier einen besonderen Schutz versprechen, mehr Geld auszugeben als für herkömmliche Lebensmittel, dürfte besonders groß sein. Während sich bei der gegenwärtigen Marktsituation und dem harten Preiskampf, den sich die marktbeherrschenden Unternehmen der Lebensmittelbranche liefern, mit herkömmlichen Produkten kaum noch Geld verdienen lässt, können die funktionalen Lebensmittel einen völlig neuen und sehr gewinnträchtigen Markt erschließen.

»Functional Food« international

Japan steht an der Spitze der Entwicklung. Unter »Functional Food« versteht man dort: verarbeitete Lebensmittel mit Inhaltsstoffen, die spezifische Körperfunktionen unterstützen. Diese Lebensmittel durchlaufen ein spezielles Zulassungsverfahren. Damit bekommen die Hersteller das Recht, mit einer entsprechenden Aufschrift auf dem Etikett und dem Hinweis auf einen speziellen Gesundheitsnutzen zu werben. Derzeit sollen etwa 150 verschiedene Produkte mit entsprechenden Kennzeichnungen auf dem japanischen Markt sein. Schon heute geben die Japaner jedes Jahr mehrere Milliarden Euro für funktionale Lebensmittel aus.

Als »Functional Food« versteht man in den USA solche Lebensmittel, bei denen die Zusammensetzung von Inhaltsstoffen mit dem Ziel verändert wurde, den Beitrag zu einer gesunden Ernährung zu verstärken. Im Rahmen so genannter *health claims* dürfen die Hersteller mit den besonderen gesundheitlichen Attributen auch Werbung machen. Der Text entsprechender Werbeaussagen unterliegt allerdings strengen Regeln. Auf vermeintlich heilende Wirkungen darf nicht hingewiesen werden. Erlaubte Aussagen richten sich darauf, dass durch eine Ernährung, die bestimmte Empfehlungen berücksichtigt, das Risiko für gewisse Krankheiten reduziert werden kann. Ein Beispiel: *High blood pressure is associated with many factors, including family history of the disease, growing older, being overweight, drinking too much alkohol and diets high in sodium. A low sodium diet is associated with lower blood pressure in some people.* »Bluthochdruck hängt von verschiedenen Faktoren ab wie einer familiären Veranlagung, dem Alter, Übergewicht, übermäßigem Alkoholgenuss und natriumreicher Ernährung. Eine salzarme Ernährung führt bei manchen Menschen zu einer Senkung des Blutdrucks.« So sollen Kunden darauf aufmerksam werden, dass ein natriumarmes Produkt hohem Blutdruck vorbeugen kann.

In Deutschland geht man davon aus, dass derzeit schon zwischen 5 und 10 Milliarden Euro pro Jahr für Produkte mit »Gesundheits-Plus« ausgegeben werden. Das entspricht 5 bis 10 Prozent des Gesamtvolumens auf dem Lebensmittelsektor. Marktprognosen aus der Industrie zufolge werden die Konsumenten in Deutschland im Jahr 2010 40 Milliarden Euro für solche Produkte ausgeben. Dabei ist die Werbung mit den besonderen »Qualitäten« dieser Produkte in Europa sehr restriktiv geregelt. Besonders streng sind die Regelungen nach deutschem Lebensmittelrecht. Es ist demnach verboten, Lebensmitteln Wirkungen beizumessen, die ihnen nach Erkenntnissen der Wissenschaft nicht zukommen oder die wissenschaftlich

nicht hinreichend gesichert sind. Sehr zum Ärger der Hersteller, die verständlicherweise mit den besonderen Vorteilen ihrer Produkte werben wollen, um höhere Preise zu erzielen. Doch die Befürworter der derzeit gültigen Regelung möchten die Konsumenten vor Etikettenschwindel schützen. Deshalb sollen Angaben über gesundheitliche Wirkungen nur dann zulässig sein, wenn sie gesicherter wissenschaftlicher Erkenntnis entsprechen.
Noch ist völlig unklar, wie ein Unternehmen den Nachweis erbringen muss, dass der behauptete Zusatznutzen nicht nur ein Werbegag ist. Werbung mit Krankheitsbezug – etwa: »Beugt Krebs vor« – ist in Deutschland nach dem Lebensmittel- und Bedarfsgegenständegesetz (LMBG) prinzipiell untersagt. Der Gesetzgeber geht bisher prinzipiell davon aus, dass Lebensmittel nicht der Beseitigung oder Linderung von Krankheiten dienen. Das ist die Aufgabe von Arzneimitteln. Da man in manchen Ländern der Europäischen Union jedoch weniger restriktiv mit krankheitsbezogenen Werbebotschaften umgeht, setzen die Hersteller auf eine Harmonisierung des europäischen Rechts auf niedrigstem Niveau. Trotzdem wird in irgendeiner Form ein Wirkungsnachweis zu führen sein.
Arzneimittelhersteller müssen Wirkungsnachweise in klinischen Studien erbringen, wenn sie ein neues Medikament auf dem Markt etablieren wollen. Doch solche Studien sind langwierig und teuer. Ähnliche Anforderungen für neuartige Lebensmittel würden deren Entwicklung wenig interessant machen. Daher streben die Hersteller ein stark »abgespecktes« Verfahren an. Ihr Ziel: Eine Studie, die ein paar Daten als Beleg der propagierten Wirkung bringt, soll genügen, um die Genehmigung zu erhalten, mit der möglichen Wirkung zu werben – und schon kann das neue Produkt zu einem »angemessenen« Preis ins Supermarktregal.
Die Vereinigung der Ernährungsindustrie der Europäischen Union (CIAA) drängt auf eine Liberalisierung bei der Handhabung ernährungs- und gesundheitsbezogener Werbetexte. Man schlägt vor, nur noch solche Aussagen zu verbieten, die sich auf die Behandlung und Heilung von Krankheiten beziehen. Alle anderen Aussagen sollen erlaubt sein, sofern sie auf einer »ausreichenden wissenschaftli-

chen Basis« beruhen. Nur: wie will man den Nachweis für eine krebs*vorbeugende* Wirkung führen? Und wie kann sichergestellt werden, dass für alle Produkte, die mit einer solchen Werbeaussage vermarktet werden, die entsprechenden Nachweise auch tatsächlich vorliegen?
Was steckt drin in den neuartigen Lebensmitteln? Was erwartet die Verbraucher?

Produkte im Regal und in der Entwicklung

Auch in deutschen Supermärkten gibt es bereits »Functional Food«. Eine rechtliche Grauzone macht es möglich, für solche Produkte in bestimmter Weise zu werben und den Kunden den Zusatznutzen »schmackhaft« zu machen.
Konventionell erzeugte Lebensmittel sollen beispielsweise durch die Anreicherung mit Vitaminen, Kalzium und anderen Mineralien, Omega-3-Fettsäuren und Ballaststoffen einen zusätzlichen gesundheitlichen Nutzen erhalten.
Kalzium und Vitamin D in Milchprodukten sollen der Osteoporose-Prophylaxe dienen. Omega-3-Fettsäuren in Brotaufstrichen sollen helfen, den Blutfettspiegel zu senken. Mit Ballaststoffen angereicherte Lebensmittel sollen die Verdauung verbessern. Ob damit im Vergleich zu einer ausgewogenen Ernährung mit herkömmlichen Produkten aber wirklich ein Vorteil verbunden ist, ist bisher noch nicht erwiesen.

Beispiel:
Probiotische Produkte – »für eine gesunde Darmflora«?

Wirtschaftlich gesehen ist die Einführung von pro- und präbiotischen Produkten eine Erfolgsgeschichte. Die seit Mitte der Neunzigerjahre auf dem Markt befindlichen so genannten probiotischen Milchprodukte unterscheiden sich von fermentierten dadurch, dass ihnen lebende Mikroorganismen zugesetzt werden, die positive Wirkungen auf den menschlichen Organismus ausüben sollen. Der

Marktanteil der probiotischen Erzeugnisse hat stetig zugenommen, und das obwohl sie teurer als herkömmliche Produkte sind.
Probiotische Mikroorganismen besitzen die Fähigkeit, den Magen lebend zu passieren und im Darm eine – wie auch immer geartete – Wirkung zu erzielen. Probiotische Produkte dienen dazu, das Wachstum der probiotischen Mikroorganismen zu fördern. Für bestimmte Stämme probiotischer Mirkoorganismen wurden in klinischen Studien Anhaltspunkte dafür gewonnen, dass sie einen positiven Effekt auf die Darmgesundheit haben. Man nimmt an, dass die probiotischen Keime das Abwehrsystem des Darms unterstützen und damit zum Schutz vor Infekten beitragen.
Ob die umworbenen neuen Produkte im Rahmen einer ansonsten »normalen« Ernährung einen messbaren Vorteil gegenüber herkömmlichen haben, wäre nur in weiteren klinischen Studien nachzuweisen. Eine Werbeaussage wie »schützt vor Magen-Darm-Erkrankungen« ist nicht erlaubt. Stattdessen behelfen sich die Hersteller mit Formulierungen wie »stärkt die natürlichen Abwehrkräfte« oder »beeinflusst die Darmflora positiv« oder »unerwünschte Bakterien werden unterdrückt«.
Dabei ist vieles offen. Zwar sollen probiotische Milchsäurebakterien der Bildung schädlicher Enzyme entgegenwirken, doch wirklich gesichert ist das nicht. Während die einen »Experten« sagen, der Genuss entsprechender Joghurterzeugnisse sei zumindest nicht schädlich, sind viele Fragen wissenschaftlich noch nicht eindeutig beantwortet. Statt gesicherter Erkenntnisse also Werbung, was das Zeug hält.
Die Diskussion um das, was in den Werbeaussagen erlaubt sein soll und was nicht, führte im September 1997 zur Gründung einer Arbeitsgruppe am Bundesinstitut für den gesundheitlichen Verbraucherschutz und Veterinärmedizin (BgVV). Im Oktober 1999 erschien der Abschlussbericht dieser Arbeitsgruppe. Darin heißt es: »Aus Sicht des Verbraucherschutzes muss eine sorgfältige Nutzen-Risiko-Bewertung der verwendeten Produktkulturen gefordert werden. Ebenso sind die ausgelobten gesundheitlichen Wirkungen wissenschaftlich hinreichend zu belegen. Als Voraussetzung für die Pro-

duktentwicklung im Europäischen Wirtschaftsraum auf der einen und für die Rechtssicherheit beim Verbraucher auf der anderen Seite ist eine Weiterentwicklung zu einer einheitlichen Rechtslage einschließlich Deklarationsfragen und Werbeaussagen zu probiotischen Lebensmitteln geboten.«
Die Diskussion um Wirkungsnachweise und Werbemöglichkeiten geht also weiter.

Beispiel: Carotinoide – »zur Krebsvorbeugung«?

Positive Effekte versprechen sich die Wissenschaftler in den Labors der Lebensmittelindustrie von Carotinoiden. Es gibt Hinweise, dass etwa der reichliche Genuss von Produkten aus Tomaten einen gewissen Schutz vor Prostatakrebs bietet. Die Überlegung, den Inhaltsstoff, dem die Wissenschaftler diese krebsvorbeugende Wirkung zurechnen, unterschiedlichsten Lebensmitteln zuzusetzen, ist nahe liegend.
Eine Möglichkeit dazu besteht darin, das entsprechende Carotinoid zu analysieren und im Labor »nachzubauen«. Auf chemischem Wege lässt es sich dann in beliebigen Mengen »naturidentisch« herstellen. In welche Lebensmittel man es anschließend hineinrührt, bleibt der Fantasie überlassen: in Säfte, Milchprodukte, Fertiggerichte …
Das Ganze hat nur einen Schönheitsfehler: Bis heute weiß niemand, ob es wirklich dieses bestimmte Carotinoid ist, dem die krebsvorbeugende Wirkung zuzuschreiben ist. Ernährungswissenschaftler gehen davon aus, dass es womöglich ein ganzer Cocktail von Stoffen aus der Tomate ist, der sich günstig auf die Gesundheit auswirkt. Um aus einem mit Carotinoiden angereicherten Drink einen Drink mit »eingebautem Krebsschutz« machen zu können, bedarf es noch umfangreicher klinischer Studien. Und die kosten Zeit und Geld.
Und weil es – bis zum Beweis des Gegenteils – so schön verführerisch klingt, interessieren sich auch Genforscher für Carotinoide. Sie wollen Nutzpflanzen schaffen, die in großen Mengen Carotinoide bilden. Dazu haben sie das Erbgut analysiert, das für die Bildung bestimmter Carotinoide verantwortlich ist. Diese Erbinformation lässt sich inzwischen nachbauen und in das Erbgut von Pflanzen integrie-

ren. Ergebnis: Die genmanipulierten Pflanzen bilden Carotinoide, die sie von Natur aus nicht bilden würden. Wissenschaftler arbeiten an Karotten und Kartoffeln, die mit Hilfe einer Genmanipulation große Mengen an gewünschten Carotinoiden bilden. Dahinter steckt folgende Strategie: Wenn sich die Konsumenten davon überzeugen lassen, dass die Genpflanzen – oder Produkte daraus – vor Krebs schützen, werden sie Gen-Food nicht länger ablehnen. Dann erobern Lebensmittel aus genveränderten Pflanzen vielleicht doch noch die Supermarktregale, weil der vermeintliche Nutzen die Verbraucher danach verlangen lässt. Heute überwiegt noch die Skepsis, doch »Functional Food« könnte die Situation völlig verändern. In dieser Allianz zwischen Food-Designern und Gentechnikern dient »Functional Food« als Türöffner zur Durchsetzung genetisch veränderter Nahrungsmittel.

Unglaublich, aber wahr ...

Seit einigen Jahren setzt sich ein neuer Wohntrend in den USA immer mehr durch: das Standardhaus für die amerikanischen Durchschnittsfamilie hat keine Küche mehr. Dafür ein Mikrowellengerät im Kingsize-Format.

»Total pervers!« – Ein Gespräch mit Dr. Hans-Ulrich Grimm

Es wird ein heißer Tag heute, das liegt irgendwie schon in der Luft. Doch jetzt am frühen Morgen ist es noch angenehm kühl. Rechts, links, rechts, links; behände nimmt der Jogger gleich zwei Staffeltritte auf einmal. Wie in keiner anderen Stadt gibt es in Stuttgart unendlich viele »Stäffele« – Höhenstufen, die die Hanglagen erschließen. Sie führen durch alte Villengegenden, Arbeiterviertel, durch romantisch anmutende Weinberge, terrassierte Obstbaumwiesen und so man-

che Parkanlage. Für Freizeitsportler sind dies ideale Trimmpfade. Der Läufer ist schon einige Zeit unterwegs. Schweißperlen rinnen über den gepflegten Dreitagebart. Rechts, links, rechts, links – mit solchen Morgenläufen hält sich Hans-Ulrich Grimm fit, damit bei seiner Arbeit hinter Schreibtisch und Computer die Glieder nicht einrosten. Auch sonst lebt der Journalist gesundheitsbewusst.
Dabei ist er in keiner Weise fanatisch. Der promovierte Germanist, frühere *Spiegel*-Redakteur und Autor viel beachteter Bücher zum Thema Essen und Nahrungsmittel* weiß einfach zu viel. Im Lauf der Jahre hat sich Grimm zu einem Spezialisten für Geschmacksverstärker und andere Zusatzstoffe in Nahrungsmitteln entwickelt. Der Mittvierziger hat als einer der Ersten das Unbehagen vieler Menschen gegenüber der Nahrungsmittelindustrie und ihren Fertigprodukten artikuliert und mit harten Fakten untermauert. Wir verabreden uns für den Nachmittag zum Gespräch.

Herr Grimm, wie sind Sie persönlich überhaupt auf das Thema Essen und Lebensmittel gekommen?
Ich esse wie viele andere jeden Tag und vor allem auch gerne. Ursprünglich hat mich vor allem das gute Essen interessiert, und so kam ich über die feinschmeckerische Schiene zum Thema. Schon als Lokalredakteur habe ich bei der *Schwäbischen Zeitung* auch übers Essen geschrieben. Dann war das Tschernobyl-Unglück, und da bin natürlich zur örtlichen Omira-Molkerei gegangen und habe gefragt, wie die die Tests machen, um Verstrahlung festzustellen und dergleichen. Aber am Essen hat mich eigentlich immer der Geschmack interessiert. Wie wichtig der Geschmack letztlich ist, habe ich damals noch gar nicht gewusst. Das hat sich für mich erst im Lauf der Zeit, nach zahlreichen Recherchen erschlossen.

---

* *Die Suppe lügt. Die schöne neue Welt des Essens,* Knaur, München 1999.
Der Bio-Bluff. Der schöne Traum vom natürlichen Essen, Hirzel, Stuttgart 1998.
Aus Teufels Topf. Die neuen Risiken beim Essen, Klett-Cotta, Stuttgart 1999 (Knaur, München, 2001).

Dann hat sich gezeigt, dass natürlichere Lebensmittel mehr Geschmack haben, oder?

Ja, das war mein ursprünglicher Zugang. Vor etwa zwanzig Jahren habe ich bemerkt, dass es überhaupt keine Erdbeeren gab, die wie Erdbeeren schmecken. Die Erdbeeren haben geschmeckt wie Tomaten, praktisch wie Wasser mit roter Haut außenrum. Da habe ich festgestellt, dass die einzigen Früchte, die auch gut schmecken, aus ökologischem Anbau sind. Und so bin ich nach und nach komplett auf Ökoprodukte umgestiegen. Ökomilch und Ökojoghurt, Ökofleisch – toll schmeckt das. Dass dieser Geschmack was ganz Wesentliches ist, über den Genuss hinaus, habe ich erst bei den Recherchen für die Bücher bemerkt. Am eklatantesten bei der Tiernahrung. Ich bin darauf gestoßen, dass es Tiernahrungsaromen gibt, die man den Futtermitteln zusetzt, die schmecken etwa nach Kräuterwiese. Es gibt auch den Aromatyp Wurm oder Maus, je nach Vieh. Und in den Prospekten für die jeweiligen Tieraromen steht etwa drin »Besonders geeignet zur Maskierung von Problemfuttermitteln«. Da ist mir aufgefallen, dass das natürlich genau diese Zusätze sind, die zu den Skandalen geführt haben, die wir in den letzten Jahren hatten. Von BSE angefangen, das durch verseuchtes Tiermehl entstand, aber auch die Dioxinproblematik oder die EHEC-Bakterien,[1] die entstehen, weil die Viecher nicht mit Heu und Gras gefüttert werden. Diese ganzen Zutaten und diese Aromen dienen letztlich nur dazu, dass die Tiere ein Zeug fressen, welches total artwidrig ist. Das ist doch total pervers. Wenn die Viecher ihr Chemiefutter bekommen, würden sie normalerweise schreiend davonrennen. Durch die Aromen tut man aber so, als ob das das artgerechte Heu von der Kräuterwiese wäre, das ihnen eigentlich gut tut. Und das ist natürlich ein Skandal.

Jetzt hat es aber den Anschein, dass man die Menschen schon genauso behandelt wie die Zuchttiere. Die Aromen – zwar nicht Regenwurm oder Heuwiese, sondern andere Geschmacksrichtungen, sind doch auch unseren Lebensmitteln zugesetzt?

Das war das, was mich am Anfang natürlich auch beschäftigt hat: dass Produkte nach etwas schmecken, was gar nicht drin ist. Die Hühnersuppe von Knorr etwa, mit 2 Gramm Trockenhuhn, was

7 Gramm Naturhuhn entspricht, kann natürlich nur den Anschein von Hühnersuppe erwecken, wenn man Aroma reingibt. Bei den Viechern war mir aufgefallen, dass man Essen, das ihnen nicht gut tut und was artwidrig ist, mit diesen Aromastoffen maskiert und somit beschönigt. Die gleichen Aromen bekommen die Menschen. Das Problem ist bei Mensch und Tier, dass der Geschmack eigentlich eine Kontrollaufgabe hat. Der Mensch hat 2000 Geschmacksknospen, Karnickel haben 15 000, Rinder 35 000. Denn das Rindvieh kann keine Packungsbeilagen lesen und keine Ernährungsratgeber. Das Vieh muss sich also auf seinen Geschmackssinn verlassen. Genauso wie der Löwe irgendwo in der Savanne. Tiere wissen ja instinktiv, dank ihres Geschmackssinnes, was ihnen gut tut und was sie essen dürfen. Wir Menschen haben diesen Geschmackssinn auch, doch durch die Aromen werden wir genauso ausgetrickst wie die Nutztiere. Bei den Tieren setzt man diese Aromen ein, damit sie mit diesem artwidrigen Futter schneller zunehmen. Da gibt es Untersuchungen darüber, wie viel mehr die Tiere zunehmen, wenn sie aromatisiertes Zeugs fressen. Und der Witz ist, dass bei den Menschen das Gleiche passiert. Die Menschen – das räumt sogar der zuständige Industrieverband ein – nehmen auch mehr zu, wenn sie aromatisierte Lebensmittel essen. Und das hat weltweit gigantische Auswirkungen. Einer Studie des Worldwatch-Instituts zufolge sind 1,2 Milliarden Menschen übergewichtig. Gesundheitsprobleme wie Diabetes und andere Krankheiten sind die Folge, und das wird langfristig für die Sozialkassen der einzelnen Länder ziemlich teuer.

Wenn man jetzt mal Ihre Erfahrung nimmt, auch vor dem Hintergrund Ihrer Bücher: Was stört Sie am meisten in Bezug auf die Wissenschaft?

Die Wissenschaft ist für uns Laien sehr wichtig. Denn man braucht für die Risikoabschätzung das wissenschaftliche Urteil. Vor allem wenn es darum geht, Verbraucherschutz und Gesundheitsfürsorge in Gesetze und Verordnungen einfließen zu lassen. Problematisch wird es meines Erachtens jedoch immer dann, wenn sich die Wissenschaftler in allzu große Nähe zur interessierten Industrie begeben. Zunächst muss das die Unabhängigkeit nicht unbedingt gefährden; doch oft habe ich den Eindruck, dass die Unabhängigkeit vieler Wissenschaftler im Bereich der Nahrungsmittel nicht mehr gesichert ist. Das hat dann bei den Gesetzgebungsprozessen sehr problematische Auswirkungen. Da habe ich mal mit einem Herrn von der Bundesforschungsanstalt für Ernährung gesprochen – einer Einrichtung des Bundeslandwirtschaftsministeriums –, der sagte lachend, dass gesundes Essen und gesunde Ernährung letztlich gar nicht mehr möglich seien. Ich habe ihm entgegnet, dass sich ja jeder gesund ernähren könne, wenn er entsprechend Obst und Gemüse isst und wenn er bewusst einkauft. Doch dann sagte dieser Mitarbeiter der Bundesforschungsanstalt, das könne ein Einzelner vielleicht schon, aber es sei für alle Menschen in Deutschland nicht mehr möglich, weil das Angebot in den Supermärkten dafür gar nicht ausreiche. Das ist nach meinem Empfinden ein absoluter Skandal. Das kennt man vielleicht aus Afrika, dass die gesunde Ernährung der Bevölkerung nicht gesichert ist, aber doch nicht von einem zivilisierten mitteleuropäischen Land, in dem es eigentlich Nahrung in Hülle und Fülle gibt. Da mein damaliger Gesprächspartner Angehöriger eines Forschungsinstituts ist, müsste man eigentlich annehmen, dass die Forschung untersucht, inwiefern die gesunde Ernährung nicht mehr gesichert ist, damit entsprechende Gegenaktionen möglich sind. Eigentlich müssten solche Wissenschaftler aufzeigen, wie viel Chemikalien die Menschen zu sich nehmen, wie es um Zusatzstoffe, Konservierungsstoffe, Säuren bestellt ist, welche die Zähne angreifen, den Knochenbau beeinträchtigen, das Immunsystem schwächen. Das weiß aber niemand, und das will wohl auch niemand wissen.

Haben Sie dazu ein Beispiel?

Firmen wie etwa Nestlé behaupten ja immer, ihre Erzeugnisse wären absolut unbedenklich, da behördlich überprüft. Bei den Behörden weiß aber überhaupt niemand, wie viel die Menschen insgesamt an Zusatzstoffen wie Geschmacksstoffen, Geschmacksverstärkern usw. zu sich nehmen. Mir hat mal ein Mitarbeiter des Bundesgesundheitsministeriums gesagt: »Ich weiß ja nicht, was Nestlé reintut.« Das ist bei den Firmen natürlich auch Betriebsgeheimnis, weil die nicht wollen, dass jemand eine 5-Minuten-Terrine nachbaut und auf den Markt bringt. Aber es ist mehr als skandalös, wenn wir Bürger und

Verbraucher nicht sicher sein können, dass unsere Gesetze und Zulassungsverordnungen auf solider Kenntnis der Verzehrmengen beruhen. Da gibt es zwar nationale Verzehrsstudien, und da steht drin, was die Bevölkerung verzehrt an Hülsenfrüchten, an Kartoffeln, an Milch, Mehl, Eiern. Ich rufe dann die Leute an, welche die Studie gemacht haben und frage: Wer isst eigentlich die 5-Minuten-Terrine und wer isst Müllers Milchreis? Das kommt bei euch gar nicht vor in der Studie. Bleibt das immer liegen im Supermarkt, räumen die das abends immer weg, weil die Leute nur Hülsenfrüchte gekauft haben? Und dann müssen die mir sagen, dass das eben nicht bekannt ist. Das wird nicht erhoben. Die Firmen wissen das natürlich. Die wissen auch, wie viel Marktanteile sie haben, aber es gibt keinen Wissenschaftler, der da einen Gesamtüberblick erstellt, damit öffentlich bekannt wird, wie viel von diesen industriellen Lebensmitteln und Zusatzstoffen die Menschen insgesamt verzehren. Und das ist natürlich hoch problematisch.

Wenn wir jetzt beim Thema Verzehr und Zusatzstoffe sind, was halten Sie für den größten Hammer bei der Fertignahrung?

Also, sicherlich ist die Summe insgesamt problematisch. Es sammelt sich ja alles im Darm. Den Darm kann man im Fernsehen leider nicht so schön herzeigen wie ein torkelndes BSE-Rindvieh. Es guckt eigentlich keiner rein in den Darm. Der Darm ist aber unglaublich wichtig, weil er zum einen dazu da ist, dass die Menschen Nährstoffe aufnehmen, und zum anderen die Funktion hat, Krankheitserreger, Allergene und dergleichen abzuwehren. Der Darm hat also eine Barrierefunktion. Nun gibt es Zusatzstoffe wie Sulfide, die sind etwa im Kartoffelpüree, in der 5-Minuten-Terrine und in vielen, vielen anderen Nahrungsmitteln enthalten. Doch davon steht oft nichts auf der Packung. Und diese Sulfide führen dazu, dass im Darm Bakterien existieren können, welche die Darmwand angreifen. Diese Bakterien sind bei Ölbohrfirmen gefürchtet, weil sie die Pipelines von innen her anfressen. Diese Bakterien wurden gleichermaßen gefunden im Flussschlamm des River Tay in Schottland und im Darm von Menschen. Übrigens: Bei 50 Prozent aller gesunden untersuchten Menschen wurden diese Bakterien festgestellt und bei 96 Prozent derer, die entzündliche Darmerkrankungen hatten, wie Colitis ulcerosa. Wenn dies bei so vielen Leuten verbreitet ist und deswegen der Schutzschild Darm angegriffen ist, dann kann es natürlich sein, dass gerade Allergene deswegen viel leichter den Eingang finden und sich ausbreiten. Wenn ich aber das Bundesinstitut für gesundheitlichen Verbraucherschutz anrufe und frage, ob man aus dieser Studie, die englische Wissenschaftler erstellt haben, irgendwelche Konsequenzen gezogen habe, dann sagen die, nein, das ginge sie nichts an. Und auch das ist ein Skandal.

Skandale sind das eine, der Umgang mit ihnen das andere. Sehen Sie hier gar kein Interesse bei der Politik, dass diese einhaken müsste?

Irgendwie werde ich den Eindruck nicht los, dass Ernährung heutzutage keine große Rolle spielt in der Politik, dass man schon Krieg führen oder ganz bestimmte Themenfelder besetzen muss, wenn man als Politiker etwas werden will. Jedenfalls ist es so, dass es einer in der Politik nicht weit bringt, wenn er der ernährungspolitische Sprecher seiner Fraktion ist. Damit kommt man so gut wie nicht in die *Tagesthemen* oder das *Heute Journal*. Zumindest in Deutschland ist das so. In anderen Kulturnationen ist das noch etwas anderes.

In Italien etwa kümmert sich natürlich der Staatspräsident höchstselbst um den Zustand der Nudeln im Land. In Frankreich kümmert sich der Präsident höchstselbst um den Zustand des Brotes. Bei uns aber wird Kanzler entweder einer, der Saumagen isst oder Currywurst. Und da spielen die Themen eben nicht die Rolle, die ihnen eigentlich zustünde, weil es offensichtlich Wichtigeres gibt als Essen. In der Schweiz hat man da schon ein anderes Verhältnis zum Essen und zur Selbstversorgung. Da gibt es jetzt Bestrebungen, dass man eine eigene Form von Ernährungspolitik einführt, bei der es eben auch um den Gesundheitsstatus der Bevölkerung und das Ernährungsverhalten geht. Davon sind wir noch weit entfernt.

Wenn die Politik quasi tatenlos zuschaut, wie wir der Diktatur der Geschmacksstoffe unterworfen werden, sehen Sie eigentlich irgendeinen Ausweg, dass man der Macht der Konzerne, der Nahrungsmittelindustrie etwas entgegenstellen kann? Gibt es hier eigentlich noch ein Entrinnen?

Also, ich denke, da muss man einfach den italienischen Weg gehen und nicht mehr so auf die Obrigkeit, sondern mehr auf sich selbst vertrauen. Sich kümmern, sich informieren. So wie man einen Prospekt liest, bevor man sich einen neuen Mercedes oder Opel mit Heckspoiler kauft, muss man sich halt auch über das Essen informieren. Und so wie man 15 Euro für einen Liter Motoröl ausgibt, muss man halt auch 15 Euro für einen Liter gutes Olivenöl ausgeben. Das darf man dann auch nicht teuer finden, sondern man muss dran denken, dass einem der eigene Darm näher ist als der Auspuff des Autos.

Sie sehen also für die Verbraucher Chancen, die Macht der Nahrungsmittelkonzerne zu brechen? Sehen Sie hier in Deutschland oder im deutschsprachigen Raum positive Tendenzen, oder steuern wir noch mehr einer Diktatur der Nahrungsmittelgiganten zu?

In der *Neuen Zürcher Zeitung* hat mal ein Leserbriefschreiber diese Herrschaft der Agrochemie und der Lebensmittelmultis als Chemokratur bezeichnet. Es gibt diese Tendenzen, und die Multis haben natürlich eine unglaubliche Macht. Auch über die Köpfe der Menschen. Die Nahrungsmittelindustrie gibt allein in Deutschland 2,5 Milliarden Euro für Werbung aus, um zu suggerieren, es handele sich bei ihren Erzeugnissen um echtes gesundes Essen. Das gelingt ihr wohl zumindest bei der Mehrheit der Bevölkerung. Aber man kann sich individuell schon auch davon abkoppeln, man kann etwa auf den Ökomarkt gehen, man kann Hühner aus biologischer Haltung kaufen, wenn man das denn will. Da gibt es enorme Fortschritte in den letzten zwanzig Jahren. Es gibt ja immer mehr Einkaufsstätten mit entsprechenden Angeboten, Hofläden und so. Da sehe ich schon eine positive Veränderung. So haben es jetzt wir Verbraucher in der Hand, diese Angebote auch anzunehmen und die Macht der Nahrungsmittelgiganten zu brechen.

Trotz Massenproduktion und weltweitem Nahrungsdiktat: Hätten Sie morgen die Chance, Bundesgesundheitsminister zu werden, was wären Ihre wichtigsten Forderungen an die Politikerkollegen?

Ich würde das Aroma verbieten. Wenn Sie industrielle Aromastoffe verbieten, dann können Sie alle Supermärkte leer räumen. Weil die Nahrungsmittelindustrie ohne Aroma nicht auskommt. Aroma ist heutzutage die Leitsubstanz der Nahrungsmittelproduktion. Wenn Sie in den Supermarkt gehen, finden Sie praktisch nichts, was kein Aroma enthält. Die ganzen Perversionen in der Tiermast würden von einem Tag auf den anderen eingestellt, wenn es die Aromastoffe nicht gäbe. Aroma ist wirklich der Kernpunkt, weil es den Geschmack austrickst und wir die Kontrolle verlieren. Wenn wir uns nicht mehr übertölpeln lassen, dann kann man die Sachen auch nicht mehr essen.

Wie würden Sie das gegenüber Ihren Kabinettskollegen und dem Bundeskanzler, zu dessen erklärten Lieblingsspeisen die Currywurst gehört, begründen?

Ganz einfach mit dem vorbeugenden Gesundheitsschutz der Bevölkerung. Und unsere Regierungsmitglieder schwören doch, sie wollen Schaden vom Volke abwenden.

Das heißt, Sie sagen, dass der Bevölkerung durch Zusatzstoffe geschadet wird?

Ja. Die angebotene Fertignahrung mit all ihren Aromen macht nicht nur dick, sondern sie degradiert die Menschen auch zu fremdgesteuerten Essern von Dingen, die sie womöglich gar nicht wollen. Es ist wirklich wie beim Tierfutter. Hier werden von den Leuten Sachen gegessen, welche ohne diese Aromen niemals konsumiert würden, weil sie schlichtweg schlecht schmecken. Das sagt übrigens auch die Aroma-Industrie. Aber es hat ja einen Grund, wenn etwas schlecht schmeckt. Es graut mir jedes Mal, wenn ich in solche Aroma-Handbücher reinschaue und dann davon die Rede ist, dass man unerwünschte Geschmacksnoten maskieren könne. Gerade das Maskieren ist es, was mich skeptisch macht. Es ist doch ein Witz, wenn man irgendwelche schlechten Geschmacksnoten oder auch etwas Schädliches – wer weiß es denn – kaschieren will. Mir ist auch gar nicht bekannt, was alles maskiert wird; aber ich möchte nicht irgendetwas essen, was meinen Kontrollsinn ausschaltet. Wenn wir also die Substanzen verbieten, welche andere schlechte Geschmacksrichtungen ausschalten, dann sind all diese Produkte unverkäuflich. Warum überlegt man sich nicht einfach, wie man Nahrungsmittel herstellen kann, die gut schmecken und gesund sind? Also, hier hat die Politik bislang völlig versagt.

Was empfehlen Sie den Verbraucherinnen und Verbrauchern?
Den Leuten empfehle ich einfach, sich mehr ums Essen zu kümmern, herauszufinden, was gut schmeckt und vor allem woher es stammt. Wo die Waren erzeugt werden und welche Wege sie genommen haben, sind existenzielle Fragen. Was wir brauchen, ist ein lebenslanges Essenlernen und Trinkenlernen, eine Verfeinerung der Sinne. Und dann empfehle ich, möglichst viel Geld auszugeben fürs Essen. Das Teuerste muss zwar nicht immer das Beste sein, aber man kann davon ausgehen, dass das Billigste in der Regel das Schlechteste ist. Also: Es wird Zeit, dass wir in die Öko- und Bioläden gehen und auch vom Großhandel entsprechende Produkte einfordern. Nun hat auch nicht jeder einen Garten, wo er Gemüse und Salat selbst anbauen kann. Deshalb muss man schauen, wo man regional und möglichst direkt einkaufen kann, so dass man etwas mehr davon weiß, was in den Lebensmitteln drin steckt.
Das Ganze ist also auch eine Frage des Preises. Vieles von dem, was billig angeboten wird, führt auch dazu, dass letztlich Konzerne und Zwischenhandel den Bauern den Preis diktieren. Wie sehen Sie diese Entwicklung?
Das ist natürlich der Kern des Problems. Die Supermarktketten sind für mich der Ursprung allen Übels. Mittlerweile wird ja bei uns über 80 Prozent all dessen, was gegessen wird, von den zehn größten Supermarktketten verkauft. Und die liefern sich einen unerbittlichen Preiskrieg. Dieser Preiskrieg führt dazu, dass die Qualität immer weiter nach unten geht. Die Anbaumethoden werden immer fragwürdiger, immer mehr wird naturfern erzeugt, weil das auf Billigtour anders nicht geht. Die Supermarktkonzerne können sich aber mit nichts anderem profilieren als mit ihrem Preis. Bei Rewe etwa verkaufen sie 100 Millionen Eier im Jahr. 100 Millionen Eier kann man nicht von einem kleinen Bauernhof bekommen. 100 Millionen Eier müssen von großen Eierbaronen kommen. Deswegen können diese Unternehmen sich natürlich nicht über Qualität profilieren wie mein Lieblings-Pralinenproduzent in Straßburg (Christian heißt der übrigens, der macht die göttlichsten Pralinen überhaupt). Der kann mit großer Sorgfalt produzieren, wie auch eine kleine Käserei. Diese Qualität können natürlich nur sorgfältig arbeitende handwerklich

perfekte kleine Produzenten liefern. Das kann ein Laden wie Nestlé einfach nicht. Ergo bleibt das Einzige, worüber die Konzerne sich profilieren können, der Preis. Oder irgendwelche Innovationen, die meistens kein Mensch braucht.

Wenn man jetzt die Entwicklung in den USA betrachtet und ein Szenario für die nächsten zwanzig Jahre entwickelt, wo landen wir dann Ihres Erachtens?

Im schlimmsten Fall bei amerikanischen Verhältnissen. In Amerika ist die Industrialisierung ja dermaßen perfektioniert, dass sie die Ökoeier aus Neuseeland einfliegen müssen, weil sie selbst zu wenig produzieren. Was natürlich problematisch ist. Jeder, der mal in Amerika war, weiß, in welchem Format viele Amerikaner durch die Straßen rollen und wie verbreitet das Übergewicht dort ist. Das ist der *worst case*, wenn sich die Entwicklung weltweit so ausbreiten würde. Übrigens auch bei Bazillenbefall und den industriellen Gegenmaßnahmen wie etwa Bestrahlung.

Sie denken, dass wir in Deutschland doch wieder mehr Geschmacks-, Ess- und Kochkultur entwickeln könnten?

Diese neue Geschmackskultur breitet sich offensichtlich aus. Es gibt ja diese Gleichzeitigkeit des Ungleichzeitigen. Also, es passieren zwei Dinge gleichzeitig. Zum einen wird das ersichtlich, wenn man die Kochbuchabteilungen in den Buchgeschäften anstaunt. Es gibt ein unglaubliches Angebot. Jeder kann, wenn er will, lernen, wie man Pfannkuchen macht oder Kaiserschmarrn. Auf der anderen Seite gibt es den auch schon fertig in den Supermärkten. Ich glaube, so gibt es beides gleichzeitig. Die Supermärkte rationalisieren sich tendenziell selbst weg. Die werden ja wechselweise aufgekauft und verdienen ja übrigens auch kaum Geld, was irgendwie optimistisch stimmt. Normalerweise ist Kapitalismus ja auch dazu da, dass jemand Geld verdient mit seinen Erzeugnissen. Auf der anderen Seite gibt es das gute Essen, und vom guten Essen gibt es immer mehr. Die Bauern können sich überlegen, ob sie bloße Zulieferer werden wie ein Schraubenproduzent für Daimler, also ob sie irgendwie der Pulverproduzent für Nestlé werden oder ob sie halt echtes Essen herstellen, das gut schmeckt und dem Erzeuger nicht die Schamesröte ins Gesicht treibt. Oder allergischen Ausschlag.

Ja, das hat viel mit Kultur zu tun und mit Selbstverständnis und stimmt doch etwas hoffnungsvoll. Was essen Sie heute Abend?
Heute Abend essen wir ein Rehfrikassee. Das Reh, versichert der Metzger, stamme aus dem schwäbisch-hällischen Raum. Also ein relativ naturnah aufgewachsenes Reh, hoffe ich mal. Schließlich gibt's draußen in Wald, Feld und Flur noch keine Aromastoffe und Geschmacksverstärker. Zum Rehfrikassee gibt's übrigens selbst gemachte Spätzle, und die machen wir aus Mehl und Eiern aus dem Bioladen.
Richtig selbst gekocht?
Natürlich! Und im Fall der Spätzle: selbst geschabt. Sonst sind es keine echten Spätzle.

Tja, Wild, Rehbraten. Klar, dass Dr. Grimm dies noch als weitgehend natürliches Produkt bezeichnet. Schließlich kommt es ja wohl ohne industrielle Verarbeitung direkt aus dem Wald oder der Feldflur auf den Tisch. Aber wir können uns kaum alle nur von Wild ernähren.
Gibt es nicht vielleicht doch noch Produkte, die ihre Unschuld nicht verloren haben? Zum Beispiel die Milch, unsere Frischmilch? Aus dem Euter der Kuh direkt auf den Tisch, zwischendurch nur einen kurzer Abstecher in die Molkerei. Da kann doch nichts schief gehen – oder?

Was haben wir nur aus der Milch gemacht?!

Weiße Wolken hängen wie zur Dekoration über der sonnendurchfluteten Landschaft als wolle der Sommer seine Abschiedsvorstellung geben, bevor der Herbst ins Land kommt. An solchen Tagen reicht der Blick weit hinaus. Wälder, Feldgehölze und einzelne Hecken bilden zusammen mit Äckern und Wiesen ein harmonisches Landschaftspuzzle. Noch finden sich solche Gegenden im Kasseler Umland. Dort sind wir mit Andrea Fink-Keßler unterwegs. Die promovierte Agrarwissenschaftlerin gehört zu den führenden Fachleuten in Sachen Milch und Milchwirtschaft. Sie führt ihr eigenes »Büro für Agrar- und Regionalentwicklung« in Kassel.

Unsere Tour führt vorbei an flach geneigtem Weideland. Während einige schwarzbunte Kühe gemütlich grasen, liegen andere träge im Schatten der Bäume, die die Wiese säumen. »Das hier ist eher die Ausnahme«, meint Dr. Fink-Keßler und lehnt sich an einen Zaunpfosten. »Dass Milchkühe auf die Weide dürfen, wo sie eigentlich hingehören, wird mehr und mehr zur Seltenheit.« Betrübt schüttelt sie den Kopf. Und dann reden wir darüber, was aus unserer Milch und den Milchbauern geworden ist. Durch die Recherchen zu unserem Buch *Bananen für Brüssel* sind wir schon einiges gewohnt. Doch der Milchreport, den uns die Mutter zweier Kinder während des bis in die Nacht hinein dauernden Gesprächs liefert, bringt selbst uns noch zum Staunen. Aber staunen und ärgern Sie sich selbst, wenn Sie auf den folgenden Seiten lesen, was es alles zu sagen gibt, über die Verwässerung unserer Milch, die schleichende Zerstörung unserer früher blumenbunten Wiesenlandschaften, das Versagen der Politik, über die Agrarlobby und die immer mehr um sich greifende Diktatur der Milchprodukthersteller, der auch eingefleischte Milchliebhaber kaum mehr entrinnen können.

Wie die Milch in die Tüte kam

Milch ist gesund. Für Kinder ist sie die erste Nahrung, und auch müden Männern soll sie, einem alten Slogan der Centralen Marketing Gesellschaft für Agrarprodukte (CMA) zufolge, auf die Sprünge helfen. Pro Kopf, so errechnete die Zentrale Preis- und Marktberichtsstelle (ZMP), verbrauchten die Bundesbürger 1998 rund 64 kg Frischmilch, 25 kg Milcherzeugnisse wie Joghurt und über 20 kg Käse. Letzteres mit steigender Tendenz.

In Deutschland lag die gesamte Milcherzeugung 1999 bei über 28 Millionen Tonnen, fast ein Viertel der Produktion in den 15 EU-

Mitgliedstaaten. Rechnet man einmal die öffentlichen Transferleistungen nicht mit ein, dann bestreiten die deutschen Bauern heute rund ein Viertel ihres Einkommens aus dem Milchgeld. Bezogen auf den Gesamterlös aus tierischer Erzeugung sind es sogar 42 Prozent. Milch ist also nicht nur in Deutschland ein bedeutender Wirtschaftsfaktor, sondern in der gesamten Europäischen Union, die seit Jahrzehnten den Weltmilchmarkt beherrscht. Dies allerdings nur deshalb, weil die Exporte zum Teil massiv subventioniert werden.

Ernährungsphysiologisch betrachtet besteht Milch zu fast gleichen Anteilen aus Eiweiß, Fett und Milchzucker. Unter den Mineralstoffen ist Kalzium der wichtigste Bestandteil, weil es für den Knochenaufbau und -erhalt – nicht nur der Kinder – eine zentrale Rolle spielt. Aus dem Milchfett wird Butter und Sahne, aus dem Milcheiweiß (Kasein) Käse und Quark gewonnen. Wenn Milchsäurebakterien den Milchzucker verarbeiten und dabei die Milch, wie man so schön sagt, »dicklegen«, das heißt in Dickmilch verwandeln, entstehen Sauermilchprodukte. Joghurt oder Kefir sind die wohl bekanntesten. Ohne die hilfreiche Mikroflora, welche hauptsächlich aus Bakterien besteht, geht in der Milchwirtschaft so gut wie gar nichts: kein Käse, keine Butter, kein Quark und keine Sauermilch. Diese Mikroorganismen gelangen bereits beim Melken in die Milch. Sie stammen aus dem Euter selbst und aus der Stallluft.

Längst vorbei sind die Zeiten, in denen man die Kinder mit der Milchkanne losschickte, um beim Bauern oder beim Milchmann »lose Milch« für den täglichen Bedarf zu holen. Milch kommt heute aus der Tüte – und nur noch selten aus der Flasche – und in den Vorstellungen vieler Großstadtkinder stehen Kühe auf Almweiden und sind lila.

Bis in die Nachkriegsjahre hinein haben die Verbraucher hauptsächlich Rohmilch getrunken. Seit 1952 darf Milch allerdings nur noch pasteurisiert in den Handel kommen. Bei der Pasteurisierung wird die Milch für kurze Zeit auf 72 bis 75 Grad Celsius erhitzt. Mit dieser Maßnahme wollte der Gesetzgeber einer Übertragung der damals noch verbreiteten Rindertuberkulose vorbeugen. Zugleich war dieses Gesetz ein Erfolg der industriellen Milchverarbeiter, die den Bauern den Milch-ab-Hof-Verkauf erschweren wollten! Heute sind die klassischen Rinderseuchen so gut wie ausgemerzt, und Milch ist so hygienisch-keimfrei wie noch nie. Dafür sind die Entfernungen zwischen Milchbauern und Konsumenten unendlich groß geworden. Ein Wandel hat stattgefunden, der die Milcherzeugung und vor allem die Milchverarbeitung in den letzten fünfzig Jahren tief greifend verändert hat. Er führte zu einer intensiven, hoch spezialisierten und auf Höchstleistungen zielenden Milcherzeugung, die europaweit gültigen Handels- und Verarbeitungsanforderungen genügen muss.

Die Milchmacher

Jahrzehnte hindurch galt die Milchviehhaltung als der »klassische« bäuerliche Erwerbszweig, Garant einer immer noch vielfältigen Bodennutzung und eines stetig fließenden Einkommens. Heute unterliegt sie europaweit einem beschleunigten Strukturwandel: In der Europäischen Union (EU-15) existierte 1995 nur noch knapp ein Drittel der Milchviehbetriebe von 1975. Allein zwischen 1984 (dem Jahr der Einführung einer Milchquote) und 1993 ging die Zahl der Milchbauern in Europa um mehr als die Hälfte, die Zahl der Milchkühe um mehr als ein Viertel zurück. 40 Prozent der europäischen Milch wurden bereits 1993 von nur 10 Prozent der europäischen Milchbauern ermolken.

Die Milchproduktion ist dabei keineswegs gesunken, im Gegenteil: Überschüsse belasten den Milchmarkt und sorgen für sinkende Preise. Dem sollte das 1984 eingeführte Milchquotensystem entgegenwirken, mit dem man den einzelnen EU-Mitgliedstaaten, ein Produktionsrecht, eine »Milchproduktionsquote« in einem genau festgelegtem Umfang übertrug. Diese Quote konnten die Staaten wiederum auf die einzelnen Milcherzeuger umlegen, sodass jeder Bauernhof nur noch eine bestimmte Höchstmenge Milch produzieren durfte. Damit sollten die preisdrückenden Überschüsse beseitigt und der Markt wieder ins Gleichgewicht gebracht werden.

Tatsächlich jedoch wurden Quoten in Höhe von 120 Prozent des

Selbstversorgungsbedarfs des EU-Binnenmarkts vergeben, um die Exportinteressen der Milchindustrie zu berücksichtigen. Zugleich stiegen die Milchleistungen aufgrund des züchterischen und produktionstechnischen Fortschritts Jahr für Jahr weiter an. Die Folge: Aus immer weniger Kühen wurde immer mehr Milch gemolken. Und die preisdrückenden Überschüsse machen den Milchmarkt mehr und mehr zu einer Kampfarena um Pfennige und Exportlizenzen.

Anzahl Milchkühe, Milchleistung und Milcherzeugung in den alten Bundesländern:

Jahr	Milchkühe (in 1000)	Milcherzeugung (in 1000 t)	Milchleistung (kg/Kuh und Jahr)
1951	5804	15 171	2600
1960	5800	19 248	3395
1980	5469	24 779	4548
1990	5632	27 672	4857
1998	3847	22 120	5750

Quelle: ZMP 1999

Die Milchquote verlangsamte zunächst den Strukturwandel. Wer seine Milcherzeugung ausdehnen wollte, der musste sich von anderen Bauern Produktionsrechte zulegen, das heißt entsprechende Quoten zukaufen, zupachten oder leasen. Diese Kosten belasteten den ohnehin knappen Milcherzeugerpreis. Wer hingegen das Melken aufgab und seine Produktionsrechte versilberte, hatte ein gutes Zusatzeinkommen. »Sofamelker« wurden solche Bauern von ihren Berufskollegen genannt. Seit 1990 ist der Milchpreis rückläufig, da die EU die Interventions- und Richtpreise für Butter und Magermilchpulver Schritt für Schritt zurückgenommen hat.
Die Konzentration der Milchviehhaltung auf spezialisierte und hoch intensiv wirtschaftende Betriebe in so genannten Gunstregionen hat sich seither beschleunigt. Seit der Wiedervereinigung steht Deutsch-

land an der europäischen Spitze der »Mehr-als-100-Kühe-Betriebe«. 1993 wurde jede fünfte Kuh in Deutschland in einem solchen Großbetrieb gemolken, europaweit war es »nur« jede sechste Kuh. 1995 ergab die Viehzählung, dass in den neuen Bundesländern 2609 Betriebe mit mehr als 100 Kühen wirtschafteten. In den alten Bundesländern waren es lediglich 699 Betriebe, die mehr als 100 Kühe im Stall hatten. Doch das waren bereits 14 Prozent mehr als noch drei Jahre zuvor!

In den neuen Bundesländern haben zwei Drittel dieser Großbetriebe mehr als 200 Kühe, und drei Viertel der Kühe in Großbetrieben stehen in den Ställen dieser »Supergroßbetriebe«. In den alten Bundesländern dagegen stehen mehr als die Hälfte der Kühe noch in Herden zwischen 20 und 50 Kühen.

Der Kurs ist klar: Betriebe mit mehr als 50 Kühen nehmen zu, kleinere geben auf. 1996 hielten in den neuen Bundesländern knapp die Hälfte der Milchbauern 96 Prozent der Kühe in Herden über 50 Tieren. In den alten Bundesländern hatten »nur« 7 Prozent der Milchbauern diese Größenordnung. Immerhin molken sie schon 22 Prozent der Kühe. Die regionalen Unterschiede sind beachtlich: Während in Schleswig-Holstein jede zweite Kuh in einer Herde von mehr als 50 Tieren lebt, sind es in Baden-Württemberg mal gerade 3,4 Prozent und in Bayern 9 Prozent der Tiere. In Süddeutschland dominiert also immer noch eine kleinbäuerliche Milchviehhaltung, obwohl auch dort schon seit Jahren die landwirtschaftlichen Berater übers Land ziehen und den kleinen Milchbauern erzählen, dass wirtschaftliches Arbeiten erst ab 100 Kühen möglich sei und sie die Milchviehhaltung doch lieber zu Gunsten ihrer leistungsfähigeren Berufskollegen aufgeben sollten. (In Polen haben übrigens 95 Prozent aller Bauern, die Milchkühe halten, fünf Kühe oder weniger!)

Wahr ist: Von der Milch können trotz der vielen Arbeit immer weniger Bauernfamilien gut leben. Laut Agrarbericht der Bundesregierung von 1999 rangieren die arbeitsintensiven Milchviehbetriebe nach wie vor an der unteren Einkommensskala aller Betriebe. So erwirtschafteten 1997/98 vom Ackerbau lebende Familien, so genannte Marktfruchtbetriebe, durchschnittlich fast 28 000 Euro pro

Arbeitskraft. In den Futterbaubetrieben, zu denen die Milchviehhalter zählen, waren es nur 18 000 Euro.

Warum die Kuh nur noch in der Reklame auf der Wiese steht

Im Sommer frisches Gras und Weidegang, im Winter Heu und auch mal Futterrüben – das war die traditionelle Ernährung der Milchkühe. Heute ist Heufütterung zur Besonderheit geworden, denn die Heuernte – die so genannte Heuwerbung, also das Schneiden, Trocknen, Wenden, Zu-Ballen-Pressen und Lagern des Heus – ist sehr arbeitsaufwändig und hängt stark vom Wetter ab. Rationellere Methoden der Grünfutter-Konservierung wurden entwickelt und haben auch in den grünlandreichen Regionen, wie im Allgäu oder in der Norddeutschen Tiefebene, längst Einzug gehalten. Bei der Grassilage wird das Gras geschnitten, kurz angetrocknet (in der Fachsprache heißt dies »angewelkt«) und dann in Silos gefahren oder in verschlossenen Plastikballen in der freien Landschaft gelagert. Dort findet unter Luftabschluss ein Gärprozess statt, ähnlich wie bei der Sauerkrautbereitung. Der Landwirt ist so relativ wetterunabhängig geworden und kann die Silage ganzjährig als Grundfutter anbieten.
Die Aufgabe der Heunutzung zugunsten der rationelleren Grassilagebereitung hat auch Folgen für die Natur. Da der Grasschnitt für die Silagenutzung zeitlich früher erfolgt, werden beispielsweise Vögel gestört, die in den Wiesen brüten. Sie wandern ab oder können sich nicht mehr in einer für den Fortbestand der Art ausreichend großen Zahl vermehren. Auf Flächen, die zu Silagezwecken genutzt werden, findet man immer weniger Wiesenblumen, weil die bunten Kräuter schon abgeschnitten werden, bevor die Blüte beginnt. Und auch die höheren Stickstoffgaben auf Silageflächen wirken sich negativ auf die Kräuter- und Blumenvielfalt aus.
Die Grünlandnutzung wird insgesamt wirtschaftlich immer unattraktiver. Das ist ein Ergebnis des Versagens der Politik; denn bei der Agrarreform von 1992 wurden die Milchbauern eindeutig benach-

teiligt. Während die damals eingeführten Preissenkungen bei Getreide und Raps durch direkte Ausgleichszahlungen kompensiert wurden, gab es für die ebenfalls abgesenkten Milchpreise keinen Ausgleich. Diejenigen Bauern also, die weiterhin ihre Kühe art- und umweltgerecht im Sommer auf die Weide trieben und für den Winter Gras mähten und als Heu oder Silage konservierten, gingen leer aus. Diejenigen aber, welche den Kühen statt Gras lieber Maissilage zum Fressen vorlegten, bekamen Ausgleichszahlungen in Form der so genannten Maisprämie. Das trieb die Kühe vom Grünland in den Stall.

Weil das Grünland »unrentabel« geworden ist, werden aus bunten Wiesen monotone Äcker. In den alten Bundesländern sind in den letzten zwanzig Jahren 25 Prozent des Grünlands verloren gegangen – eine dramatische Entwicklung, die den schleichenden Tod für viele einst wiesenbewohnende Arten mitbringt: Wiesenvögel wie Grauammer, Schwarzkehlchen, Braunkehlchen, Wiesenpieper und viele andere Arten verlieren ihren Lebensraum und bevölkern heute nur noch die Roten Listen der vom Aussterben bedrohten Arten.

Heute bleiben die Kühe weitgehend im Stall und leben in neu gebauten Boxenlaufställen, deren Bau mit 30 bis 60 Prozent der Investitionssumme staatlich – sprich: mit unseren Steuergeldern – subventioniert wurde. Um diese Ställe zu finanzieren, muss die Kuhherde enorm vergrößert werden. Rationelle Fütterungssysteme halten Einzug. Kühe bekommen Maissilage, Rübenblattsilage und Kraftfutter, dessen Getreideanteil ebenfalls vom Acker stammt. Je größer die Herden werden und je höher die Milchleistung pro Kuh, desto weniger dient das Grünland noch als Weide, selbst in reinen Grünlandregionen stehen die Kühe im Stall. Zu »unkontrollierbar« sei die Futter- und damit die Nährstoffaufnahme draußen in der Natur, und ein »zu kompliziertes Weidemanagement« rechnen die Betriebswirtschaftler den Bauern vor. Lasst lieber die Kühe im Stall, holt das Gras oder noch besser den ertragreichen Mais, macht daraus Silage und legt diese den Kühen das ganze Jahr über auf den Futtertisch, so lauten deren Ratschläge. Mit fatalen Folgen: Mittelgebirgsregionen können diesem Wettlauf um kostengünstige Milcherzeugung immer weniger standhalten. Zunehmend bleiben Wiesen und Weiden dort ungenutzt. Sie fallen der Landschaftspflege anheim, werden mit Fleischrindern bewirtschaftet oder mit Hilfe von EU-Subventionen aufgeforstet. So manches Fremdenverkehrsgebiet, wie etwa der Schwarzwald, verliert seinen landschaftlichen Reiz und damit auch einen Teil der touristischen Basis.

Und als wären die Folgen dieser Politik nicht schon längst in Form von Landschaftsveränderungen und Bauernhöfesterben sichtbar, treiben die Beschlüsse der letzten EU-Agrarreform, der Agenda 2000, und ihre nationale Umsetzung diese Fehlentwicklung in Deutschland weiter voran: mit Ausgleichszahlungen für Mais und Subventionen für Aufforstungen. Die Nutzung von Grünland bei der Milcherzeugung dagegen wird finanziell nicht unterstützt, zumindest nicht in Deutschland. Und schließlich wurden aus einem Narren sogar anderthalbe gemacht: Um die im Budget der Agenda 2000 von der EU zunächst nicht mehr vorgesehene, später dann aber doch beschlossene Silomaisprämie in Höhe von rund 2,5 Milliarden Euro finanzieren zu können, wurden bei den Abschlussverhandlungen um die Agenda 2000 die Milchpreise zusätzlich gesenkt. Eine weitere Erhöhung der Milchproduktionsquoten (um 2 Prozent) schafft zusätzliche Überschüsse, und die Milchpreise geraten noch mehr unter Druck. Für den einzelnen Betrieb bedeutet das: noch rationeller wirtschaften, noch mehr aus der Kuh rausholen, noch billiger produzieren.

Weil die Milchquoten frei handelbar und nicht an die Nutzung des Grünlands gebunden sind, können immer mehr Kühe pro Betrieb gemolken werden, egal wie viel natürliche Futtergrundlage durch Wiesen und Weiden vorhanden ist. Dass es auch anders geht, wenn man nur will, zeigt das Beispiel Dänemark. Hier dürfen nur diejenigen Landwirte Milchquoten zukaufen, die eine festgesetzte Obergrenze an Kühen pro Hektar Grünland noch nicht erreicht haben. Aber Deutschland ist nicht Dänemark, und dem Rationalisierungsdruck in der Landwirtschaft lässt man bei uns freien Lauf: der Strukturwandel soll weitergehen, immer weniger Bauern sollen immer größere Herden betreuen, in denen die Kühe immer

produktiver werden. Schon schielt man auf die Quasi-Abschaffung der Bauern: der Melkroboter soll Einzug im Stall halten. Der lohnt sich zwar – wenn überhaupt – erst ab 100 Kühen im Stall, doch Stallanlagen- und Gerätehersteller wittern ein neues Geschäft und versprechen weiter sinkende Gestehungskosten – und damit auch weiter sinkende Preise – für das Ausgangsprodukt Milch. Was soll da ein Bauer denken, der schon heute für einen Liter Milch weniger Geld bekommt als er für eine Flasche Mineralwasser bezahlen muss? Soll er sich damit trösten, dass es in den USA noch viel schlimmer ist?
Dieser Strukturwandel hin zu einer nach agrarindustriellen Vorstellungen ausgerichteten, auf Kostenminimierung und Höchstleistung abzielenden Milcherzeugung bleibt natürlich nicht ohne Konsequenzen. Immer mehr technische Hilfsmittel müssen eingesetzt werden, um die daraus resultierenden Probleme aufzufangen: Probleme der Tiergesundheit, der Umwelt und der Qualität der Milch und der Milchprodukte.

Katastrophale Auswirkungen auf Natur und Umwelt

Das Grünland, also die Wiesen und Weiden, ist unter ökologischen Gesichtspunkten besonders wertvoll. Bei einer bäuerlich-traditionellen Bewirtschaftung – zwei Grasschnitte pro Jahr und nur geringe Düngergaben – weist Grünland eine hohe Artenvielfalt auf. In vielen Grünlandgebieten, wie zum Beispiel der Wesermarsch in Niedersachsen, ist jedoch eine Intensivierung der Bewirtschaftung zu beobachten. Sie führt durch häufiges Schneiden und hohe Stickstoffgaben dazu, dass das Grünland nur noch wenige Pflanzenarten aufweist. Nicht mehr bunt blühende, duftende Kräuterwiesen, auf denen sich neben den Kühen allerlei Schmetterlinge, Vögel und Insekten finden, sondern monotone »Grasäcker« sind dort anzutreffen. Grasäcker im wahrsten Sinne des Wortes, denn auf leichteren Böden wird Grünland heute in einem drei- bis fünfjähri-

gen Turnus umgepflügt und mit Hochleistungsgrassorten neu eingesät.
Die Konzentration der Milchviehhaltung auf bestimmte Regionen und Betriebe bedeutet auch, dass der Viehbesatz pro Hektar dort entsprechend stark zunimmt. Da die Tiere bevorzugt in strohlosen Ställen gehalten werden, fällt Gülle an.[2] Sie wird zum regionalen Abfallproblem und führt zur »Eutrophierung«, einer Nährstoffzunahme der Gewässer. Die Folge: verschmutzte Bäche und Flüsse, eine belastete Nordsee. Bei hoher Gülledüngung nimmt außerdem die Pflanzenvielfalt des Grünlands ab, da nur wenige Pflanzenarten unter solchen Bedingungen gedeihen können. Das wiederum hat eine Beeinträchtigung der Milchqualität zur Folge.

Neue Risiken in der Milch

Eine deutsche Kuh gab 1999 durchschnittlich 5944 kg Milch. Das sind 30 Prozent mehr als vor zwanzig Jahren. In Schleswig-Holstein, dem Bundesland mit der intensivsten Milchhaltung, sind Kühe mit einer Milchleistung von 9000 bis 9500 kg keine Seltenheit mehr. Wenn es nach den Vorstellungen und Visionen der Agrarberater und -wissenschaftler geht, soll dieses Leistungsniveau einmal der deutsche Herdendurchschnitt werden. Dabei zeigt sich bereits seit Jahren, dass diese einseitige Ausrichtung der Kühe zu neuen Risiken für die Milchqualität und die Tiergesundheit führt.
Nur ein Wiederkäuermagen kann Gras in Nährstoffe umwandeln. Verantwortlich dafür sind die Mikroorganismen im Pansen. Sie schließen die für den menschlichen Organismus weitgehend unverdauliche Zellulose und andere Pflanzenstoffe auf und bilden daraus hochwertiges Eiweiß. In den Milchdrüsen des Euters werden dann die Nährstoffe aus dem Blut herausgefiltert und zu Milch zusammengebaut.
Um die züchterisch nach oben getriebene Milchleistung der Kühe auszuschöpfen, reicht es längst nicht mehr, die Kuh nur mit Gras oder anderen Futterpflanzen zu füttern. Soll eine Hochleistungskuh

9000 bis 9500 kg Milch im Jahr geben, wird sie zusätzlich mit 2 bis 2,6 Tonnen (ja, es handelt sich tatsächlich um *Tonnen!*) hoch konzentriertem Kraftfutter gefüttert. Das Kraftfutter dient in erster Linie zur Eiweiß- und Energieergänzung des so genannten Grundfutters, das aus Gras und anderen Futterpflanzen besteht. Möglichst billig soll es sein, damit die Produktionskosten nicht allzu sehr in die Höhe getrieben werden. Darum wurde Rindern früher mitunter sogar das so genannte Tiermehl gefüttert, weil es so schön billig war. Diesem Thema haben wir – wegen BSE – ein eigenes Kapitel gewidmet; siehe S. 124). Heute kommt die eiweißreiche Turbonahrung vornehmlich aus Übersee, von wo sie billigst importiert werden kann. So enthält Kraftfutter neben (zum Teil gentechnisch verändertem) Sojaschrot auch andere aus Übersee und teilweise aus tropischen Ländern bezogene eiweißreiche Futtermittel sowie Getreide beziehungsweise billige Getreideersatzstoffe.

Die Folge: Mit importiert werden auch Rückstände von in der EU längst verbotenen Pestiziden, die zur Erzeugung und Lagerung der Futtermittel verwendet wurden (wie DDT, Lindan und HCB = Hexachlorbenzol), aber auch Gifte, so genannte Aflatoxine, die von Schimmelpilzen stammen und Krebs erregende Eigenschaften haben. Um die Belastung der so genannten kritischen Konsumenten, im Klartext: der Säuglinge und Kinder zu reduzieren, wurden inzwischen Höchstwerte für Aflatoxine in Milch und in Futtermitteln gesetzlich festgelegt. Nach wie vor darf die Futtermittelindustrie aber hoch belastete Futtermittelkomponenten mit weniger belasteten vermischen, um unter diesen Grenzwerten zu bleiben. (Als diese Zeilen geschrieben wurden, lag ein Vorschlag der EU-Kommission auf dem Tisch, diese Vermischung zu unterbinden. Es hagelte Proteste von Seiten der Futtermittelindustrie und teilweise sogar der Bauernverbände dagegen. Treten so unsere Verbündeten für bessere Nahrungsmittel auf?)

Die wunderbare Eigenschaft der Milchkuh, Unverdauliches zu verdauen, führt dazu, dass dem Viehfutter auch minderwertigere Bestandteile wie Abfälle aus der Saftindustrie (zum Beispiel Zitrustrester) untergemischt werden – die Kuh als Restmüllverwerter. So gelangen Pestizid-Rückstände der Früchte in die Milch. Und nicht nur diese. Als ein Freiburger Labor im Jahr 1998 120fach erhöhte Dioxin-Werte in der Milch fand – als unbedenklich gelten in Deutschland 0,9 Billionstel Gramm (0,9 Pikogramm) Dioxin pro Gramm Milchfett –, stellte sich nach langen Recherchen dioxinverseuchter Kalk als Ursache heraus. Mit diesem Kalk waren in Brasilien später als Milchfutterkomponente verwendete Zitrushäcksel getrocknet worden. Der nichts ahnende Bauer hatte bei seiner Raiffeisen-Genossenschaft neues, um 1 Euro pro Doppelzentner billigeres Kraftfutter gekauft. Sie fragen sich, was ist schon 1 Euro pro Doppelzentner? Bei 2,6 Tonnen Kraftfutter pro Kuh und Jahr und 50 Kühen im Stall summiert sich das auf stolze 1300 Euro!

Für die ihnen angezüchtete und ihnen abverlangte Milchleistung bezahlen die Kühe einen hohen gesundheitlichen Preis: Kühe werden heute durchschnittlich nur noch vier Jahre alt, während 15 Jahre früher durchaus normal waren. Da die Milcherzeugung (immer noch!) mit der Geburt eines Kalbes zusammenhängt und eine Kuh erst nach zwei Aufzuchtjahren ein Kalb zur Welt bringt, geben Kühe heute im Durchschnitt gerade noch etwas mehr als zwei Jahre lang Milch. Sie werden mehr oder weniger zu Wegwerfkühen … Sobald sie keine Leistung mehr bringen, kommen sie zum Schlachter: jede vierte Kuh wegen Fruchtbarkeitsstörungen, jede fünfte wegen Euterentzündungen und jede zehnte wegen Klauenproblemen. (Viele deutsche Kühe landen übrigens als Hackfleisch im Hamburger.) Die Ursachen dieser Erkrankungen sind zwar komplex, eindeutig steht aber die den Kühen abgeforderte hohe Milchleistung im Zentrum. Seit Jahrzehnten nämlich sind die Zuchtziele einseitig auf die maximale Michleistung im so genannten ersten Laktationsjahr ausgerichtet worden. Keiner hat je gefragt, ob die Kuh das noch ein zweites oder drittes Jahr überlebt. Oder ob es vielleicht sinnvoll wäre, die Leistung eines gesamten Kuhlebens als Maßstab zu nehmen. Kein Auswahlkriterium bei der Zucht ist auch, ob die Kuh über genügend Abwehrkräfte verfügt. Künstliche Besamung und Embryotransfer haben die genetische Basis der Kühe zusätzlich extrem verengt.

Da der Wiederkäuer-Magen von Natur aus auf Grünfutter und nicht auf hoch konzentriertes Kraftfutter eingestellt ist, kommt es zu Pansenübersäuerungen und zu Stoffwechselstörungen. Dadurch wird die Immunabwehr geschwächt. Ausgelöst durch Stoffwechselstörungen, kann die Magen-Darm-Passage für bakterielle Erreger erleichtert werden. Hohe Kraftfuttergaben schädigen zudem die Pansenwände, und krank machende Bakterien können so in die Leber gelangen.

Euterentzündungen (Mastitiden) gelten als »Berufskrankheit« der Tiere. Jede zweite Kuh leidet an versteckten so genannten subklinischen Mastitiden. Die Landwirte reagieren darauf mit der Gabe von Antibiotika, teilweise auch vorbeugend, wenn die Kuh vor der Geburt eines Kalbes trockengestellt wird, das heißt wenn der Milchstrom versiegt. So kommt es, dass sich immer wieder Rückstände von Antibiotika in der Milch finden. Da diese auch zu Produktionsstörungen in der Milchverarbeitung führen, ahndet die Molkerei so genannte Hemmstoffe in der Milch durch kräftige Preisabschläge. Doch die Standardtests können nicht alle Hemmstoffe nachweisen. Mit Restgehalten von Antibiotika muss daher gerechnet werden.

Außerdem gibt es bereits erste Hinweise auf eine leistungsbedingt veränderte Milchzusammensetzung. So fanden Wissenschaftler der TU München bereits Mitte der Achtzigerjahre heraus, dass der Gehalt bestimmter »Minorbestandteile« der Milch in dem Maße abnimmt, wie die pro Kuh erzeugte Milchmenge zunimmt. Eine dieser in geringen Mengen in der Milch enthaltenen Substanzen ist beispielsweise die Orotsäure. Sie hat ernährungsphysiologische Aufgaben und stärkt die Immunabwehr des Menschen. Im Endeffekt wird die Milch also »verdünnt«, da jedes Glas Milch nun weniger dieser für die Gesundheit wichtigen Stoffe enthält.

Werden stark stickstoffhaltiges Futter aus überdüngten Flächen oder zu eiweißreiche Kraftfuttermittel gegeben, kann das die Zusammensetzung des Milcheiweißes verändern. Der Anteil an Harnstoff nimmt im Verhältnis zu dem der wertvollen Kaseine relativ zu. Harnstoff ist zwar ernährungsphysiologisch betrachtet nicht problematisch (er ist für den Menschen nicht verwertbar), mindert aber die Käsereitauglichkeit der Milch.

Wesentlich komplexer, aber ebenfalls mit den intensiven Haltungs-

und Fütterungsverfahren verbunden, sind die Ursachen neuer bakterieller Risiken. Als *hamburger disease* seit Anfang der Achtzigerjahre in den USA bekannt sind EHEC-Infektionen. Sie stammen vor allem aus unzureichend gegarten Hamburgern. 1995 tauchten auch in Deutschland die ersten Erkrankungen durch EHEC-Bakterien auf. EHEC-Bakterien gehören zur Gruppe der Escherichia coli, welche in der Regel harmlose Darmbewohner sind. Nur wenige Stämme sind in der Lage, Giftstoffe zu bilden, so genannte Verotoxine. Führen sie beim Menschen zu Erkrankungen, werden sie als EHEC bezeichnet. Es kommt zu Durchfallerkrankungen und in schweren Fällen zur Nierenschädigung. Diese Bakterien sind extrem unempfindlich gegen Säure, passieren deshalb weitgehend unbeschadet das saure Milieu im Magen und gelangen so in den Darm. Rinder gelten als natürliches Reservoir dieser krankheitserregenden Bakterienstämme. Obwohl die Rohmilch schnell als mögliche Infektionsquelle in Verdacht geriet, ist verunreinigtes Fleisch der vorherrschende Übertragungsweg (daher *hamburger disease)*. Wissenschaftler haben nun einen Zusammenhang zwischen hohen Kraftfuttergaben, Pansenübersäuerung und einer steigenden Anzahl säureresistenter Bakterien im Dickdarm herausgefunden: Die hohen Kraftfuttergaben führten zu einem dramatischen Anstieg der Gesamtzahl an Kolibakterien im Dickdarm und zugleich zu einer Vermehrung der säureresistenten Stämme. Eine Umstellung der Fütterung auf Heu konnte die Zahl derartiger Bakterien und damit die Gefahr einer Infektion des Menschen drastisch vermindern. Ein Gleichgewicht, das jahrhundertelang bestens funktionierte, ist also in wenigen Jahrzehnten vollkommen außer Kraft gesetzt worden.

Die Butter zeigt: Artgerechte Haltung kann man schmecken

Weidegang, möglichst während der ganzen Vegetationszeit, ist ein wichtiges Kennzeichen artgerechter Milchviehhaltung. Weidegang hat nicht nur Einfluss auf das Wohlbefinden der Tiere, sondern wirkt sich auch positiv auf die Milchqualität aus. Da die Qualität des Milchfetts von der Art der Fütterung abhängt, kann man schmecken, ob eine Kuh auf der Weide stand und frisches Gras zu fressen bekam oder ob ihr das ganze Jahr über im Stall Silagen und viel Kraftfutter vorgesetzt wurde. Früher wussten die Verbraucher, dass Sommerbutter schneller weich wird, Winterbutter dagegen durch die Verfütterung von Ölkuchen, Rüben und Heu härter und daher weniger streichfähig ist. Durch vielseitige Futterrationen versuchten die Bauern, die Butterqualität zu optimieren, das heißt, sie im Sommer etwas härter und im Winter etwas weicher zu machen. Die heute oft üblichen, das ganze Jahr über gleich bleibenden Futterrationen auf Silage-Kraftfutter-Basis vernachlässigen diesen Aspekt. Fettqualitätsprobleme und damit Mängel der Butterqualität treten seit etwa 1985 verstärkt auf. Eine groß angelegte Untersuchung der Bundesforschungsanstalt für Milchforschung in Kiel ergab, dass Milch aus Ackerbauregionen des Allgäuer Vorlands und der Norddeutschen Geest extreme Fetthärten aufwies, was vor allem auf die Verfütterung von Maissilage zurückzuführen war. Da in Süddeutschland nur halb so viel Kraftfutter eingesetzt wird wie in den norddeutschen Regionen, waren dort die Fette, trotz vorherrschender Silagefütterung, vergleichsweise weicher.

Verbraucher, die die harte deutsche Butter satt haben, greifen verstärkt zur irischen reinen Weidebutter oder steigen gar auf Mischfette aus Butter und Margarine um. Die deutsche Milchwirtschaft, traditionell mehr der Wirtschaftlichkeit und weniger einer Qualitätserzeugung verpflichtet, ignorierte diese Qualitätsprobleme der deutschen Butter und setzte stattdessen auf staatlich subventionierte Werbekampagnen. 1993 forderte der Gesetzgeber zum ersten Mal, dass Butter, welche unter der Bezeichnung »Deutsche Markenbutter« verkauft wird, neben den monatlichen Butterprüfungen einem Streichfähigkeitstest genügen muss. Da allerdings niemand gewillt ist, die Produktionsverfahren der Milcherzeugung ernsthaft zu verändern, wurden im Gegenzug Butterungsverfahren zugelassen, die der mangelnden Streichfähigkeit auf technischem Wege abhelfen: Die Butter darf seither einer Nachbehandlung mit tiefen Temperaturen unterzogen oder gar zu Butteröl aufkonzentriert werden. Dieses wird dann in einzelne Fettfraktionen aufgelöst, und die zu harten Fettbestandteile werden herausgelöst. In einem Prozess ähnlich der Margarineherstellung werden die Einzelbestandteile anschließend wieder zu »Butter« zusammengefügt.

Die Milch merkt's: Artgerechte Haltung ist auch gesünder

Auf der Weide gehaltene Öko-Kühe geben gesündere Milch: Ihre Milch enthält deutlich mehr Omega-3-Fettsäuren als die Milch der Hochleistungstiere in intensiven Haltungs- und Fütterungssystemen. Zu diesem Ergebnis kamen Wissenschaftler der Universität Jena. Omega-3-Fettsäuren sind nachweislich krebshemmend und gegen Arteriosklerose wirksam. Sie kommen außer im Milchfett nur noch in Fischölen vor. Ein halber Liter Öko-Milch pro Woche – das errechnete ein Wissenschaftler aus Freising – kann zwei Fischmahlzeiten ersetzen und hilft zugleich, die Landschaft zu erhalten. Denn Kühe auf der Weide brauchen naturnahe Wiesen mit einer Vielfalt von Blumen, Kräutern und Gräsern – die Grundlage für die Existenz vieler Arten wie Schmetterlinge, Hummeln und andere Kleintiere.

Alles Käse oder was? – Emmentaler ist nicht gleich Emmentaler

Zur Käsebereitung wird Milch erwärmt und mit Labferment, das aus Kälbermägen stammt und die milchverarbeitenden Bakterien enthält, in Dickmilch verwandelt. Der vorrangig aus Milcheiweiß, dem Kasein, bestehende Käsebruch wird in eine Form gegeben, gepresst und reift anschließend vier Monate lang. Während dieser Reifezeit entstehen durch das bei den Gärprozessen entstehende Gas die für Bergkäse und Emmentaler typischen Löcher.

Die Käsebereitung ist also eine alte Kunst, Milcheiweiß zu konservie-

ren. Wenn im Sommer die Kühe auf die Almen getrieben wurden, war es üblich, die Milchmenge eines Tages zu Käse zu verarbeiten. Da die Hütten sehr schlicht ausgestattet waren, sollte es ein Käse mit möglichst geringem Wassergehalt und entsprechend guter Lagerfähigkeit sein. Die Schweizer Milchbauern und ihre kleinen Käsereien waren stolz auf ihren Emmentaler. Hohen hygienischen Ansprüchen musste die Milch genügen. In den Tälern wurde in extra abgefederten Wagen die frisch ermolkene Milch täglich zweimal der Käserei angedient. Bei Strafe war es verboten, Silage zu füttern. Im Winter bekamen die Kühe daher nur Heu und Rüben. Auch durfte die Milch nicht gekühlt werden, um eine kühlungsbedingte Veränderung der physikalische Struktur des Kaseins zu vermeiden.
Diese Art der Käsebereitung erreichte Anfang des 19. Jahrhunderts auch das Allgäu. Der Allgäuer Emmentaler entstand nach denselben Prinzipien wie sein Schweizer Vorbild – jedenfalls bis das Denken in Kategorien wie Massenerzeugung, industrielle Großproduktion und Kostensenkung auch im Allgäu Einzug hielt. Das Allgäu wollte besser werden als Schweizer und Holländer und warf dazu die alten Qualitätsmaßstäbe einen nach dem anderen über Bord: die Milch wird nicht mehr täglich zweimal, sondern nur noch einmal und heute sogar oft nur noch alle zwei Tage beim Bauern abgeholt. Damit sie so lange haltbar bleibt, wird sie bis auf 4 Grad Celsius abgekühlt und in großen Kühlwannen gerührt. Kühlen und Rühren schädigen das Milchfett und das Kasein. Auch die Qualitätsmaßstäbe der Fütterung wurden schließlich ignoriert: statt Heu kommt heute vielfach ganzjährig Grassilage in den Trog. Die Folgen für den Käse sind verheerend: Durch die Gras- und Maissilage gelangen Sporenbildende Bakterien, so genannte Clostridien, in die Rohmilch. Wird Gülle kurz vor der Beweidung oder dem Grasschnitt auf die Wiese ausgebracht, dann erhöht das den Sporenbesatz der Rohmilch zusätzlich. Die Sporen (das sind die Überdauerungsstadien) dieser Bakterien überstehen die heute übliche Wärmebehandlung der Käsereimilch unbeschadet. So gelangen sie in den Hartkäse und rufen dort die gefürchteten Spätblähungen hervor. Es genügen ein bis zwanzig Sporen pro Milliliter, um den Käse zu verderben.

Sporenfreie Rohmilch ist nur bei Weidehaltung und Verfütterung von Heu zu erreichen. Anstatt jedoch den Bauern die damit verbundene Mehrarbeit zu honorieren, reagieren die Käsereien seit vielen Jahren mit technischen Lösungen: Zulässig nach der Zusatzstoffe-Zulassungsverordnung vom 29.1.1998 ist ein Zusatz von bis zu 50 mg Nitrat pro Kilo Käse. Da Nitrat in Nitrit umgewandelt als Zellgift wirkt, verhindert es die Auskeimung der Sporen und damit deren Entwicklung zum eigentlichen Bakterium. Allerdings kann sich das Nitrit mit bestimmten Stickstoffverbindungen im Käse, den Aminen, zu Krebs erregenden Nitrosaminen verbinden. Verbraucherverbände kritisieren diese »Lösung« seit Jahren. Die Molkereiwirtschaft sann daher auf Abhilfe und erfand die Bakteriofuge: Mit Hilfe einer Zentrifuge werden die Sporen aus der Milch herausgeschleudert. Das funktioniert aber nur, wenn der Sporenbesatz relativ gering ist. Ist der Sporenbesatz hoch, muss trotzdem Nitrat zugegeben werden. Da mit den Sporen auch andere Milchbestandteile entfernt werden, ist es gesetzlich erlaubt, das Produkt der Zentrifugation zu sterilisieren (wobei die Sporen abgetötet werden) und der Käsereimilch wieder zuzusetzen.
Um die Ausbeute der Käsereimilch zu erhöhen, haben sich die Käsereien (und nicht nur die Allgäuer Käsereien) noch mehr Tricks einfallen lassen. Beispielsweise ist es seit 1997 möglich, statt Labenzym aus Kälber- oder Schweinemägen auch das im Labor gentechnisch erzeugte Enzym Chymosin einzusetzen. Dies erhöht die Käseausbeute und den Gewinn pro Jahr »in Millionenhöhe«.
Seit vielen Jahren schon wird Emmentaler Käse nicht mehr aus Rohmilch, sondern aus pasteurisierter Milch hergestellt. Die Käselaibe werden nicht mehr aufwändig gelagert, von Hand gedreht, abgewaschen und wieder gedreht. Heute wird der frische Käse in Folie eingeschweißt und dort »gereift«. Das geht nicht nur schneller – so ein Hartkäse ist bereits in zehn Wochen handelsreif –, er verliert auch nicht so viel Wasser. Das wiederum schränkt zwar die Haltbarkeit dieses Käses ein und er neigt zur Schimmelbildung, aber Wasser als Käse verkaufen ist ein lukratives Geschäft. Dem Verbraucher wird dieser »Emmentaler« als »mild« verkauft. Dass ihm der typische, nur durch lange Reifung einer hochwertigen Rohmilch zu gewinnende

würzige Käsegeschmack fehlt, darüber wird nicht gesprochen. Ob Gouda, Emmentaler oder Leerdamer – im Geschmack werden sie einander aufgrund dieser industriellen Herstellungsverfahren immer ähnlicher, »mild« eben. Man könnte auch weich, schmierig und geschmacklos sagen. Aber das tut niemand.
Und haben sich die Leute an dieses »Futter fürs Volk« erst einmal gewöhnt, kennen sie den ursprünglichen, unverfälschten Geschmack gar nicht mehr. Ein echter Emmentaler kommt ihnen dann unnatürlich und geschmacklich verfehlt vor. – Merken Sie was? Selbst beim Käse werden wir abhängig gemacht und dem Diktat des Einheitsgeschmacks unterworfen.

Tipps für Käseliebhaber

Wer noch echten Emmentaler genießen will, muss darauf achten, dass dieser unter den erst seit ein paar Jahren geschützten Bezeichnungen »Allgäuer Emmentaler« und »Allgäuer Bergkäse« verkauft wird. Dieser Käse darf nur in bestimmten Regionen des Allgäus und auch nur aus Rohmilch hergestellt werden. Die Landwirte müssen strenge Fütterungsvorschriften einhalten und dürfen keine Silage einsetzen.
Handwerklich und mit hoher Sorgfalt hergestellten Käse gibt es auch direkt beim Landwirt. Keiner hat sie gezählt, aber es werden immer mehr: Von Brandenburg bis Ostfriesland, von Schleswig-Holstein bis ins Allgäu sind in den letzten Jahren zahlreiche Hof- und Kleinkäsereien wieder entstanden. Sie handeln nach dem Leitsatz »Wirklich guten Käse kann man nur aus sehr guter frischer Milch machen«. Verkäst wird bevorzugt Milch aus eigener Erzeugung und/oder aus nahe gelegenen Biobetrieben, welche täglich mindestens einmal frisch anliefern. Die Kühe stehen im Sommer auf der Weide und werden im Winter überwiegend mit Heu gefüttert. Da der handwerkliche Käser seine Milchlieferanten persönlich

kennt, weiß er um die Probleme im Kuhstall und kann ihnen beratend und helfend zur Seite stehen, wenn es um die Frage der guten Milchqualität geht. Es gibt also doch noch eine Hoffnung für ungetrübten Käsegenuss und damit auch für den Erhalt der artenreichen Bergwiesen, die nur bei entsprechender Beweidung erhalten bleiben.

Aber wie steht es um die Keimbelastung? Wird nicht immer wieder gewarnt vor dem Verzehr von Rohmilchkäse? Laut Milchverordnung darf Weich-, Schnitt- und Hartkäse aus Rohmilch hergestellt werden – ein hoher hygienischer Status wird vorausgesetzt. So darf der Käse keine Salmonellen und Listerien enthalten, da diese Bakterien beim Menschen Magen-Darm-Infektionen hervorrufen können – mitunter mit fatalen Folgen, wie im Februar 2000 mehrere Todesfälle durch Listerioseerreger in dänischem Käse zeigten. Außerdem muss Staphylococcus aureus, ein Erreger der Euterentzündungen, unter dem gesetzlich vorgeschriebenen Grenzwert bleiben. Während des langen Reifeprozesses sterben mögliche Krankheitserreger im Hartkäse allerdings ohnehin bereits nach einem, beim Halbhartkäse nach drei Monaten ab. Bei Rohmilch-Weichkäse hingegen wird empfohlen, die Rinde nicht mitzuessen.

Frischkäse (Quark usw.) und Sauermilchkäse (zum Beispiel Harzer) dürfen nur dann aus pasteurisierter Milch hergestellt werden, wenn sie außerhalb des Hofes verkauft werden, dasselbe gilt für Sahne und Sauermilcherzeugnisse.

Wer Adressen von Hofkäsereien oder mehr Information möchte, kann nachfragen beim Verband für handwerkliche Milchverarbeitung im ökologischen Landbau e.V., Hohenbercha 23, 85402 Kranzberg. In diesem Verband sind über 400 Hofkäsereien zusammengeschlossen.

Allgäuer Biokäse gibt es jetzt übrigens auch übers Internet: http://www.allesbiokaese.de

Wie frisch ist »frisch« bei Frischmilch?

Ist Frischmilch wirklich frisch? »Mindestens haltbar bis …«, lesen wir auf der Trinkmilchpackung, und wir haben uns längst daran gewöhnt, dass sich ein so leicht verderbliches Produkt wie Milch über eine Woche lang in unserem Kühlschrank frisch halten kann. Aber wann wurde die Milch gemolken? Bedeutet »frisch«, dass die Milch nur nicht verdorben ist, oder deutet es gar auf kurze Wege vom Bauern zur Molkerei zum Verbraucher? Oder ist »frisch« gar ein Hinweis auf die Natürlichkeit des Produkts? Für den Verbraucher sind vermutlich all diese Vorstellungen miteinander verbunden, wenn er im Kühlregal zum Frischprodukt »Milch« greift. Ganz anders der Gesetzgeber. Der definiert »frisch« wie folgt: Frisch ist, was noch nicht verdorben ist.

Ein Blick in die entsprechenden Verordnungen zeigt, wie das gemeint ist: Die Milchverordnung von 1995 schreibt vor, dass auf 6 Grad Celsius heruntergekühlte Milch 36 Stunden nach Anlieferung an die Molkerei pasteurisiert werden muss. Sie darf auch noch später pasteurisiert werden, wenn ihr Keimgehalt, also die Zahl der Bakterien, unter 300 000 pro Milliliter liegt. Sie darf auch vor dem eigentlichen Pasteurisieren schon einmal einer Wärmebehandlung unterzogen werden, damit sie haltbar bleibt.

Und Haltbarkeit ist heute das Wichtigste. Von wegen Frische! Bevor die Milch im Kühlschrank landet, hat sie bereits einen langen Weg hinter sich: Der Landwirt muss die Milch bis zur Abholung »zwischenlagern«, möglichst bei 6 Grad Celsius. Kommt der Milchsammelwagen der Molkerei nur noch alle zwei Tage vorbei – das betrifft inzwischen jeden zweiten Betrieb –, kühlt er die Milch auf 4 Grad Celsius herab. Durchschnittlich 80 Kilometer fährt ein Milchwagen, bis er seine Ladung von 12 Tonnen Rohmilch bei der Molkerei abpumpen lassen kann. In der Molkerei wird die Rohmilch erneut »zwischengelagert«, manchmal auch »zwischenerhitzt«, bevor sie, pasteurisiert und in Tüten, Schläuche oder auch Flaschen abgefüllt, in die Kühlregale des Handels einsortiert wird.

Kreuz und quer durch die Republik wird die Milch gefahren. Bis sie im Kühlregal steht, können leicht vier bis fünf Tage vergangen sein. Und jetzt soll die Milch natürlich für den Verbraucher noch möglichst lange »frisch« bleiben.

Um diesen Haltbarkeitsforderungen zu genügen, müssen sowohl Milcherzeuger als auch Molkereien hohe Hygienestandards einhalten. Diese Standards gelten seit 1985 in ganz Europa, damit Rohmilch und pasteurisierte Milch europaweit gehandelt werden können und zum Beispiel dänische und bayerische Molkereien Rohmilch an italienische Parmesankäsereien verkaufen können. Je geringer der Ausgangskeimgehalt der Milch, desto länger ist sie haltbar.

Der neueste Renner auf dem Milchmarkt ist die »immer länger haltbare Frischmilch«. Zu den neuen Verfahren der »Frische«-Konservierung zählen: Die »Pur-Lac-Milch« zum Beispiel, eine hoch pasteurisierte (85 bis 127 Grad Celsius) Milch. Sie soll zwischen, man glaubt es kaum, 8 und 45 (!) Tagen haltbar sein. Trotzdem ist sie keine H-Milch, denn die wird per Definition auf mindestens 135 Grad Celsius erhitzt. Bei einem anderen Verfahren werden mittels direkter Dampfinjektion Haltbarkeitszeiten zwischen 14 und 21 Tagen erreicht. Mit Entkeimungsseparatoren, einer weiteren Technik, soll die verderbniserregende Mikroflora herausgeschleudert und mit Mikrofiltern herausgefiltert werden. Noch eine Methode: Wird die Milch mit Hochenergieimpulsen traktiert, reduzieren sich auch die Keimzahlen, ähnlich wirkt das Hochdruckverfahren. Auch Ultraschallbehandlung und gepulstes hoch intensives Licht sind in der Diskussion. Und nicht vergessen, liebe Leserin, lieber Leser: rechtlich verlässt bei all diesen hitzefreien Verfahren eine »Rohmilch« die Anlage … Doch roh und unbehandelt ist sie ja längst nicht mehr.

Eine Frage, die das Bundesverwaltungsgericht nach jahrelangem Rechtsstreit 1986 zu dem Urteil bewogen hatte, dass der Frischezustand des Lebensmittels Milch entscheidend durch Naturbelassenheit definiert sei, wird nicht mehr gestellt: Was bedeutet immer längere Haltbarkeit für die Qualität der Milch? Die Kühlung verhindert die Vermehrung der wärmeliebenden Milchsäurebakterien und verschiebt zugleich die Keimflora der Rohmilch hin zu kältetoleranten

eiweiß- und fettzersetzenden Bakterien. Diese stammen nicht nur aus den Melkanlagen der Landwirte, sondern nisten sich vornehmlich in den langen Milchleitungen, Dichtungen, Verschraubungen, Ventilen und Abfüllanlagen der Molkereien ein. Ihre Sporen und hitzeresistenten Keime überleben auch die Pasteurisierung. Gesundheitsschädlich sind sie nicht, aber sie schränken die Haltbarkeit ein und sind die Ursache dafür, dass ältere Milch heute nicht mehr sauer wird, sondern ekelhaft stinkend und faulig. Ironie der Geschichte: Da von der H-Milch Haltbarkeitszeiten von drei Monaten erwartet werden, gelangt nur die beste Rohmilch – das heißt täglich abgeholte, möglichst keimarm gewonnene Rohmilch – in die H-Milchproduktion.
Die intensive mechanische Beanspruchung der Milch durch Rühren in den Kühltanks, Pumpen usw. schädigt die Hülle der Fettkügelchen. Unterstützt durch die Kühlung treten freie Fettsäuren aus. Ranzigkeit, öliger, fettiger oder talgiger Geschmack sind typische Fehler gekühlter Milch. Die Fettschädigungen mindern zudem die Aufschlagfähigkeit der Schlagsahne. Das Eiweiß wird durch die Kühlung destabilisiert. Die Käsereitauglichkeit der Milch leidet. Der hohe Einsatz an Reinigungs- und Desinfektionsmitteln führt nicht nur zu einer Verschiebung der Keimflora, sodass resistente Bakterien übrig bleiben, sondern auch zu Rückständen in der Milch selbst. Dazu kommen die Belastungen des Abwassers und damit der Umwelt (ein »moderner Kuhstall« produziert mehr Abwasser als Milch!). Das zur Desinfektion verwendete Chloroform gehört bundesweit zu den kritischen Rückständen, die mit fortschreitender Milchbehandlung zunehmen. Bereits Anfang der Achtzigerjahre fand das Chemische Landesuntersuchungsamt in Karlsruhe in einem Drittel der Proben aus Anlieferungsmilch und in zwei Drittel der Proben aus pasteurisierter Milch nachweisbare Rückstände von Desinfektionsmitteln.

Milchqualitäten: Rohmilch, Vorzugsmilch, pasteurisierte Trinkmilch, H-Milch und Biomilch

Von *Rohmilch* zu sprechen ist eigentlich unsinnig, denn die Milch, so wie sie aus den Eutern der Kühe ermolken wird, ist bereits ein fertiges Lebensmittel: frisch, mit allen Vitaminen, Enzymen und ernährungsphysiologischen Stoffen gut ausgestattet. Auch hat diese Milch eine wunderbare Eigenschaft: Sie besitzt ein antibakterielles System, welches eine Vermehrung der zwar harmlosen, langfristig jedoch zum Verderben der Milch beitragenden Mikroflora sowie möglicher Krankheitserreger über Stunden verhindert.

Eine ernährungsphysiologische Überlegenheit naturbelassener, also nicht wärmebehandelter Rohmilch wird immer wieder bestritten. Dabei kamen Schweizer Wissenschaftler schon vor zwanzig Jahren zu überraschenden Ergebnissen: Durch Pasteurisierung und Ultrahocherhitzung wird unter anderem das antibakteriell wirksame und die Darmflora beeinflussende Enzym Lysozym zerstört. Auch Lactoferrin, welches Eisen bindet und gegen pathogene (krankheitserregende) Darmflora schützt, war in H-Milch nicht mehr zu finden. In Tierversuchen zeigten sich nicht nur signifikante Wachstumsunterschiede zwischen mit Rohmilch, pasteurisierter und H-Milch gefütterten Ratten, sondern auch deutliche Unterschiede in der Widerstandskraft der Tiere gegenüber einer Infektion mit Salmonellen. Die höchste Widerstandskraft hatten diejenigen Tiere, welche mit roher Milch, die geringste diejenigen, welche mit H-Milch gefüttert worden waren.

Nachdem der Gesetzgeber über Jahrzehnte einen Verkauf ab Hof weitgehend eingeschränkt hatte, können die Verbraucher seit 1995 Milch beim Bauern problemlos direkt einkaufen. Das obligate Schild »Vor dem Verzehr abkochen« muss allerdings angebracht sein. Keine rohe Milch verzehren sollten Personen mit geschwächter Immunabwehr, Schwangere und kleine Kinder, wenn sie nicht täglich diese Milch bekommen. Obwohl die Hauptinfektionswege nach wie vor von Mensch zu Mensch und über verunreinigtes Fleisch oder Wasser laufen, wird zu dieser Vorsichtsmaßnahme geraten, weil mögliche Infektionen durch EHEC-Erreger nicht ausgeschlossen werden können.

Vorzugsmilch ist eine besonders hohen hygienischen Auflagen und tierärztlicher Kontrolle unterliegende Rohmilch, welche auch außerhalb des Hofes abgepackt an den Handel abgegeben werden darf.

Der Regelfall ist die *pasteurisierte Trinkmilch.* Sie wird 30 Sekunden lang auf 72 bis 75 Grad Celsius erhitzt (es gibt auch andere Erhitzungsverfahren, vgl. S. 77). Damit werden Verderbniskeime und mögliche Krankheitskeime weitgehend abgetötet. Trinkmilch gibt es zudem in verschiedenen Fettstufen (3,5 Prozent, 1,5 Prozent). Sie wird grundsätzlich auch *homogenisiert,* das heißt die Fettkügelchen der Milch werden mechanisch zerkleinert, um das Aufrahmen zu verhindern.

Fast jeder zweite Liter Milch wird heute als *H-Milch* angeboten. Bei der Ultrahocherhitzung wird die Milch mindestens 3 Minuten lang auf 135 Grad Celisus gehalten und nahezu sterilisiert. Sie kann daher ohne Kühlung längere Zeit aufbewahrt werden. Das Hocherhitzen karamellisiert den Milchzucker und macht die Milch zugleich dickflüssiger. Durch die Erhitzung gehen zahlreiche Vitamine und für die Immunkraft notwendige Stoffe verloren.

Inzwischen gibt es im Lebensmitteleinzelhandel auch Milch aus ökologischer Landwirtschaft, so genannte *Biomilch.* Biomilch wird ebenfalls pasteurisiert und in der Regel auch homogenisiert. Sie unterscheidet sich von gewöhnlicher Trinkmilch dadurch, dass ihre Erzeugung den Richtlinien der Ökologischen Anbauverbände und der EU-Bio-Verordnung für Tierhaltung unterliegt. Das Futter stammt weitgehend aus ökologischem Anbau; Importfuttermittel und Futtermittelzusatzstoffe sind verboten. Die Kühe müssen artgerecht gehalten werden und ein Maximum an Weidegang haben.

Getretener Quark wird breit, nicht stark

Seine Beliebtheit und damit auch seine wirtschaftliche Bedeutung verdankt der Speisequark, auch Frischkäse genannt, seinem Ruf als schmackhafter, kalorienarmer, aber eiweißreicher »Schlankmacher«. In allen Diäten und in der Kinder- und Altenernährung nimmt Quark aufgrund seines Eiweißreichtums, der ihn als Fleischersatz qualifiziert, eine Schlüsselrolle ein.

Quark entsteht durch bakterielle Milchsäurebildung, welche wiederum das Milcheiweiß, das Casein, zum Ausfällen bringt. Traditionell ging das so: Die Milch wurde dickgelegt und das so genannte Dickete zwischen Tüchern ausgepresst, damit die Molke abfließen kann. Das nannte man das Sackverfahren. Heute noch wird in den Ländern Osteuropas, sowohl auf den Höfen als auch in den Molkereien, auf diese Weise ein köstlich fester Quark hergestellt.

Um 1900 brauchte man zur Herstellung eines Kilogramms Quark rund 10 Liter Magermilch, in den Nachkriegszeiten konnte der Verbrauch auf 5 Liter reduziert werden. Auch die Trockenmasse (also das, was vom Quark übrig bleibt, wenn man ihm das Wasser entzieht) verminderte sich entsprechend von 35 auf rund 20 Prozent. Das freute die Hersteller, die mehr billiges Wasser in den Quark schütten konnten, ohne dass es sonderlich auffiel. So genannte kontinuierliche Separatoren lösten in den Sechzigerjahren die Quarkfertigung mit dem Sackverfahren ab. Mit einem Verbrauch von 4,5 bis 5 Liter Magermilch erreichte man eine Quarktrockenmasse von gesetzlich vorgeschriebenen 18 Prozent. So weit, so gut. Da entbrannte ein Kampf um die Preisführerschaft, bei dem Sieger blieb, wer aus noch weniger Milch noch mehr Quark herzustellen vermochte. Anfang der Achtzigerjahre kamen Anlagen auf den Markt, die den gesamten Quark-Herstellungsprozess veränderten: Statt Dicklegen und Molkeabpressen, wurde die Milch durch feine, halb durchlässige Membranen gezogen. Die Stoffausbeute war maximal: nur noch 3,6 Liter Milch pro Kilogramm Quark. Was zurückblieb, wurde erhitzt, eingetrocknet und dem Quark wieder zugesetzt.

Doch war das noch der alte Quark? Statt einst stattlicher 20 Prozent Trockenmasse waren die gesetzlichen Mindestgehalte inzwischen auf 17 Prozent heruntergeschraubt (später folgte eine Korrektur auf 18 Prozent). Die Folge: der Quark tropft vom Butterbrot, und ohne Käsekuchenhilfe misslingt der Käsekuchen. Den Verbrauchern wird nicht nur recht teures Wasser verkauft, sondern auch statt wertvollem Käse-Eiweißstoff aufkonzentrieres Molkeeiweiß und billiger Milchzucker. Die tatsächlichen Eiweißgehalte liegen weit unter den 16 bis 17 Prozent der offiziellen Nährwerttabellen. Der Gesetzgeber fordert inzwischen Gehalte von mindestens 12 Prozent. Bitterer, sandiger Geschmack und suppige Konsistenz sind seither häufige Beanstandungen bei den Quarkprüfungen. Um die Qualitätseinbußen marktgerecht zu verschleiern, wurde die neue Konsistenz in »weich«, »cremig« und »streichfähig« umgetauft.

Der Gesetzgeber schuf außerdem eine weitere Kategorie, die »Speisequark-Zubereitung«. Sie muss die für Quark geforderten 18 Prozent Trockenmasse und 12 Prozent Eiweiß nicht einhalten, darf mithin mehr Wasser enthalten. Geschmacksfehler werden durch Zumischungen von Kräutern, Gewürzen oder Fruchtaromen überdeckt.

Da die neuen Anlagen sehr teuer sind, hat sich die Quarkherstellung auf wenige große Unternehmen konzentriert. Wer also wissen will, wie Quark früher einmal schmecken konnte, der muss ins benachbarte Österreich reisen oder nach Osteuropa. Dort ist man noch stolz auf den Quark – und das zu Recht.

Wie der Käsekuchen trotzdem gelingt

Wer nur auf den handelsüblichen Quark zurückgreifen kann, der nehme möglichst einen Quark mit 20 Prozent Fett, denn Milchfett ist Geschmacksträger. Der Quark wird aus der Schale genommen und in ein möglichst feinmaschiges Sieb gelegt. Dort liegt er – möglichst gekühlt – mehrere Stunden, auch über Nacht. Das überflüssige Wasser beziehungsweise die Molke tropft ab. Wer sich die Mühe macht, nachzurechnen, findet Tropfverluste von bis zu 20 Prozent des Ursprungsgewichts. Aber es lohnt sich. Dieser Quark lässt sich dann mühelos und auch ohne Käsekuchenhilfe verbacken, zu köstlichen Nachtischen rühren oder mit frischen Kräutern, Knoblauch oder ähnlich aufregenden Zutaten zu einem festen würzigen Brotaufstrich bereiten.

Wer etwas mehr Geld in seine kulinarischen Genüsse investieren möchte, der nehme Schichtkäse. Dieser hat eine höhere Trockenmasse und einen höheren Fettgehalt als gewöhnlicher Magermilchquark und lässt sich auch ohne Abtropfprozedur gut verarbeiten.

Wir hätten auch nicht gedacht, was mit der Milch so alles angestellt wird. Gut, dass wir Andrea Fink-Keßler getroffen haben. Und welche Konsequenzen das sogar für unsere Landschaft hat! Da kann man wirklich nur sagen: Milch direkt beim Öko-Bauern kaufen, wo immer dies möglich ist! Toll, dass es Bio-Käse auch schon übers Internet zu beziehen gibt. – Wein gibt es dort übrigens auch zu kaufen. Sowohl im großen Stil von Massenproduzenten als auch in Bio-Qualität. Vom Wein berichten wir auf den nächsten Seiten.

Von wegen »Im Wein liegt Wahrheit«

Wer kennt ihn nicht, den Spruch: »In vino veritas.« Auch Nichtlateiner geben in weinseliger Runde gern die Weisheit von sich, wonach im Wein die Wahrheit liege.

Doch denkste! Vorbei die Zeiten, in denen gute Weine Rückschlüsse auf Traubensorten, Bodenqualität, Exposition des Weinbergs, Witterungsverlauf und die Kunst des Winzers bei der Bearbeitung des Weinbergs und dem Ausbau des Weins im Keller zuließen. Wer glaubt, dass Wein ein reines Naturprodukt ist, muss sich umorientieren. Denn auch für ausgesprochene Weinfreunde wird es künftig schwieriger werden, wirklich gute, natürliche und unverfälschte Weine zu finden.

Nicht um Weinpanscherei geht es, sondern um Etikettenschwindel. Weil gehaltvolle, im Barrique ausgebaute Weine immer mehr nachgefragt werden, sind findige Weingüter nämlich auf die Idee gekommen, den Herstellungsprozess zu beschleunigen. Der in Berlin lebende britische Weinjournalist Stuart Pigott nennt dies die »Teebeutelmethode«. Dabei wird ein Nylonsack voll Holzspäne in den Wein im Stahltank gehängt, und einige Wochen später hat dieser einen deutlichen Holzgeschmack. Nicht selten wird trotz dieses Verfahrens auf das Etikett geschrieben, der Wein sei im Holzfass gereift.

Pigott, der in seinem Buch *Göttertrank und Blendwerk* (Hallwag 1999) der Faszination des Weins ebenso auf den Grund geht wie der Vortäuschung falscher Tatsachen, prangert noch ein anderes Verfahren an. So äußerte er in einem Interview, dass es im Bordeaux-Gebiet, aber auch in Italien Weingüter gibt, die dem Wein Tanninpulver, einen Gerbstoff hinzufügen, um ihn kräftiger zu machen. Um zu erklären, warum man das tut, müssen wir ein wenig ausholen: Die in Bordeaux, Burgund und Rioja ursprünglich üblichen 200-Liter-Fässer haben nicht nur gerade das Gewicht, welches ein Mann noch ohne weiteres vor sich her rollen kann, sondern auch das ideale Oberflächenverhältnis zwischen Holz und Wein. Vorteile der großen Berührungsfläche liegen nicht nur im ganz allmählichen Eindringen von

Sauerstoff durch die Fassdauben, sondern auch im Herauslösen von Gerbstoffen und anderen Substanzen aus dem Holz. Gerade Eichenholztannin unterstützt die natürlicherweise im Wein vorkommenden Gerbstoffe und wandelt diese in Duft und Geschmack ab. Nun wird Wein aber immer häufiger in riesigen Stahltanks gekeltert und gelagert. Also wird nachgeholfen. Das Pülverchen macht's. Pigott: »Plötzlich erscheint der Wein mächtiger, muskulöser«, beschreibt Pigott im *Focus*-Gespräch die Wirkung. Uns kommt das vor, als ob man einem Eichhörnchen einen Lendenschurz umhängt. Es springt dann zwar immer noch behände von Ast zu Ast, ist aber noch lange kein Tarzan.

Weshalb ein gehaltvoller Wein vorgetäuscht wird, liegt auf der Hand: Pigott zufolge reagiert ein Teil der Weinwirtschaft in Europa völlig verkehrt auf die Konkurrenz aus der Neuen Welt. Statt sich auf die traditionellen Stärken zu besinnen und vorsichtig zu modernisieren, versuchen viele Weinmacher in Europa, Qualität durch technisches Vorgehen zu ersetzen. Die Zahl der traditionell und ehrlich arbeitenden Winzer wird immer geringer. Auch andere Kritiker warnen davor, dass alle guten und feinen Luxusweine einander immer ähnlicher werden. Individualität erscheint verzichtbar, je mehr Wein zu einem Modeartikel herunterkommt.

Die Folge: Es entstehen viele so genannte fette, unharmonische Weine, künstlich aufgeblasene Weine aus nur mittelmäßigen Mosten. Zu den Kritikern gehört auch James E. Wilson, ein Geologe, der sich intensiv dem Studium der Erdgeschichte und der geologischen Substrate französischer Weinberge verschrieben hat. Er ist durch ganz Frankreich gereist und hat sich ausführlich mit Experten für Naturgeschichte und Weinbaukunde unterhalten. In seinem Werk *Terroir – Schlüssel zum Wein* (Hallwag 1999) prangert er önologische Verfahren an, die sich zwar klangvoll anhören, letztlich jedoch das Naturprodukt Wein verfälschen. Bei der Vakuumverdampfung im so genannten *Concentrateur* etwa wird der Wein durch eine Vakuumkammer geleitet, wo ein Teil des in ihm enthaltenen Wassers bei Raumtemperatur verdampft und entzogen wird, während alle anderen Inhaltsstoffe eine Konzentration erfahren. Das Ergebnis sind

dann Weine, die tiefer in der Farbe, höher im Alkoholgehalt und intensiver in Duft und Geschmack sind. So pumpt der *Concentrateur* die Weine förmlich auf. Befürworter der neuen Verfahren begegnen der Kritik mit dem Argument, dass konzentrierte Weine eben einfach geschmacksintensiver und farbtiefer sind. Warum, so fragen sie, soll man einen guten Ausgangsstoff nicht durch Konzentration noch besser machen? Doch wir fragen uns, wo die Handwerkskunst endet und die Manipulation beginnt. Muss Wein ein reines Naturprodukt sein? Ist »verbesserter« Wein der Beginn einer industriellen Fertigung? Auf den Etiketten jedenfalls wird den Käufern fast immer Tradition vorgegaukelt – auch dort, wo man längst auf die neuen Verfahren setzt. Weinexperte Pigott bringt es auf den Punkt: »Die Konsumenten lassen sich von ›Chateau‹ oder ›Castello‹ beeindrucken und wissen nicht, dass sich dahinter ein Bungalow mit einer Wellblechhütte verbirgt: Chateau Garage.«
Zum Glück gibt es immer mehr Weinfreunde, denen die Vielfalt am Herzen liegt. Es wird wieder mehr Wein verlangt, dem man die Herkunft anmerkt, denn schließlich zeichnen Individualität und erkennbarer Charakter einen wirklichen Spitzenwein erst aus. Der Wein entsteht im Weinberg. Und jedes kleine Stück Land hat seine ganz eigenen Charakteristika im Weinstil, die es so nur dort gibt und die an anderer Stelle nicht imitiert werden können – schon gar nicht durch neue technische Verfahren in den Tanks. Nur die detaillierte Kenntnis der ökologischen Voraussetzungen des jeweiligen Weinbergs kann zur Erzeugung von Spitzenweinen führen. Nur die Trauben vom Weinberg enthalten eine ganz bestimmte unnachahmliche Note, die im Keller eben nicht hinzufügbar ist.
Ein ganz anderes Horrorszenario könnte schon bald Wirklichkeit werden: Da soll es doch tatsächlich Weinzüchter geben, welche in die Gene von Traubenstöcken die Gene bestimmter Eichensorten einkreuzen wollen, damit der Eichengeschmack schon von vornherein im Wein drin steckt. »In vino veritas?«

Die Lebensmittelkartelle

Unaufhaltsam scheint die Entwicklung nach dem Motto »Immer gleicher und immer billiger« zu verlaufen. Lebensmittelkonzerne und Handelsunternehmen tragen entscheidend dazu bei. Sie unterbieten sich mit Billigstangeboten, sie drücken die Preise beim Bauern, dem kaum etwas anderes übrig bleibt, als zu wachsen oder zu weichen. Butter wird billiger angeboten als Schuhcreme, Milch billiger als Mineralwasser. Auf den Großmärkten kostet die Tonne Müll mehr als eine Tonne Weizen. Verkehrte Welt. Und wir Verbraucher sind mittendrin. Wir kennen ein paar der »Großen«, wir wissen, dass die Brüder Albrecht (denen Aldi gehört) mit einem geschätzten Vermögen von rund 20 Milliarden Dollar Platz 5 der reichsten Menschen der Welt halten. Aber wer mit wem vernetzt und verbunden ist, das wissen wir nicht so genau.

Wo haben Sie, liebe Leserin, lieber Leser, das letzte Mal Lebensmittel eingekauft? Vermutlich in einem Supermarkt oder in einem der letzten Tante-Emma-Läden um die Ecke. Vielleicht waren Sie ja in einem der 800 HL-Märkte. Oder bei MiniMal. Mehr als 1000 gibt es davon in der Bundesrepublik. Oder in einem Rewe-Supermarkt. Oder in einem Globus-Warenhaus mit Lebensmittelabteilung. Wenn Sie am Monatsende mit dem spärlichen Rest des Haushaltsgeldes einkaufen gingen, war vielleicht einer der 2500 Penny-Discount-Märkte Ihr Ziel. Drogerieprodukte haben Sie preisbewusst bei Idea, der »grünen Drogerie«, gekauft oder beim Drogeriediscounter Sconti. Und falls Sie sich heimwerkerisch betätigen, haben Sie möglicherweise einen Abstecher in einen der 467 toom-Baumärkte gemacht, um noch Schrauben zu holen. Den neuen Teppichboden haben Sie bei einem der 133 Frick-Teppichbodenmärkte erstanden und das neue Fernsehgerät im schicken »16:9-Format« beim ProMarkt, natürlich im Sonderangebot. Nach all dem Einkaufsstress musste einfach ein Kurzurlaub auf Mallorca sein. Atlas-Reisen war zwar Ihr Favorit bei den Veranstaltern, gebucht haben Sie aber dann doch bei ITS, denn da gab es ein tolles Clubangebot.

Puuuh, geschafft, ab auf die Insel!

Dieses kleine Einkaufsszenario ist absolut normal. Ein paar Millionen Mal pro Stunde tritt ein Kunde an die Kasse eines dieser Geschäfte. Sollten Sie eine ähnliche Einkaufstour hinter sich haben, dann haben Sie eine ganze Menge Geld ausgegeben, sind hoffentlich mit den erworbenen Produkten zufrieden – und haben gleichzeitig nur einen einzigen Konzern reicher gemacht: die Rewe-Zentral AG in Köln. Denn alle aufgeführten Märkte und Geschäfte gehören zum Konzernverbund Nummer 1 im deutschen Lebensmittelhandel. Und selbst der Tante-Emma-Laden, Ihr einziger und letzter Fluchtpunkt, könnte zum so genannten Rewe-Nahkauf gehören, wie das kleinflächige Konzept der Nachbarschaftsgeschäfte heißt. Die Inhaber sind zwar selbstständig, aber vertraglich gebunden, ihre Ware bei der Rewe AG zu beziehen.

Hier noch mal die bekanntesten Rewe-Läden im Überblick; 9470 sind es in der Bundesrepublik, gemeinsam erwirtschaften sie einen Umsatz von rund 25 Milliarden Euro (Marktanteil: 16 Prozent):

Typ	Name	Sortiment
Supermärkte	Rewe	tägl. Bedarf
	HL	tägl. Bedarf
	MiniMal	tägl. Bedarf
	Stüssgen	tägl. Bedarf
	Otto Mess	tägl. Bedarf
	Kafu	tägl. Bedarf
	Löb	tägl. Bedarf
Discounter	Penny	tägl. Bedarf
SB-Warenhäuser	Globus	Food & Nonfood
	toom	Heimwerkerbedarf
	Akzenta	tägl. Bedarf
	Kaufpark	tägl. Bedarf

Typ	Name	Sortiment
SB-Warenhäuser	Rewe-Center	tägl. Bedarf
Fachmärkte	Idea	Drogerieartikel
	Sconti	Drogerie & Nonfood
	Frick	Teppichböden
	ProMarkt	U-Elektronik
Dienstleistungen	Atlas	Touristik
	ITS	Touristik

Und dann gibt es natürlich noch ein paar Auslandsbeteiligungen. Zum Beispiel ist die Rewe-Gruppe in Österreich mit 1600 Filialen und einem Gesamtumsatz von 4,6 Milliarden Euro Marktführer:

Österreich	Billa Supermarkt; Merkur Verbrauchermarkt; Mondo Discountmarkt; Emma Nachbarschaftsmarkt; Bipa Drogeriemarkt

Weitere Auslandsaktivitäten:

Italien, Tschechien, Slowakei, Ungarn, Polen	Billa
Ungarn, Tschechien	Penny
Polen	MiniMal, Fegro/Selgros C&C
Italien	Penny, Esselunga
Frankreich	Penny
Schweiz	Zusammenarbeit mit Coop
Niederlande	Zusammenarbeit mit Vendex Food
England	Beteiligung an Budgens

Außerdem ist die Rewe auch noch in den Medienmarkt eingestiegen. Sie war mit 40 Prozent der Stammaktien an der ProSieben Media AG beteiligt. Seit diese im Jahr 2000 zur ProSieben Sat1 Media AG fusionierte, ist Rewe an der Muttergesellschaft dieses Medienkonzerns beteiligt: an der Kirch Media. Durch den Zusammenschluss von Sat1 mit der ProSieben-Gruppe ist das größte und erfolgreichste deutsche Fernsehunternehmen entstanden.

Rewe ist bei weitem kein Einzelfall. Die Unternehmensstruktur der Tengelmann-Gruppe mit ihren Vertriebslinien und Beteiligungen erstreckt sich neben dem Lebensmitteleinzelhandel auch auf die Bereiche Drogistik, Textilien und Heimwerkerbedarf sowie das Großhandelsgeschäft. Insgesamt betreibt die Tengelmann-Gruppe rund 7900 Filialen und beschäftigt 221 000 Mitarbeiter. Zu den wichtigsten Firmen gehören natürlich die Tengelmann-Märkte selber, Kaiser's Kaffee-Geschäft, die Plus-Märkte, kd-drugstores, OBI-Heimwerkermärkte, Takko-Textilmärkte sowie kik (Textilien und Nonfood).

Ihre 111 Grosso-Magnet-Märkte musste die Tengelmann-Gruppe wegen ernster wirtschaftlicher Probleme Anfang 2000 an ein Konsortium verkaufen, zu dem unter anderem Lidl gehört.

Österreichische Tochtergesellschaft von Tengelmann ist Löwa; The Great Atlantic & Pacific Tea Company (A&P) ist die nordamerikanische Beteiligungsgesellschaft der Unternehmensgruppe mit Filialen in den USA und in Kanada; in den Niederlanden heißt die Tengelmann-Tochter Hermans Groep B.V. und in Ungarn Skála Coop.

Lange war sie der größte Handelskonzern in Europa: die Metro AG mit Sitz in Köln. Im Herbst 1999 hatte der Konzern seine Spitzenposition allerdings an die französische Konkurrenz abgeben müssen – die Handelsriesen Carrefour und Promodés hatten per Aktientausch fusioniert. Dennoch: Die Metro AG ist *a big one*, wie die Amerikaner respektvoll sagen. Nach der Neustruktierung des Konzerns besteht das Gesamtgeschäft nun aus vier Kernbereichen: Cash & Carry – die Metro- und Makro-Märkte; Lebensmitteleinzelhandel – die Real- und Extra-Märkte; Fachmärkte – Media-Markt, Saturn, Praktiker; Warenhäuser – Kaufhof. E-Commerce kommt als fünftes Geschäftsfeld neu hinzu. Mittlerweile ist die Metro AG (der drittgrößte Handelskonzern weltweit) in 22, durch die Expansion ins E-Commerce bald sogar in 24 Ländern aktiv:

Markt-Typ / Land	Cash & Carry	Extra	MediaMarkt/Saturn	Praktiker	Real	Warenhäuser
Belgien	6					
Bulgarien	2					
China	6					
Dänemark	4					
Deutschland	75	259	511	202	283	130
Frankreich	81		11			
Griechenland	5			6		
Großbritannien	27					
Italien	30		23			
Luxemburg				3		
Marokko	4					
Niederlande	12		1			
Österreich	11		17	6		
Polen	18		6	10	19	
Portugal	7					
Rumänien	4					
Schweiz			11			
Spanien	20		1			

Land \ Markt-Typ	Cash & Carry	Extra	MediaMarkt/Saturn	Praktiker	Real	Warenhäuser
Tschechien	7					
Türkei	6			2	2	
Ungarn	9		2	9		

Der Gesamtumsatz des Konzerns betrug im Geschäftsjahr 2000 46,9 Milliarden Euro, 42,1 Prozent davon wurden im Ausland erzielt. Davon erwirtschafteten die Elektronikfachmärkte Media Markt/Saturn die stärksten Zuwächse.

Warum dieser Ausflug in die Zahlenwelt großer Konzerne? Wenn die Metro in China demnächst einen weiteren Markt aufmachen will – na und?

Nach Angaben der Centralen Marketinggesellschaft der Deutschen Agrarwirtschaft (CMA) erzielen in Deutschland die zehn Großen des Lebensmitteleinzelhandels 85 Prozent des Gesamtumsatzes in dieser Sparte. Weitere Konzentrationen, von denen vor allem der deutsche Markt betroffen ist, stehen noch bevor. Da die Renditen seit mehr als fünf Jahren stagnieren, ist ein Wachstum der Unternehmen nur möglich, wenn sie der Konkurrenz Marktanteile abknöpfen – so wie in Frankreich im Herbst 1999 mit der Fusion der beiden Handelsketten Carrefour und Promodés geschehen. Der neue Megakonzern kontrolliert nun ein Viertel des Nahrungsmittelvertriebs in Frankreich, ein »normaler« Marktverlauf sei praktisch ausgehebelt, kritisiert der französische Bauernverband FNSEA. Im Klartext heißt das: Preisdiktat für die Erzeuger.

In Deutschland hat der Markteintritt des US-Riesen Wal-Mart für erhebliche Unruhe in der Branche gesorgt, weil Wal-Mart für seine knallharten Kampfpreise bekannt ist. Selbst Discount-Primus Aldi musste Federn lassen, der Umsatz 1999 ging um rund 3 Prozent zurück. Die einzige Antwort der Gebrüder Albrecht: Noch billiger muss es sein, damit die Kunden wieder kommen. Dieser Preisdruck wird gnadenlos an die Lieferanten und Erzeuger weitergegeben. Da produziert ein Zahnpastawerk schon mal ein paar Tage quasi umsonst, nur weil irgendeiner der Discounter beschlossen hat, Zahnpasta ins Sonderangebot zu nehmen. Um dem wenigstens einen kleinen Riegel vorzuschieben, hat das Kartellamt im September 2000 für einige Waren wie Butter Dumpingpreise verboten. Damit sollte dem Preiskampf begegnet werden, den Wal-Mart auf dem deutschen Markt ausgelöst hatte.

Durch E-Commerce werden die Konzerne noch größere Allianzen schmieden. Nicht mehr lange, dann ist der Handel per Internet perfekt. Die Metro AG hat dieses neue Wettbewerbsfeld längst erkannt und sucht bereits den internationalen Schulterschluss. Zusammen mit den Handelsriesen Carrefour (Frankreich), Sears (USA) und Sainsbury (Großbritannien) wird künftig der virtuelle Marktplatz »GobalNetXChange« genutzt, die erste globale Internetplattform für den Datentransfer des Einzelhandels. Nach eigenen Angaben geht es den Konzernen zunächst zwar nicht um die Bündelung ihrer Einkaufsmacht, sondern bloß um die Einführung eines einheitlichen Kommunikationsstandards im Internet. Aber was nicht ist, kann ja noch werden – mit der globalen E-Commerce-Plattform ist der Grundstein für eine Hyperfusion der Handelskonzerne gelegt.

Auf den ersten Blick könnte sich der Verbraucher über diese Tendenzen freuen: Noch nie waren Lebensmittel im Verhältnis so billig wie heute. Zwei Stunden musste ein Durchschnittsverdiener 1960 arbeiten, um sich ein Kilo Brathähnchen kaufen zu können. Heute schafft er es in weniger als einer Viertelstunde. Damals gingen rund 50 Prozent des Haushaltseinkommens für die Ernährung drauf, heute sind es gerade mal noch 16 Prozent. Das schont zwar die Haushaltskasse, aber es muss zwangsläufig auf Kosten der Qualität dessen gehen, was wir essen. Zum Beispiel Milch: Immer mehr Milchverarbeiter schließen sich zu marktstarken Konzernen zusammen, um der Einkaufsmacht der großen Handelskonzerne etwas entgegensetzen zu können. Nur wenn es keine Konkurrenten gibt, die ihre Milch billiger verkaufen, lässt sich das Preisniveau halten.

In Norddeutschland haben sich Anfang 1999 fünf große Molkereibetriebe zusammengetan – mit einem Verarbeitungsvolumen von 3,7 Millionen Tonnen Milch. Unverzichtbar sollen die Produkte aus derartigen Milchfabriken werden, und das funktioniert nur mit Massenprodukten: die Einheitsmilch, der Einheitskäse, die Einheitssahne. Klar ist, dass aufgrund des Kostendrucks, der bis in den Kuhstall reicht, jeder Milchbauer so effizient, das heißt: so billig wie möglich produzieren muss. Sonst bekommt er eines Tages den »blauen Brief« aus der Milchfabrik: »Ihre Rohmilch ist zu teuer«, steht da drin. Und dann wird der neue Abnahmepreis genannt, der ab sofort gilt. Wer nicht mithalten kann, ist raus aus dem Geschäft. Also gibt es eine weitere Rationalisierungsrunde: Ein neuer Lieferant wird gesucht, der das Futter für die Tiere 20 Prozent billiger anbietet. Klar, dass niemand fragt, was da eigentlich genau drin ist – bei dem günstigen Preis ... Das Ergebnis ist, dass zum Beispiel Dioxin in unsere Lebensmittel gerät (siehe S. 101 ff.). Alternative Bewirtschaftungsmethoden kommen in einem derart knapp kalkulierten Preisgefüge erst gar nicht in Betracht, geschweige denn zum Einsatz. Öko-Bauern müssen anders kalkulieren, weil sie anders wirtschaften; beispielsweise arbeiten sie mit mehr Personal, haben also höhere Lohnkosten.

Die Preis-Qualitäts-Spirale dreht sich scheinbar unaufhaltsam weiter: die Preise sinken – die Qualität der Produkte auch. Insofern ist die Freude der Verbraucher über günstige Lebensmittelpreise von kurzer Dauer, denn letztlich bezahlen wir viel zu teuer dafür: mit unserer Gesundheit, und da ist der BSE-Skandal vom November 2000 nur das vorläufige Ende einer langen Kette von Skandalen (vgl. S. 194 ff.). Aber könnte nicht ein großes Unternehmen einmal seine Marktmacht nutzen, um bewusster unter Inkaufnahme geringerer Gewinne deutlich mehr ökologisch erzeugte Produkte in die Regale zu stellen als die Konkurrenz? Vielleicht könnte es das Ganze auch noch durch betriebliche Fortbildungsmaßnahmen unterstützen und die hie und da eventuell noch etwas zögerlichen Kunden fundiert aufklären? Das ist ein Traum? Nein, das ist das Konzept der Karstadt AG.

Gnadenlos im Wettbewerb: Warum sich die Karstadt AG für Bio-Lebensmittel stark macht

Die Grundsätze des ökologischen Landbaus sind:

- eine umweltschonende und energiesparende Produktion vollwertiger landwirtschaftlicher Erzeugnisse;
- Ausrichtung auf eine langfristig stabile Produktion;
- Förderung, Aufbau und Nutzung der Bodenfruchtbarkeit und artenreicher Öko-Systeme;
- eine ganzheitliche Betrachtungsweise der landwirtschaftlichen Produktionsvorgänge;
- die Sicherung menschenwürdiger Arbeitsplätze.

Diese Öko-Sentenzen stammen aus einem internen Leitfaden für Personaltraining der Karstadt AG, die in ihrem Schulungsprogramm folgende Philosophie verbreitet: Der ökologische Landbau zeichnet sich durch einen geschlossenen Betriebskreislauf aus; die Bodenlebewesen werden als Partner des Landwirts gehegt und gepflegt und nicht mit der chemischen Keule vernichtet; Artenvielfalt, bestimmte Fruchtfolgen und standortgerechte Auswahl der Anbausorten schützen vor Krankheiten und Schädlingsbefall auf dem Feld; die Förderung und Pflege einer vielfältigen Kulturlandschaft gehört zum Selbstverständnis des Bio-Bauern; artgerechte Tierhaltung heißt viel Platz, tiergerechte Stallhaltung und Fütterung mit hofeigenen Produkten; Hormone und Wuchsstoffe im Stall sind ebenso verboten wie leicht lösliche, ätzende, chemisch aufgearbeitete und synthetische Dünger und Pflanzenschutzmittel. Völlig verbannt ist gentechnisch verändertes Saatgut. Das alles, so notieren die angehenden Biokostberater bei Karstadt, dient der konsequenten Ausrichtung auf eine zukunftsbezogene Landwirtschaft.

Zukunftsorientiert ist auch das Engagement des Warenhauskonzerns: Der Bio-Lebensmittelmarkt verspricht ein überproportionales Wachstum. Von heute rund 2 Prozent soll sein Anteil am Gesamtlebensmittelmarkt auf 12,5 Prozent im Jahre 2005 steigen. Und da wollen die Karstadt-Manager mitmischen.

Einer von ihnen ist Klaus Wilmsen, der Umweltdirektor der Karstadt AG. Seit zehn Jahren bringt er überall, wo es nur geht, seinen Konzern auf den Nachhaltigkeitskurs. »Wir tragen als einflussreicher Marktteilnehmer Verantwortung«, so schlicht beschreibt Wilmsen seine Motivation. Dabei fing es im Bereich der Öko-Lebensmittel äußerst frustrierend an, erinnert er sich. Volle zwei Jahre habe man gebraucht, um ein erstes Sortiment von 175 echten und geprüften Bioprodukten in die Lebensmittelabteilungen einiger ausgewählter Filialen zu bringen. Das war 1996. Damals sah sich die Karstadt AG gleich mehreren massiven Schwierigkeiten gegenüber: die Mengen an Öko-Kost, die Karstadt von Betrieben der bekannten Erzeugerverbände kaufen wollte, gab es schlicht nicht. Dafür gab es etwas anderes: Vorbehalte. »Wenn wir Karstadt als ›Großen‹ in der Branche beliefern, was passiert dann mit den kleinen Naturkostläden?«, das waren die Bedenken der Basis. Immerhin waren es die vielen kleinen Öko-Einzelhändler, die die Bio-Bauernbranche mehr schlecht als recht am Leben hielten. Weil der Druck aus der »Szene« zu groß war, platzte bei der Karstadt AG in letzter Sekunde sogar ein unterschriftsreifer Vertrag mit der Erzeugervereinigung Demeter.

»Diese Zeiten sind Gott sei Dank vorbei«, sagt Wilmsen heute und freut sich über stolze 500 Bio-Produkte in den Lebensmittelabteilungen seiner Karstadt- und Hertie-Filialen. Gemessen an der Angebotsbreite ist Karstadt damit Marktführer. Und bei den Erzeugergemeinschaften hat man mittlerweile erkannt, dass Karstadts Einstieg dem Bio-Markt nicht geschadet hat. Eher im Gegenteil: Durch die Präsenz von Bio-Produkten im Kaufhaus ist bei vielen Menschen erst das Interesse am ökologischen Landbau geweckt worden. Gut geschulte Fachverkäufer informieren darüber, dass man Bio-Produkte an der EU-Kontrollnummer beziehungsweise am Markenzeichen einer anerkannten Anbauorganisation erkennen kann. Sie wissen, dass Bio-Produkte vor allem für die Kinderernährung zu empfehlen sind oder für Allergiker, die Probleme haben mit den künstlichen Zusatzstoffen, die sich in allen industriell gefertigten Lebensmitteln befinden. Wenn bestimmte Obst- und Gemüsesorten nicht ganzjährig zu haben sind, liegt das nicht etwa an der verschlafenen Marktleitung, sondern daran, dass es sie von Natur aus eben nicht das ganze Jahr über gibt. Die Kunden erfahren, dass bestimmte Marken aus gutem Grund nicht angeboten werden: Überwiegend versuche man nämlich, das Sortiment der Frischwaren mit regionalen Produkten zu füllen. Das dient der Frische, schont die Umwelt und stützt die örtlichen Bio-Landwirte. Und wenn eine kritische Hausfrau wissen will, warum es auch in Bio-Lebensmitteln Rückstände von Umweltgiften gibt, dann wird sie darüber informiert, dass die Schadstoffe aus Industrie- und Verkehrsabgasen über die Luft auf die Äcker verfrachtet werden und sich dann in Spuren im Gemüse wiederfinden. »Leider«, bedauert Wilmsen, »haben wir noch nicht unser gesamtes Verkaufspersonal in den Lebensmittelabteilungen für das Thema Bio-Landbau sensibilisieren können.« Dem stehen mitunter handfeste Interessen entgegen, beispielsweise die Umsatzbeteiligung der Marktleiter. Wenn nun eine Brauerei Billigbier für 15 Cent die Dose anbietet – ein absehbarer Verkaufsrenner – wird natürlich geordert, und der Platz für Öko-Produkte fehlt. Aber auch nach kurzfristigen betriebswirtschaftlichen Maßstäben würde nicht nur bei Karstadt das gesamte Öko-Sortiment sofort ausgelistet. Allein der Unterschied beim Preisniveau zwischen einem Supermarkt auf der grünen Wiese und einem in Innenstadtlage beträgt 10 bis 20 Prozent – in der City herrschen also nicht gerade günstige Verkaufsbedingungen für die ohnehin etwas teureren Bio-Sachen. Die enormen Konzentrationstendenzen in der Branche tun ein Übriges.

Wilmsen setzt auf Umweltkommunikation. Dazu gehört, dass die strammen Paprika aus konventionellem Anbau nur so knackig aussehen, weil ihr Wasseranteil höher ist – mit Geschmack hat das nichts zu tun. Dazu gehört auch, warum Lebensmittel aus ökologischem Anbau teurer sind und sich daran auch so schnell nichts ändern wird. Das liegt an den geringeren Erträgen pro Hektar, mehr menschliche Arbeitskraft wird eingesetzt, und die Weiterverarbeitung ist nicht hochgradig durchrationalisiert wie in der Industrie.

Trotz aller Probleme wird Karstadt auch weiterhin den ökologischen Landbau unterstützen: »Der deutsche Lebensmittelhandel steht immer mehr unter Druck«, sagt Wilmsen, »unter anderem auch durch die Skandale in den letzten Jahren, wie die Weinpanscherei, die Würmer im Fisch, BSE, Schweinepest, Dioxin in Futtermitteln usw. Die Verbraucher haben daher zu Recht ihre Einstellung zu dieser sensiblen Produktpalette geändert und bevorzugen immer deutlicher ökologische Lebensmittel.« Im Interesse ihrer eigenen Gesundheit fragen immer mehr Verbraucher nach Alternativen – kein Wunder angesichts der Erkenntnis von Allergologen und Hautärzten, dass sich die Zahl der Allergiker gegenwärtig alle zehn Jahre verdoppelt. Nachdem vierzig Jahre lang die konventionelle Landwirtschaft kräftig subventioniert wurde, muss die Politik nun zur Abwechslung mal die Rahmenbedingungen der Bio-Bauern verbessern. Warten wir also auf den Politiker, der das den Funktionären in den klassischen Bauernverbänden beibringt.

Das können Sie tun

- Wählen Sie Restaurants aus, von denen Sie wissen, dass hier noch echt gekocht wird (siehe auch die Eurotoques-Adressen im Anhang).
- Fragen Sie in Gaststätten einfach mal nach, ob Fertigsoßen, Fertigsalate usw. verwendet werden oder ob echt gekocht wird. Verlangen Sie ruhig Transparenz und lassen Sie sich die Küche und gegebenenfalls die Speisekammer zeigen. Je mehr Verbraucherinnen und Verbraucher solche Kleinaktionen starten, umso eher wird Ehrlichkeit in die Gaststättenwelt einziehen.

- Verzichten Sie selbst, wo immer möglich, auf »Convenience Food«. Wenn Sie an einer Himalaja-Expedition teilnehmen, wird das kaum möglich sein, aber im täglichen Leben ist es einfacher als man glaubt.
- Besorgen Sie sich vertiefende, aktuelle Informationen über den Kampf zur Erhaltung von Kochkunst und Essgenuss und gegen die Gleichmacherei der industriell vorgefertigten Massenware. Sie bekommen diese bei

  Eurotoques Office Deutschland, Österreich, Schweiz
  c/o Schassbergers Kur- und Sporthotel
  D-73667 Ebnisee/Schwäbischer Wald.
- Setzen Sie sich dafür ein, dass es in den Schulen wieder richtigen Koch- und Geschmacksunterricht gibt. Heranwachsende müssen in die Lage versetzt werden, sich selbst auch ohne Fertigprodukte zu versorgen. Kochen Sie mit Ihren Kindern. Das macht mindestens so viel Spaß wie gemeinsam ins Schwimmbad zu gehen.
- Geben Sie Ihren Kindern keine Fertigprodukte als Schulfrühstück mit und vermitteln Sie ihnen auch so den vernünftigen Umgang mit Essen.
- Beim Einkauf sollten Sie sich bewusst sein, dass der Griff zur Fertignahrung intensiver Landwirtschaft und Massentierhaltung Vorschub leistet. Solange die Grundprodukte nicht aus ökologischer Landwirtschaft stammen, wird sich daran wohl nichts ändern. Deshalb unsere Empfehlung: wo immer es geht, Bio-Produkte kaufen. Das ist die beste »Rundum-Garantie« für nachhaltige Landwirtschaft und gesunde Ernährung.
- Wählen Sie, wo immer möglich, Produkte der Saison aus regionaler Erzeugung. Sie unterstützen damit landschaftliche Vielfalt und helfen, Tierleid zu vermeiden.
- Wenn Sie die Möglichkeit haben, kaufen Sie direkt bei Bauern ein. Regionale Einkaufsmöglichkeiten erfahren Sie bei den Gemeinden, Städten und Landkreisen, Verbraucher- und Naturschutzorganisationen. Weitere Adressen erhalten Sie von den im Anhang dieses Buches genannten Stellen und Organisationen.

- Fordern Sie auch im Supermarkt »echte« Frische; je mehr Leute entsprechende Fragen und Forderungen stellen, umso eher wird sich etwas ändern.
- Unterstützen Sie die Produktion der kleinen, traditionell arbeitenden Käsereien. Nur wenn deren Produkte Abnehmer finden, haben solche Betriebe eine Chance. Von Idylle allein können sie nicht leben.
- Wenn Sie Wein direkt bei Winzern kaufen, fragen Sie nach den Ausbaumethoden. Auch beim Frankreich-Urlaub sollte man sich ruhig mal die Kellerei anschauen, bei der man den Wein kauft.

3 Gift und Galle

Wie das Gift auf den Teller kommt

Darum geht's:

Vom Lehrer gebeten, eine Wiese mit Kühen darauf zu malen, gingen Hamburger Grundschüler fleißig ans Werk. Zum Erstaunen des Lehrers zeigten nicht wenige der fertigen Bilder lila Kühe beim Grasen. Ist das die »grüne« Wirklichkeit der nächsten Generation?

Der Europäische Rat der Junglandwirte (CEJA) wollte das genauer wissen und gab 1999 eine Studie in Auftrag. Europaweit wurden 2400 Kinder im Alter von neun und zehn Jahren befragt. Es ging darum herauszufinden, was die Kids über Landwirtschaft wussten. Die Ergebnisse sind teils erheiternd, teils erschreckend: Zum Beispiel glaubt jedes vierte Kind in Großbritannien und in den Niederlanden, dass Orangen und Oliven im eigenen Land wachsen. Jedes zweite Kind weiß nicht, woher Zucker kommt. 25 Prozent der Kinder sind davon überzeugt, dass Baumwolle auf Schafen wächst. Und ein Drittel des europäischen Nachwuchses hat keine Ahnung, zu welchen Produkten die Sonnenblume verarbeitet wird. Konsequenterweise haben die Kinder kaum Interesse am Beruf des Landwirts: ernüchternde 3 Prozent sind es in Deutschland, im Durchschnitt waren es 10 Prozent.

Es gibt also erhebliche Wissenslücken. Haben die Schulen versagt, die Medien, die Marketingstrategen der Agrarwirtschaft? Oder ist möglicherweise eine gewisse Unkenntnis bestimmter Abläufe und Hintergründe, na, sagen wir mal, durchaus zweckmäßig, zumindest aus der Sicht der agrarindustriellen Betriebe?

Die ewige Altlast – Dioxin

1956 werden in einem Hamburger Krankenhaus rund dreißig Patienten vorstellig, die an eitrigen Hautausschlägen leiden, der so genannten Chlorakne. Alle erkrankten Personen kommen aus einem Chemieunternehmen am Stadtrand von Hamburg und waren mit der Produktion von 2,4,5-Trichlorphenol befasst, das Bestandteil eines Unkrautvertilgungsmittels ist. Ein derartiges Krankheitsbild war bei Arbeiten mit reinem Trichlorphenol noch nie aufgetreten, nur die ungereinigte Verbindung war als Chlorakne-Auslöser bekannt. Offenbar wurde die Erkrankung also von einer Verunreinigung verursacht, die im technischen Trichlorphenol enthalten war. Der Zufall brachte es an den Tag: Ein anderer Mitarbeiter des Chemieunternehmens wurde ebenfalls mit starker Chlorakne ins Krankenhaus gebracht. Er hatte allerdings nicht mit Trichlorphenol gearbeitet. In der Forschungsabteilung der Firma hatte er bei der Suche nach einem neuen Holzschutzmittel eine bis dahin unbekannte Substanz hergestellt: 2,3,7,8-Tetrachlordibenzodioxin, kurz TCDD genannt. Dieser Stoff hatte die Chlorakne hervorgerufen.

Der Laborant hatte ohne jede Absicht das wohl stärkste Gift zusammengemixt, das bis jetzt durch Menschenhand je hergestellt wurde – und das spätestens am 10. Juli 1976 als »Dioxin« traurige Berühmtheit erlangte. Es war ein Wochenende, als der Unfall in Seveso passierte. Die letzte Schicht am Freitag bereitete routinemäßig noch einen Ansatz vor, aus dem am Montag ein Unkrautvernichtungsmittel werden sollte. Beim Wiederanfahren des Kessels kam es zu einem

Hitzestau im oberen Bereich der Flüssigkeit, weil das Rührwerk im Innern des Kessels versehentlich abgeschaltet worden war. Bei Temperaturen ab 230 Grad kommt es zu chemischen Reaktionen, bei denen das giftige Dioxin entstehen kann. Als die Berstscheibe des Kessels platzte, war es zu spät. 1 bis 3 Kilogramm TCDD gelangten in die Umgebung. Diese geringe Menge reichte aus, um den ganzen Ort zu verseuchen, jahrelang noch litten die Menschen unter der Chlorakne und anderen Gesundheitsfolgen. Sämtliche Nutztiere mussten notgeschlachtet werden, große Teile des Ortes wurden evakuiert. Außerdem musste die stark dioxinhaltige oberste Bodenschicht abgetragen und sicher entsorgt werden. Das war nur möglich durch Verbrennung – und zwar in einer Anlage, die Temperaturen oberhalb von 1200 Grad erzeugen kann. Weit und breit gab es keine derartige Anlage zur Vernichtung des Dioxins, so musste erst ein neuer Röhrenofen auf dem Gelände einer Baseler Chemiefirma gebaut werden, wo dann Anfang 1985 – neun Jahre nach dem Seveso-Unfall – endlich die Verbrennung des kontaminierten Bodens gefahrlos erfolgen konnte.

Dioxin ist also ein Zufallsprodukt, nie ist es kommerziell hergestellt oder gehandelt worden. Trotzdem findet man den Stoff heute überall in der Umwelt. Gemeinhin wird unter »Dioxin« meist die gesamte Stoffklasse der polychlorierten (PCDD) und in letzter Zeit auch der polybromierten (PBDD) Dibenzodioxine verstanden, mitunter auch noch die polychlorierten Dibenzofurane (PCDF). Dabei sind diese Verbindungen hinsichtlich ihrer Giftigkeit höchst unterschiedlich zu bewerten.

Die giftigste Verbindung ist das 2,3,7,8-TCDD. Dioxine sind außerordentlich stabile Verbindungen. Sie entstehen auf vielfältigen Reaktionswegen, jedoch besonders dann, wenn chlororganische Stoffe (zum Beispiel der Kunststoff PVC) hohen Temperaturen ausgesetzt werden. Die Quellen für Dioxine sind außerordentlich vielfältig und unterschiedlich.

Quellen für Dioxine

Industrielle Quellen:

- Prozesse und Produkte der chemischen Industrie
- Zellstoff- und Papierherstellung
- Chemische Reinigung
- Wiederaufbereitung von Aktivkohle
- Metallurgische Prozesse
- Wiederverwertung von Altölen

Thermische Prozesse:

- Hausmüllverbrennung
- Sonderabfallverbrennung
- Verbrennung von Krankenhausabfällen
- Klärschlammverbrennung
- Metallverhüttung
- Müllverbrennung/Schrottverwertung
- Automobilabgase
- Hausfeuerung (Öl, Kohle, Holz)
- Zigarettenrauchen
- Vulkanausbrüche
- PCB, PVC, Lagerhaus- und Wohnhausbrände
- Waldbrände

Austritt aus Mülldeponien, kontamimierten Gebieten, Ausbringen von Klärschlamm

Dioxine sind vor allem durch die Produktionsentwicklung der Industrie, vor allem der Chlorchemie, und durch andere industrielle Prozesse in die Umwelt gelangt. Auch die Verbrennung von verbleitem Benzin hat erheblich zur Gesamtbelastung mit Dioxinen beigetragen.

Sind Dioxine einmal in die Umwelt gelangt, können diese Verbindungen nur schwierig und mit größter Mühe wieder beseitigt werden, da ihr Abbau in der Biosphäre nur sehr langsam erfolgt. Das ist der Hauptgrund, warum wir uns der Dioxinbelastung nicht entziehen können. 90 bis 95 Prozent der Dioxine nehmen wir über die Nahrung auf, nahezu zwei Drittel davon in Form von Fleisch und Milchprodukten. Deswegen ist es von größter Bedeutung, den Eintrag von Dioxinen in die Nahrungskette so gering wie möglich zu halten. Dass es zu einer derart massiven Kontamination wie in Belgien (Mai 1999 und Mai 2000) kommen konnte, zeigt, wie wichtig das ist. Denn in beiden Fällen war dioxinverseuchtes »Kraftfutter« an Hunderte von Mastbetrieben geliefert worden, darunter auch nach Deutschland. Eine Dioxinverseuchung solchen Ausmaßes macht deutlich, dass sich die Behörden – national und europaweit –, die Standesvereinigungen der Landwirte, die Verbraucherverbände und vor allem die Politik bisher viel zu wenig um das Thema Tierfutter gekümmert haben. Dabei hätte schon die BSE-Krise, die ja ebenfalls auf verseuchtes Futter zurückzuführen ist (siehe S. 124 ff.) Anlass genug dafür gegeben.

Weil wir uns der ständigen Dioxinbelastung ohnehin nicht entziehen können, muss eine zusätzliche Aufnahme des gefährlichen Stoffes unter allen Umständen vermieden werden. Das zeigen Daten des Umweltbundesamts vom Juni 1999: Die tägliche Dioxinbelastung eines erwachsenen Menschen in Deutschland liegt im Normalfall etwa bei 0,5 Billionstel Gramm TE pro Kilogramm Körpergewicht und Tag. (TE = Toxizitätsäquivalent in Relation zur Giftigkeit des hochgiftigen 2, 3, 7, 8 TCDD »Seveso-Dioxin«.) Den Wert der tolerierbaren täglichen Aufnahme von Dioxinen/Furanen und dioxinähnlichen PCB hat die Weltgesundheitsorganisation 1998 auf 1 bis 4 Billionstel Gramm TE pro Kilogramm Körpergewicht und Tag festgelegt.

Insgesamt ist die Belastung von Lebensmitteln und des Menschen durch Dioxine seit Ende der Achtzigerjahre in Deutschland deutlich zurückgegangen. Grund dafür war eine Fülle von technischen und rechtlichen Maßnahmen. So wurde beispielsweise der Dioxinausstoß von Abfallverbrennungsanlagen drastisch reduziert: 1994/95 lagen die Gesamtemissionen von Dioxinen bei 30 Gramm TE pro Jahr. 1990 waren es noch 400 Gramm TE pro Jahr. Die derzeitigen Dioxinemissionen aus Abfallverbrennungsanlagen betragen weniger als 2 Gramm TE pro Jahr.

Auch bei anderen relevanten Dioxinquellen wurden wirksame Minderungsmaßnahmen getroffen. Dass diese Maßnahmen Wirkung zeigen, belegen Untersuchungen der Muttermilch, die ein guter Indikator für die Belastung des Menschen mit Dioxinen ist. Sie ist sehr fettreich und eignet sich daher gut dazu, die Rückstände von Dioxinen im menschlichen Fettgewebe anzuzeigen. Lange Untersuchungsreihen haben gezeigt, dass sich der Dioxingehalt von Muttermilch in den letzten zehn Jahren in etwa halbiert hat.

Trotz dieser Erfolge bleibt das Problem, dass sich Dioxine in der Nahrungsmittelkette konzentrieren. Schon Jahre vor dem belgischen Skandal hat das Umweltbundesamt in einem 1996 abgeschlossenen Pilot-Forschungsprojekt bei siebzig Einzelproben von Kraftfuttermitteln für Tiere in allen Proben Dioxine nachgewiesen.

Auszuschließen ist, dass die Dioxine bei der Herstellung von Kraftfutter entstehen; dafür ist die Wärmeentwicklung während des Herstellungsprozesses zu gering. Die Frage ist also, wie sie dort hineinkommen. Es gibt eine Fülle von Möglichkeiten dafür, angefangen von aufbereiteten Schmierfetten, Schmier- und Maschinenölen sowie Reinigungssubstanzen, die bei alten und schlecht gewarteten Anlagen in den Produktionsprozess gelangen, über die Anstriche von Silos (trifft für Kraftfutterwerke in Deutschland nicht zu) bis zu den eingesetzten Rohstoffen, beziehungsweise bis zu Verschmutzungen durch Untermischung futterfremder Stoffe, wie zum Beispiel Altöl. Als Hauptquelle des Dioxineintrags in die Futtermittel wurden neben Getreide auch pflanzliche Eiweißträger wie zum Beispiel Grünmehl identifiziert. Die Belastung stammt sowohl aus der Luft als auch aus Bodenpartikeln durch verseuchten Klärschlamm. Die Empfehlung des Umweltbundesamts lautete schon 1996: Durch eine konsequente und technisch leicht durchführbare Reinigung von Getreide und Grünmehl vor der Verarbeitung lässt sich nach ersten Schätzungen der Dioxingehalt von Kraftfutter um bis zu 80 Prozent verringern – entsprechend niedriger ist der Eintrag in die Nahrungskette. Diese Studie ist seitens der Politik weder wahrgenommen, noch sind daraus Konsequenzen gezogen worden.

Ausländischen Futtererzeugnissen muss allerdings mit noch mehr Skepsis begegnet werden. Bereits im März 1998, also ein gutes Jahr vor dem belgischen Dioxinskandal, wurden in deutscher Milch erhöhte Dioxinwerte festgestellt. Eine Überprüfung ergab, dass alle Kühe mit einem Kraftfutter aus Brasilien gefüttert worden waren. Dieses Futter enthielt so genannte Zitruspellets, die unter Zugabe von Kalk getrocknet wurden. Leider war der Kalk dioxinhaltig.

Der belgische Skandal und das Dioxinfutter aus Brasilien zeigen: Dioxin ist überall und gelangt sehr einfach in die Nahrungskette. Entdeckt wird es aber nur zufällig, in Belgien nur, weil ein paar Hühner mehr als sonst in den Legebatterien starben. Das zögerliche Verhalten der Behörden lässt für die Zukunft das Schlimmste befürchten. Es brauchen nur dioxinbelastete Stoffe in die Hände von skrupellosen Profiteuren zu kommen, die den brisanten Stoff verdünnen und ins Tierfutter mixen, anstatt ihn teuer zu entsorgen. Der Verbraucher hat dann keine Chance.

Dioxine im Zigarettenrauch

Pro Zigarette entstehen etwa 0,1 Billionstel Gramm Dioxin. Ein Raucher, der 20 Zigaretten täglich konsumiert, nimmt ca. 0,2 Billionstel Gramm Dioxin täglich auf. Nach dem von der amerikanischen Umweltbehörde EPA festgesetzten Wert für die »duldbare tägliche Aufnahme« (ADI-Wert) sollen US-Bürger täglich nicht mehr als 0,006 Billionstel Gramm Dioxin/kg Körpergewicht aufnehmen. Bei 70 kg liegt der erlaubte Wert damit bei 0,42 Billionstel Gramm/Tag. Wer 20 Zigaretten täglich raucht, hat also schon die Hälfte dieses Toleranzwerts aufgebraucht; wer 40 oder mehr Zigaretten raucht, liegt allein damit bereits darüber.

Was die fressen, die wir essen

Früher war es einfach: Es gab geschlossene betriebliche oder regionale Kreisläufe. Die Kühe standen zum Beispiel auf der Weide, grasten, lieferten Milch oder wurden als Bullen oder Ochsen fett. Im Winter gab es Heu und Futterrüben. Die Schweine erhielten Getreideschrot und Kartoffeln und – als Allesfresser – natürlich die organischen Abfälle, die in der Küche oder im Bauerngarten so anfielen.

Das ist vorbei. Viele Faktoren – erhöhter Fleischkonsum, Einflüsse des freien Handels und des Weltmarkts, Lobbyinteressen – haben dazu geführt, dass den Tieren mit immer neuen, effizienteren Methoden immer mehr Leistung abverlangt wird. Der wichtigste Faktor dabei ist das Futter. Eine Kuh, die 8000 Kilo Milch pro Jahr liefern soll, kann dies allein aus dem so genannten Grundfutter, also mit Gras und Heu, nicht leisten. Denn das enthält nicht genug Energie für die Turbotiere. Auch Schweine, Ochsen oder Batteriehähnchen bekommen industriell gefertigtes Kraftfutter vorgesetzt, damit das Schlachtgewicht schneller erreicht und der Weg zum Schlachthof eher angetreten werden kann. So ist ein riesiger Markt für die Hersteller und Vertreiber von Futtermitteln entstanden. Nicht mehr aus der Region, sondern aus allen Ecken dieser Welt werden die Stoffe heran gekarrt, die in den Mägen unserer Nutztiere landen. Allein von der europäischen Futtermittelindustrie werden in rund 4000 Betriebsstätten rund 28 Milliarden Euro pro Jahr umgesetzt. Dazu kommen die Firmen, die so genannte Zusatzstoffe für Futtermittel anbieten: Antibiotika, die für eine bessere Futterverwertung sorgen und gegen Krankheiten vorbeugen sollen, Beruhigungsmittel, die den Tieren den täglichen Stallstress erleichtern sollen, und so weiter. Angesichts des Kostendrucks und einer fantasielosen Agrarpolitik aus Brüssel kauft der Bauer, was ihm angepriesen wird; die Tiere fressen die Powerpampe und wir dann die Tiere.

Rund 323 Millionen Tonnen Futtermittel pro Jahr vertilgen die Nutztiere in den 15 EU-Mitgliedstaaten. Daraus werden rund 38,5 Millionen Tonnen Fleisch, 120 Millionen Tonnen Milch und 5,2 Millionen

Tonnen Eier. Vom eigenen Hof stammen nur noch etwa 138 Millionen Tonnen Futtermittel, weniger als die Hälfte. Der Rest, also rund 185 Millionen Tonnen, sind Futtermittel, die von den Mästern zugekauft werden müssen. Einige Betriebe stellen überhaupt keine eigenen Futtermittel her, sind also zu 100 Prozent auf den Fremdkauf angewiesen, so zum Beispiel die großen Massentierhalter. Meist verfügen dieses Fleischfabriken über keine landwirtschaftlichen Nutzflächen mehr, können also gar kein eigenes Futter anbauen. In anderen Fällen wird den Mästern von vornherein vorgeschrieben, welches Futtermittel sie zu verwenden haben, wenn sie ihr Produkt abliefern wollen. Selbstständige Entscheidungen gibt es da nicht mehr, die industrielle Produktion hat längst allen Mitspielern ihre Regeln aufgezwungen.

Moderne Hochleistungsfuttermittel sollen beides sein: gut und billig. Das Ergebnis ist programmiert: Zunächst sucht jeder Futtermittelhersteller nach den billigsten Basisstoffen für den Kraftmix – und zwar weltweit. Eiweiße beispielsweise könnte man natürlich durchaus aus dem Anbau der entsprechenden Futterpflanzen auf unseren Äckern gewinnen. Das wäre gut für die Böden, gut für die Fruchtfolgen, das Landschaftsbild und die Natur. Doch in der Regel ist es billiger, Eiweißprodukte wie zum Beispiel Soja zu importieren (was unter anderem daran liegt, dass man den Amerikanern bereits 1962 den zollfreien Import von eiweißhaltigen Ausgangsstoffen ermöglichte). Auch deshalb finden wir immer weniger Eiweißpflanzen bei uns – ihr Anbau ist nicht attraktiv genug. Mit riesigen Schiffen kommen die Produkte dann aus Übersee, werden an den Nordseehäfen in Rotterdam oder in Brake an der Unterweser angelandet, in großen Mühlen mit anderen Produkten zu Mischfuttermitteln vermengt und anschließend verkauft.

Dass sich die Tierhaltung in Holland oder im Münsterland/Südoldenburg konzentriert, hat auch damit zu tun, dass dort die Wege vom Hafen bis zum Mäster kurz sind. Erst der weltweite Handel mit Futterbasisstoffen hat die Massentierhaltung überhaupt möglich gemacht – mit Konsequenzen, die in keinem Werbeprospekt stehen. Denn das Futter wird ja nicht nur zu Fleisch, Milch oder Eiern. Zusätzlich entsteht jede Menge natürlicher Abfall: Gülle. Die Gülle und die darin enthaltenen Nährstoffe werden natürlich nicht an den Ort zurückgebracht, wo sie mit der Ernte des Futtermittels den Böden entnommen worden sind und wieder benötigt werden. Dort müssen vielmehr synthetische Düngemittel ausgebracht werden. Hier jedoch, wo nun die Gülle und der Mist der Tiere zuhauf anfallen, gibt es riesige Nährstoffüberschüsse. Das Grundwasser wird belastet, Brunnen müssen geschlossen werden, weil das Wasser mit Nitraten verseucht ist – die landwirtschaftliche Massenproduktion bringt das ökologische Gleichgewicht aus der Balance.

Je mehr Tiere in der Massenproduktion heranwachsen, desto mehr werden geschlachtet und umso höher wächst der Berg der Schlachtabfälle. Schon früh hat man erkannt, dass in der organischen Masse »Tierkörper« natürlich viele wertvolle Nährstoffe stecken. In Tierkörperbeseitigungsanstalten wird das »Material« zunächst zerkleinert und unter Hitzeeinwirkung verarbeitet. Um mögliche Erreger sicher abzutöten, muss die so entstandene Masse mindestens zwanzig Minuten lang bei einer Temperatur von 133 Grad und einem Druck von 3 Bar ständig gerührt werden. Dann kann mit hoher Wahrscheinlichkeit ausgeschlossen werden, dass sich Krankheitserreger über die Nahrungskette verbreiten. Sichere technische Verfahren sind also durchaus bekannt und vorgeschrieben. Doch oft gibt es Ausnahmeregelungen oder Verstöße gegen diese Vorschriften.

Von den 185 Millionen Tonnen Futtermittel, die von den Tierhaltern gekauft werden, sind rund zwei Drittel so genannte Mischfuttermittel, meist hergestellt von Firmen, die im Europäischen Verband der Mischfutterindustrie (FEFAC) organisiert sind. Sie beinhalten mehrere Ausgangs- und häufig auch viele Zusatzstoffe.

Die BSE-Krise oder der Dioxinskandal in Belgien zeigen, wie notwendig es ist, ganz klare Regelungen für Futtermittel aufzustellen. Derzeit ist die entsprechende Gesetzgebung von einer unüberschaubaren Zahl an Verordnungen und Richtlinien, Entscheidungen und Empfehlungen auf europäischer Ebene geprägt. Über sechzig verschiedene Rechtstexte der EU sorgen für Unklarheit im europäischen Futtermittelsektor.

Regeln fürs Leben

Ständig bemüht sich die EU, mit ihrem Regelwerk unsere Wirklichkeit abzubilden. Das liest sich dann so:

»RICHTLINIE 98/67/EG DER KOMMISSION vom 7. September 1998

zur Änderung der Richtlinien 80/511/EWG, 82/475/EWG, 91/357/EWG und der Richtlinie 96/25/EG des Rates sowie zur Aufhebung der Richtlinie 92/87/EWG (Text von Bedeutung für den EWR):

DIE KOMMISSION DER EUROPÄISCHEN GEMEINSCHAFTEN –

gestützt auf die Richtlinie 79/373/EWG des Rates vom 2. April 1979 über den Verkehr mit Mischfuttermitteln, zuletzt geändert durch die Richtlinie 97/47/EG der Kommission, insbesondere auf Artikel 4 Absatz 2 und Artikel 10 Buchstabe a),

in Erwägung nachstehender Gründe:

Bezeichnungen ›Einzelfuttermittel‹ und ›Ausgangserzeugnisse‹ hinfällig. Diese Bezeichnungen werden in den bestehenden Gemeinschaftsrechtsvorschriften über Futtermittel, namentlich in den Richtlinien 70/524/EWG, zuletzt geändert durch die Richtlinie 98/19/EG der Kommission, 74/63/EWG, zuletzt geändert durch die Richtlinie 98/60/EG der Kommission, 82/471/EWG, zuletzt geändert durch die Richtlinie 96/25/EG, und 93/74/EWG des Rates, zuletzt geändert durch die Richtlinie 96/25/EG, durch den Begriff ›Futtermittel-Ausgangserzeugnisse‹ ersetzt; die Definition für ›Futtermittel-Ausgangserzeugnisse‹ ist gegebenenfalls durch die Definition der Richtlinie 96/25/EG zu ersetzen. Dies wirkt sich auch auf die Definition für Mischfuttermittel aus. Die Richtlinien 80/511/EWG, 82/475/EWG, zuletzt geändert durch die Richtlinie 91/334/EWG, und 91/357/EWG der Kommission, zuletzt geändert durch die Richtlinie 97/47/EG, sind entsprechend zu ändern.«

Beim Thema Futtermittel werden drei Dinge besonders diskutiert: die Tiermehle, die Zusatzstoffe (besonders die Antibiotika) und die Möglichkeit, kontaminierte Komponenten so lange zu »verschneiden«, bis die gesetzlich festgelegten Grenzwerte unterschritten werden.

Schon seit Jahren wird gefordert, genau zu definieren und klar zu deklarieren, was im Futtermittel enthalten sein darf. Kritische Verbraucherverbände verlangen eine so genannte Positivliste, die alle Stoffe aufführt, die zur Herstellung von Futtermitteln eingesetzt werden dürfen. Das wäre eine klare Sache. Die von der EU in der Richtlinie 98/67 vom 7. September 1998 erstellte Liste erfüllt diese Anforderung nicht. Sie führt zwar insgesamt 166 Ausgangsstoffe auf. Hafer gehört ebenso dazu wie beispielsweise gelbes Reisfuttermehl, Maiskeimextraktionsschrot, Erdnusskuchen aus teilenthülster Saat, Palmkernkuchen, Seealgenmehl, Geflügelmehl oder eingedickter Fischpresssaft, um nur einige zu nennen. Aber auch andere, in der Liste nicht aufgeführte Bestandteile sind im Futter erlaubt, zum Beispiel als so genannte Zusatzstoffe.

Solange es keine Positivliste gibt, ist die bestehende Verbotsliste, die auflistet, was keinesfalls in Futtermitteln sein darf, von besonderer Bedeutung. Am 9. September 1991 erließ die Kommission eine Negativliste, auf der folgende Stoffe aufgeführt wurden:

»1. Kot, Urin sowie durch die Entleerung oder Entfernung abgetrennter Inhalt des Verdauungstraktes, ohne Rücksicht auf jegliche Art der Verarbeitung oder Beimischung;
2. Leder und Lederabfälle;
3. Saat-, Pflanz- und anderes pflanzliches Vermehrungsgut, das nach der Ernte im Hinblick auf seine Zweckbestimmung einer besonderen Behandlung mit Pflanzenschutzmitteln unterzogen wurde, sowie jegliche daraus gewonnene Nebenerzeugnisse;
4. mit Holzschutzmitteln behandeltes Holz und Sägemehl sowie daraus gewonnene Nebenerzeugnisse;
5. Klärschlamm aus Kläranlagen zur Behandlung von Abwässern.«

Diese Liste wurde mehrfach verändert, und zwar

- *1992:*
  Die Nummer 2 wurde neu gefasst und die Beimengung von Haushaltsabfällen, unbehandelten Abfällen aus Kneipen und von Verpackungen oder Verpackungsabfällen verboten.
- *1995:*
  Es gab Veränderungen hinsichtlich der Beimegung von Lederabfällen.
- *1997:*
  Das bereits 1994 beschlossene Fütterungsverbot von Tiermehl an Wiederkäuer wurde ins Futtermittelrecht übernommen; allerdings mit Ausnahmeregelungen.
- *1999:*
  Die technischen Bedingungen für diese Ausnahmen wurden konkretisiert.
- *2000:*
  Als Konsequenz aus dem Klärschlammskandal in Frankreich wurden Präzisierungen der Formulierung »Klärschlamm« vorgenommen.

Heute sieht die Verbotsliste so aus:

»1. Kot, Urin sowie durch Entleerung oder Entfernung abgetrennter Inhalt des Verdauungstraktes, ohne Rücksicht auf jegliche Art der Verarbeitung oder Beimischung;
2. mit Gerbstoffen behandelte Häute einschließlich deren Abfälle;
3. Saat-, Pflanz- und anderes pflanzliches Vermehrungsgut, das nach der Ernte im Hinblick auf seine Zweckbestimmung einer besonderen Behandlung mit Pflanzenschutzmitteln unterzogen wurde, sowie jegliche daraus gewonnene Nebenerzeugnisse;
4. mit Holzschutzmitteln behandeltes Holz und Sägemehl sowie daraus gewonnene Nebenerzeugnisse;
5. alle Abfälle aus den verschiedenen Stufen der Behandlung von kommunalem, häuslichem und industriellem Abwasser, unabhän-

gig davon, ob diese Abfälle weiter verarbeitet werden und welchen Ursprungs die Abwässer sind. Der Begriff ›Abwasser‹ bezieht sich nicht auf ›Prozesswasser‹, d. h. Wasser aus unabhängigen Leitungen in der Lebens- oder Futtermittelindustrie. Werden diese Leitungen mit Wasser versorgt, so muss dieses genusstauglich und rein sein. In der Fischereiindustrie dürfen die betreffenden Leitungen auch mit sauberem Meerwasser versorgt werden. Prozesswasser darf nur Lebens- oder Futtermittelmaterialien enthalten und muss technisch frei von Reinigungs- und Desinfektionsmitteln und anderen Substanzen sein, die nicht im Rahmen der futtermittelrechtlichen Vorschriften zugelassen sind. Materialien tierischen Ursprungs im Prozesswasser sind gemäß der Richtlinie 90/667/EWG zu behandeln.

6. feste kommunale Abfälle, wie Haushaltsabfälle;
7. unbehandelte Abfälle aus Restaurationsbetrieben, ausgenommen Nahrungsmittel pflanzlichen Ursprungs, die aufgrund ihres Frischegrades als für den menschlichen Verzehr ungeeignet angesehen wurden;
8. Verpackungen und Verpackungsteile, die aus der Verwendung von Erzeugnissen der Agrar- und Ernährungswirtschaft stammen;
9. proteinhaltige Erzeugnisse, die aus Säugetiergewebe gewonnen werden, als Ausgangserzeugnisse in Mischfuttermitteln für Wiederkäuer, ausgenommen
   - Milch und Milcherzeugnisse,
   - Gelatine,
   - hydrolysierte Proteine mit einem Molekulargewicht von weniger als 10 000 Dalton, die folgende Anforderungen erfüllen:
     i) Sie wurden aus Häuten und Fellen von Tieren gewonnen, die gemäss Anhang I Kapitel VI der Richtlinie 64/433/EWG in einem Schlachthof geschlachtet und vor der Schlachtung von einem amtlichen Tierarzt untersucht und aufgrund dieser Untersuchung für schlachttauglich im Sinne der genannten Richtlinie befunden wurden;
     und

ii) sie wurden hergestellt durch ein Erzeugungsverfahren, das geeignete Maßnahmen zur Minimierung der Kontamination der Häute umfasst und bei dem die Häute mit Salzlake behandelt, gekalkt und gründlich gewaschen, dann mindestens 3 Stunden bei einer Temperatur von > 80 °C einem pH-Wert von > 11 und danach 30 Minuten bei > 140 °C und > 3,6 bar hitzebehandelt oder einem vergleichbaren, von der Kommission nach Stellungnahme des zuständigen Wissenschaftlichen Ausschusses genehmigten Herstellungsverfahren unterzogen werden;
und

iii) sie stammen aus Betrieben, die nach dem HACCP-Konzept Eigenkontrollen durchführen;

- Dicalciumphosphat aus entfetteten Knochen sowie
- Trockenplasma und andere Bluterzeugnisse.«

Motorenöl und das Krebs erregende Kühlmittel PCB gehören also ebenso wenig zu den verbotenen Stoffen wie Holz. Unglaublich, aber wahr: Beim Verschneiden müssen die Panscher bisher nur aufpassen, dass zum Beispiel die Dioxingrenzwerte nicht überschritten werden. Futtermittel sind der ideale Entsorgungsweg für jede Art von Restmüll.

Es muss noch nicht einmal im Detail deklariert werden, was zu wie viel Prozent im Futtermittel enthalten ist. Gegen die von der EU-Kommission Mitte 2000 geplante detaillierte Deklarationspflicht lief die Futtermittelindustrie bislang erfolgreich Sturm.

Besonders umstritten ist die Verwendung von so genannten Tiermehlen, seit infizierte Futtermittel, die im Trog von Wiederkäuern landeten, den BSE-Skandal ausgelöst haben. Aus reinen Pflanzenfressern hat man Kannibalen gemacht, und das nur, weil die Eiweißkomponenten im Kraftfutter sich so billig aus Tiermehl herstellen lassen, sagen die Kritiker.

Auf Tiermehl will die Branche nicht verzichten

Die »Veredelungswirtschaft« hat sich in der Zeitschrift *Agrar-Europe* (Nr. 42, 1999), zu Wort gemeldet. Die Interessengemeinschaft der Schweinehalter Nord-Westdeutschland (ISN) führt eindrucksvolle Zahlen an: 1,8 Millionen Tonnen Schlachtabfälle und 400 000 Tonnen »gefallene« Tiere gab es demnach im Jahr 1998 in Deutschland. Daraus wurden via Tierkörperbeseitigungsanstalten 950 000 Tonnen Einzelfuttermittel. Das entspricht Rohprotein und Energie von mehr als 17 Millionen Gigajoule. Leichter zu verstehen: Das Ganze hat einen Wirtschaftswert von 164 Millionen Euro. Und nun wird folgende Rechnung aufgemacht:

Nicht nur die 164 Millionen würden im Falle eines Verzichts auf Tiermehl verloren gehen, hinzu kämen logischerweise die Kosten für die Tierkadaververbrennung, mache weitere 358 Millionen Euro. Insgesamt also stünde ein wirtschaftlicher Schaden von rund 520 Millionen Euro ins Haus. Umgerechnet auf die Fleischproduktion nach Kilo Schlachtgewicht käme ein Schwein 3,80 bis 8 € teurer, ein Rind 14 bis 30 €. Der zwingende Untergang der Betriebe sei die Folge, zumal die Verbraucher keine höheren Preise akzeptieren würden. Das Schlimmste aber sei, dass andere EU-Länder und vor allem Drittländer einen deutlichen Wettbewerbsvorteil hätten. Die EU-Länder würden die Investitionen zur Nachrüstung auf den hohen deutschen Veredelungsstandard sparen, und die Drittländer würden natürlich weiterhin ungerührt Tiermehl ins Futter mixen – unbekannter Herkunft und Qualität und ohne jede Kontrolle.

Tiermehle werden seit vielen Jahren als Futtermittel verwendet. Schließlich wollen auf EU-Ebene beispielsweise die 16 Millionen Tonnen Schlachtabfälle irgendwo Verwendung finden. Ordnungsgemäß entsorgt werden sollen auch die zu Tode geschundenen Kreaturen aus den Ställen der Massentierhalter, die ihr Lebensziel, den Schlachthof, nicht erreichen, die Tiere, die auf dem Weg zum Schlachthof krepieren. Aber auch die Laborratten oder unsere Haustiere sollen nicht irgendwo in der Landschaft verbuddelt werden. Doch was heißt »richtige« Entsorgung? Sollen alle toten Tiere und die Schlachtabfälle ins Tierkrematorium? Das wäre eine teure Alternative. Eine andere »Entsorgungsidee« scheint da wesentlich attraktiver zu sein: das Recycling.

Schlachtabfälle beinhalten biochemische Stoffe – Fette und Eiweiße zum Beispiel –, die zu den Grundbausteinen der Ernährung gehören. Warum also die darin enthaltenen Proteine nicht für Nutztiere verwenden? Auch das Hundchen daheim knabbert doch gern am Knochen. Also kam schon sehr früh der Gedanke auf, die Tiere nicht zu verbrennen, sondern diese Grundsubstanzen zu nutzen – tote Tiere als Proteine für die Verfütterung an solche Tiergruppen, die keine Vegetarier sind, sondern die auch im »normalen« Leben tierisches Eiweiß zu sich nehmen: Geflügel oder Schweine zum Beispiel.

Unglaublich, aber wahr …

Bis Ende November 2000 hätte es durchaus sein können, dass Sie, liebe Leserin, lieber Leser, Nachbars Lumpi oder Omas Mieze auf den Tisch bekommen. Weil die Tierchen nach dem Ableben in der Tiermehlfabrik landeten, kamen sie unter Umständen als Schweineschnitzel auf den Teller. Aber in unsere Nahrung gelangten nicht nur deren Eiweißbestandteile, sondern – je nachdem wie intensiv die lieben, oft verfetteten Tierchen gegen Rheuma und viele andere Krankheiten behandelt wurden – auch allerlei Medikamentenstoffe und -rückstände. Guten Appetit!

In der Liste der 166 Futtermittelausgangsstoffe werden Tiermehle unter der Rubrik 9 »Erzeugnisse von Landtieren« geführt. Neben dem Tiermehl sind dies: Fleischknochenmehl, Futterknochenschrot, Grieben, Geflügelmehl, hydrolysiertes Federmehl, Blutmehl beziehungsweise Tierfett. Das sind die offiziellen Bezeichnungen für die acht unterschiedlichen »Erzeugnisse von Landtieren«.

Alle Reste von toten oder geschlachteten Tieren werden in den Tierkörperverwertungsanstalten zu irgendeinem Produkt verarbeitet. Das landet dann im Futtertrog von anderen Tieren. An Wiederkäuer durften Futtermittel, die ein »Erzeugnis von Landtieren« enthalten, seit Mitte 1994 nicht mehr verfüttert werden. Wenigstens diese eine – späte – Konsequenz aus dem BSE-Skandal hatte man in Brüssel für Europa gezogen. An Schweine oder Geflügel hingegen wurden diese Produkte nach wie vor verabreicht – lediglich in Portugal und in England wurde die Verfütterung von Tiermehl ganz verboten und die Bundesregierung zog mit dem am 30. November 2000 verabschiedeten Eilgesetz nach. Hektik kam auf, als in Schleswig-Holstein das erste in Deutschland geborene BSE-Rind gefunden wurde. Ganz Deutschland fiel verständlicherweise in Angst, galt doch Fleisch bislang als »ein Stück Lebenskraft«. Der BSE-Skandal galt lange Zeit als Betriebsunfall der technisch schlecht ausgestatteten Briten. »Deutschland ist BSE-frei«, hieß es immer wieder, doch dann stellte sich heraus, dass auch bei uns aus einem Lebensmittel ein potenzielles Tötungsmittel geworden war. Es musste gehandelt werden, und da bot sich als Sofortmaßnahme das Fütterungsverbot von Tiermehl für alle Nutztiere an.

Doch was hat das Verbot von Tiermehl für die Allesfresser Schweine und Geflügel mit dem BSE beim »Vegetarier« Rind zu tun, fragten sich viele Menschen. Fakt ist: Fleisch und Knochenmehl sind eigentlich eine hochwertige Eiweißquelle. Man ging bislang auch davon aus, dass beides – vernünftig aufbereitet – keine Gefahr bei Schweinen und Geflügel darstellt. Doch sicher kann man sich da nicht sein. Denn schon 1993 wurde in Großbritannien experimentell festgestellt, dass BSE auf neunzehn Tierarten, darunter Schweine, Schafe, Ziegen, Katzen, Hunde, Hamster, Waschbären, Meerschweinchen, Panther und Affen übertragen werden kann. Sind also auch Schweine gefährdet? Konnte man die Schweinevariante von BSE bislang vielleicht nur deshalb nicht nachweisen, weil die Tiere bereits nach wenigen Monaten geschlachtet werden?

Dass es mit Verboten allein nicht getan ist, zeigte sich schon bald. Zumindest die technischen Unzulänglichkeiten, vielleicht aber auch die kriminellen Energien einiger Futtermittelproduzenten hatte man unterschätzt. Bei Nachforschungen stellte sich nämlich schnell heraus, dass sich sehr wohl Tiermehl im Mischfutter von Rindern befand. Kurz nach Bekanntwerden des ersten BSE-Falls in Schleswig-Holstein schaute man etwas genauer hin. Und wurde fündig: in Niedersachsen und auch in Rheinland-Pfalz wurden entsprechende »Verunreinigungen« entdeckt. Niemand vermag zu sagen, ob Reste einer tiermehlhaltigen Schweinemischung zufällig in den Mischprozess bei Rinderfutter gelangt waren oder ob es sich um eine illegale Entsorgung handelte. Die einzig richtige Konsequenz wäre ein Totalverbot von Tiermehl für alle Nutztiere. Doch der Agrarministerrat konnte sich am 4. Dezember 2000 nur dazu durchringen, Tiermehl für ein halbes Jahr zu verbieten. Danach werde man weiter sehen, hörte man aus Brüssel.

Das Tiermehlverbot hat aber auch seine Schattenseiten. Die Umweltorganisation Euronatur, wies als Erste auf einen entscheidenen Pferdefuß hin: Rund 70 Prozent der in der EU für die Tierernährung benötigten Eiweißmenge musste schon vor dem Tiermehlverbot importiert werden. Jetzt müssten noch mehr Eiweißimporte stattfinden. Schon 1962 hatten die USA dafür gesorgt, dass sie ihre billigen Sojaprodukte zollfrei nach Europa exportieren können, die deshalb konkurrenzlos billig sind. Mit dem so genannten Blair-House-Abkommen setzte man 1993 noch einen drauf: Europa verpflichtete sich, seine Anbaufläche für Ölsaaten einzuschränken. Das bedeutet: Europa gab seine Eiweißversorgung aus der Hand. Folglich muss noch mehr Soja aus den USA und der Dritten Welt importiert werden.

In den USA wird Soja überwiegend mit gentechnisch veränderten Sorten angebaut. Diese dürfen in die EU importiert werden und gelangen über das Mischfutter in den Nahrungskreislauf. Dass daraus ein Gentechnikbraten wird, erfahren weder Bauer noch Verbraucher – eine Kennzeichnungspflicht gibt es dafür nicht! In einem Bericht über die weltweite Entwicklung der Gentechnik in der Landwirtschaft kam die EU-Kommission im Herbst 2000 zu dem Ergebnis, dass wohl jedes Huhn und jedes Schwein, das in der EU mit Mischfuttermitteln gefüttert wird, schon einmal mit gentechnisch veränderten Futtermitteln in Kontakt gekommen ist.

Dem freien Welthandel ist das egal, er kennt keine Umweltauflagen und so werden einfach die Produktionsmengen gesteigert, ohne auf die Folgen zu achten. Brasilien beispielsweise erntet jedes Jahr rund 32 Millionen Tonnen Sojabohnen, die hauptsächlich für den Export bestimmt sind. Es sind vor allem ausländische Firmen, die in Südamerika großflächigen Sojaanbau betreiben. Die Kleinbauern, die dort für den eigenen Bedarf wirtschaften, werden vertrieben, der Sojaexport geht zu Lasten der Versorgung des eigenen Landes und der Natur.

Ähnliches gilt für eine andere Eiweißquelle: »Fischmehl, eingedickter Fischpresssaft, Fischöl bzw. raffiniertes, gehärtetes Fischöl«, wie die Ausgangsstoffe offiziell heißen. Rücksichtslos werden die Meere ausgebeutet, um aus jeweils 5 Tonnen Fisch rund 1 Tonne Fischmehl herzustellen. Die Menschen haben kaum etwas zu essen, doch unsere Tiere gut zu fressen. Die Fabriken, in denen das Fischmehl hergestellt wird, kennen Umweltauflagen ebenso wenig wie Kläranlagen. Unmengen von Abwässern gelangen ins Meer, und die Menschen, die in der Nähe dieser Fabriken leben, leiden unter den katastrophalen Bedingungen.

Eigentlich sprach durchaus einiges dafür, Tiermehle im Futterkreislauf zu belassen – aber es hätten klare Bedingungen dafür gesetzt werden müssen. Der eingeschläferte Hund, der hohe Rückstände an Medikamenten aufweist, die Labortiere oder die halb verwesten Tierleichen aus Ställen oder vom Rand der Autobahn hätten nie zu Kraftfutter werden dürfen.

Genauso wenig gehören Antibiotika hinein. Als Zusatzstoffe sollen sie die Futterverwertung beim Tier verbessern und Krankheiten vorbeugen. Von den bislang acht zugelassenen Antibiotika sind vier von der EU-Kommission wieder verboten worden, für das fünfte – 17-beta-Östradiol – wurde ein Verbot in die Wege geleitet, während dieses Buch entstand. Viele Mitgliedstaaten der EU, vor allem die skandinavischen, dringen darauf, auch die letzten drei zu verbannen. Denn mittlerweile ist erwiesen, dass es zu so genannten Kreuzresistenzen kommen kann. Durch die dauernde Gabe von Antibiotika bilden etliche Bakterienstämme eine neue Eigenschaft aus: Ihnen kann das Medikament nichts mehr anhaben. Wenn derart widerstandsfähige Bakterien in den menschlichen Körper gelangen, kann aus einer Lungenentzündung sehr schnell eine tödliche Gefahr werden, weil kein Antibiotikum mehr wirkt.

Doch das ist noch nicht alles. Das Umweltbundesamt veröffentlichte im Dezember 2000 eine Studie, die klar beweist, dass Antibiotika nicht nur das Fleisch und somit die Gesundheit der Menschen, sondern auch die Böden und Gewässer massiv belasten. Allein in der Weser-Ems-Region werden pro Jahr über 250 000 Kilogramm Antibiotika – vorrangig Tetrazykline – bei der Tiermast eingesetzt. Es stellte sich heraus, dass ein Großteil der Tetrazykline im Wesentlichen unverändert ausgeschieden und auch während der Lagerung der Gülle nur geringfügig abgebaut wird. Die Folge: Mit der Ausbringung der Gülle gelangen Tetrazykline in der Größenordnung von einigen hundert Gramm bis zu wenigen Kilogramm je Hektar in die Umwelt – eine massive Überschreitung der in den EU-Leitlinien festgelegten Schwellenwerte für die Stoffzulassungsprüfung. Wegen der hohen Löslichkeit der Tetrazykline kann eine schädliche Bodenveränderung und eine Grundwasserverunreinigung nicht ausgeschlossen werden.

Längst hätten die nationalen Gesetzgeber und die EU-Kommission umfassende Verbote zum Einsatz von Antibiotika aussprechen müssen. Doch noch immer wird dem Druck der Lobbyisten nachgegeben, obwohl die EU sich in ihrer Gesundheitspolitik dem Vorsorgeprinzip verschrieben hat. Mit vorbeugendem Verbraucherschutz sind durch Antibiotika, gentechnische Manipulationen und Altöl

verseuchte und veränderte Nahrungsmittel jedoch schlechterdings nicht vereinbar.
Was also ist konkret zu tun? Die Stiftung Europäisches Naturerbe – Euronatur – hat sechs Forderungen aufgestellt:

- Erstellung einer Positivliste für Futtermittelausgangsstoffe.
- Schluss mit der Beimischung kontaminierter Bestandteile.
- Verbot aller antibiotisch wirkenden Zusatzstoffe.
- Volle Deklarationspflicht für alle Bestandteile.
- Generelles Verbot der Gentechnik in der Landwirtschaft.
- Rückverlagerung der Tierhaltung auf Betriebe mit eigener Futtergrundlage.

> *Tipp:*
> *Einige Mitgliedstaaten der EU beharren nach wie vor darauf, Tiermehl einzusetzen. Auch aus anderen Staaten gelangen Fleisch- und Wurstwaren zu uns, die mit Tiermehl hergestellt wurden. Wenn Sie auf Nummer sicher gehen wollen, dann sind Sie mit Produkten aus dem kontrollierten und zertifizierten ökologischen Landbau gut bedient. Dort werden keine Tiermehle verwendet, und es wird auf weitgehend geschlossene betriebliche Futtermittelkreisläufe geachtet. Auch bestimmte Markenfleischprogramme wie »Neuland« oder die Erzeugergemeinschaft Schwäbisch Hall haben immer auf Tiermehl verzichtet. Diese Pioniere verdienen Ihre Unterstützung!*

So funktioniert's also mit dem Turbo-Vieh in Europas Ställen: Hohe Leistung dank »Kraft« aus dem (tierischen) Futter. Das ist der Hintergrund, vor dem sich der bislang größte Skandal der europäischen Landwirtschaft ereignet hat: BSE. Den deutschen Politikern müssen die Ohren geklungen haben, als am 24. November 2000 das erste deutsche BSE-Rind gefunden wurde. Noch wenige Tage zuvor hatte der damalige Bundeslandwirtschaftsminister Karl-Heinz Funke immer wieder beteuert, Deutschland sei BSE-frei. Woher er das nur wusste? Getestet wurde nur äußerst sporadisch: Auf rund vier Millionen

Schlachtungen pro Jahr kamen gerade mal an die 10 000 Tests – das sind 0,25 Prozent! Die Erfahrungen aus der Schweiz schienen weder den mittlerweile zurückgetretenen Minister noch irgendeinen anderen Politiker zu schrecken: Dort hatte sich die Zahl der BSE-Fälle im Jahr 1999 verdoppelt – und zwar allein deswegen, weil es immer mehr Tests gab. Auch der erste BSE-Fall Anfang 2000 in Dänemark – bis dahin galt das Land ebenfalls als BSE-frei – brachte in Deutschland niemanden auf neue Gedanken. Ebenso wenig zeigten die erschreckenden Ergebnisse einer Studie des Hygieneinstituts der Universität Leipzig im April 2000 Wirkung, in der festgestellt wurde, dass in 20 Prozent bestimmter Wurstsorten genau die Risikomaterialien enthalten waren, die im Verdacht stehen, von BSE-Erregern besonders stark verseucht zu sein, also Hirn, Rückenmark und Innereien. Erst zum 1. Oktober 2000 beugte sich endlich auch die deutsche Regierung dem europäischen Druck und erließ ein Verarbeitungsverbot für eben jene Risikomaterialien. Mit der BSE-Kuh im Genick wurde dann das zweitschnellste Gesetzesvorhaben aller Zeiten durch den Deutschen Bundestag gepeitscht: das Totalverbot zur Verfütterung von Tiermehl. Allerdings war es auf EU-Ebene nur bis zum 30. Juni 2001 befristet – dass ja doch alles ganz anders sei, hoffte vielleicht die europäische Futter- und Fleischindustrie. Bis dahin hatten sich hunderttausende Tonnen Tiermehl per Müllverbrennungsanlage in Rauch aufgelöst – und die deutsche Fleischindustrie saß auf unverkäuflichen Rinderprodukten im Wert von 171 Millionen Euro. Jahrelang haben sich viele Verbraucher über extrem billiges Rindfleisch gefreut, so langsam dämmert es jetzt, wer die Zeche zahlt. 15 Millionen Euro stellte schon mal die Europäische Kommission bereit, um die vielen neuen BSE-Tests finanziell zu unterstützen. Geld, das nicht auf dem Preisetikett im Supermarkt angegeben ist, das aber natürlich aus unseren Steuermitteln aufgewendet wird.

Die mögliche Gefährdung durch die Rinderseuche BSE, die beim Menschen mit hoher Wahrscheinlichkeit die so genannte neue Variante der tückischen und tödlichen Creutzfeldt-Jakob-Krankheit auslöst, ist das eine. Das andere aber ist die unglaubliche Tatsache, dass die Auseinandersetzung mit dem Thema BSE auf europäischer

Ebene systematisch verhindert wurde – und das seit 1986. Was da wie gelaufen ist, wird erst deutlich, wenn man Punkt für Punkt des Skandals chronologisch auflistet. Die Journalistin Andrea Weigelt, die sich mit der BSE-Krise seit Jahren intensiv befasst, hat zum folgenden Abschnitt beigetragen.

Rinderwahnsinn und Prionenalbtraum – Dramatisches Trauerspiel in acht Akten

Featuring

Fleischindustrie und Tiermehlhersteller
als skrupellose Absahner und Strippenzieher

Britische Politiker
als Marionetten der Fleischindustrie mit Eigeninteresse

Europäischer Rat und Kommission
als verschlafene Beobachter im Dienst der Lobbyisten und des freien Handels in Europa

Veterinäre
als Erfüllungsgehilfen und Berufsstandsicherer (mit wenigen Aufmüpfigen)

Bauern
als völlig ahnungslose Opfer, doch pfiffig im Hintergehen von Verordnungen

Wissenschaftler
als hilflose Ratgeber und hemmungslose Mitläufer

Deutsche Regierung
als Vorreiter bei Forderungen, solange sie andere Länder betreffen

Darum geht's:

BSE – Bovine Spongiforme Enzephalopathie wird im Volksmund auch Rinderwahn genannt. BSE ist eine Rinderseuche, die seit Mitte der Achtzigerjahre hauptsächlich in England auftritt und vor allem Milchkühe befällt. Die Inkubationszeit beträgt etwa fünf Jahre. Die tödliche Krankheit äußert sich zunächst in Form von Verhaltensstörungen, unkoordinierter Motorik, Schläfrigkeit oder auch Aggressivität. Auslöser der Krankheit sind wahrscheinlich Prionen, das sind körpereigene Eiweiße, die ihre Struktur verändern und so die tödliche Krankheit auslösen. Eine sichere BSE-Diagnose ist erst nach dem Tod eines Tieres möglich, denn dafür muss Hirngewebe untersucht werden. Im Krankheitsfall ist das Hirngewebe schwammartig durchlöchert – das gab der Krankheit ihren wissenschaftlichen Namen.
BSE ist sehr wahrscheinlich durch die Fütterung von Tiermehl an Wiederkäuer entstanden, das mit Scrapie-Schafen infiziert war. Scrapie ist eine schon lange bekannte Spongiforme Enzephalopathie und BSE sehr ähnlich. Auch beim Menschen gibt es verschiedene Spongiforme Enzephalopathien, etwa die Creutzfeldt-Jakob-Krankheit (CJK). Eine davon, die neue Variante CJK (nVCJK) ist durch BSE entstanden – Menschen infizierten sich wahrscheinlich durch den Verzehr von Rinderprodukten. Die Infektions- und Übertragungswege von BSE sind allerdings auch heute noch, nach mehr als zehn Jahren, nicht eindeutig geklärt. Weder für BSE noch für nVCJK gibt es eine sichere Diagnose zu Lebzeiten und auch keine Therapiemöglichkeit.

Prolog: BSE – die gemachte Seuche

»Es gibt keinen wissenschaftlichen Beweis dafür, dass es einen Zusammenhang zwischen dem Auftreten von BSE und den neuen Creutzfeldt-Jakob-Erkrankungen geben muss. Allerdings scheint dies zum jetzigen Zeitpunkt die wahrscheinlichste Erklärung«, erklärte Stephen Dorrell, britischer Gesundheitsminister, am 20. März 1996 vor dem Englischen Unterhaus.
Diese Worte erschütterten Europa und kennzeichnen den vorläufigen Höhepunkt einer der größten Krisen der Europäischen Union – die Rinderseuche BSE. Es war gelogen und verschwiegen worden, man hatte Warnzeichen bewusst missachtet. Die Ignoranz der Regierungen gegenüber der Gesundheit der Bürger wurde offensichtlich: Verbraucherschutz kommt erst nach industriellen Interessen, koste es, was es wolle. Mit fatalen Folgen, denn BSE verursacht beim Menschen eine tödliche Krankheit: die neue Variante der Creutzfeldt-Jakob-Krankheit (nVCJK), vom Menschen selbst kreiert.
Dass die Hintergründe der Affäre jahrelang vertuscht wurden, zeigt den massiven Einfluss von Lobbyisten und wirtschaftlichen Interessenverbänden auf die Politik. Die britische Politik wiederum machte sich die Wissenschaft zunutze, indem sie linientreue Wissenschaftler förderte und nur angenehme Ergebnisse veröffentlichte, unbequeme Meinungen unterdrückte und kritische Forscher in ihrer Arbeit behinderte. Die Öffnung des europäischen Binnenmarkts förderte die Verbreitung der Seuche, denn auch die Beamten der EU sahen lange tatenlos zu und betrieben Desinformationspolitik nach dem Vorbild der Briten und zum Schaden der Verbraucher.

1. Akt:
Wie alles begann

Bereits Anfang der Achtzigerjahre traten in England erste Fälle der neuen Rinderkrankheit auf. Erst im April 1987 führte das Central Veterinary Laboratory in Weybridge eine Studie zur Klärung der Entstehung und Übertragung von BSE durch. Im März 1988 wurde das Ergebnis bekannt: BSE entstand vermutlich aus der schon lange bekannten Schafseuche Scrapie (Traberkrankheit) und wurde durch tiermehlhaltiges Futter auf Rinder übertragen. Doch Scrapie ist schon seit 200 Jahren bekannt und auch die Praxis, Pflanzen fressende Wiederkäuer mit Tiermehl zu füttern, ist schon lang üblich. Warum also wurde Scrapie plötzlich auf Rinder übertragen?

Die Erklärung liegt in einer Änderung des Herstellungsverfahrens von Tiermehl. Der Hintergrund: reine Profitgier. Mitte der Siebzigerjahre verringerten die Tiermehlhersteller in England die Kochtemperatur bei der Verarbeitung von Schlachtabfällen zu Tierfutter, und ein chemisches Lösungsmittel wurde weggelassen. So sollten einerseits Energie und damit Kosten gespart werden, und andererseits Proteine im Tiermehl erhalten bleiben, für kraftvolles und billiges Futter. Dies kam auch Bauern und Fleischproduzenten gerade recht. Doch nicht nur die Proteine überstanden die Kochprozedur, auch Krankheitserreger wie Scrapie wurden nicht mehr zerstört. Gleichzeitig hatte die Schafspopulation Englands in dieser Zeit stark zugenommen und damit auch die Zahl der Scrapie-Fälle. Da auch kranke Tiere bedenkenlos zu Tierfutter verarbeitet werden, waren in dem nach dem neuen Verfahren hergestellten Futter große Mengen des Scrapie-Erregers enthalten. Aus Nachlässigkeit war die neue Produktionsmethode nicht ausreichend geprüft worden, und so übertrug sich Scrapie auf eines der wichtigsten Nutztiere des Menschen, das Rind, und über den Verzehr von Rinderprodukten auch auf den Menschen.

Die Verfütterung von Tiermehlen aus Schlachtabfällen ist einer von vielen skurrilen Auswüchsen der industriellen Massentierhaltung, welche die Fleisch- und Milchproduktion steigern sollen. Entgegen ihrer Natur mussten Pflanzen fressende Wiederkäuer nun Fleisch fressen. Doch da Immunsystem und Verdauungstrakt der Rinder auf diese Nahrung gar nicht eingestellt sind, konnte niemand sagen, welche Folgen diese Verfütterung haben würde. Warnungen gab es schon sehr früh und sogar von britischen Ämtern: »Das größte Problem beim Verfüttern von Tierabfällen an Vieh ist das Risiko,

Krankheitserreger auf andere Tiere und danach auf den Menschen zu übertragen«, heißt es in dem Bericht der britischen königlichen Umweltkommission vom September 1979, siebzehn Jahre vor dem Eingeständnis des britischen Gesundheitsministers Dorrell.[3]

Dass BSE die Artenschranke übertreten konnte, alarmierte die Wissenschaftler, und sie forderten die britische Regierung zum Handeln auf. Diese reagierte erst im Juli 1988 mit einem Verbot der Verfütterung von Tiermehl an Wiederkäuer, doch das galt nur für England: Der Export des infizierten Futters wurde nicht verboten, und trotz der erkennbaren Gefahr einer Übertragung von BSE auf den Menschen wurde das Tiermehl weiter nach Europa geliefert. Die Tiermehlhersteller verkauften fleißig infiziertes Futter ins Ausland: 1989 lieferten britische Tiermehlhersteller doppelt so viel Tiermehl nach Europa, und das zu Dumpingpreisen. Profitgier zerstreute jegliche Skrupel. Die Einsicht der politischen Gremien kam erst reichlich spät: »Da das Tiermehl fast sicher die Ursache des Ausbruchs in England war, steht fest, dass es unverantwortlich war, die Ausfuhr von Fleisch und Knochenmehl in andere Länder zuzulassen«, räumte der wissenschaftliche Berater der britischen Regierung Richard Southwood später vor dem Untersuchungsausschuss der Europäischen Union ein.[4] Die Verkaufszahlen müssen eben stimmen, wen interessiert schon die Gesundheit von Mensch und Tier?

Mit dem 1988 erlassenen Fütterungsverbot prognostizierte die britische Regierung optimistisch, BSE werde bis 1995 ausgemerzt sein. Die Durchführung des Verbots wurde aber nicht ausreichend kontrolliert: Bis 1996 gab es in England keine Strafen bei Verstößen gegen das Futtermittelgesetz. 1994 musste die britische Regierung zugeben, dass auch nach 1988 noch Schafsinnereien ins Rinderfutter gelangten. Vor dem Verbot wurden auch BSE-Rinder zu Tiermehl verarbeitet, und so konnte sich die Seuche weiter ausbreiten.

Zweifel an der Effektivität des Fütterungsverbots kamen der Regierung reichlich spät. Selbst der europäische Verband der Tiermehlhersteller hatte schon früher Bedenken: »Nach Auffassung der Tiermehlhersteller ist es befremdlich, dass Gehirn, Rückenmark, Milz und andere Organe, denen ein hohes BSE-Infektionsrisiko zugeschrieben wird, immer noch in Tiermehlbetrieben verarbeitet und in der Fütterung – wenn im Grundsatz auch nicht für Wiederkäuer – verwendet werden … Es besteht durchaus die Möglichkeit, dass in der Futtermittelindustrie Fehler begangen werden«.[5] Die Konsequenz, die aus der Tiermehl-Infektion gezogen werden sollte, bringt Professor Dormont vom Zentrum für Nuklearwissenschaft auf den Punkt: »Es sollten nur Erzeugnisse an Tiere verfüttert werden, die auch für den Verzehr durch den Menschen geeignet sind, denn das, was in die tierische Nahrungskette gelangt, wird später auch Teil der menschlichen Nahrungskette!«[6]

Chronologie der Seuche

November 1986	In Großbritannien werden erste Fälle von Rinderwahn festgestellt.
18. Juli 1988	Die britische Regierung untersagt die Verwendung von Tiermehl bei der Rinderfütterung. Der Export dieses Mehls, das im Verdacht steht, den BSE-Erreger zu übertragen, bleibt allerdings erlaubt.
6. August 1994	Eine Bundesverordnung tritt in Deutschland in Kraft, wonach der Import von Rindfleisch aus Großbritannien teilweise verboten wird.
6. Februar 1995	Nach der Lockerung der Bundesverordnung beschließt die Fleischerinnung Schleswig-Holsteins mit Unterstützung der Landesregierung einen »freiwilligen Boykott« britischen Rindfleischs. Andere Länder folgen.
8. Februar 1995	Die EU-Kommission droht Deutschland wegen der Boykottmaßnahmen mit rechtlichen Schritten.
1996	
20. März	Veröffentlichung einer wissenschaftlichen Studie durch den britischen Gesundheitsminister über einen möglichen Zusammenhang zwischen BSE und der Creutzfeldt-Jakob-Krankheit.

27. März	Die Europäische Kommission verhängt ein umfassendes Embargo für Rindfleisch und Rinderprodukte aus Großbritannien.
3. April	Großbritannien verständigt sich mit der EU auf die Schlachtung aller Rinder, die älter sind als 30 Monate.
20. Mai	Im EU-Veterinärausschuss gibt es – unter anderem wegen des deutschen Widerstandes – nicht die erforderliche Mehrheit für eine Teilaufhebung des Embargos bei Rindernebenprodukten.
21. Mai	Der britische Premierminister John Major kündigt im Unterhaus eine Politik der »Nicht-Kooperation« in den EU-Gremien als Vergeltungsmaßnahme an.
5. Juni	Die EU-Kommission beschließt die Teilaufhebung des Embargos für britische Gelatine, Talg und Bullensamen. Die Ausnahmeregelung tritt allerdings noch nicht in Kraft.
19. Juni	London weitet sein Schlachtprogramm auf zwischen 1989 und 1990 geborene Tiere aus.
21. Juni	Die EU beschließt in Florenz eine schrittweise Aufhebung des weltweiten Embargos unter der Bedingung, dass Großbritannien ein Programm zur Ausrottung von BSE startet.
12. Juli	Der Europäische Gerichtshof urteilt, dass das Embargo gegen Großbritannien zum Schutz der Verbraucher unerlässlich ist.
29. August	Britische Wissenschaftler veröffentlichen eine Studie, nach der die BSE-Seuche bis zum Jahr 2001 von alleine zurückgeht und verschwindet.
19. September	Die britische Regierung beschließt, die Ausführung ihres Schlachtplans teilweise auszusetzen.
30. Oktober	Die EU gewährt eine 500-Millionen-ECU-Sonderhilfe für europäische Rinderzüchter.

16. Dezember	London kündigt die Schlachtung von weiteren rund 100 000 Rindern an.
1997	
20. Februar	Ein Misstrauensantrag gegen die EU- Kommission wegen schwerer Versäumnisse beim Umgang mit der BSE-Krise scheitert im Europäischen Parlament.
2. Juli	Die EU-Kommission gibt bekannt, dass britisches Rindfleisch illegal in andere EU-Staaten exportiert wurde.
3. Juli	Eine belgische Fleischmafia wird als Drahtzieher der illegalen Exporte vermutet.
23. Juli	Die EU-Kommission verschärft ihre Maßnahmen gegen BSE. Gegen die Stimmen Deutschlands und anderer Mitgliedstaaten wird beschlossen, besonders BSE-gefährdetes Gewebe von Rindern, Schafen und Ziegen nicht mehr als Nahrungsmittel und zur Tierfütterung zuzulassen.
15. August	Im Betrieb eines Hamburger Fleischimporteurs im schleswig-holsteinischen Kaltenkirchen beschlagnahmt die Zollfahndung 60 Tonnen Rindfleisch, das vermutlich aus Großbritannien stammt.
19. - 21. August	Die Staatsanwaltschaft findet heraus, dass zwischen Februar und Juli insgesamt rund 616 Tonnen britisches Rindfleisch eingeführt und Teile davon auch an deutsche Firmen weiterverkauft wurden. Etwa 116 Tonnen wurden in Bochum zwischengelagert und später an vier Firmen in Sachsen, Niedersachsen und Bayern verkauft. Das Fleisch wurde zu Wurst verarbeitet.
29. August bis 1. September	Die nordrhein-westfälischen Behörden beschlagnahmen insgesamt 100 Tonnen BSE-verdächtiges Rindfleisch, das eine belgische Firma in die

	Bundesrepublik geliefert haben soll. 40 Tonnen des offenbar illegal importierten Fleisches waren bereits zu Wurst verarbeitet worden, aber nicht zum Verbraucher gelangt.
8.–12. September	Bei einer Inspektionsreise durch Deutschland stellen EU-Veterinäre beträchtliche Mängel bei der Fleischkontrolle in mehreren Bundesländern fest, u. a. in Nordrhein-Westfalen, Baden-Württemberg und Schleswig-Holstein.
16. September	Wegen illegaler Rindfleischexporte leitet die Europäische Kommission gegen Großbritannien ein Verfahren wegen Vertragsverletzung ein. Erster Schritt ist die Aufforderung an die britische Regierung, ihre Kontrollen für das Ausfuhrverbot zu verschärfen.
22. September	In einem Brief an das Bundesgesundheitsministerium fordert die EU-Kommission die Schließung des Kaltenkirchener Fleischbetriebes wegen BSE-Gefahr, weil dort bei der Inspektion Rindfleisch ohne Herkunftsnachweis gefunden worden sei. Wenn Deutschland den Forderungen nicht nachkomme, werde Bonn vor den Europäischen Gerichtshof gebracht.
24. September	Die schleswig-holsteinische Landesregierung lehnt die Schließung des Betriebes zunächst wegen mangelnder Beweislage und Unverhältnismäßigkeit ab. Gesundheitsminister Seehofer fordert bessere Kontrollen sowohl in den Bundesländern als auch in Großbritannien.
29. September	Die EU verlangt von London Erklärung zu illegalen Rindfleischexporten – angeblich wurden mehrere 10 000 Tonnen in EU-Länder geliefert.
15. Oktober	Der BSE-Ausschuss des Europaparlaments fordert Disziplinarstrafen für EU-Beamte.

19. November	Europäisches Parlament entscheidet gegen Misstrauensvotum.
4. Dezember	Schweiz verbietet Rindfleischknochen-Verkauf
9. Dezember	40 Tonnen britisches Rindfleisch in Frankreich entdeckt.
14. Dezember	USA erweitern Importverbot von Rindern und Schafen aus Europa.
16. Dezember	Verkaufsverbot von T-Bone-Steaks in England.

1998

27. Januar	Britische BSE-Untersuchungskommission nimmt Arbeit auf.
9. Februar	Paris führt verspätet EU-Richtlinie für Tiermehlherstellung ein.
1. Juni	Das Exportverbot für nordirisches Rindfleisch wird aufgehoben.
21. September	BSE-Fälle in Portugal häufen sich.
18. November	Exportverbot für portugiesisches Rindfleisch.
23. November	Aufhebung des Exportverbots für britisches Rindfleisch steht kurz bevor.
7. Dezember	Schweizer Firma entwickelt Schnelltest für BSE. Zusammen mit drei weiteren BSE-Tests wird er von der EU geprüft.

1999

2. März	Nordrhein-Westfalen startet BSE-Schnelltest: Umweltministerin Bärbel Höhn lässt 5000 frisch geschlachtete Rinder untersuchen.
15. April	EU-Parlament stellt mangelhafte BSE-Kontrolle in den Unionsländern fest.
25. Mai	Rindfleischexporte aus Nordirland ausgesetzt.
9. Juni	EU hebt Exportverbot für nordirisches Rindfleisch auf.
1. August	EU hebt Exportverbot für britisches Rindfleisch auf. Unter Auflagen dürfen zwei britische Schlachthöfe wieder exportieren. Deutschland

	und Frankreich behalten ein nationales Importverbot bei.
18. August	USA und Kanada verhängen Teilverbot für Blutspenden von Großbritannien-Reisenden wegen Creutzfeldt-Jakob-Krankheit.
7. Oktober	Rinderserum wurde in Großbritannien noch jahrelang für Impfstoffe verwendet.
20. Oktober	Studie: Schlachttechniken begünstigen die Ausbreitung von BSE. Durch die eingesetzten Betäubungsmethoden sollen sich verseuchte Hirnzellen verbreiten.
19. November	EU-Entscheidung: Deutschland darf britisches Rindfleisch detaillierter kennzeichnen, als die EU es europaweit plant.
27. November	Tausende britischer Schulen halten an Rindfleischverzicht fest.
30. Dezember	Frankreich klagt beim Europäischen Gerichtshof gegen die Aufhebung des BSE-Embargos. Dagegen droht die EU Klage gegen Frankreich wegen Vertragsverletzung an.
2000	
4. Januar	EU-Klage gegen Frankreich.
27. Januar	EU-Kampagne soll Verbrauchern Rindfleisch wieder schmackhaft machen: Brüssel unterstützt ein millionenschweres Programm.
28. Februar	BSE-kranke Kuh in Dänemark entdeckt. Bis dato bezeichnete sich Dänemark als ein BSE-freies Land. Der Befund sei völlig überraschend, heißt es in offiziellen Stellungnahmen.
2. März	Neuer Test zum Nachweis von BSE-Risikomaterial entwickelt: Forscher weisen Hirn- und Rückenmark in deutscher Mett- und Leberwurst nach.
31. März	Britischer Untersuchungsbericht zu BSE auf September verschoben.

1. April	Britisches Rindfleisch darf wieder nach Deutschland eingeführt werden.
18. April	Einigung der EU-Agrarminister auf ein europaweites Etikettierungssystem für Rindfleisch, das in zwei Stufen umgesetzt werden soll: im September 2000 und Anfang 2001.
26. April	Das Bundeskabinett billigt Kennzeichnung von Rindfleisch.
3. Mai	Die EU-Kommission will die BSE-Risiko-Materialien wie Hirn, Augen und Rückenmark aus dem Verkehr ziehen. Dort seien bis zu 95 Prozent der Erreger zu finden. Bisher sind nur in acht EU-Ländern Vorschriften über die Entfernung von Risikomaterialien in Kraft. Deutschland gehört nicht dazu.
6. Juni	Der bayerische Landwirtschaftsminister Josef Miller ist empört, weil die EU-Kommission Deutschland den Status »BSE-frei« aberkennen will. Dieses Ansinnen sei diskriminierend und verbraucherfeindlich, zumal es keinen einzigen originären BSE-Fall in Deutschland gegeben habe, so der Minister.
12. Juni	Frankreich beginnt mit einer breiten BSE-Testreihe, in deren Verlauf 48 000 Kadaver überprüft werden sollen.
10. Juli	In Frankreich werden drei BSE-kranke Rinder entdeckt. Als Folge davon müssen 432 Tiere aus den betroffenen Herden getötet werden.
	In der Schweiz entdecken Forscher des ETH-Instituts für Molekularbiologie und Biophysik, dass die gesunden Prion-Proteine von Mensch und Rind praktisch die gleiche Struktur aufweisen. Daraus schlussfolgern sie, dass die Übertragung von kranken Prionen vom Rind auf den Menschen möglich ist. Prione anderer Tiere,

zum Beispiel von Hamstern, seien dagegen unterschiedlich. Bisher, so die Forscher, seien rund 50 Menschen an der neuen Variante der Creutzfeldt-Jakob-Krankheit gestorben.

5. August — Das nordrhein-westfälische Umweltministerium fordert die Wiedereinführung des Exportverbots von britischem Rindfleisch. Nur so könne das BSE-Risiko minimiert werden. Pro Monat würden 160 neue BSE-Fälle in Großbritannien festgestellt. Der wissenschaftliche Lenkungsausschuss der EU hingegen kommt zu dem Ergebnis, dass es aller Wahrscheinlichkeit nach auch in Deutschland, Italien und Spanien BSE-Fälle gibt, die allerdings noch nicht nachgewiesen seien.

24. August — Frankreich: Der 38. BSE-Fall in diesem Jahr.

1. September — Die Etikettierungspflicht für Rindfleisch tritt in Kraft. Schlacht- und Zerlegungsort müssen angegeben werden. Die Regelung gilt auch für Hackfleisch. In Deutschland muss außerdem auch der Herkunftsort des Rindes angegeben werden. Britisches Rindfleisch muss zudem die Kennzeichnung »XEL« tragen.

1. Oktober — Das EU-Verbot zur Verwertung von BSE-Risikomaterialien tritt in Kraft. Bei der Abstimmung am 19. Juni hat sich Deutschland der Stimme enthalten. Das Verbot ist vor allem aufgrund des Drucks der EU-Kommission zustande gekommen.

4. Oktober — Schweiz: zwei neue Fälle von Rinderwahnsinn.

11. Oktober — Frankreich verbietet die Verarbeitung von Rindergedärm in Lebensmitteln. Das BSE-Risiko sei zu hoch, so die Lebensmittelbehörde AFSSA.

19. Oktober — Die EU-Kommission legt einen Gesetzesentwurf vor. Danach dürfen verseuchte Tierabfälle nicht mehr in die Nahrungskette gelangen. Tierkada-

	ver, die Krankheitserreger oder pharmazeutische Rückstände in sich tragen, sollen dem Entwurf zufolge verbrannt werden.
20. Oktober	In Großbritannien ruft die Arzneimittelbehörde eine Charge Polio-Impfstoff zurück. Der Hersteller habe die BSE-Sicherheitsbestimmungen missachtet und Rindermaterialien aus Ländern verwendet, die nicht BSE-frei sind.
25. Oktober	Frankreich verbietet die Verfütterung von industriellem Tierfett an Kälber.
28. Oktober	Per Fernsehen erlebt die Welt den Tod der 14-jährigen Engländerin Zoe Jeffries mit. Das Mädchen litt an der Creutzfeldt-Jakob-Krankheit. Ob ein Zusammenhang mit ihrem Konsum von Rindfleischprodukten besteht, ist unklar.
14. November	Frankreich verbietet die Fütterung von Tiermehl generell.
15. November	Es wird bekannt, dass das Rote Kreuz wegen der Gefahr einer Übertragung des Rinderwahnsinns schon seit August Blutspender abweist, die längere Zeit in Irland oder Großbritannien gelebt haben.
22. November	In Spanien wird der erste BSE-Fall bestätigt. Die Schlachtungen gehen daraufhin um bis zu 70 Prozent zurück.
24. November	Die Bundesregierung hat sich dazu durchgerungen, die Verfütterung von Tiermehl für alle landwirtschaftlichen Nutztiere zu verbieten.
	Der erste BSE-Fall auf den Azoren tritt bei einer aus Deutschland stammenden Kuh auf.
	In Schleswig-Holstein wird das erste BSE-kranke Rind entdeckt, das in Deutschland geboren wurde. Die Nachricht schlägt ein wie eine Bombe. Alle Politiker fordern Sofortmaßnahmen, die meisten Experten sehen sich lediglich

bestätigt: Wo nicht getestet wird, gibt es auch kein BSE, so der lakonische Kommentar. Das Gesundheitsministerium rechnet mit weiteren BSE-Fällen. Auch Bundeslandwirtschaftsminister Funke ist plötzlich für flächendeckende BSE-Tests. Der Bundeskanzler fordert den sofortigen Stopp der Tiermehlverfütterung.

26. November Der BSE-Verdacht hat sich bestätigt. Deutschland gilt nun offiziell nicht mehr als BSE-frei.

29. November Milch ist BSE-sicher. Das erklärt die Bundesanstalt für Milchforschung. Bisher seien national und international keine Hinweise auf die Beteiligung von Milch und Milcherzeugnissen am BSE-Geschehen gegeben.

30. November Nach dem befristeten Tiermehlverbot machen sich Experten Gedanken über die Verwertung der enormen Tiermehlvorräte und der ständig anfallenden Tierkadaver. Aus 1 Tonne toter Tierkörper könnten zum Beispiel 500 Kubikmeter Biogas gewonnen werden. Tierfette könnten als Kühlschmierstoffe in der Metallindustrie eingesetzt werden.

1. Dezember In der Republik Irland sind im November 25 neue BSE-Fälle bei Rindern registriert worden. Das ist Monatsrekord. Insgesamt wurden in diesem Jahr 129 BSE-Fälle in Irland bekannt.

3. Dezember Die Bundesforschungsministerin Edelgard Bulmahn (SPD) setzt auf die Gentechnik, um BSE eindeutig zu diagnostizieren. Nur gentechnische Methoden würden absolute Sicherheit für die Verbraucher bringen, so die Politikerin.

5. Dezember Das deutsche Referenzzentrum für Prionen-Erkrankungen gibt an, dass mit großer Sicherheit noch kein einziger Fall der BSE-ähnlichen neuen Variante der Creutzfeldt-Jakob-Krankheit

diagnostiziert worden ist. Letzte Sicherheit bringt nur die Untersuchung von Gehirngewebe nach dem Tod.

Ein negativ getestetes Tier ist nicht unbedingt BSE-frei, so das Bundesinstitut für gesundheitlichen Verbraucherschutz. Gerade bei jüngeren Schlachttieren könnte die Menge der Erreger unter der derzeitigen Nachweisgrenze liegen.

7. Dezember In Spanien wird ein zweiter BSE-Fall bestätigt.

12. Dezember Die Supermarktkette Edeka Nord muss das Etikett »BSE-getestet« zurückziehen. Es handele sich dabei um Irreführung des Verbrauchers, weil die BSE-Tests bei Rindern über 30 Monaten nicht verlässlich genug sein, so eine Sprecherin des Bundeslandwirtschaftsminsteriums.

13. Dezember Frankreich kündigt an, ab dem 1. Januar 2001 BSE-Pflichttests für alle Rinder einzuführen, die älter als 30 Monate sind. Die EU überlegt gleichzeitig, alle nicht getesteten Rinder über 30 Monate aus dem Verkehr zu ziehen.

In Frankreich sind sechs neue BSE-Fälle aufgetreten. Seit Jahresbeginn hat sich die Anzahl der kranken Rinder nun auf 135 summiert. Seit dem ersten Auftreten der Seuche in Frankreich 1991 wurden 214 Fälle gezählt. Aufgrund des drastischen Anstiegs kommt die französische Agentur für Verbraucherschutz zu dem Schluss, dass in Frankreich in den vergangenen Jahren vermutlich wesentlich mehr verseuchtes Rindfleisch in den Handel gelangte als bisher angenommen. Erst im Juni 2000 hat Frankreich mit einer Ausweitung der BSE-Tests begonnen.

Ab sofort gibt es auch BSE-Tests für deutsche Rinder in den Niederlanden. Damit soll verhindert werden, dass deutsche Tierhalter im Nach-

	barland schlachten lassen, um die Kosten für den Test zu sparen.
14. Dezember	Der Naturschutzbund Deutschland (NABU) fordert die Gründung eines Bundesamts für Verbraucherschutz und eine radikale Wende der Agrarpolitik. Statt Massenproduktion müsse es nun endlich um Qualitätsproduktion gehen.
	In der Schweiz wird ein neuer BSE-Fall entdeckt. Es ist der 32. im Jahr 2000. Insgesamt sind in der Schweiz seit 1990 365 BSE-Fälle bekannt geworden.
	Bundesforschungsministerin Bulmahn kündigt an, die Forschung zur Rinderseuche voranzutreiben. Vor allem soll geklärt werden, auf welchen Wegen sich die Erreger ausbreiten.
	In Brandenburg wird ein weiteres Rind mit Verdacht auf BSE untersucht.
16. Dezember	Im Allgäu wird ein weiteres Rind mit BSE-Verdacht gefunden. Der Befund kann kurze Zeit später bestätigt werden. Das Tier stammt aus einem bäuerlichen Familienbetrieb. Wie sich das Tier infizieren konnte, ist völlig unklar. Die bisher heile bayerische Landwirtschaftswelt gerät ins Trudeln, bäuerliche Existenzen stehen auf dem Spiel. Der Fall macht allen deutlich, dass die Seuche BSE noch nicht annähernd verstanden wird. Notschlachtungen folgen.

2001

1. Januar	Zusätzliche BSE-Tests werden in Europa Pflicht.
4. Januar	Gesundheitsministerin Fischer will BSE-Schnelltests auf jüngere Schlachtrinder ausweiten. Ein Konzeptpapier der Staatssekretäre des Landwirtschafts- und des Umweltministeriums fordert eine radikale Hinwendung zum ökologischen Landbau.

5. Januar	Agrarminister Funke legt ein 8-Punkte-Programm zum Umbau der Landwirtschaft vor.
8. Januar	Bayern will bei einem BSE-Fall nicht mehr automatisch alle Tiere der Herde töten.
9. Januar	10 BSE-Fälle in Deutschland sind amtlich bestätigt: 6 in Bayern, 2 in Niedersachsen, 2 in Schleswig-Holstein. Verdachtsfälle gibt es u. a. in Mecklenburg-Vorpommern. Bundeslandwirtschaftsminister Funke und Bundesgesundheitsministerin Fischer treten zurück.
10. Januar	Kanzler Schröder ernennt die Grünen-Vorsitzende Renate Künast zur Ministerin für Verbraucherschutz, Nahrungsmittelsicherheit und Landwirtschaft – ein Ministerium neuen Zuschnitts. Künast kündigt finanzielle Hilfen für die Ökolandwirtschaft bzw. ein Umsteuern von Subventionen an. Die Auseinandersetzungen mit der Agrarlobby beginnen.

Im Lauf des 1. Quartals 2001 erweitert sich die BSE-Test-Kapazität in Deutschland auf rund 30 000 Tests pro Woche. Bis Ende 2001 werden weit mehr als 100 BSE-Rinder in Deutschland entdeckt.

2. Akt: Bauern und Veterinäre

Wie schon zu Beginn der Seuche mit kritischen Stimmen umgegangen wurde, musste der Veterinär Colin Whitacker erfahren. Als er im April 1985 zu einer Farm in der Grafschaft Kent gerufen wurde, war BSE noch unbekannt, und so führte der Tierarzt das aggressive und nervöse Verhalten einer Kuh zunächst auf Zysten zurück. Als die Behandlung jedoch nicht anschlug und weitere Rinder aus der gleichen Herde ähnliche Symptome zeigten, wurde er misstrauisch und schickte Blutproben an einen Spezialisten. Das Untersuchungsergebnis passte zu keiner bisher bekannten Rinderkrankheit, aber es war der Schafskrankheit Scrapie sehr ähnlich. Daher diagnostizierte Whitacker: »Neues Scrapie-ähnliches Syndrom.« Doch der Veterinär wurde von seinen Vorgesetzten aufgefordert, diesen Ausdruck nicht zu verwenden. Er strich ihm den Befund einfach aus dem Untersuchungsbogen. So wurden die ersten Hinweise auf die gefährliche Krankheit unterschlagen, anstatt ihnen nachzugehen – ein Verfahren, das für die ganze BSE-Krise symptomatisch ist.

Die laschen Maßnahmen der Regierung beeinflussten auch das Verhalten der Bauern. Im August 1988 wurde zwar immerhin die Schlachtung von BSE-Rindern angeordnet, doch den Bauern wurde nur eine fünfzigprozentige Entschädigung zugesagt. Ein Unterlaufen dieses Gesetzes war damit programmiert, weil es lukrativer war, die Rinder nach dem Auftreten der ersten Symptome zu verkaufen. Hinzu kam, dass, sobald ein BSE-Fall in einer Herde gemeldet wurde, auch die anderen Tiere aus dieser Herde verdächtig und damit schwerer zu verkaufen waren. Das führte dann sogar zur Herausbildung von Auffangbetrieben: Bauern, in deren Herden ohnehin schon BSE-Rinder vorkamen, kauften Tiere im Anfangsstadium der Krankheit und kassierten so wenigstens die Schlachtprämie. Die Ursprungsherde blieb »BSE-frei«, und das Fleisch dieser Rinder geriet ungeprüft auf den Markt. Erst 1990 wurden die Bauern für notgeschlachtete Tiere voll entschädigt. Doch zu diesem Zeitpunkt war die Seuche schon weit verbreitet, und noch immer war es auch existenzbedrohend, durch die Meldung eines BSE-Falls seinen guten Ruf zu riskieren.

Unterlaufen wurde auch das Verbot der Verfütterung von Tiermehl an Rinder wie Ian Guardiner vom »National Farmer Unit« bestätigte, um sich dann herauszureden: »In allen Lebensbereichen gibt es immer einige Menschen, die geltendes Recht ignorieren. Viele Farmer haben einfach etwas Zeit gebraucht, um sich darüber klar zu werden, was diese Regelungen und Verordnungen für sie bedeuten.«[7]

Die volle Tragweite ihres Tuns war den britischen Bauern tatsächlich lange Zeit nicht bewusst, da jegliche Gefährdung für den Menschen von den Behörden, allen voran vom britischen Landwirtschaftsministerium, bis zuletzt kategorisch ausgeschlossen wurde. Folglich verhielten die Bauern sich so, dass sie ihre persönlichen Verluste gering hielten. Letztlich ging der Schuss aber nach hinten los: BSE breitete sich noch schneller aus, und durch die Vertuschung wurde das Vertrauen der Verbraucher so stark gestört, dass der Rindfleischverkauf zumindest kurzfristig massiv zurückging, und zwar europaweit.

Es kam noch schlimmer: *»The first victim to BSE?«*, fragten im Frühjahr 1993 englische Zeitungen nach dem Tod von Paul Warhurst, Milchbauer in Simister. Warhurst war im November 1992 an Creutzfeldt-Jakob (CJK) gestorben. Bis heute ist unklar, ob die Krankheit bei Warhurst tatsächlich durch BSE ausgelöst wurde; eine sichere Diagnose hätte nur eine Obduktion liefern können. Doch seine Herde war BSE-infiziert, und er trank jeden Tag die Milch seiner Kühe. Bis 1995 starben vier weitere Milchbauern an CJK.

Da CJK sehr selten ist und im Schnitt nur einmal unter einer Million Menschen pro Jahr vorkommt, ist das Auftreten von vier Fällen innerhalb weniger Jahre und in einer Berufsgruppe alarmierend und lässt eine Übertragung der Tierseuche auf den Menschen vermuten. Während die Behörden offiziell abwiegelten, hegten sie intern Zweifel, wie ein Fax des britischen Gesundheitsministeriums zeigt: »Der vierte Fall eines Farmers in Großbritannien kann nicht mehr als Zufall angesehen werden.« Heute gilt als wahrscheinlich, dass BSE beim Menschen eine neue Form von CJK verursacht, die so genannte neue Variante (nVCJK). Doch damals wurde nach außen das Dogma der Regierung vertreten: *»British beef is safe«* – britisches Rindfleisch ist sicher.

3. Akt: Veterinäre und Schlachthöfe

Aufklärung bedarf eines gewissen Mutes. Im Zusammenhang mit BSE erforderte sogar die Befolgung von Dienstvorschriften Zivilcourage. Marja Hovi war als angestellte staatliche Veterinärin für die

Kontrolle von Fleischqualität und Hygiene in einem Exportschlachthof in Bristol zuständig. Ihre Aufgabe war es zu prüfen, ob die Schlachttiere aus BSE-infizierten Herden stammten. Weil viele Rinder keine Herkunftspapiere hatten, verweigerte Hovi 1994 ihre Unterschrift auf den Begleitpapieren der Tiere. Ihr Vorgesetzter bedrängte sie, die Papiere auch ohne Herkunftsnachweis zu unterschreiben. Von ihren Kollegen erfuhr sie erschüttert, dass die Praxis des blinden Unterzeichnens weit verbreitet war. Als sie sich dennoch weigerte, die Zertifikate zu unterschreiben, wurde sie kurzerhand entlassen.

Unter dem Druck ihrer Vorgesetzten, aber immer auch in eigener Verantwortung ermöglichten britische Veterinäre den Export verdächtiger Rinder. Marja Hovi protestierte beim Verbandspräsidenten der Veterinärmediziner. Der Präsident der Tierärzteschaft zögerte lange, bevor er die Kritik von Dr. Hovi weitergab, weil er um den Ruf seiner Standesorganisation fürchtete. Als er endlich doch noch den Landwirtschaftsminister informierte, geschah nichts. Die Vergehen der Veterinäre und Schlachthofbesitzer wurden nicht geahndet.

»Das, was in diesem Schlachthof gelaufen ist, lässt sich nur mit der damaligen Einstellung der Briten gegenüber BSE und Brüssel erklären. Es war vor allem ein Akt des Nationalismus, passiven Widerstand gegen die Bevormundung der EU zu leisten«, erklärt die Veterinärmedizinerin Dr. Kari Köster-Lösche.

Auch deutsche Behörden setzten Aufklärer unter Druck, wie die Veterinärin Margrit Herbst erfahren musste. Sie war Tierärztin in einem Schlachthof im schleswig-holsteinischen Bad Bramstedt und kritisierte bereits Anfang der Neunzigerjahre die zögerliche und unzureichende Prüfung von BSE-Verdachtsfällen sowie die Hygienestandards des Schlachthofs. Gemeinsam mit zwei weiteren Tierärzten versuchte sie auf dem Dienstweg eine Behebung der Mängel zu erreichen. Als eine Reaktion der Vorgesetzten ausblieb, wandten sich die Ärzte an die Öffentlichkeit. Im Rahmen der dann stattfindenden Untersuchung wurde der Leiter des zuständigen Fleischhygieneamts zwar vom Dienst suspendiert, aber nur vorläufig. Frau Herbst dage-

gen erhielt gleich zweimal eine Kündigung und einer ihrer Kollegen wurde abgemahnt.
Die Kieler Staatsanwaltschaft, die in Bad Bramstedt gleich in mehrerer Hinsicht Verstöße gegen eine vorschriftsmäßige Fleischbeschau feststellte, leitete gegen Mitarbeiter der Norddeutschen Fleischzentrale, den Betreiber des Schlachthofs, ein Ermittlungsverfahren ein. Trotzdem bestätigte ein Gericht die Rechtmäßigkeit der fristlosen Kündigung von Frau Herbst. Als Grund führte das Gericht unter anderem an, dass die Tierärztin die Verbraucher beunruhigt habe. Außerdem gebe es in den Dienst- und Geschäftsanweisungen des Kreises Segeberg, in dessen Zuständigkeit auch Bad Bramstedt fällt, eine Presseklausel, die es Angestellten des Kreises untersagt, sich an die Presse zu wenden. Ein staatlich verordneter Maulkorb sozusagen.

4. Akt:
Wissenschaftler im Dienst der Politik

In England sind Schweigevorschriften staatlicher Angestellter noch rigoroser und sogar per Gesetz festgelegt. Der so genannte Official Secrets Act verbietet Wissenschaftlern, ihre Forschungsergebnisse bekannt zu geben, wenn daraus ein kommerzieller Schaden für Unternehmen entstehen könnte. Wer sich darüber hinwegsetzt, riskiert eine Strafe von bis zu zwei Jahren.[8] Auch Forscher, die nicht im Staatsdienst stehen, sind meist abhängig von staatlichen Fördermitteln. Gefördert wird, was erwünscht ist, und so werden Zielvorgaben und damit die Richtung der Forschungsergebnisse vom Staat beeinflusst.
Die britische Regierung bezog sich in ihrem Standpunkt zu BSE und bei allen Maßnahmen stets auf wissenschaftliche Untersuchungen, auf die viel gepriesenen besten verfügbaren Ergebnisse *(»best scientific advice available«)*, und wollte so einen Teil der Verantwortung auf die Forscher abwälzen. Doch durch den Official Secrets Act oblag es der britischen Regierung, welche Ergebnisse sie wie und zu welchem Zeitpunkt veröffentlichte. So verkaufte die Regierung oft Teilergeb-

nisse voreilig als wissenschaftliche Belege, sie veröffentlichte nur bequem erscheinende Ergebnisse oder solche, die sich nicht weiter verheimlichen ließen.

Ein weiteres Steuerungsinstrument liegt in der Besetzung der Beratungsgremien, über die die Regierung entscheidet – und linientreue Berater lassen sich immer finden. Schon die Zusammensetzung des ersten britischen Beratergremiums für BSE, dem nach seinem Vorsitzenden benannten Southwood-Komitee, wurde kritisiert. Der Wissenschaftler und BSE-Experte Professor Richard Lacey monierte, dass nur englische Forscher dem Komitee angehörten und der Meinungsaustausch mit internationalen Wissenschaftlern nicht gesucht wurde. Die Briten wollten »ihr« Problem unter sich lösen, und zwar möglichst unauffällig.

Das Southwood-Komitee leistete gute Dienste bei der Verharmlosung von BSE. Im Februar 1989 legte das Gremium der Regierung seinen ersten Bericht zur Bewertung der Gefahren von BSE vor: »Es ist möglich, dass die Rinder sich als die letzte Station für den Erreger erweisen werden und dass es sehr unwahrscheinlich ist, dass BSE irgendwelche Folgen für die menschliche Gesundheit haben wird. Sollte sich unsere Einschätzung der Wahrscheinlichkeiten als falsch erweisen, wären die Auswirkungen und Folgen sehr ernst.«

Die Interpretation dieses Berichts durch die Regierung ist symptomatisch für den unverantwortlichen Umgang der Behörden mit wissenschaftlichen Ergebnissen: Von nun an sprach die Regierung von der absoluten Unbedenklichkeit der Rinderseuche für den Menschen, entsprechend mangelhaft waren die getroffenen Maßnahmen. Dagegen schloss der Bericht des Southwood-Komitees eine Gefährdung des Menschen ja keineswegs aus, es war lediglich eine erste Vermutung. Den kritischen zweiten Satz vernachlässigte die Regierung schlichtweg, denn sonst hätte sie weit reichende Schutzmaßnahmen treffen müssen. Die Regierung hatte aber nach wie vor die Interessen der Fleischindustrie im Blick und behandelte BSE weiterhin wie eine auf Tiere beschränkte Seuche.

Schon damals bestanden große Zweifel daran, dass BSE für den Menschen wirklich unbedenklich wäre, denn in verschiedenen Versuchen waren BSE-ähnliche Krankheiten von einer Tierart auf eine andere übertragen worden. 1976 wurden diese Erkenntnisse sogar mit einem Nobelpreis gewürdigt. Doch erst musste das »Experiment am Menschen selbst« den endgültigen »wissenschaftlichen Beweis« für die Gefährlichkeit von BSE erbringen, bevor man widerstrebend die angemessenen Maßnahmen zu treffen begann.

Drei der vier Mitglieder des Southwood-Komitees kamen nach Beendigung ihrer Arbeit zu hohen Ehren: Professor Southwood wurde Vizekanzler der Universität Oxford, Professor Epstein zum Ritter geschlagen und Professor Walton zum Lord ernannt.

Der Schwerpunkt der BSE-Forschung lag in England und wurde unter dem starken Einfluss der Behörden betrieben. Doch es wurde zu wenig geforscht und wichtige Fragen, wie die Übertragung von BSE durch Milch und deren Produkte, wurden erst spät oder gar nicht angegangen. Trotz mancher Vorbehalte von Wissenschaftlern wurden bei den englischen Forschungen Mäuse als Versuchstiere eingesetzt, und die Versuchsergebnisse schienen die Ungefährlichkeit des Erregers zu belegen. Nach heutiger Auffassung sind Mäuse jedoch einfach relativ unempfänglich für den Erreger von BSE und CJK.

5. Akt: Die britische Regierung

Eine Schlüsselrolle im BSE-Skandal spielt das britische Landwirtschaftsministerium (Ministry for Agriculture, Food, and Fishery – MAFF), in dessen Aufgabenbereich das als Tierseuche klassifizierte BSE anfangs fiel. Doch die Aufgabe des MAFF ist einerseits die Wahrung der ökonomischen Interessen der Agrar- und Lebensmittelindustrie und andererseits der Schutz von Verbraucherinteressen: ein programmierter Konflikt. Das Problem wird noch verschärft durch den massiven Einfluss der Agrarlobby und durch die Verstrickung des Ministeriums in die Wirtschaft. So hatten fünf der führenden Mitarbeiter des MAFF 1996 gleichzeitig wichtige Positionen in den Vorständen von Lebensmittel- und Tierfutter- beziehungsweise Maschinenbauunternehmen inne: A. R. Bourne bei *Albert Fisher: multinational food sourcing and distribution;* R. A. Hathaway bei *RHM: cereals and food ingredients;* G. A. Hollis bei *Dalgety: animal feed, petfood Spillers, Golden Wonder, additives and ingredients;* M. M. Parker bei *Cadbury: Coca-Cola UK, drinks, confectionery;* und R. G. Pumell bei *HR Wallingford: hydraulics and civil engineering*. Mindestens sieben weitere Staatsdiener aus dem Ministerium bekleideten ebenfalls hohe Positionen bei britischen Firmen, so etwa bei *Marks & Spencer* (einer Warenhauskette, in deren Lebensmittelabteilungen natürlich britisches »beef« verkauft wird) und bei anderen Warenhäusern oder Lebensmittelproduzenten. Solche Ämterhäufung musste zwangsläufig zu Konflikten führen und begründete massive Zweifel an der Objektivität des Ministeriums. »Das größte Anliegen war immer, und das wird es auch weiterhin sein, die Gesundheit der Menschen zu schützen und die Sicherheit der Nahrungskette zu gewährleisten«, erklärte Landwirtschaftsminister Hogg noch am 8. Mai 1996.[9] Schon damals konnte das niemand mehr glauben.

Auch die beratenden Gremien des Ministeriums, das Southwood-Komitee und später das »Spongiform Encephalopathy Advisory Committee« (SEAC), zeichneten sich durch mangelnde Objektivät aus. Die Mitarbeiter dieser Komitees wurden vom Landwirtschaftsministerium ausgewählt, ihre wissenschaftlichen Ergebnisse wurden vom Ministerium geprüft und veröffentlicht. Das Ministerium kontrollierte also die wissenschaftlichen Untersuchungen, die es anschließend als neutrale Studien präsentierte. Der Öffentlichkeit gegenüber wurde stets nur so viel zugegeben, wie eben nötig: Verzögerungstaktik statt Vorsorgeprinzip. Dieselbe Desinformationspolitik wurde auch Forschern und Regierungen der Mitgliedsländer der Europäischen Union gegenüber betrieben. Wissenschaftliche Ergebnisse und Statistiken zur Krankheit konnten nur bei der britischen Regierung erfragt werden, und die hielt unangenehme Erkenntnisse so lange wie möglich zurück.

Als dann am 20. März 1996 erklärt wurde, die Seuche sei für den Menschen möglicherweise doch gefährlich, waren Wissenschaftler und EU-Mitgliedsländer überrascht. Noch wenige Tage vorher hatte nämlich ein Kongress zur Creutzfeldt-Jakob-Krankheit stattgefunden, auf dem das gehäufte Vorkommen der neuen Variante CJK geflissentlich verschwiegen worden war. Gesundheitsminister Dorrells Eingeständnis kam allerdings nicht von ungefähr: Die Presse hatte von den nVCJK-Fällen Wind bekommen, und britische Zeitungen wie der *Daily Mirror* berichteten am 20. März darüber. Das bedeutendste Eingeständnis der britischen Regierung beruhte also nicht auf Einsicht und Besorgnis der Ministerien, sondern auf Druck von außen. Eigentlich war für diesen Tag eine Kampagne mit dem Titel *»British beef is safe«* zu lancieren ...

Wenn die Briten überhaupt Maßnahmen zur Bekämpfung der Seuche ergriffen, geschah dies stets national und erst später auch international. Das zeigt der Umgang mit dem Tiermehlverbot ebenso wie die Regelungen zu den besonders infektiösen Organen der Rinder (SBO – Specified Bovine Offals). Nach dem Verbot der Verarbeitung von SBOs in England vergingen fünfzehn Monate, bis die Ausfuhr von SBOs in die EU untersagt wurde, und erst weitere drei Monate später wurde die Ausfuhr weltweit verboten. Im Land der Ohrmarkenfreiheit und des Abstammungsnachweisverlustes war die Wirksamkeit von Ausfuhrverboten ohnehin fraglich: Herkunftsnachweise wurden gefälscht oder waren einfach nicht vorhanden. Und Ohrmarken rissen sich die Rinder oft selber ab. Die Züchter hefteten ihnen dann ohne Kontrolle neue Ohrmarken an – wenn überhaupt.

Die mangelhafte Überwachung wurde schon früh von Kritikern angeprangert und später vom Untersuchungsausschuss des Europäischen Parlaments bestätigt. Doch zaghafte Forderungen nach schärferen Kontrollen durch die Europäische Union wurden von der britischen Regierung harsch zurückgewiesen. »Die Inspektoren der Kommission sind nicht befugt, Nachforschungen über BSE anzustellen. Bei BSE handelt es sich nicht um eine technische, sondern um eine politische Frage. Das Vereinigte Königreich stellt die besten Zertifikate der Welt aus«, betonte Keith Meldrum, Leiter des Veterinärdienstes im Vereinigten Königreich, als EU-Inspektoren Män-

gel in den Schlachthöfen erkannten.[10] Inspektionen waren unerwünscht, und die Europäische Union ließ sich einschüchtern und schwieg.
Erst der Untersuchungsbericht des Europäischen Parlaments warf der britischen Regierung vor, massiv Druck auf die EU ausgeübt, europäische Verordnungen missachtet und vorsätzliche Desinformation betrieben zu haben. Letzteres gipfelte in der Unterschlagung von Dokumenten und in der Weigerung des britischen Landwirtschaftsministers, vor dem Untersuchungsausschuss auszusagen.
Ignoranz und Desinformation machten vor niemandem Halt, nicht einmal vor den menschlichen Opfern der Tierseuche. Im Oktober 1995, fünf Monate vor dem Eingeständnis von Gesundheitsminister Dorrell, schrieb John Major in einem Brief an die Mutter der an CJK verstorbenen Jean Wake: »Ich möchte klarstellen, dass Menschen keinen Rinderwahnsinn bekommen.«[11] Klare Worte, ohne den Hauch eines Zweifels.
Erstaunlich bedeckt hielt sich während der gesamten Krise das britische Gesundheitsministerium, das ja zuständig ist für das Wohlergehen der Bevölkerung. Doch in diesem Fall fühlte es sich nicht betroffen, da BSE ausschließlich als Tierkrankheit angesehen wurde. Abwarten statt vorsorgen – die tragischen Folgen von BSE zeigen, dass dieses Prinzip nicht funktioniert.

6. Akt: Die Europäische Union schaut zu

Der im August 1996 einberufene Untersuchungsausschuss des Europäischen Parlaments »legt nahe, dass das Vereinigte Königreich den Hauptteil der Verantwortung trägt«. Doch der Untersuchungsbericht stellt auch ein eklatantes Fehlverhalten der europäischen Behörden fest. In der Europäischen Union herrschte eine »wohlwollende Untätigkeit«.
Beispielsweise fehlte es an eigenen Forschungsanstrengungen, weil die Behörden glaubten, es genüge, die in Großbritannien durchge-

führten Forschungsmaßnahmen zu ergänzen – statt sie zu überprüfen. »Die Kommission ist nicht früher tätig geworden, weil sie volles Vertrauen in die Eindämmung der Krankheit durch das Vereinigte Königreich hatte«, so Lars Christian Hoelgaard, Direktor der Landwirtschaftsabteilung der Europäischen Kommission. Das Vertrauen in die Briten wurde auch nicht geschmälert, als die Krankheit sich schneller ausbreitete als vorhergesagt.

Der Einfluss der britischen Politiker und Fleischproduzenten auf die Europäischen Union zeigt sich deutlich in der Zusammensetzung der Wissenschaftlichen Beratungsgremien der EU. Im Unterausschuss BSE des Wissenschaftlichen Veterinärausschusses (WVA) gab es ein Übergewicht britischer Sachverständiger und Beamter des Landwirtschaftsministeriums, und auch den Vorsitz führte fast immer ein Brite. Über die Nebentätigkeit von britischen Landwirtschaftsbeamten in der Fleischindustrie beeinflusste die Fleischmafia also ein wichtiges Beratergremium der EU. Bemäntelt wurden diese unglaublichen Verhältnisse mit dem Argument, die Briten hätten mehr Erfahrung mit BSE als die übrigen Mitgliedstaaten. Doch die Briten hatten auch das größte Interesse an der Verharmlosung von BSE, denn die Maßnahmen zur Bekämpfung der Seuche trafen in erster Linie die Agrar- und Fleischwirtschaft der Insel. So tendierte der WVA dazu, sich den Ansichten des MAFF anzuschließen, und Minderheitenmeinungen wurden gar nicht erst protokolliert. Der Tenor des WVA war stets: Wenn überhaupt, dann bestünde nur ein äußerst geringes Risiko der Übertragbarkeit auf den Menschen. Angesichts der massiven Kritik unabhängiger Wissenschaftler ist diese Haltung alles andere als unparteiisch.

Auch der Ständige Veterinärausschuss (StVA) arbeitete nachlässig. Statt Protokollen existieren nur Zusammenfassungen seiner Sitzungen, und diese wurden dem Untersuchungsausschuss nicht übermittelt. Der StVA berät den Rat, den Entscheidungsträger der Union, und stützt sich dabei auf die Ergebnisse des WVA. So setzt sich der Filz fort bis in die höchsten Institutionen.

Dem Europarat wirft der Untersuchungsausschuss vor, er habe die Untätigkeit der britischen Regierung stillschweigend unterstützt und ihre mangelnde Informationspolitik geduldet. Für den Rat war BSE schlichtweg kein Thema: Zwischen 1990 und 1994, dem Höhepunkt der BSE-Krise, fand im Rat keine Debatte zu der Seuche statt – ein fahrlässiges Versäumnis. Noch nicht einmal zur Durchsetzung der von ihm selbst beschlossenen Ausfuhrverbote und Regelungen ergriff der Rat eine Initiative. Denn in dieser Zeit stand »Wichtigeres« auf seinem Programm: die lange propagierte Verwirklichung des europäischen Binnenmarkts. So gesehen hat der Rat den Wirtschaftsinteressen der Fleischindustrie politisch Vorrang vor dem Gesundheitsschutz eingeräumt.

Mehrfach haben Rat und Kommission dem politischen Druck der britischen Regierung auf die EU nachgegeben. So wurden von 1990 bis 1994, auf dem Höhepunkt der Krise in Großbritannien, die BSE-bezogenen Kontrollen britischer Schlachthöfe durch die EU eingestellt. Die Europäische Union gab dem Druck britischer Beamter nach, obwohl die EU-Veterinäre bei einer Inspektion 1990 alarmierende Mängel in britischen Schlachthöfen festgestellt hatten. Doch der Inspektionsbericht verschwand in den dunklen Tiefen der Kommission. Der lapidare Kommentar von Hoelgaard zum Verbleib des Berichts: »Es handelt sich um ein Rätsel.«

Spätestens 1990 wurden die wichtigsten Informationsquellen in der EU dichtgemacht und Rat und Kommission begannen ihre Pflichten zu vernachlässigen. Der Generaldirektor für Landwirtschaft Guy Legras vermerkte nach einem Gespräch mit Kommissar MacSharry im September 1990: »BSE: Alle Sitzungen stoppen.«[12] Da half auch nicht, dass sich das Europäische Parlament in zahlreichen mündlichen und schriftlichen Anfragen hinsichtlich der Maßnahmen zu BSE besorgt zeigte.

Während die Verstöße Englands gegen EU-Recht nicht geahndet wurden, drohte die Kommission Deutschland und Frankreich sofort mit einer Klage vor dem Europäischen Gerichtshof, als diese im Alleingang ein Importverbot für britisches Rindfleisch erlassen wollten. Denn schließlich lautet die oberste Maxime der EU immer noch: Sicherung des freien Handels und des Binnenmarkts; hier also pro Fleischindustrie – kontra Verbraucherschutz.

Der EU-Agrarbeamte Hennessy hatte eine interessante Erklärung dafür, warum die Ausgaben der EU zur Bekämpfung der Seuche stets mangelhaft waren: »Es wurden keine Finanzmittel für ein Programm zur Ausmerzung von BSE im Vereinigten Königreich bereitgestellt, weil man sich nicht über die Wirksamkeit der britischen Maßnahmen einig war, da diese immer nur einzelne Tiere schlachteten und nicht die ganze Herde.« Die Zweifel am Schlachtprogramm waren berechtigt, doch wo blieben die Alternativen?

Der Agraringenieur Oskar Riediger, der als Wissenschaftler bei der Landesanstalt für landwirtschaftliche Chemie des Landes Baden-Württemberg arbeitet und an der Universität Stuttgart-Hohenheim den einzigen Lehrauftrag zur fachgerechten Tierkörperbeseitigung in Deutschland hat, kritisiert massiv den offensichtlichen Unwillen der EU, sichere Verfahren zur Sterilisierung im Prozess der Tierkörperverarbeitung europaweit einzuführen.

Bis zum Jahr 1996 gab es in Europa unterschiedliche Praktiken bei der Produktion von Tiermehlen. So schwankten die beim Kochvorgang einzuhaltenden Temperaturanforderungen von 80 Grad Celsius für 30 Minuten in Anlagen in Großbritannien bis hin zu 133 Grad Celsius für 20 Minuten und 3 bar Druck (»Dampfkochtopf«) unter indirekter Wärmezuführung und bei ständigem Umrühren in deutschen Anlagen. Das britische Verfahren konnte nicht garantieren, dass wirklich alle Erreger abgetötet werden. Ungeachtet dessen stieg in Großbritannien der Anteil des Tiermehls, das bei niedrigen Temperaturen und nicht unter Dampfdruckbedingungen produziert wurde, von 1971 bis 1988 auf rund 75 Prozent des Gesamtvolumens an. Die Hauptumstellungsphase erfolgte in den Jahren 1974 bis 1985. Kritiklos wurde also auf der Insel nur an den kurzfristigen Profit durch Energieeinsparung gedacht, der Weg für den BSE-Skandal war bereitet. Das ist der Hintergrund für Oskar Riedingers Klage, die EU würde zu viel Rücksicht auf das Gejammer derjenigen Staaten nehmen, die weitaus schlechtere Verfahren hätten und nun die hohen Kosten für die Umstellung fürchteten. Riedinger bezieht sich dabei vor allem auf seine Erfahrungen aus dem Scientific Steering Committee (SSC), in das er als Experte berufen wurde. In diesem wissenschaftlichen Lenkungsausschuss der EU, der sich unter anderem auch mit Seuchenhygiene befasst, seien Anfeindungen aus anderen Ländern, gefälschte Untersuchungsergebnisse sowie massiver Druck etlicher Lobbyisten normal, so Riedinger. Die Entwicklung der Entwürfe zur EU-Tierkörperbeseitigungsrichtlinie (90/667 EG) zeigt, wie dieser Politklüngel eine schnelle und angemessene Reaktion erschwert:

- In den ersten Entwürfen war noch nicht einmal eine Sterilisationsnorm enthalten, jeder Betreiber konnte nach eigenem Ermessen Tiermehl herstellen.
- 1992 wurden *alle* bisher bekannten Tierkörperbeseitigungsverfahren durch Kommissionsbeschluss offiziell zugelassen – mitten in der BSE-Krise. Darunter auch Verfahren, die in der wissenschaftlichen Diskussion als untauglich bewertet wurden.
- 1996 wurde dann endlich eine Sterilisationsnorm von 133 Grad Celsius bei 20 Minuten und 3 bar Druck entsprechend den deutschen Bestimmungen vorgeschrieben, aber gleichzeitig wesentliche Ausnahmen erlaubt. Ausgenommen von diesem sicheren Verfahren waren Drüsen und Organe für die Verwertung in der pharmazeutischen Industrie, ausgelassene Fette sowie für die Verfütterung an Pelztiere vorgesehene Schlachtabfälle. Unzureichend arbeitende Tierkörperbeseitigungsverfahren wurden so durch Kommissionsbeschluss ganz offiziell weiter sanktioniert.
- Erst seit April 1997 ist die Sterilisationsnorm der EU-Tierkörperbeseitigungsrichtlinie 90/667 von 133 °C/20 Min/3 bar EU-weit vorgeschrieben. Nach Berichten der EU-Kontrolleure ist die Umsetzung in den verschiedenen EU-Mitgliedstaaten bis heute jedoch noch sehr mangelhaft – mit Ausnahme der Bundesrepublik Deutschland.

Bis heute ist die Produktion von unsterilen, mit Krankheitserregern kontaminierten Tiermehlen ein politisch ungelöstes Problem. Es gibt sogar Bemühungen, die wacklige Norm systematisch wieder aufzuweichen. Oskar Riedinger jedenfalls kann auch nach zehn Jahren Diskussion keinen festen Willen in der EU erkennen, das Problem im Sinne einer gesundheitlichen Vorsorge *und* der sicheren Verwendung des Rohstoffs Tiermehl zu lösen.

7. Akt: Keine Rückholaktionen, keine Haftung, keine Skrupel

Es ist erstaunlich, dass die Futtermittelerzeuger im Vereinigten Königreich für den Verkauf von infektiösem Fleisch nicht zur Rechenschaft gezogen wurden, sondern nur die indirekten Folgen wie Ausfuhrverbot und verändertes Verbrauchenverhalten zu tragen hatten. Das hat seinen Grund, denn die Lobby der Agrar- und Fleischindustrie ist selbst in hohen politischen Ämtern vertreten.

Wenn einmal seitens der Industrie Schwachstellen aufgezeigt wurden, hatte das keine Konsequenzen. So zum Beispiel bei Gelatine: Technisch sei es unmöglich, sich bei der Gelatineherstellung an die Sterilisierungsvorschriften zur Inaktivierung von Infektionserregern zu halten, die bei der Tiermehlherstellung gelten, erklärte der Präsident des Verbandes der europäischen Gelatinehersteller, Schrieber. Dies hindert weder die EU daran, Gelatine für unbedenklich zu erklären, noch die Hersteller daran, britische Rindfleischprodukte zu verwenden. Von Verantwortung der Industrie keine Spur.

Auf dem Gebiet des Gesundheits- und Verbraucherschutzes ist Europa ein Entwicklungsland. Das leichtfertig verspielte Vertrauen der Verbraucher in die Lebensmittelpolitik kann man nur wiederherstellen, indem man Verbraucherschutz und industrielle Interessen in Ministerien klar trennt und die Verantwortlichen für ihr Tun zur Rechenschaft zieht. Der starken Lebensmittellobby muss eine ebenso einflussreiche Verbraucherorganisation entgegentreten. Seit Jahren wird eine europäische Kontrollbehörde nach dem Vorbild der amerikanischen FDA angestrebt, doch sie lässt auf sich warten – auch wenn durch den Druck des BSE-Skandals die Einrichtung einer solchen Behörde etwas wahrscheinlicher geworden ist.

8. und letzter Akt: Kennzeichnung kontra Verbraucherschutz

Am 17. März 2000 stimmte der Bundesrat einem Verordnungsentwurf der Bundesregierung mit dem viel versprechenden Namen »Änderung von Vorschriften zum Schutz der Verbraucher vor BSE« zu. Die Verordnung ist jedoch alles andere als Verbraucherschutz vor BSE: Seit dem 1. April 2000 darf britisches Rindfleisch nun wieder nach Deutschland importiert werden. Direktimporte oder Einfuhren über Drittländer werden mit einem sechseckigen Stempel und den Buchstaben »XEL« (*»Export eligible«* – zum Export geeignet) gekennzeichnet. Wird britisches Rindfleisch in Deutschland weiterverarbeitet, muss es mit der Angabe »Britisches XEL-Rindfleisch« versehen werden. Bei lose verkauftem Fleisch muss der Hinweis auf dem Preisschild klar erkennbar sein, und Restaurants müssen britisches Rindfleisch auf ihrer Speisekarte deklarieren. In einer zweiten Stufe sollen ab Januar 2002 Geburts-, Aufzucht- und Schlachtort gekennzeichnet sein.

Das ist zwar positiv, gilt aber zunächst nicht für Hackfleisch, obwohl Rinderhack einen hohen Marktanteil hat und besonders risikoreich ist. »Auch bei Hackfleisch muss die Kennzeichnung greifen. Denn gerade das anonyme Rinderhack ist ja als Gefahrenquelle für eine Infektion mit BSE verdächtig«, fordert der Vorsitzende des Landwirtschaftsausschusses im Europäischen Parlament Friedrich-Wilhelm Gräfe zu Baringdorf.

Lange hat sich Deutschland gegen den Import britischen Rindfleischs gewehrt, doch letztlich war es eine Kostenfrage: Eine Klage der Europäischen Union stand bevor, und es drohten Bußgelder in Höhe von bis zu 0,9 Millionen Euro pro Tag. Nun hält nur noch Frankreich als letztes Land standhaft ein Importverbot für britisches Rindfleisch aufrecht und muss sich wegen dieser Verbraucherschutzmaßnahme vor dem Europäischen Gerichtshof verantworten.

Im Oktober 1999 beriet ein Expertengremium über die Risiken der Exportlockerung. Drei Mitglieder äußerten ernste Vorbehalte, doch die EU-Kommission berücksichtigte deren Argumente nicht. Hans Kretzschmar, Göttinger Neuropathologe und Mitglied dieser Kommission, hat ernste Bedenken: Ein absolutes Fütterungsverbot für Tiermehle besteht erst seit 1996, die Inkubationszeit der Rinder beträgt aber etwa fünf Jahre. Daher hätte man zumindest noch ein weiteres Jahr abwarten sollen. Der Ansteckungsweg der Rinder untereinander und von Rind zum Menschen ist immer noch nicht eindeutig geklärt, und pro Woche treten noch heute etwa vierzig BSE-Fälle in Großbritannien auf.

Wie hoch die Zahl der infizierten Rinder ist, die keine Symptome zeigen und unerkannt in die Nahrungsmittelkette gelangen, ist ungewiss. Klarheit könnten BSE-Schnelltests schaffen, doch sie werden nur von wenigen Ländern genutzt. Besonders »BSE-freie« Länder sträuben sich vor der Prüfung des Rindfleischs. Doch welches Land ist wirklich »BSE-frei«? Lange schmückte sich Dänemark mit dieser Bezeichnung, aber der 28. Februar 2000 bewies das Gegenteil: Zum ersten Mal wurde auch in Dänemark ein BSE-Rind diagnostiziert.

Das Internationale Seuchenamt ist vorsichtig mit seiner Einschätzung des BSE-Risikos für die europäischen Länder. Und spricht nicht von »BSE-freien Ländern« in Europa, sondern nur von »vorläufig unversehrten«. Der damalige deutsche Agrarminister Karl-Heinz Funke sah das anders: »Deutschland ist eindeutig BSE-frei«, wiederholte er gebetsmühlenhaft in mehreren Interviews.[13]

Als wichtigste Schutzmaßnahme gegen BSE sieht der EU-Kommissar für Verbraucherschutz die standardmäßige Entfernung von Risikomaterialien der Rinder (Hirn, Rückenmark, Organe) aus dem Verarbeitungsprozess in allen EU-Staaten. Schon seit 1997 wird eine entsprechende Verordnung in der EU forciert, doch ein Ratsbeschluss scheiterte bislang – auch an der Weigerung des deutschen Agrarministeriums. Warum Deutschland die Risikomaterialien nicht entfernen will, war für Karl-Heinz Funke eine klare Sache: »Bei uns werden diese Materialien im Gegensatz zu anderen Ländern nicht verarbeitet. Das ist der entscheidende Punkt.« Doch der »entscheidende Punkt« wurde bereits widerlegt. Ein Forscherteam um den Gießener Veterinärmediziner Professor Ernst Lücker wies mittels eines neuen Tests Hirn und Rückenmark von Rindern in deutscher Wurst nach: In 10 Prozent der untersuchten Leberwürste und in 20 Prozent der Kochmettwürste wurde Hirn- und Nervenmaterial entdeckt. Diese Risikomaterialien enthalten bei infizierten Rindern etwa 95 Prozent der BSE-Erreger. »Das Nichtentfernen von Hirn und Rückenmark als dem wesentlichen Risikomaterial bedeutet, dass ein vermeidbares Risiko eingegangen wird zu Ungunsten der Verbraucher«, so Lücker gegenüber dem ZDF.

Deutsche Politiker ignorieren diese Ergebnisse, und auch die Wursthersteller sehen keinen Handlungsbedarf: »Wenn man sich EU-weit einigen würde, dieses oder jenes machen wir zum Standard, dann ist das ja eine politische Frage. Also die stellen wir uns weniger«, wiegelt Helmut Brachtendorf von der Marketinggesellschaft der deutschen Agrarwirtschaft ab. Kein Wunder: Zur standardmäßigen Entfernung von Hirn- und Rückenmark müssten die Schlachthöfe umgerüstet werden, und das kostet schließlich. Lieber setzt man die Verbraucher weiterhin einem unnötigen Risiko aus.

Für besseren Schutz und zur Überwachung der Lebensmittel will EU-Verbraucherkommissar David Byrne eine neue Lebensmittelbehörde schaffen. Hier sollen auch Wissenschaftler angestellt und Forscher aus allen Ländern zur Beratung herangezogen werden. Doch das Europäische Parlament ist skeptisch, ob das der richtige Weg ist: »Wir brauchen keine weitere Behörde, sondern mehr Transparenz in den Mitgliedsländern bei der Meldung von Missständen«, sagt Markus Ferber, Vorsitzender der europäischen CSU-Gruppe.

»Hunderttausende von Menschen könnten durch ein einziges BSE-infiziertes Rind, das in die menschliche Nahrungskette gelangt, gefährdet werden«, ergibt eine Studie des sonst so zaghaften EU-Beratergremiums SSC. Damit solche Schreckensnachrichten nicht wahr werden, ist durchgreifendes Handeln gefragt. Auf EU-Ebene wie in allen Mitgliedstaaten. Denn Tierseuchen machen vor Ländergrenzen nicht Halt, schon gar nicht in einem vereinten Europa.

Unglaublich, aber wahr …

So mancher, welcher der fleischlichen Nahrung abgeschworen hat – entweder um als Vegetarier Gewissheit zu haben, dass er nicht zum Tierleid beiträgt oder auch aus anderen, meist ganz persönlichen Gründen – wird oftmals in unverantwortlicher Weise getäuscht und geblendet. Denn wie die Hamburger Verbraucherzentrale kritisiert, enthalten viele vermeintlich vegetarische Lebensmittel wie Gemüsepizza, Würzsoßen oder Kekse trotzdem tierische Inhaltsstoffe. Fette, Gelatine oder Zusatzstoffe tierischer Herkunft müssen nämlich nach geltendem Recht nicht gekennzeichnet werden. Der Lizenzvertrieb Vegis will deshalb mit einem freiwilligen Vegetarier-Gütesiegel dieser unglaublichen Situation eine Alternative entgegensetzen. Während der Nahrungsmittel-Konzern Unilever Interesse signalisierte, erteilte Nestlé eine Absage.

Epilog: BSE-Rinder sorgen weiter für Spannung

Um die riesigen Mengen an BSE-verseuchtem Tiermüll abzubauen, hat das britische Umweltministerium Mitte Mai 2000 die Genehmigung erteilt, Rindfleisch und Knochenmehl zu verbrennen – in einem Kraftwerk. Mit der Verarbeitung von 250 Tonnen pro Tag erzeugt die Station genügend Strom, um eine ganze Kleinstadt damit zu versorgen. Die Leitung der Anlage in Glanford/Lincolnshire teilte mit, dass alle Umweltauflagen erfüllt seien. Die BSE-Rinder sorgten zwar für Spannung im englischen Stromnetz, würden aber durch den Verbrennungsvorgang keinesfalls die Luft mit BSE-Erregern verpesten. Das ist wohl die britische Variante des »Öko-Stroms«.

Derweil erreicht BSE auch den deutschen Bundeskanzler. Angesichts des ersten Falls von Rinderwahnsinn in Deutschland (siehe S. 137 f.) forderte Gerhard Schröder am 29. November 2000 im Bundestag »einen grundsätzlichen Wandel in der Agrarwirtschaft, um künftige Vertrauenskrisen bei den Verbrauchern zu vermeiden«. Ziel müsse es sein, weg von den Agrarfabriken zu kommen.
Der Applaus war äußerst verhalten. Dieselbe Forderung nämlich erheben Natur- und Umweltverbände seit mindestens 10 Jahren – ohne dass deshalb zuerst eine BSE-Kuh hätte auftauchen müssen. Die neue Agrarministerin Künast kämpft seither für eine Agrarwende – gegen den massiven Widerstand des Bauernverbands, der weiterhin meint, das sei nicht notwendig.
Und während alle sich mit der Agrarwende beschäftigen, wenden sich die Verbraucher dem Geflügel zu, das seit BSE reißenden Absatz findet. Grund genug, sich die Hähnchenmästereien einmal näher anzuschauen. Zuvor aber werfen wir noch einen Blick auf das Ei.

Die Henne und das Ei – Dichtung und Wahrheit

Für Freunde der Poesie hält die Internetseite http://www.kraft.de allerlei erbauliche Texte bereit. Oder vielmehr »hielt bereit«, denn im Zuge der Entstehung dieses Buches hat es sich der Nahrungsmittelhersteller »Kraft« offensichtlich anders überlegt und seine schönsten Dichtungen aus dem Netz genommen. Aber eins nach dem anderen. Es war einmal eine Zeit, da stand auf der Kraft-Homepage:

> »Das Ei ist eine berühmte Diva unter den Lebensmitteln. Sie gehört wie Brot und Nudeln zu den Grundnahrungsmitteln. Das Image der Eier ist strahlender als das vom Brot. ›Das Gelbe vom Ei‹ ist heiß begehrt. Die Sonnenseite des Eis ist fast so luxuriös wie Kaviar, die schwarze Fischdelikatesse.«

»›Ungelegte Eier‹ verweisen auf Geheimpläne oder unausgegorene Aktionen. ›Das Landei‹ hingegen gehört zu den gemäßigten Schimpfwörtern, das auf dem Lande lebende Personen degradiert – im Gegensatz zu Stadtpflanzen versteht sich. Doch die Kardinalfrage rund ums Ei lautet immer wieder: Wer war zuerst da? Die Henne oder das Ei? Das Ei ist mit seinen vielen Familienmitgliedern wie Spiegelei, Rührei, Omelette, Eierlikör oder als hart gekochtes Ei ein Stammgast in jeder guten Küche und das nicht nur bei einem gepflegten Brunch oder Frühstücksbüfett.«

»Im Freiland«, lautet die Überschrift zum Thema Legehennen:

»Die Hühnchen leben seit Generationen Gedenken mit den Menschen in kuscheligen Dörfern. Für die Menschen sind sie pflegeleichte Eierspender, denn sie bekommen einfach ein paar von den Körnern ab, aus denen ansonsten das leckere Brot gebacken wird. Die Redewendung ›Auch ein blindes Huhn findet mal ein Korn‹ zeigt, dass sie auf dem Bauernhof ein bequemes Leben führen. Der Hahn kräht morgens die Bauernhofbewohner wach. Die Hennen legen fleißig jeden Tag ein Ei und sonntags gibt es auch mal zwei. Der Schlager ›Ich wollt' ich wär ein Huhn‹ bezeugt ebenfalls den friedlichen Müßiggang dieser ländlichen Idylle.
Die Eierproduktion beginnt ab der 20. Woche. Dann sind Hennen erwachsen und fangen mit dem fleißigen Eierlegen an. Und wie viele Eier legt ein Huhn pro Jahr? Sage und schreibe 245 Stück. Bei 365 Tagen im Jahr besteht natürlich auch das Huhn auf seiner Freizeit- und Urlaubsregelung. Je älter eine Henne ist, desto größere Eier legt sie. Ein weiterer Faktor ist selbstverständlich das leckere Körnermittagessen der Henne. Stress, Hitze und andere widrige Lebensbedingungen bekommen diesen Nutztieren gar nicht gut. Der Verbraucher bezahlt sein Frühstücksei

nach der Größe und Herkunft der Eier. Ein ausgeprägtes Qualitätsbewusstsein seitens der Verbraucher hat auch in der Eierwirtschaft zu einem Umdenken und besseren Konditionen für die Hühner geführt ….«

Der Verbraucher und potenzielle Kunde ist beruhigt: Keine Spur von Legebatterien, stattdessen kuschlige Dörfer und pflegeleichte Eierspender, die auf dem Bauernhof ein angenehmes Leben führen, die auf ihre Freizeit- und Urlaubsregelung pochen, ein »leckeres Körnermittagsessen« serviert bekommen und widrige Lebensbedingungen scheuen. Geht's noch blöder? Ja, es ging noch blöder!

»Die Farbe der Eierschale sagt nichts über die Qualität, über den Geschmack oder den Nährwertgehalt des Eis aus. Ob braun oder weiß, Hauptsache es handelt sich um Eier von glücklichen Hühnern. In der Regel legt Geflügel mit weißen Federn weiße Eier und die braungefiederten logischerweise braune. Diese braunen Eier sind meistens teurer, weil sie von größeren Tieren, die mehr Futter und Wasser verbrauchen, stammen.«

Die Kraft-Werbung steht emotional auf der richtigen Seite, ganz klar. Aber wie glücklich sind die Hühner wirklich, deren Eier bei Kraft landen? Wir wollten wissen, woher Krafts Eier stammen. Eine E-Mail wurde geschrieben. Vorsorglich haben wir recht simple Formulierungen gewählt, die würde man sicher verstehen:

»Ich finde Ihre Web-Seite ganz prima und kann die Informationen für die Schule gut gebrauchen. Was Sie über Hühner schreiben ist ganz richtig. Aber nicht alle Hühner leben glücklich auf Bauernhöfen. Deshalb möchte ich wissen, ob Sie nur Eier von wirklich glücklichen Hühnern kaufen und verarbeiten. Schicken Sie die Antwort ruhig an die E-Mail-Adresse von meinem Vater, der gibt sie an mich weiter.«

Unterschreiben ließen wir Töchterchen Ira, zwölf Jahre alt. Wir wollten ja wissen, was man ganz normalen Kunden und Interessenten zur Auskunft gibt.
Für die Antwort brauchte die Firma Kraft ein wenig Zeit. Eine gute Gelegenheit, um ein wenig tiefer einzusteigen in die Eierproduktion in Europa. Denn irgendwie hat man ja nicht nur von glücklichen Hühnern gehört, sondern auch schon mal etwas vom Leiden der Legehennen in so genannten Tier-KZs der Massentierhalter erfahren.

Seit Jahren dringen kaum noch Informationen aus erster Hand über das Leid der Tiere an die Öffentlichkeit. Kein Fernsehteam wird mehr hineingelassen in die Batterieanlagen, in denen die Käfige teilweise in acht Stockwerken übereinander aufgebaut sind. Kein Reporter darf mehr eine der stark gesicherten Anlagen besichtigen, einen »Tag der offenen Tür« gibt es dort schon lange nicht mehr. Die Namen sind trügerisch: »Wiesenhof«-Hähnchen haben (zumindest bislang – siehe S. 189 ff.) weder eine Wiese noch einen Hof gesehen. Sie sind wie die »Frischei-« oder »Gutsgold«-Eier ein Industrieprodukt. Mit bäuerlicher Produktion und mit »glücklichen« Lebensbedingungen hat das nichts zu tun.
Ein paar Fakten: Unser Haushuhn stammt vom südostasiatischen Bankavihuhn oder Rotem Kammhuhn ab und wird bereits seit 6000 bis 8000 Jahren domestiziert. Meist wurde es zur Zierde oder für Wettkampfzwecke gehalten. Erst in den letzten 1000 bis 2000 Jahren wird es für die Fleisch- und Eierproduktion genutzt, und erst in den letzten vierzig bis fünfzig Jahren wird es gezielt auf Produktionsmerkmale hin gezüchtet. Diese Zucht hat in Verbindung mit Veränderungen in den Haltungsformen zu einem spektakulären Anstieg der Fleisch- und Eierproduktion geführt: das wilde Bankavihuhn legt etwa 60 Eier pro Jahr, während es die Hybriden auf 300 und mehr bringen.
Haushühner sind von Natur aus soziale Tiere, die eine kohärente soziale Struktur bilden und die durch Rufe, Kontakte und Ausdrucksverhalten miteinander kommunizieren. Unsere Haushühner haben bei der Futteraufnahme das typische Verhalten des Bankavihuhns

beibehalten: Picken, Scharren, Futteraufnahme. Auch wenn das Pick- und Scharrverhaltens bei den Hybridrassen unterschiedlich stark ausgeprägt ist, so ist es immer noch vorhanden und kann, wird es unmöglich gemacht, »auf Artgenossen umorientiert werden und in Verletzungen oder sogar Kannibalismus resultieren«. Was der Europarat hier höflich formuliert, heißt im Klartext: Die Haushühner weisen auch heute noch das gleiche Komfortverhalten wie ihre Vorfahren auf, einschließlich der »Gefiederpflege, die das Ordnen, die Reinigung und allgemeine Erhaltung der Gesundheit und Struktur des Gefieders mit Hilfe des Schnabels oder der Füße umfasst. Besonders stark ist der Drang der Hühner, im Staub zu baden.«

Diese und weitere typische Verhaltensweisen wie Balz- und Brutverhalten etc. sowie die möglichen Konsequenzen ihrer Unterdrückung haben den Europarat veranlasst, konkrete Mindestbedingungen an die Haltung von Hühnern zu formulieren. Dazu gehören Forderungen an die Betreuung und Inspektion der Tiere. Die Tiere, so will es Artikel 3 der Empfehlung, »müssen von ausreichend viel Personal, mit angemessenen Kenntnissen über Geflügel und das entsprechende Haltungssystem versorgt werden, um feststellen zu können, ob sich die Tiere in einem guten Gesundheitszustand befinden, die Bedeutung von Verhaltensänderungen verstehen zu können und erkennen zu können, ob die gesamte Umgebung für Gesundheit und Wohlbefinden der Tiere geeignet ist … Die Größe oder Dichte des Bestandes soll nicht zu groß sein. Ein großer Bestand darf nur aufgebaut werden, sofern sichergestellt ist, dass der Tierhalter das Wohlbefinden der Tiere sicherstellen kann.«

Die Empfehlung des Europarats hat verschiedene Anhänge. Anhang I regelt Zusatzbestimmungen für Legehennen in Käfiganlagen:

»1. Ein Stallsystem, das mehr als drei Käfigebenen umfasst, darf nur verwendet werden, wenn geeignete Vorrichtungen oder Maßnahmen eine mühelose Überprüfung aller Ebenen ermöglichen.

2. Ungeachtet des verwendeten Käfigtyps müssen alle Tiere so viel Bewegungsfreiheit haben, dass sie ohne

Schwierigkeiten normal stehen und sich umdrehen können. Sie müssen auch genügend Raum haben, um sich entweder auf einer Stange niederzulassen oder sich hinsetzen zu können, ohne von anderen Tieren gestört zu werden. Die Vertragsparteien verpflichten sich, diese Bestimmungen zu überprüfen, wenn dies angesichts weiterer Erfahrungen und neuer wissenschaftlicher Erkenntnisse wünschenswert erscheint.

3. Die Käfige müssen ausreichend hoch und so konstruiert sein, dass es den Tieren möglich ist, normal zu stehen.
4. Sämtliche Böden müssen so ausgeführt, eingebaut und instand gehalten werden, dass Leiden oder Verletzungen der Tiere vermieden werden; ferner müssen sie den nach vorn gerichtete Zehen beider Ständer geeigneten Halt bieten.
5. Sämtliche Tiere müssen gleichzeitig fressen können.
6. Sämtliche Tiere müssen zu mindestens zwei Nippeltränken oder Trinknäpfen, deren Platzierung nicht zu aggressivem Verhalten anregt, oder zu einem Wassertrog Zugang haben, der über die gesamte Käfigbreite reicht.«

So weit das geschriebene Wort aus Straßburg. Mit der Realität hat es so wenig zu tun wie die Erzählungen von Kraft. Rund 350 Millionen Legehennen stehen in Ställen der fünfzehn EU-Mitgliedstaaten. Weit über 93 Prozent der Legehennen in der EU werden in viel zu engen Käfigen gehalten, in Deutschland sind es rund 90 Prozent.
Doch bevor es so weit ist, müssen die Tiere als Küken erst einmal zur Welt kommen. Heute schlüpfen die meisten der rund 500 Millionen Aufzuchtküken in automatischen und vollklimatisierten Brutschränken. Ihre Mutterglucke oder frische Luft lernen sie in ihrem kurzen Leben, das spätestens als Suppenhuhn endet, nicht kennen.
Von den jährlich 500 Millionen geschlüpften Küken sind nur die weiblichen Hühner wünschenswert. Aber auch männliche Tiere schlüpfen.

Die taugen weder zum Eierlegen noch für die Fleischproduktion (als Masthähnchen), denn die Zuchtlinie dieser Gattung ist auf Legeleistung und nicht auf Fleischansatz ausgerichtet. Also werden sie sofort getötet. Doch vorher muss festgestellt werden, ob das geschlüpfte Küken männlich oder weiblich ist. Das tun hoch bezahlte Spezialisten, zumeist Asiaten, die mit ungeheurem Fingerspitzengefühl die Geschlechtsorgane der jungen Küken abtasten und entscheiden, ob es sich um »Weibchen« oder »Männchen« handelt. Letztere gehen ab in den Müll. Anhang III der Europaratsempfehlungen regelt das:

> »Küken, die nicht zur Aufzucht bestimmt sind, sind so bald wie möglich, spätestens jedoch bevor sie 72 Stunden alt sind, zu töten. Die Küken sollen mit einem mechanischen Gerät getötet werden, das für diesen Zweck nach der nationalen Gesetzgebung zugelassen und so konzipiert ist und funktioniert, dass alle Küken sofort getötet werden, auch wenn es sich um eine große Anzahl handelt.«

Es ist eine große Anzahl. Abermillionen von männlichen Küken landen jedes Jahr in Europa in der »Musmühle«, einem Trichter, in dem die Küken von blitzschnell rotierenden Messern zerkleinert werden. Manchmal geht es so »einfach« aber nicht. Zum Teil kommen die Tiere auch zuerst in größere Zwischenbehälter, in denen sie qualvoll ersticken. Schließlich gelangen alle in eine Tierkörperverwertungsanlage, und werden dort entweder zu Dünger oder – zumindest bis Ende 2000 – als Tiermehl zu Viehfutter verarbeitet.

Die weiblichen Tiere werden geimpft, ein Fließbandvorgang, der ebenso mechanisch verläuft wie das Verpacken und Verschicken der kleinen Küken. Als Erstes kommen die Tiere in einen Aufzuchtbetrieb, denn Hühner beginnen erst mit etwa fünf Monaten Eier zu legen. Dann wird es Zeit, sie in die Käfige zu packen, wo für sie ein vierzehnmonatiger Dauerstress beginnt.

»Praxisüblich«, so schreibt das Bundesverfassungsgericht in seinem Urteil über die bundesdeutsche Hennenhaltungsverordnung, sind Käfigmaße von 40 × 45 Zentimeter. Schneiden Sie doch mal aus der

Zeitung ein entsprechend großes Stück Papier aus und legen es auf den Tisch … Fertig damit? Gut! Nun sollten Sie wissen, dass in einem Drahtkäfig mit dieser Grundfläche vier Hennen Platz finden müssen, vielmehr: darin zusammengepfercht werden. Es ist schon interessant zu lesen, wie in der Urteilsbegründung des Bundesverfassungsgerichts diese Tierhaltungsform beschrieben wird:

> »Bei der Käfigbatteriehaltung werden die Legehennen in geschlossenen Räumen gehalten, in denen Drahtkäfige aufgestellt sind. Üblich sind Käfige für vier, fünf und in den moderneren Betrieben zunehmend für sechs Hennen. In Anbetracht der durchschnittlichen Körpermaße einer leichten Legehenne von 47,6 cm Länge und 14,5 cm Breite (bei angelegten Flügeln) … ist die Platzaufteilung der Hennen untereinander in einem Viererkäfig mit den praxisüblichen Maßen 40 × 45 cm so gedacht, dass drei Hennen zugleich vorne nebeneinander Platz finden können, während sich die vierte unter oder über diesen quer im hinteren Bereich des Käfigs aufhalten soll. Die Käfige werden, zumeist in mehreren Doppelreihen und diese wiederum in mehreren – bis zu acht – Käfigreihen übereinander aufgestellt. Der Käfigboden ist jeweils nach vorne geneigt, damit die Eier in eine vor dem Behältnis angebrachte Auffangrinne abrollen können. Die Käfigneigung wird dadurch erreicht, dass sich die Käfighöhe von mindestens 40 cm im vorderen Bereich durch einen ansteigenden Boden nach hinten hin auf 35 cm vermindert. Eine durchschnittlich große Henne der leichten Rasse, die bei aufrechter Körperhaltung im Zustand der Entspannung 38 cm bis zur Kammspitze und 26,4 cm bis zum Übergang zwischen Nacken und Genick misst, kann deshalb nur im vorderen Bereich des Käfigs aufrecht stehen.«[14]

Kein dauerhafter aufrechter Stand, keine gleichzeitige Futteraufnahme, kein Flügelschlagen, kein Staubbad, keine ruhige Eiablage, kein Platz zum Ausruhen. Den Tieren wird die Befriedigung fast aller Grundbedürfnisse vorenthalten – mit drei Ausnahmen: fressen, scheißen und vor allem Eier legen. Die Tatsache, dass die Legehennen in den Industrieanlagen bis zu 300 Eiern jährlich legen, wird von den Haltern als schlagender Beweis dafür angeführt, dass es den Tieren doch gut gehen muss. (Bei Kraft dagegen heißt es einsichtig: »Stress, Hitze und andere widrige Lebensbedingungen bekommen diesen Nutztieren gar nicht gut.«) Das ist jedoch ein Scheinargument. Tatsache ist, dass die Tiere manipuliert werden, wie es schlimmer nicht sein kann. Das fängt bei den Lichtverhältnissen an: »Bis zu zwanzig Stunden Kunstlicht am Tag ersetzen das Tageslicht; damit wird den Tieren ein permanenter Frühling vorgegaukelt, und zusammen mit der Hybridzucht und dem hoch konzentrierten Futter bewirkt das höchste Legeleistung trotz katastrophaler Haltungsbedingungen«, schreibt der Verein gegen Tierfabriken in Österreich. Zusätze im Futter tun ein Übriges. In solchen Tierhaltungsbeständen besteht ein ständiger Infektionsdruck. Mit (erlaubten) medikamentösen Zusätzen, die den Futtermitteln permanent beigemischt werden, werden die Hühner quasi zwangsweise dauerhaft vor Infektionen geschützt.

Über das Futtermittel wird übrigens auch die Farbe des Eigelbs geregelt. Früher war es ein Qualitätskriterium, ein kräftiges Eidotter zu haben. Holen Sie sich einmal ein Ei vom Bauern, der seine Hühner noch auf Wiesen laufen lässt. Richtig goldgelb ist das Dotter. Die Dotter der Eier aus den Legebatterien dagegen waren fahl, hellgelb. Doch diese Zeiten sind vorbei. So wie man sich die Haare färben kann, kann der Hühnerhalter heute aus mehreren unterschiedlichen Farbtönen auswählen, wie das Eigelb aussehen soll – das Futter macht's!

Die wenigen Menschen, die in den Legebatterien arbeiten, können die Ansprüche, die der Europarat an die Betreuung der Hühner stellt, gar nicht erfüllen. Bis zu 80 000 Hennen werden von nur einer Person betreut. Macht bei einem Achtstundentag rund 10 000 Hennen pro Stunde oder 170 pro Minute oder 3 pro Sekunde. Ein Teil der Zeit geht aber schon dabei drauf, die toten Tiere aus den Käfigen zu nehmen und sie in den Behälter am Ende der Legehalle zu legen, der zweimal die Woche geleert wird. Normalerweise geht's zur Tierkörperverwertung, manchmal wird auch illegal entsorgt: Verbuddeln ist halt billiger.

Zwischen 8 und 15 Prozent beträgt nach Aussagen des österreichischen Vereins gegen Tierfabriken die normale »Ausfallquote« in einer Legeperiode; tritt eine Seuche auf, ist sie wesentlich höher: »In modernen Anlagen … werden kranke oder tote Tiere oft erst nach Tagen oder überhaupt erst beim Ausstallen als flach gedrückte, halbverweste Reste entdeckt.«

Das so genannte Ausstallen ist eine Sache für sich. Natürlich gibt es das so genannte »Rein-Raus-Verfahren«: Alle Tiere einer Legehennenbatterie werden gleichzeitig zum Schlachthof gebracht, damit anschließend die Halle desinfiziert und neu bestallt werden kann. Mit Fingerspitzengefühl wie beim Ertasten der Geschlechtsmerkmale der Jungküken geht es dabei nicht zu. Zeit ist Geld, und jene Hennen, die sich nicht schon während der Legeperiode Zehen, Gelenke oder Flügel ausgerenkt oder gebrochen haben (die Knochen der Tiere werden unter den Haltungsbedingungen brüchig), laufen Gefahr, dass sie jetzt beim groben Zupacken auf dem Weg zum Schlachthof verletzt werden. Aus Sicht der Halter kein Problem – der Tod wartet ja sowieso.

So mancher Tierhalter nimmt es mit den Bestandzahlen nicht ganz so genau. Wo vier Hennen Platz haben, passen auch fünf rein. Oder noch mehr, meinen zumindest die, die beim Pfennigprodukt Ei die Nase vorn haben. Denn beim Geschäft mit den Eiern geht es um extrem geringe Gewinnmargen. 0,5 Cent Gewinn pro Ei macht beim Lebenswerk von rund 300 Eiern pro Huhn 1,50 Euro – zuzüglich der Einnahme aus dem Verkauf als Suppenhuhn. Pro Ei, pro Huhn ist das nicht viel, die Masse macht's. Deshalb wird versucht, überall das Möglichste herauszuholen: Pro Henne so wenig Platz wie möglich, so viele Käfige wie möglich im Stall, das Futtermittel so billig wie möglich, das Personal so kostengünstig wie möglich und und und …

Das Schlimme an der Käfighaltung ist, dass diese Form der Tierquälerei auch noch gesetzlich abgesichert ist. Deshalb beriefen sich die Befürworter dieser Haltungsmethode immer darauf, dass sie nichts anderes täten als nach den einschlägigen Gesetzen (zum Beispiel dem Tierschutzgesetz) und den entsprechenden Verordnungen (zum Beispiel der Hennenhaltungsverordnung) zulässig sei. Wer sich an Recht und Ordnung halte, den dürfe man aber nicht als Tierquäler beschimpfen.

Trotz aller Diskussionen darüber nahm die Industrialisierung der Hennenhaltung zu, wurden die Tiere noch mehr gepowert. Erst als das erste von den Grünen auf Länderebene geführte Landwirtschaftsministerium aktiv wurde, begann sich etwas zu verändern. Es war die Umwelt- und Landwirtschaftsministerin von Nordrhein-Westfalen, Bärbel Höhn, die gegen diese Legehennenverordnung zu Felde zog, weil sie ihrer Meinung nach nicht dem Schutz der Hennen, sondern dem Schutz der finanziellen Interessen der mächtigen Hühnerhalter dient. Vor dem Bundesverfassungsgericht wollte sie klären lassen, ob die Hennenhaltungsverordnung überhaupt verfassungskonform sei. Mit im Gepäck hatte sie Unterstützungsschreiben aus Mecklenburg-Vorpommern und Hessen sowie vom damaligen niedersächsischen Landwirtschaftsminister Karl-Heinz Funke. Dieser wechselte allerdings im Herbst 1998 ins Bundeslandwirtschaftsministerium – und verteidigte fortan bis zu seinem Ausscheiden im Januar 2001 die »Verordnung des Bundesministers für Ernährung, Landwirtschaft und Forsten zum Schutz von Legehennen bei Käfighaltung (Hennenhaltungsverordnung) vom 10. Dezember 1987 (Bundesgesetzblatt I Seite 2622)«.

Dem widerspricht jedoch das bereits zitierte Europäische Abkommen zum Schutz von Tieren in landwirtschaftlichen Tierhaltungen (vgl. S. 164 f.) mit seiner Empfehlung zur Haltung von Haushühnern der Art Gallus gallus. Die Mitgliedstaaten des Europarats (also auch Deutschland) haben sich nämlich zur Anwendung dieses Übereinkommens verpflichtet, denn Empfehlungen des Europarats werden sechs Monate nach ihrer Annahme für jeden Vertragsstaat verbindlich, sofern und solange dieser nicht durch eine an den Generalsekretär des Europarats gerichtete Notifikation mitteilt, dass und aus welchen Gründen er die Empfehlung nicht oder nicht mehr anwenden will. Und Deutschland hat eine solche Ablehnung nicht angekündigt.

In diesen Europaratsempfehlungen stehen ein paar Dinge, die mit der Hühnerhaltungsrealität und der Hennenhaltungsverordnung nicht kompatibel sind. Das sah auch das Bundesverfassungsgericht so. Mit seinem Urteil vom 6. Juni 1999 löste der 2. Senat Jubel bei vielen Tierschützern aus: Die Hennenhaltungsverordnung der Bundesrepublik ist nichtig, weil sie unter anderem den Ansprüchen der Legehennen nicht gerecht wird. Das heißt: die derzeitige Käfighaltung entspricht nicht dem Grundgesetz und den Anforderungen des Tierschutzes. 59 Seiten umfasst das Urteil, und obwohl manches für Nichtjuristen nicht so leicht verständlich ist, finden sich einige Zitate darin, die zeigen, wie tief sich die höchsten Richter der Bundesrepublik mit dieser Materie befasst haben:

> »... Schon ein Vergleich der durchschnittlichen Körpermaße einer ausgewachsenen Legehenne (47,6 × 14,5 × 38 cm) mit der in ... (der) Hennenhaltungsverordnung vorgesehenen Käfigbodenfläche von 450 qcm [pro Huhn] zeigt, dass in mit vier, fünf oder auch sechs Hennen besetzten Käfigen, wie sie in Deutschland derzeit üblich sind, ein ungestörtes gleichzeitiges Ruhen der Hennen, d. h. eine Befriedigung ihres Schlafbedürfnisses nicht möglich ist. Aus dem Produkt von Länge und Breite der Tiere ergibt sich nämlich ein Flächenbedarf für jede Henne in der Ruhelage, der die vorgesehene Mindestbodenfläche überschreitet.[15] Es ist auch nichts dafür ersichtlich, dass es etwa dem artgemäßen Ruhebedürfnis einer Henne entsprechen könnte, gemeinsam mit anderen Artgenossinnen auf- oder übereinander zu schlafen. Ferner zeigt ein Vergleich der Körperbreite von 14,5 cm mit der in ... (der) Hennenhaltungsverordnung vorgesehenen Futtertroglänge von 10 cm pro Henne, dass die Hennen nicht ... gleichzeitig ihre Nahrung aufnehmen können.«

Diese Feststellungen genügen den Verfassungsrichtern schon. Sie meinten die Frage, ob die durch die engen Grenzen der Käfige bewirkten Einschränkungen artgemäßer Bewegungsmöglichkeiten den Tieren nun Schmerzen oder vermeidbare Leiden oder Schäden zufügten – was nach dem Tierschutzgesetz auszuschließen ist –, bräuchte nicht eigens geklärt werden. Gleiches galt für Fragen nach dem Picken, Scharren, der ungestörten und geschützten Eiablage, der Eigenkörperpflege oder dem Sandbaden. Die Legehennenhaltungsverordnung wurde für nichtig erklärt.

Nach diesem Urteil dürfen neue Käfiganlagen nicht mehr nach der alten Hennenhaltungsverordnung genehmigt werden. Und Anlagen, für die das Genehmigungsverfahren noch nicht abgeschlossen ist, dürfen nicht mehr auf Grundlage der nun aufgehobenen Verordnung den Betrieb aufnehmen. Vorhandene und genehmigte Käfiganlagen allerdings bleiben in ihrem Bestand geschützt, das heißt, dort geht es mit der Tierquälerei so weiter wie bisher. Mit neuen Rechtssetzungen könnten auch diese alten Anlagen mittel- oder langfristig außer Betrieb gesetzt werden.

Der Gesetzgeber, in diesem Fall der Bundeslandwirtschaftsminister, war also aufgerufen, eine neue Verordnung zu erlassen. Doch Ex-Landwirtschaftsminister Funke schien aus dem Urteil nichts gelernt zu haben, zumindest nicht so viel, dass er seine Mitarbeiter angewiesen hätte, den Text umzusetzen. In einem kurz nach dem Karlsruher Urteil vorgelegtem Referentenentwurf einer neuen Legehennenhaltungsverordnung wurden die Kritikpunkte des Bundesverfassungsgerichts nicht aufgegriffen. Stattdessen versuchte dieser Referentenentwurf eine am 15. Juni 1999 in Brüssel (unter deutscher EU-Präsidentschaft) beschlossene Richtlinie zur Haltung von Legehennen in nationales Recht umzusetzen. Danach soll den Tieren ab dem Jahr 2003 eine Fläche von 550 qcm statt heute nur 450 qcm zur Verfügung stehen. Ab dem Jahr 2012 soll diese Fläche dann noch einmal vergrößert werden, nämlich auf 650 qcm, und die Käfige müssen dann auch umgestaltet und unter anderem mit einem Nest versehen werden. Die bisher betriebenen engen Käfige verlieren nach einer Übergangsfrist die Zulassung.

Sowohl in der Brüsseler Richtlinie als auch in dem von Funke vorgelegten Referentenentwurf wird somit jeder Henne eine Grundfläche zugestanden, die kleiner ist als das vom Verfassungsgericht errechnete Mindestmaß von 690 qcm. Damit ging das politische Spielchen von vorn los. Ein weiterer, wieder ein wenig verbesserter Entwurf einer Legehennenverordnung wurde im Bundeslandwirtschaftsministerium (BML) vorbereitet, der bei den Bundesländern auf mehr Wohlwollen stieß. Aber auch Wissenschaftler und Tierschützer sind mit dabei, wenn Gesetze erlassen werden. Beim BML gibt es beispielsweise eine Tierschutzkommission. Eher zufällig erfährt der interessierte Bürger in einer Informationsschrift des Bundeslandwirtschaftsministers, dass diese Tierschutzkommission auch den neuen Entwurf mehrheitlich abgelehnt hat, weil er das Urteil des Bundesverfassungsgerichts nicht ausreichend berücksichtigt. »Das Bundeslandwirtschaftsministerium wird das Votum jetzt mit den Ländern erörtern und einen überarbeiteten Entwurf dem Bundesrat Anfang nächsten Jahres zuleiten«, erklärte der Parlamentarische Staatsekretär im BML, Thalheim, am 11. Dezember 2000.

Seit Jahren sprechen unsere Politiker von den unerträglichen Qualen, die die Tiere erleiden. Karl-Heinz Funke selbst hat einmal die herkömmliche Käfighaltung als »Sündenfall der Menschheit« gegeißelt. Dass man sie abschaffen kann, zeigt das Beispiel der Schweiz oder das österreichische Bundesland Vorarlberg. Doch in Deutschland fehlte dazu der politische Mumm – vorerst zumindest.

Wirtschaftliche Gründe sind es, die eine Änderung dieser unhaltbaren Zustände blockierten. Zu weit gehende Verschärfungen würden die Wettbewerbsfähigkeit der deutschen Eierproduzenten im Vergleich zu anderen europäischen Ländern, in denen weniger strenge Auflagen gelten, verschlechtern, heißt es. Also galt: So lange andere Tiere quälen, tun wir es im Interesse des Eierproduktionsstandorts Deutschland auch.

977,6 Millionen Euro betrug der Verkaufserlös 1997/98 bei Eiern, das sind ungefähr 5 Prozent der Gesamtverkaufserlöse bei tierischen Produkten beziehungsweise gut 3 Prozent bei allen landwirtschaftlichen

Erzeugnissen. Der Eierbereich ist damit bedeutsamer als zum Beispiel der Gemüse- (818 Millionen Euro) oder der Obstsektor (802 Millionen Euro). Trotz dieser enormen Umsätze ist Deutschland nicht in der Lage, den Inlandsbedarf an alternativ produzierten Eiern zu befriedigen. Rund 60 Prozent der in Deutschland nachgefragten Eier aus alternativer Haltung müssen aus dem Ausland importiert werden, davon etwa 60 Prozent aus holländischen Bodenhaltungen und 25 Prozent aus französischen Freilandhaltungen. In Dänemark gibt es staatliche Programme, mit denen Bauern unterstützt werden, die aus der Käfighaltung aussteigen. In Deutschland gibt es Politiker, die sich um die schwindende Wettbewerbsfähigkeit der Hühnerbarone kümmern, statt für Alternativen zu sorgen.

Erst Renate Künast machte damit Schluss. Sie setzte als eine der ersten Maßnahmen der Agrarwende ein Verbot der Käfighaltung ab 2007 um. Und auch an der Kennzeichnung auf den Verpackungen soll etwas geändert werden, um endlich Klarheit zu schaffen. Unter anderem soll der Verbraucher erfahren, aus welchem Land und aus welcher Haltungsform die Eier stammen. Denn bislang dürfen auch im Ausland gelegte Eier als »deutsche Eier« vermarktet werden, wenn sie nach Deutschland gekarrt und hier verpackt worden sind – das ist alles andere als transparent und klar.

Eier kaufen – aber richtig!

Geflügel mit »Deutschland-Garantie« heißt eine Broschüre, mit der dem Verbraucher das so genannte »D/D/D-Zeichen« schmackhaft gemacht wird. Es ist ein freiwilliges Herkunftszeichen, das unter anderem von der Centralen Marketinggesellschaft für Agrarprodukte (CMA) mit unterstützt wird. Das erste D steht für Deutschland als Schlüpfort des Kükens, das zweite für den Aufzuchtort, das dritte für den Schlachtort (bei Mastgeflügel) beziehungsweise für Deutschland als Eierlegeland. Auch der Hinweis »Frische deutsche Eier« oder

»Eier aus Niedersachsen«, »Eier aus Bayern« usw. *in Verbindung* mit dem CMA-Zeichen gibt Hinweise auf die Herkunft. Finden Sie solche Hinweise nicht, können die Eier aus einem anderen Herkunftsland stammen.

Beachten Sie bitte: Das (neue) »D/D/D-Zeichen« unterscheidet sich vom gesetzlich vorgeschriebenen Kennzeichnungssystem. Finden Sie nur ein einziges D auf der Verpackung, dann heißt dies noch lange nicht, dass das Tier in Deutschland gemästet wurde oder hier seine Eier gelegt hat. Dieses einzige D steht im derzeit vorgeschriebenen Kennzeichnungssystem für den Standort der Schlachterei beziehungsweise des Verarbeiters. Die Tiere oder die Eier können dann durchaus aus dem Ausland kommen, sie wurden lediglich in Deutschland endverarbeitet.

Die Information, woher das Produkt nun wirklich stammt, kann wichtig sein, wenn man einmal an die Zeit denkt, als beispielsweise in belgischen Eiern hohe Dioxinwerte gemessen wurden. Wichtig für den Verbraucher, der sich um das Leid der Tiere kümmert, ist aber nicht das Herkunftsland, sondern die Haltungsform. Nach dem Motto: Lieber ein Freilandei aus Frankreich als ein Käfigei aus Deutschland. Finden Sie auf der Verpackung keinen Hinweis auf die Form der Haltung, dann können Sie sicher sein, dass es sich um Käfighaltung handelt. Eier aus Boden- oder Freilandhaltung sind entsprechend gekennzeichnet.

Demnächst wird es häufig direkt auf dem Ei eine Kennzeichnung geben. Es handelt sich um ein neues, vorerst freiwilliges System, das von einer staatlichen Gesellschaft namens Orgainvent entwickelt und kontrolliert wird. »Endlich Klarheit beim Eierkauf – Herkunftsgarantie auf jedem Ei«, freut sich die »Leistungsgemeinschaft Deutsches Ei« in einem Werbeblatt. Die Angabe der von Orgainvent vergebenen Identifikationsnummer auf jedem einzelnen Ei macht es möglich, die Herkunft des Eis bis zur Ursprungsfarm zurückzuverfolgen, und gibt gleichzeitig einen Hinweis darauf, aus was für einer

Haltung das Ei stammt. Ganz einfach und kundenfreudlich soll das gehen, passen Sie einmal auf: Die auf jedem Ei zu findende Identifikationsnummer ist sechsstellig. Sie ist wie folgt aufgebaut: Die ersten drei Ziffern bezeichnen die Nummer des Vertragspartners, zum Beispiel 202. Die vierte Zahl ist der Schlüssel für die Haltungsform, die letzten beiden Ziffern geben die Nummer der Farm wieder, beispielsweise 05. Also, liebe Leser: Auf die vierte Ziffer kommt es an! Aber was bedeuten die Nummern, die da stehen? In keiner der Broschüren, die wir gefunden haben, war ein Hinweis darauf zu finden. Also haben wir einen Brief geschrieben und folgende Antwort erhalten: Eine 1 steht für Freiland-, eine 2 für Auslauf-, die 3 für Boden-, die 4 für Volieren- und die 5 für Batteriehaltung. Wer auf Käfigeier verzichten will, muss also darauf achten, dass an der vierten Stelle der sechsstelligen Zahl keine 5 steht. So einfach ist das mit der »Klarheit beim Eierkauf«.

Eine Änderung kann aber auch jeder einzelne Verbraucher und jeder Großabnehmer bewirken, indem er nur solche Eier kauft, die aus wirklich tiergerechter Produktion stammen. Firmen, Betriebe und Restaurants können ein solches Engagement als positives Verkaufsargument einsetzen.

Bei Abschaffung der Käfighaltung und einer Umstellung auf tierschutzfreundliche Alternativen wie die Volieren- oder Freilandhaltung werden die Eier zwar teurer, aber gar nicht so viel, wie Sie vielleicht glauben. Im Urteil des Bundesverfassungsgerichts werden die Mehrkosten für alternativ erzeugte Eier, zum Beispiel aus intensiven Volierenbetrieben, mit 5 bis 10 Cent pro Ei angegeben. Durchschnittlich 226 Eier isst jeder Bundesbürger pro Jahr, das heißt, die Abschaffung der Käfighaltung würde bei den Konsumenten im Jahr lediglich mit rund 12 bis 25 Euro zu Buche schlagen. Ein geringer Betrag, der dem Federvieh viel Leid ersparen würde.

Noch aber geht der Konzentrationsprozess hin zu rentablen Betrieben auf Kosten der Tiere munter weiter: Gab es 1975 in der Bundesrepublik noch insgesamt 609 000 Legehennenhalter, so waren es 1996 nur noch 173 000. Hinzu kommen 46 400 Betriebe in den neuen Ländern, zusammen also rund 220 000 Betriebe. Davon hatten gerade einmal 132 Betriebe Legehennenbestände von mehr als 50 000 Tieren. Diese Zahlen scheinen eher dafür zu sprechen, dass es alles in allem noch bäuerlich zugeht. Aber 80 Prozent der 42,4 Millionen bundesdeutschen Legehennen werden in (nur) 1344 Betrieben mit mehr als 3000 Tieren gehalten. Das heißt: 0,6 Prozent der Betriebe haben mittlerweile 80 Prozent des Bestandes. Man kann davon ausgehen, dass in diesen Betriebsgrößen nahezu 100 Prozent der Legehennen in Käfigen gehalten werden.

Die Eigentumsverhältnisse in diesen extrem großen Gesellschaften sind nur schwer zu durchschauen. Da werden Betriebe beziehungsweise Betriebs- und Unternehmensbeteiligungen hin und her geschoben, da findet ein Austausch von Geldgebern und Managern statt, da haben Unternehmen, von denen man glauben sollte, sie stünden in Konkurrenz zueinander, gemeinsame Vermarktungseinrichtungen aufgebaut. Diese Undurchsichtigkeit ist gewollt. Der Bund für Umwelt und Naturschutz Deutschland (BUND) hat versucht, mit einer Studie »Agrarindustrie in Deutschland – Beteiligungsverhältnisse und Marktanteile am Beispiel großer Unternehmen der Legehennen- und Mastschweinehaltung«[16] etwas Licht ins Dunkel zu bringen. Sechs große Unternehmensgruppen (und nicht 220 000 Bauern) sind es, die den Markt heute beherrschen, wobei persönliche und geschäftliche Querbeziehungen an der Tagesordnung sind. Der BUND schätzt in seiner Studie, dass das derzeit größte Eierproduktionsimperium die Deutsche Frühstücksei GmbH/Eifrisch Gruppe (mit Sitz im südoldenburgischen Neuenkirchen) ist. Die Deutsche Frühstücksei GmbH/Eifrisch Gruppe liefert wohl vorwiegend an die eierverarbeitende Industrie und ins Ausland. Der Bestand an Legehennen dieser Unternehmensgruppe wird auf zwischen 9,2 und 9,7 Millionen Hennen geschätzt, was einem Anteil von über 20 Prozent am deutschen Legehennenbestand entspricht. Hinzu kommen noch einmal mehr als eine Million Legehennen in der Aufzuchtphase. Zu der Unternehmensgruppe gehören über achtzig Legehennenbetriebe, ein Großteil davon in Südoldenburg. Ob Eifrisch-Vermarktungs GmbH & Co., Eifrisch-Vertriebsgesellschaft mbH & Co. KG, Spreehagener Vermehrungsbetrieb für Legehennen GmbH oder egga-Landei GmbH & Co. KG – alle gehören sie zur Deutschen Frühstücksei GmbH (zumindest zum Zeitpunkt, als der BUND recherchierte).

Der Zweite im Bunde der sechs Großen ist die Erzeugergemeinschaft Gutshof-Ei GmbH mit Sitz in Schackendorf (Schleswig-Holstein). 3,7 Millionen Hennen sollen zu dieser Unternehmensgruppe gehören, die auch in den neuen Ländern tätig ist (Gutshof-Ei Banzkow GmbH). Verkauft werden die Eier unter den Markennamen Gutshof-Ei und Meier's.

Ebenso viele Hennen wie Gutshof-Ei hat wohl die Heidegold-Gruppe, nämlich 3,7 Millionen. Der Großteil der Eier wird unter dem Namen Heidegold und ebenfalls Meier's vermarktet.

Zwei Millionen Hennen soll die Gold-Ei Erzeugerverbund GmbH mit Sitz in Dietzenbach haben, rund vierzehn Betriebe sollen sich unter diesem Dach vereinigt haben. Die Sachsen-Ei GmbH soll ebenso dazu gehören wie die Geflügelhof Vogtland-Frischeier GmbH, Markennamen sind Gold-Ei sowie (wieder) Meier's.

Dass die letzten drei Unternehmensgruppen zum Teil unter ein und demselben Markennamen, nämlich Meier's auftreten, liegt daran, dass unter anderem die Gutshof-Ei GmbH, die Gold-Ei Erzeugerverbund GmbH und die Hühnerhof Heidegold GmbH seit 1997 gemeinsam den Markennamen »Meier's« aufbauen und zu diesem Zweck die Meier's Erzeugergemeinschaft mbH gegründet haben. Auch ein Beleg dafür, wie eng die Großen im Geschäft miteinander vernetzt sind.

Die Ehlego-Gruppe (Ehlego Landhof GmbH) besteht wohl aus einem Großbetrieb mit 1,2 Millionen Hennen sowie vier »kleineren« Betrieben. Gemeinsam bringen sie es auf 1,7 Millionen Hennen. Ihr Markenname: Lindenhof.

Kaum kleiner ist die Erzeugergemeinschaft Thüringer Frischei Vertriebsgesellschaft mbH, die rund 1,5 Millionen Hennen in sechzehn Betrieben unter ihrem Dach vereinigt.

Über 21 Millionen Hennen – die Hälfte des bundesdeutschen Bestands ist in der Hand von nur sechs Unternehmen. Als Interessensvereinigung dieser Großproduzenten, der Anhänger der Käfighaltung, gibt es den »Informationskreis Legehennenhaltung«, was sich sachlich neutral und seriös anhört. Auf der Grünen Woche in Berlin, jener Agro-Peep-Show, auf der die heile Welt der Landwirtschaft gepriesen wird, werden Broschüren des Informationskreises verteilt. In Halle 25, der Tierhalle, die der Besuchermagnet der Grünen Woche ist, hatte man sich platziert. Nicht weit entfernt vom Neuland-Stand, jener Organisation, die seit 1988 Maßstäbe bei der tier- und umweltgerechten bäuerlichen Haltung setzt. Käfige waren am Stand der Geflügelwirtschaft nicht zu sehen, dafür durften kleine Küken angefasst und gestreichelt werden. Das geht natürlich ans Herz.

Hier werden Eier mit Namen beschriftet, gestiftet »mit freundlicher Unterstützung« der Deutschen Frühstücksei GmbH, Deutschlands größtem Eierkonsortium mit nahezu zehn Millionen Legehennen.

Eine der vielen Broschüren, die man dort bekommt, trägt den Titel: »Woher kommt unser Frühstücksei?« Herausgeber ist der Informationskreis Legehennenhaltung mit Sitz in Bonn, der über »moderne Haltungsformen bei Legehennen« informieren will und einen Lobgesang auf die Batteriehaltung anstimmt: Früher, so liest man, wurden Legehennen in großen Gruppen und mit Auslaufmöglichkeit gehalten.

> »Rangordnungskämpfe und Kannibalismus der Hennen untereinander sowie Krankheiten traten vermehrt auf. Darüber hinaus sorgten das Halten im Auslauf und wechselnde Witterung für Schwankungen der Legeleistung. Mangelnde Tiergesundheit beeinträchtigte das Wohlbefinden der Hennen … Um diese Probleme zu lösen … wurde die Stallhaltung eingeführt – vor allem die Käfig- bzw. Batteriehaltung.

> Der Grund für die Dominanz der Batteriehaltung bestand von Anfang an darin, dass sich bei dieser Haltungsform alle für die Eierproduktion wichtigen Einflüsse am besten kontrollieren lassen. So können das Stallklima, die Futter- und Wasserzufuhr ebenso wie die Lichtintensität gezielt auf die Bedürfnisse der Tiere abgestimmt werden.«

Nichts als das Wohl der Tiere hat man also im Sinn. Unter der Überschrift »Wohlbefinden aus wissenschaftlicher Sicht« wird uns erklärt, dass »bedacht werden sollte, dass nicht bei allen Verhaltensweisen die biologische Notwendigkeit erwiesen ist und Einschränkungen folglich nicht unmittelbar das Tierwohl beeinträchtigen müssen«. Ach. Das Huhn braucht also gar nicht all seine Verhaltensweisen auszuüben um sich wohl zu fühlen? Wie gut und praktisch, dass das so ist! Denn natürlich können bei der Batteriehaltung »nicht alle Verhaltensweisen … ausgeübt werden«. Beispielsweise können dort die Hennen nicht scharren. Aber das macht gar nichts; denn das Huhn *will* ja gar nicht scharren! Denn wir lernen, dass »die meisten Verhaltensäußerungen … keinem Selbstzweck unterliegen, sondern Reaktionen auf die sie umgebende Umwelt [sind]. Die Tiere passen sich in hohem Maße den äußeren Lebensbedingungen an. Unter veränderten Umwelteinflüssen entfallen viele Verhaltensmuster, weil sie in der Überlebensstrategie keinen sinnvollen Platz mehr einnehmen. Fehlt zum Beispiel die Bedrohung durch Raubtiere, brauchen die Hühner nicht mehr durch Weglaufen oder Verstecken zu reagieren.« Das heißt, sie brauchen sich gar nicht so viel bewegen. Dieser Stress wird ihnen im Käfig erspart. Weiter geht's in diesem Papier: »Es muss jedoch bedacht werden, dass dort, wo Futter ohne Anstrengung stets in ausreichender Menge vorhanden ist, die biologische Notwendigkeit des Scharrens, Herumlaufens usw. entfällt.« Na also, ein Hoch auf die Käfighaltung!

Die anderen Haltungsformen, also die Bodenhaltung (die jedem Huhn mehr als dreimal so viel Platz bietet wie der Käfig) und die Freilandhaltung (Auslauffläche je Tier mindestens 2,5 Quadratmeter) werden von den Hühnern überhaupt nicht genutzt und geschätzt! »Gerade die Furcht vor Raubtieren sorgt jedoch häufig dafür, dass die Tiere gar nicht den gesamten Auslauf nutzen, sondern sich bevorzugt in Stallnähe aufhalten.« Na, und wenn man dann noch bedenkt, was den Tieren laut Informationskreisbroschüre sonst noch alles außerhalb des Käfigs droht: Kannibalismus, erhöhter Parasiten- und Krankheitsbefall, schlechte Hygiene, verschmutzte Eier, Nässe und Kälte – dann doch lieber ab mit den Hühnern in den gemütlichen engen Käfig! Dort würden die Tiere, wenn sie die freie Wahl hätten, wohl ohnehin freiwillig einziehen …

In den Schriften des Informationskreises Legehennen ist die Welt noch in Ordnung – auch wenn sie sich gegenüber der Darstellung auf der Kraft-Homepage doch ein wenig verändert hat. Apropos »Kraft«: Nach etlichen Wochen landete die lang ersehnte Antwort auf unsere Frage, ob Kraft seine Eier von glücklichen Hühnern kauft, in unserer Mailbox:

> »Sehr geehrte Ira Ribbe,
> zunächst Pardon! für die verspätete Beantwortung Ihrer Frage.
> Kraft Jacobs Suchard bezieht für die Herstellung seiner Erzeugnisse keine Eier, sondern Eiprodukte. Diese stammen aus konventioneller Haltung. Nur dieser Markt kann die gewünschte Quantität in ausreichender Form garantieren.
> Kind regards …«

Dieses Schreiben forderte ein Nachfassen heraus. Diesmal griff der Vater höchstpersönlich in die Tasten:

> Sehr geehrter Herr …,
> meine Tochter hat sich über die Antwort gefreut, auch wenn sie in der Tat etwas verspätet eingegangen ist. Ich habe ihr aber erklären können, dass auch Mitarbeiter bei

Kraft Jacobs Suchard Weihnachten und Silvester feiern und vielleicht ein paar Tage Urlaub machen.
Die Antwort hat bei ihr allerdings weitere Neugier geweckt; und ich will nicht verhehlen: bei mir auch. Zwei Fragen erlaube ich mir zu stellen, um deren Beantwortung ich bitten würde:

1. Was sind Eiprodukte? Wie kann man sich das vorstellen? Ist es separat geliefertes Eiweiß bzw. Eigelb?
2. Sie sprechen davon, dass Sie die Produkte aus »konventioneller Haltung« beziehen, was auf die normale Käfighaltung hindeutet. Auf Ihren Web-Seiten beschreiben Sie allerdings eine friedliche Hühnerhaltungswelt, die mit der Realität wohl nur wenig gemein hat. Da wird von der friedlichen Koexistenz von Mensch und Huhn »in schnuckligen Dörfern« geschrieben etc. Sie schreiben, dass es wichtig wäre, dass die Eier von glücklichen Hühnern stammen. Sehen Sie nicht auch eine Diskrepanz zwischen den Aussagen auf der web-page und den Realitäten bei den Haltungsbedingungen der Betriebe, die für Ihre Zulieferer arbeiten?
   Herzlichen Dank für Ihre Antwort …

Jetzt ging's schneller:

»Sehr geehrter Herr Ribbe,
Eiprodukte sind weiterverarbeitete Erzeugnisse, wie zum Beispiel Eipulver oder Flüssigei.
Mit Erstaunen lese ich, dass Sie auf unserer Web-Seite etwas über die friedliche Koexistenz von Menschen und Hühnern in ›schnuckligen Dörfern‹ gelesen haben. Trotz intensiver Suche ist es mir bisher nicht gelungen, dort eine entsprechende Textpassage zu finden. Ich wäre Ihnen sehr verbunden, wenn Sie mir die entsprechende Web-Adresse nennen könnten.
Kind regards …«

Nun, auch wenn man auf die Anfrage nur unzureichend antwortete, dem Wunsch, die entsprechende Textpassage zu übermitteln, wollten wir gern nachkommen:

> Sehr geehrter Herr …,
> in der Tat haben Sie Recht. Kraft spricht nicht von »schnuckligen Dörfern«, sondern von »kuscheligen« … Lesen Sie mal weiter: Probleme werden da ja nun wirklich nicht beschrieben, im Gegenteil: Ich finde, den Lesern wird etwas vorgemacht. Wohl nicht ein einziges Huhn, das für Kraft Eier legt, kennt das Freiland. Oder was meinen Sie? Aber das ist selbstverständlich nur meine sehr subjektive Meinung.
> Ich finde es beispielsweise toll, dass die Supermarktkette »Billa« in Österreich entschieden hat, keine Eier mehr aus Käfighaltung zu verkaufen. Könnten Sie sich vorstellen, dass auch Kraft entsprechende Schritte einleiten könnte, d. h. keine Eier mehr aus »konventioneller« Haltung (die ja nur Bestandsschutz hat; das praktizierte Haltungsverfahren an sich ist ja vom Bundesverfassungsgericht vor einiger Zeit als nicht verfassungskonform bewertet worden) zu verwenden? Ich bin sicher, in der Kommunikation könnte dies ein richtiger Hammer sein. Der Applaus der Tierschützer, aber auch von Umweltorganisationen (für eine solche arbeite ich) wäre Ihnen sicher.
> Wer allerdings Produkte aus agrarindustriellen Produktionsverfahren nutzt, aber suggeriert, man habe etwas mit bäuerlicher Produktion zu tun (siehe Textpassage oben), braucht sich nicht zu wundern, wenn die Fragen und Töne kritischer werden. So war auch meine bislang unbeantwortet gebliebene Frage (»Sehen Sie nicht auch eine Diskrepanz zwischen den Aussagen auf der webpage und den Realitäten bei den Haltungsbedingungen der Betriebe, die für Ihre Zulieferer arbeiten?«) zu verstehen.

Ich halte es für fair, Ihnen zu sagen, dass ich derzeit an einem Buchprojekt zu diesem Thema arbeite. Insofern wäre es schön, weiter von Ihnen zu hören.
Mit freundlichen Grüßen ...

Da herrschte erst mal Funkstille beim Großkonzern. Also schrieben wir eine weitere E-Mail an Kraft:

Sehr geehrter Herr ...,
auf mein Schreiben vom 8. Februar habe ich leider noch keine Antwort erhalten. Nun sind Sie sicher nicht verpflichtet, mir zu antworten. Ich möchte nur darauf hinweisen, dass wir so langsam in die Endphase unserer Recherchen für das Buch gehen. Keine Antwort ist für uns allerdings auch eine Antwort.
Mit freundlichen Grüßen ...

Die Antwort kam in Form eines wirklich netten Telefonats. Mehrfach entschuldigte sich der Sachbearbeiter. Vollkommen Recht hätten wir mit unserer Kritik. Die Konsequenz für Kraft: die entsprechende Seite im Internet-Angebot wurde gelöscht.
Das war alles.

Gequält, gegrillt, gefressen – Vom kurzen Leben eines Masthuhns

Nur kurz vermieste der Dioxinskandal in Belgien den Verbrauchern und Verbraucherinnen den Appetit auf Hähnchen. Nach ein paar Wochen zog des Geschäft wieder an, die Flattermänner wurden wie eh und je gekauft oder im Imbiss direkt vom Spieß verzehrt. Insgesamt wächst der Hähnchenmarkt nur moderat, vor allem, weil durch die Wirtschaftskrise in Russland ein wichtiger Exportmarkt weggebrochen ist.

Hähnchen in Zahlen

Rund 4,5 Milliarden Hähnchen werden jedes Jahr in den Mitgliedstaaten der Europäischen Union »eingestallt«. Weitaus größter Hähnchenproduzent innerhalb der EU ist Frankreich mit knapp 1 Milliarde, gefolgt von Großbritannien mit etwa 800 Millionen, Spanien mit rund 600 und den Niederlanden mit 460 Millionen Hähnchen. Deutschland produziert rund 330 Millionen Hähnchen.

Noch stärker als die Eierproduktion ist die Hähnchenmast industrialisiert. Zwar gibt es in den fünfzehn Mitgliedstaaten der EU noch rund 900 000 Bauern, die Hähnchen produzieren, aber:

- 96,5 Prozent dieser 900 000 Betriebe halten zwischen 1 und 99 Hähnchen – und mästen insgesamt gerade mal 2 Prozent aller Tiere.
- In der Klasse mit 100 bis 999 Tiere finden sich weitere 1,1 Prozent der Betriebe. Diese mästen 0,4 Prozent aller in der EU produzierten Hähnchen. Zusammen also halten 97,6 Prozent der Hähnchenhalter gerade einmal 2,4 Prozent der Tiere;
- 1 Prozent der Hähnchenmastbetriebe liegt in der Kategorie 1000 bis 9999 Tiere, sie haben bereits 8,3 Prozent des europäischen Gesamtbestands.
- Weitere 1,4 Prozent der Betriebe haben mehr als 10 000 Hähnchen im Stall, sie mästen 89,3 Prozent der Tiere.

Mit anderen Worten: In der EU produzieren 2,4 Prozent der Hähnchenmäster 97,6 Prozent der geschlachteten Tiere. In Deutschland ist die Industrialisierung noch ein wenig weiter vorangeschritten: 2,1 Prozent der insgesamt rund 35 000 hähnchenhaltenden Betriebe

(also rund 700) haben mehr als 10 000 Tiere und decken damit 97,7 Prozent der Produktion ab.
Ebenso wie bei den Eiern ist auch das Geschäft mit den Hähnchen ein Pfenniggeschäft, die Masse macht's. Können Sie sich vorstellen, dass Hähnchen, die zum Preis von 1,99 Euro fertig gegrillt am mobilen Verkaufsstand angeboten werden, aus artgerechter Haltung stammen und von guter Qualität sein können? Nun, sagen Sie, da steht doch aber oft etwas von »Garantiert aus Bodenhaltung« geschrieben. Ist das nicht Beweis genug, dass man es mit einer artgerechten Tierhaltung zu tun hat?
Nein, ist es nicht! Was würden Sie sagen, wenn ein Automobilkonzern in seiner Werbung schreiben würde »Garantiert mit vier Rädern und einem Lenkrad«? Sie würden sagen: »So ein Quatsch! Das ist doch selbstverständlich.« Aber genau so ist es mit der Werbung »Garantiert aus Bodenhaltung«. Denn Hähnchen für die Mast werden immer auf dem Boden gehalten. Nur Legehennen kommen in den Käfig. Die Hähnchenwirtschaft benutzt unseren Wunsch nach mehr Tiergerechtigkeit, um mit einem aus der Eierproduktion positiv belegten Begriff beim Verbraucher Eindruck zu schinden.
Die Wirklichkeit sieht anders aus, als es solche Begriffe suggerieren. Der Bundesverband der Tierversuchsgegner spricht von einem »Leben voller Qualen«. Wenigstens ist dieses Leben kurz. Gerade einmal fünf Wochen brauchen die Tiere, um ihr Schlachtgewicht zu erreichen. Eine »ausgewogene« Fütterung, sprich: ein spezielles Mastfutter, oft angereichert mit Antibiotika, Krankheitshemmern und Wachstumsförderern, sorgt dafür, dass die speziell auf Fleischansatz gezüchteten Tiere pro Tag bis zu 6 Prozent ihres Eigengewichts zunehmen. Bei diesem rasanten Tempo kann das Skelett nicht in der gleichen Geschwindigkeit mithalten. Bis zu 70 Prozent der Tiere leiden unter Bewegungsunregelmäßigkeiten, schätzt der Bund Naturschutz in Bayern. Bei sehr vielen dieser »jungen Fleischkolosse« knicken die Beine nach außen weg (Beinschwäche-Syndrom, »twisted legs«), gleitet die Achillessehne vom Sprunggelenk (Perosis) ab oder ist abnormales Knorpelwachstum feststellbar.
Sowohl bei Hähnchen als auch bei Puten wird Wert auf einen hohen

Anteil an Brustfleisch gelegt. Zwischen 35 und 40 Prozent macht mittlerweile der Brustfleischanteil am Gesamtschlachtgewicht aus. Die Selektion auf so extreme Wachstumsleistungen hat massive Folgen für die Tiergesundheit. Untersuchungen im Weser-Ems-Gebiet, einer Hochburg der industrialisierten Geflügelhaltung, ergaben, dass bei über der Hälfte der Tierbestände hochgradige Veränderungen des Brustbereichs der Tiere festgestellt werden konnten. In manchen Beständen waren bis zu 68 Prozent davon betroffen. Das Körpergewicht verlagert sich nach vorn, die Beinwinkel verschieben sich, es kommt zu Beinverformungen. Die Tiere haben extreme Probleme sich zu bewegen, es kommt zu Ermüdungen und Lahmheiten. Gegen Ende der Mast liegen viele Tiere nur noch herum, sie werden dadurch sehr anfällig für Schleimbeutelentzündungen; Fachleute sprechen von »Brustblasen«, was nichts anderes als eitrige Infektionsherde sind.

Auch der Kreislauf dieser armseligen Tiere macht schlapp: Nur für die paar Schritte in Richtung Futtertrog oder Tränke reicht es noch, dann müssen sie wieder eine Verschnaufpause einlegen. Aber das ist dem Puten- oder Hähnchenmäster gerade recht – Bewegung würde die Tiere bloß schlanker machen. Die Zucht hat aus den Tieren wahre Fleischmonster gemacht, artgerechte Haltung ist unter diesen Bedingungen unmöglich geworden.

Eine artgerechte Haltung ist aber auch überhaupt nicht vorgesehen. Es gibt nämlich keine gesetzlich verbindlichen Haltungsvorschriften. Während bei Hennen, Schweinen oder Kühen vom Gesetzgeber klar definierte Vorschriften gelten, sind diese für Hähnchen nicht erarbeitet worden. Es gibt lediglich Absprachen zwischen der Geflügelindustrie und der Verwaltung, freiwillige Vereinbarungen also, mehr nicht.

Weil bei der Hähnchenmast nichts geregelt ist, gibt es auch keine klaren Richtlinien oder Verordnungen, wie viel Tiere pro Quadratmeter gehalten werden dürfen. Im Jahr 1993 reagierte der damalige niedersächsische Landwirtschaftsminister Funke hierauf mit einem Erlass. Niedersachsen ist die deutsche Hochburg der Eier- und Hähnchenproduktion. Mehr als dreißig Millionen Tiere leben nach Recherchen der Landtagsfraktion der Grünen in den Landkreisen Grafschaft Bentheim, Cloppenburg, Emsland, Osnabrück und Vechta, wo übrigens auch Wiesenhof angesiedelt ist. Über 50 Prozent der in Deutschland gemästeten Hähnchen werden in Niedersachsen, und davon 80 Prozent im Gebiet Weser-Ems gehalten. Ein Grund dafür ist die Nähe zum Hafen Brake an der Unterweser, wo die billigen Futtermittel aus der Dritten Welt angelandet werden.

Wesentlicher Inhalt von Funkes Erlass war die Reduzierung der Besatzdichte auf 30 kg Hähnchen pro Quadratmeter in der kälteren und 27 kg in der wärmeren Jahreszeit. Doch durchgesetzt hat sich die Regel, wonach 35 kg Lebendgewicht pro Quadratmeter gehalten werden. Das sind bei einem gängigen Endgewicht von 1550 Gramm etwa 22 ausgewachsene Hähnchen pro Quadratmeter. Man hat in der Region aber auch schon Besatzdichten von 42 kg/qm festgestellt. Wenn sich die Hähnchenmäster an die 35-kg/qm-Norm halten, so hat ein Hähnchen kaum mehr Platz, als man den Legehennen im Käfig gönnt: höchstens 20 × 25 cm gibt's pro Hähnchen, mehr nicht. Zum Vergleich: In der Verordnung über die ökologische Tierhaltung ist geregelt, dass im ökologischen Landbau nicht mehr als zehn Tiere pro Quadratmeter gehalten werden dürfen und dass jedes dieser Tiere zusätzlich vier Quadratmeter (!) Auslauffläche haben muss! Ein Unterschied wie Tag und Nacht.

Genau diesen Unterschied zwischen Tag und Nacht, zwischen hell und dunkel kennen Masthähnchen übrigens nicht. Sie stehen 24 Stunden am Tag im Neonlicht, damit sie das Fressen nicht vergessen. Unter solchen Bedingungen überleben viele Tiere die Fünf-Wochen-Qual nicht. Schätzungen gehen dahin, dass zwischen 5 und 8 Prozent der Tiere sterben, bevor ihre Leidensgenossen mit einer Art großem Staubsauger im Stall aufgesogen werden, um anschließend verpackt und zum Schlachthof gebracht zu werden. Knochen- und Flügelbrüche, an Herzversagen gestorbene Tiere sind an der Tagesordnung.

Die Konzentration in der Tierhaltung ist auch ein Umweltproblem, vor allem wegen der Exkremente der Tiere. Längst sind die Grundgewässer in den entsprechenden Regionen übermäßig mit Nitraten

belastet. Um dieses Problems Herr zu werden, wird der Kot der Legehennen bereits seit langem getrocknet. Er ist so besser, sprich billiger zu transportieren. Und nur so sind die Exkremente Gewinn bringend als »Naturdünger« vermarktbar.
In den Niederlanden hat das alles nichts genutzt. Das Grundwasser wurde mehr und mehr verschmutzt, die Regierung musste die Notbremse ziehen. Schweinehalter wurden angewiesen, ihre Bestände abzubauen, und auch in der Geflügelhaltung wurde durchgegriffen. Genutzt hat es den Schweinen und Hühnern nichts. Die werden immer noch so eng wie früher gehalten, bloß halt ein paar weniger. In einem Bericht über den Weltgeflügelmarkt liest sich das dann so: »In den Niederlanden ist die Erzeugung mit zunehmend greifenden Umweltauflagen konfrontiert. Dies begünstigt eine weitere Verdichtung im angrenzenden Weser-Ems-Gebiet, die hier zu beträchtlichen Raumnutzungskonflikten, zunehmenden Problemen bei der Verwertung der tierischen Exkremente, einem erhöhten Seuchenrisiko und einer Erschwerung der außerlandwirtschaftlichen Wirtschaftsentwicklung führt.«
Damit uns Verbrauchern das Hähnchenfleisch trotzdem schmeckt, braucht es geschickte Werbeaussagen und Vermarktungsstrategien. Der Marktführer Wiesenhof, der mit seiner Firmengruppe stolze 47 Prozent aller deutschen Hähnchen liefert, ist nicht nur im Internet und auf der Grünen Woche präsent, sondern hat es mit Anzeigen und Werbespots geschafft, dass sich das Markenzeichen (ein Fachwerkhaus) und der Name (Wiesenhof) ins Bewusstsein der Verbraucher eingeprägt haben. Name wie Logo sollen etwas Ländliches, etwas Idyllisches suggerieren. Doch die Wirklichkeit sieht anders aus. Nicht auf der Wiese laufen die Hühner herum, sondern sie stehen in klimatisierten Hallen. Nichts erinnert an einen Bauernhof. Unter dem Wiesenhof-Logo steht zu lesen: »Die Formel des Vertrauens.« Man spricht von der »Qualität vom Lande – garantiert aus Bodenhaltung«. Wo sollen die Tiere denn gemästet werden, wenn nicht auf dem Lande? »Wie gut, wie fein, nur Wiesenhof kann's sein«, ist auf den Lkws der Unternehmensgruppe zu lesen, und nicht nur vorm Kaufhof am Berliner Alexanderplatz ist ein Grillstand mit Wiesen-

hof-Hähnchen aufgebaut, der »frische Grillhähnchen aus der Mark Brandenburg« anpreist. Regionalität gilt als Qualitätsbegriff, doch die Wiesenhof-Hähnchenmast in der Mark Brandenburg unterscheidet sich durch nichts von der in Niedersachsen oder Mecklenburg-Vorpommern.

Wiesenhof hat mittlerweile einen Umsatz von mehr als 400 Millionen Euro. Zum Unternehmen gehören eigene Elterntierherden, eigene Brütereien, eigene Schlachtereien (»Land-Schlachtereien« genannt), eigene Futtermühlen und eine »sichere Kühlkette bis zum Markt«. Ganz besonders stolz ist man darauf, dass die Wiesenhof-Hähnchen aus Deutschland kommen, dafür gibt es eine überprüfbare Herkunftsgarantie.

»Denn Wiesenhof, das sind auch über 700 Landwirte, die in bäuerlichen Betrieben in ganz Deutschland Hähnchen aufziehen.« So wird mit dem Vertrauen geworben, das viele Menschen den Bauern entgegenbringen. Doch die Landwirte, mit denen Wiesenhof kooperiert, sind so eigen- und selbstständig wie zum Beispiel eine Verpackerin bei Quelle. Es gibt klare Verträge, an die sich die Mäster zu halten haben. »Lohnmast« nennt man so etwas und die ist weit verbreitet. Warum sollte Wiesenhof selbst die Hähnchen mästen? Warum das Risiko von Erkrankungen und Ausfällen tragen, wenn man es auf andere abwälzen kann? Die Risiken überlässt man gern den Landwirten, deren Gestaltungsraum bei der Mast allerdings gleich null ist. »Alle Wiesenhof-Partnerbetriebe arbeiten seit dem 1.1.1996 verbindlich nach einheitlichen Produktionsrichtlinien. Diese Richtlinien sind für alle Wiesenhof-Aufzüchter bindend und deren Einhaltung wird ständig kontrolliert«, schrieb uns das Unternehmen auf Anfrage. Mit anderen Worten: der Aufzüchter ist total abhängig von Wiesenhof. Die Küken liefert Wiesenhof, das Futter liefert Wiesenhof, anderes darf nicht verwendet werden. Was wann und wie viel gefüttert wird ist ebenso festgelegt wie der Zeitpunkt, zu dem der Laster kommt und die gemästeten Hähnchen zum vorher vereinbarten Preis abholt. Marktmacht kann positiv oder negativ wirken. Die Richtlinien, die Wiesenhof seinen Züchtern auferlegt, legen zum Beispiel fest, dass diese keine antibiotischen Leistungsförderer verwenden dürfen. Damit unterscheidet sich die Wiesenhofhähnchenproduktion durchaus von anderen Marken, bei denen der Einsatz von Antibiotika ganz selbstverständlich ist. »Bei der Einführung der Hähnchenaufzucht ohne antibiotische Leistungsförderer hatten unsere Landwirte zunächst große Bedenken. Sie hatten die Befürchtung, durch den Verzicht möglicherweise Leistungsverluste und somit wirtschaftliche Einbußen zu erleiden. Diese Sorge hat sich aber nicht bestätigt.« Wenigstens ein Lichtblick.

Für die Verbraucher ist das alles einigermaßen verwirrend. Welches Produkt soll man kaufen? Was bedeuten die aufgedruckten Hinweise? Die folgende Rangliste, die mit der besten Haltungsform beginnt, orientiert sich an den Haltungsbedingungen:

»Bäuerliche Freilandhaltung«:
Haltungsbedingungen wie bei der bäuerlichen Auslaufhaltung, jedoch mit dem Unterschied, dass die Tiere tagsüber flächenmäßig unbegrenzten Auslauf haben.

»Bäuerliche Auslaufhaltung«:
Die Besatzdichte je Quadratmeter Stallfläche darf folgende Vorgaben nicht überschreitet:

- bei Hähnchen 12 Tiere, jedoch maximal 25 kg Lebendgewicht;
- bei Puten 6,25 Tiere (bis zu 7 Wochen alt: 10 Tiere), jedoch maximal 25 kg Lebendgewicht.

Hinzu kommen weitere Auflagen:

- Die Nutzfläche der Ställe der einzelnen Produktionsstätten darf 1600 Quadratmeter nicht überschreiten.

Die einzelnen Ställe dürfen nicht mehr Tiere enthalten als

- 4800 Hähnchen;
- 5200 Perlhühner;

- 4000 weibliche Flugenten oder Pekingenten bzw. 3200 männliche Flugenten oder Pekingenten bzw. 3200 Mulard-Enten;
- 2500 Kapaune, Gänse und Puten.

Die Tiere müssen bei Tag ständigen Zugang zu Freiluftausläufen haben, und zwar mindestens ab einem Alter von

- 6 Wochen bei Hähnchen und Kapaunen,
- 8 Wochen bei Enten, Gänsen, Perlhühnern und Puten.

Die Freiluftausläufe bestehen aus einer vorwiegend begrünten Fläche von mindestens

- 2 Quadratmeter je Hähnchen, Flugente, Pekingente oder Perlhuhn;
- 3 Quadratmeter je Mulard-Ente;
- 4 Quadratmeter je Kapaun ab dem 92. Lebenstag;
- 6 Quadratmeter je Pute;
- 10 Quadratmeter je Gans.

Die Masttiere müssen von einer anerkannt langsam wachsenden Rasse sein, das Mastfutter muss zu mindestens 70 Prozent aus Getreide bestehen, das Schlachtalter darf nicht unter folgenden Vorgaben liegen:

- 81 Tage bei Hähnchen,
- 140 Tage bei Puten und Bratgänsen.

»Auslaufhaltung«:
Haltungsbedingungen wie bei der extensiven Bodenhaltung, jedoch müssen die Tiere zusätzlich zumindest während der Hälfte ihrer Lebenszeit bei Tag ständigen Zugang zu vorwiegend begrünten Freiluftausläufen haben. Die Mindestfläche für Hähnchen beträgt 1 Quadratmeter.

»Extensive Bodenhaltung«:
Pro Quadratmeter beträgt der Besatz bei Hähnchen maximal 12 Tiere (jedoch maximal 25 kg Lebendgewicht), das heißt die Tiere haben hier anstatt der in der normalen Mast üblichen 450 Quadratzentimeter rund 840 Quadratzentimeter zur Verfügung. Bei Enten, Perlhühnern und Puten sind ebenfalls maximal 25 kg Lebendgewicht, bei Gänsen 15 kg Lebendgewicht vorgeschrieben, die nicht überschritten werden dürfen.
Die Tiere werden langsam gemästet. Hähnchen dürfen frühestens mit 56 Tagen geschlachtet werden, die Schnellmastkollegen landen bereits mit 33 bis 35 Tagen in der Schlachterei. Puten dürfen frühestens mit 70 Tagen, Gänse frühestens mit 112 Tagen, Peking-Enten frühestens mit 49 Tagen, Flugenten frühestens mit 70 (weibliche Tiere) bzw. mit 84 Tagen (männliche Tiere), weibliche Mulard-Enten frühestens mit 65 Tagen und Perlhühnern mit frühestens 82 Tagen geschlachtet werden.

Sollten Sie diese Ware nicht bekommen, sondern nur Produkte ohne klar definierte Kennzeichnung oder mit einer anderen, vielleicht ähnlich klingenden, aber nicht offiziell definierten Kennzeichnung (wie zum Beispiel »garantiert aus Bodenhaltung«), dann handelt es sich um Hähnchen aus der tierquälerischen Massentierhaltung.

Unglaublich, aber wahr …

Während es früher viele kleine Dorfmolkereien gab, geht heute der Trend hin zu immer großen Milchraffinerien. Seit Anfang 2000 gibt es einen neuen, riesigen Molkereikonzern in Deutschland, die Tuffi Campina emzett GmbH, die ihren Sitz in Berlin hat. Rund 1,7 Mrd. Kilo Milch wird von diesem Unternehmen erfasst, der Jahresumsatz liegt bei etwa 1,3 Mrd. Euro.

»Chickengate« und Gips im Kuhfutter – Eine kleine Chronik der Lebensmittelskandale

Das Gedächtnis der Öffentlichkeit ist bekanntlich kurz (eine Tatsache, von der vor allem Politiker profitieren), und so kann es nicht schaden, einmal im Überblick zu zeigen, was uns in den vergangenen Jahren beim Thema Lebensmittel und Ernährung alles serviert worden ist. Obwohl wir das Thema BSE hier aussparen, siehe dazu die Chronik ab S. 129) sind es viele Fälle, die wir hier aufführen, sehr viele. Trotzdem erhebt die folgende Aufstellung keinen Anspruch auf Vollständigkeit.

3. Februar 1985

»Deutscher Wein nun auch frostsicher«, frotzelten die Biertrinker. Millionen Flaschen des Rebensafts aus Deutschland und Österreich müssen vom Markt genommen werden, weil gesundheitsschädliche Mengen der Chemikalie Diäthylenglykol darin gefunden wurden. Das billige Mittel, das zum Beispiel als Frostschutz im Motorkühlwasser verwendet wird, hatten Panscher dem Wein beigemengt, um ihn zu süßen und teurer verkaufen zu können. Zwei Millionen Liter Wein werden beschlagnahmt, die gesamte Winzerzunft gerät ins Zwielicht. Eine vom Bundesgesundheitsministerium veröffentlichte Liste weist aus, das 1250 österreichische und 75 deutsche Weine betroffen sind. Deutsche Winzer hatten offenbar ihren Rebensaft illegal mit der österreichischen Giftware verschnitten.

23. August 1986

Nach dem Reaktorunfall von Tschernobyl steigt die Nachfrage nach Milchpulver, das vor der atomaren Katastrophe hergestellt wurde und deswegen nicht verseucht sein kann – zumindest nicht radioaktiv. Zwanzig Menschen erkranken nach Genuss der Instantmilch, weil das Pulver mit Salmonellen belastet ist. Der Infektionsherd liegt in einem Molkereibetrieb, wo die Staatsanwaltschaft haarsträubende hygienische Verhältnisse aufdeckt. Mitarbeiter des Betriebs, aber auch der Bundesanstalt für landwirtschaftliche Marktordnung werden zur Verantwortung gezogen.

November 1986

Eine neue Tierseuche wird in Großbritannien entdeckt. Der wissenschaftliche Name lautet »bovine spongiforme Enzephalopathie«. Zehn Jahre später wird daraus eine existenzbedrohende Krise für die britischen Rinderzüchter und das Kürzel BSE zum Verbraucherschocker im ausgehenden Jahrhundert. Der Skandal wirft ein besonderes Licht auf die europäische Landwirtschaft und die rücksichtslose Arbeit skrupelloser Lobbyisten (siehe S. 124 ff.).

Januar 1987

Die radioaktive Belastung vor allem von Milch und Milchprodukten steigt wieder an. Ursache ist noch immer die Verstrahlung durch die Reaktorkatastrophe von Tschernobyl: Im Allgäu verfüttern die Bauern jetzt Heu an die Milchkühe, das kurz nach dem radioaktiven Fallout als Futterreserve eingebracht worden war.

31. März 1988

Die Bremer Gesundheitsbehörde erteilt dem mediterranen Lebensgefühl Millionen Deutscher eine Absage: In kalt gepresstem Olivenöl wurde das gesundheitsschädliche Lösungsmittel Trichlorethylen gefunden. Auch in Bayern werden die staatlichen Kontrolleure fündig: 3,3 Milligramm pro Kilogramm Olivenöl wurden in einer Warenprobe eines französischen Herstellers gefunden. Das Lösungsmittel ist eine dem Perchlorethylen (PER) vergleichbare Chemikalie und steht im Verdacht, Krebs erregend zu sein. Im Juli wird bei einer Probennahme im chemischen Untersuchungsamt Speyer erneut PER im Olivenöl der Marke Minerva gefunden. Die Verbraucher werden aufgerufen, die entsprechenden Produkte nicht zu verzehren. Der eigentliche Skandal kommt aber erst Ende 1989 ans Licht: Trotz neuer, viel strengerer Höchstgrenzen bei der Belastung mit PER räumt die EU aufgrund des Drucks der Agrarlobby den Olivenölerzeugern lange Übergangszeiten ein. So kommen schon aus den Regalen geräumte Olivenöle klammheimlich wieder in die Läden und werden von den Verbrauchern gutgläubig gekauft und natürlich auch verzehrt.

28. Juli 1988

Der bislang größte Hormonskandal in der Kälberaufzucht wird aufgedeckt. Nachdem sich Hinweise verdichten, dass Kälber mit einem Hormoncocktail als Wachstumsförderer schneller aufgepäppelt werden, lässt der nordrhein-westfälische Landwirtschaftsminister 22 000 Tiere beschlagnahmen, 13 700 davon werden notgeschlachtet. Doch das ist erst der Anfang, drei Wochen später werden weitere 60 000 Tiere beschlagnahmt. Hormon-Horror-Meldungen kommen auch aus Bayern und Österreich. Die Konsumenten reagieren mit Verzicht. Der wirtschaftliche Verlust der Kälberzüchter beträgt insgesamt rund 2 Milliarden Euro.

12. August 1988

Hormone sind offenbar auch in der Rindermast weit verbreitet, jedenfalls in Belgien. Untersuchungen hatten ergeben, dass jedes dritte Steak Rückstände von Hormonen aufweist. Jedes Jahr würden Schwarzmarktringe ausgehoben, so die belgischen Behörden, doch mittlerweile habe man es mit einer europaweit agierenden Hormon-Mafia zu tun. Im Vordergrund stehen die hohen Gewinne, die mit dem illegalen Verkauf der Hormonpräparate zu erzielen sind.

18. August 1989

Ein Jahr nach dem spektakulären Hormonskandal werden erneut illegale Praktiken in Kälberställen aufgedeckt: Diesmal haben Mäster ihren Tieren das wachstumsfördernde Hustenmittel Salbutamol verabreicht. Das Präparat stammt aus der Humanmedizin und ist für die Anwendung bei Tieren verboten. 3800 Tiere aus 21 Stallungen werden sicher gestellt.

25. August 1989
Rheinland-pfälzische Schweine stecken voller Beruhigungsmittel – eine ganz und gar nicht beruhigende Meldung schreckt die Verbraucher auf: Im Fleisch von 190 Tieren sind entsprechende Rückstände gefunden worden. Das Medikament war den Tieren verabreicht worden, um sie für den Transport von Belgien nach Deutschland ruhig zu stellen. Schweine gelten als extrem stressanfällig und sterben nicht selten vor Aufregung während des Transports.

15. Februar 1990
Zuerst mussten die Regale in den amerikanischen Supermärkten leer geräumt werden, nun auch in Deutschland. Das Edelmineralwasser Perrier ist mit Spuren des krebserzeugenden Gifts Benzol verseucht. Das Gift, für das es keine unschädliche Schwellendosis gibt, war bei einem Abfüllbetrieb in die Produktionskette gelangt.

16. Oktober 1992
Erneut entdecken nordrhein-westfälische Untersuchungsämter in importiertem Rindfleisch aus Spanien das verbotene Masthilfemittel Clenbuterol. Der Fleischtransport war mit offiziellen Genusstauglichkeitsbescheinigungen der spanischen Behörden ausgestattet.

28. Mai 1993
Trat die Schweinepest früher nur vereinzelt auf, sind jetzt immer gleich etliche Betriebe betroffen – meist in mehreren europäischen Ländern. Das hat mit dem so genannten Schweinetourismus zu tun. Immer mehr Zuchttiere und Ferkel zur Mast werden zur Erlangung von EU-Subventionen durch die Lande gekarrt und bringen dabei den Pest-Erreger mit. Nach dem Ausbruch der Seuche in Schleswig-Holstein müssen nun in sieben niedersächsischen Betrieben insgesamt 4200 Schweine »gekeult« (getötet) werden.
Im Oktober tritt die Schweinepest in Niedersachsen erneut auf, nachdem 3000 kranke Ferkel aus Baden-Württemberg offenbar die Ställe verseucht haben. Weitere 10 000 Schweine müssen auf die Schlacht-

bank. Um die Seuche einzudämmen, ordnet die EU die Notschlachtung von insgesamt 400 000 gesunden Schweinen an, die im Verdacht stehen, die Pest zu übertragen. Massive Bauernproteste sind die Folge. Merkwürdigerweise regt sich niemand über die hygienischen Verhältnisse der zu industriellen Mastanlagen verkommenen Betriebe der Schweinebauern auf, die die Ursache der Schweinepest sind.

Die finanziellen Verluste für die Schweinezüchter halten sich in Grenzen, pestbedingte Einnahmeausfälle werden von der EU weitgehend ausgeglichen.

23. Juli 1993

In Österreich zieht der Skandal um verdorbene Fleischwaren in den Supermärkten immer größere Kreise. Jetzt sind auch Milchprodukte, Backwaren und Fisch aufgefallen. Bei mehr als einem Drittel der Produkte finden die Kontrolleure nachdatierte Haltbarkeitsetiketten – offenbar angebracht, um die Verbraucher zu täuschen. Andere Chargen werden umgepackt: So werden beispielsweise aus alten Würstchen und Stücken vom Rind und Schwein »Partyteller mit Grillgewürz«. Die Verbraucherorganisationen raten: Vorsicht bei allen abgepackten Fleischprodukten, die scharf gewürzt sind.

4. Oktober 1993

Der *Spiegel* berichtet vom Aufbringen eines Fleischtransporters, der bis zum Rand mit vergammelten Tieren beladen war. Das Fleisch habe schmierig und leimig ausgesehen, teilweise sei es grün gewesen. Die Weiterverarbeitung der tierischen Masse wird vom Amtsveterinär verboten. Dennoch gelangt die Gammelware in Lübeck in einen Zerlegebetrieb.

22. Januar 1994

120 Spanier erkranken nach dem Verzehr von vergifteter Rinderleber. Die Rinder waren mit dem Wachstumsförderer Clenbuterol illegal gemästet wurden.

31. März 1994

Die Schweinepest grassiert weiter. Im ersten Vierteljahr werden 1015 Neuausbrüche registriert. Später kommen noch Fälle in Baden-Württemberg und Oberbayern hinzu, im Oktober erneut in Niedersachsen. Die erschreckende Bilanz des Landwirtschaftsministeriums: 1,3 Millionen Tiere mussten getötet werden, die Kosten werden mit rund 179 Millionen Euro beziffert.

4. April 1994

Lindan ist ein farb- und geruchloses Insektenvernichtungsmittel, das seit 1980 in der Bundesrepublik nicht mehr verwendet werden darf. An diesem Montag wird bekannt: Das Gift findet sich in Produkten eines spanischen Herstellers von Babykost. Bei Kleinkindern kann Lindan zur Schädigung des Knochenmarks und Wachstumsstörungen führen. Zunächst werden 78 000 Gläschen Gemüseallerlei vom Markt genommen. Später zieht der Importeur alle Sorten der spanischen Marke zurück, einige Hunderttausend Gläschen sind betroffen.

Der eigentliche Skandal aber spielt sich mal wieder im Hintergrund ab: Schon im Januar, so wird bekannt, also drei Monate vor Aufdeckung der Lindanbelastung, hatte der Importeur bei der EU-Kommission angefragt, ob nicht die strengeren deutschen Grenzwerte für Rückstände von Pflanzenschutzmitteln in der Nahrung gegen das Prinzip des freien Warenverkehrs verstießen. Offenbar war dem Importeur die Belastung bereits bekannt. Seine Anfrage wurde abschlägig beantwortet. Und, so kommt heraus, in der EU gab es überhaupt keinen speziellen Regelungen für Babykost. Einzig Deutschland hatte von dem Recht Gebrauch gemacht, national strengere Richtlinien umzusetzen – zum Schutz der Kinder.

14. April 1994

Wieder ist Olivenöl in den Schlagzeilen: In Baden-Württemberg finden Lebensmittelkontrolleure in 53 von 60 Proben Verunreinigungen mit Lösungsmitteln wie Benzol, Äthylbenzol, Styrol, Xylol und

Toluol. Diese aromatisierten Kohlenwasserstoffe, von denen Benzol als krebserregend eingestuft ist, finden sich in Produkten mit den Bezeichnungen »kalt gepresst«, »nativ« und »extra vierge«.

30. August 1994
Die Politik mit dem Einkaufskorb zeigt erste Wirkung: Einer der größten Fleischkonzerne Europas beklagt massive Umsatzeinbußen. Die Firma Moksel in Buchloe macht dafür vor allem Schweinepest und Rinderwahnsinn verantwortlich. Die Verbraucher zögerten merklich beim Kauf von Fleischprodukten.

28. April 1995
Die Schweinpest schlägt diesmal in Nordrhein-Westfalen zu. 6600 Tiere müssen »gekeult« werden.

15. Oktober 1995
Der Babykosthersteller Humana lässt einen als »milchfrei« deklarierten Babybrei im Handel, obwohl er Spuren von Milcheiweiß enthält. Das Spezialprodukt ist für auf Milcheiweiß allergisch reagierende Kinder gedacht. Man wolle die Eltern nicht verunsichern, kommentiert ein Unternehmenssprecher das Verhalten.

14. September 1996
Das beliebte Dessert Tiramisu kommt ins Gerede. Grund: Der Mascarpone der Firma Giglio, ein Frischkäse aus Kuhmilch und Hauptbestandteil der Süßspeise, ist mit Botulismus-Erregern verseucht. Die Giglio-Produkte werden vom Markt genommen,

29. Januar 1997
Mal wieder grassiert die Schweinepest – diesmal fast flächendeckend in den mastintensiven Regionen Deutschlands: Ostwestfalen, Mecklenburg-Vorpommern, Niedersachsen und das Münsterland sind betroffen. Die Behörden ordnen die Schlachtung von 10 000 Schweinen an, ein Exportverbot wird gegen fünf Bundesländer verhängt.

18. Februar 1997
Noch schrecklicher wütet die Schweinepest in den Niederlanden. 800 000 Tiere müssen »gekeult« werden. Die Regierung kauft alle verseuchten Bestände auf. Konsequenzen für die Agrarpolitik werden nicht gefordert.

3. Juni 1997
Neue Fälle von Schweinepest in Ostwestfalen und in Thüringen werden bekannt.

19. August 1997
Allen Verbrauchern, die aufgrund des BSE-Risikos auf Geflügel umgestiegen sind, wird im Nachhinein der Appetit gründlich verdorben. 1440 Tonnen altes Geflügelfleisch, das zu Tierfutter verarbeitet werden sollte, sind in England in verschiedenen Supermärkten aufgetaucht. Skrupellose Unternehmen hatten das gammlige Fleisch in Wasser- und Lakebädern optisch so weit wieder aufbereitet, dass die mangelnde Qualität auf den ersten Blick nicht festzustellen war. Neben dem Verkauf in Supermärkten waren vor allem Altenheime beliefert worden.

28. August 1997
100 Millionen Fleischklopse müssen in den USA zurückgerufen werden. Der Grund: Das Hackfleisch war in einer Fleischfabrik im Mittleren Wesen mit gefährlichen Coli-Erregern verseucht worden. 17 Menschen erkranken an Nahrungsmittelvergiftung, fünf davon schwer. Wieder fordern Kritiker bessere Lebensmittelkontrollen ein.

31. Oktober 1997
Die EU-Kommission gibt eine Statistik mit der Anzahl der BSE-Fälle heraus, die alles andere als beruhigend wirkt:

Großbritannien: 172 000 BSE-Fälle
(21 Menschen wurden von der neuen Form der Creutzfeldt-Jakob-Krankheit getötet)

Schweiz:	261 BSE-Fälle	
Irland:	210 BSE-Fälle	
Portugal:	70 BSE-Fälle	
Frankreich:	28 BSE-Fälle	
Deutschland:	5 BSE-Fälle	*(bei importierten Tieren)*
Niederlande:	2 BSE-Fälle	
Belgien:	1 BSE-Fall	

10. Dezember 1997
In Hongkong infizieren sich vier Personen an der so genannten Vogel-Grippe, die bisher nur bei Vögeln festgestellt wurde. Zwei der Patienten sterben. Die Epidemie ist nicht zu stoppen, der Erreger wird offenbar vor allem durch Hühner übertragen. Etliche Geflügelfarmen werden geschlossen, mehr als 1,2 Millionen Hühner werden notgeschlachtet. Der Tourismus bricht vorübergehend zusammen.

19. Januar 1998
Neue Schweinepest in Niedersachsen und Mecklenburg-Vorpommern. Österreich und Tschechien verhängen Importstopp für deutsches Schweinefleisch. Es treten immer mehr Fälle auf. Allein in Niedersachsen müssen bis zum Herbst 11 800 Tiere getötet werden.

23. November 1998
Jährlich werden europaweit völlig legal rund 1600 Tonnen Antibiotika ins Tierfutter gemischt. Die Dauergabe soll Infektionskrankheiten in den engen Ställen der Massentierhaltung vorbeugen. Gleichzeitig aber werden immer mehr Bakterienstämme gegen Antibiotika resistent. Es mehren sich die Fälle, wo bislang funktionierende Antibiotika Infektionspatienten nicht vor dem Tod retten konnten. Die Agrarlobby verhindert einen Verzicht auf Antibiotika in der Tiermast – zu teuer. Denn die Ställe müssten dann auf einen höheren hygienischen Standard – das heißt: mehr Platz – gebracht werden.

12. Februar 1999

Der Haushaltsplan 1999 der EU wird veröffentlicht. Daraus erfahren die Steuerzahler zum ersten Mal, dass sie die Schweinepest 1997 statt eingeplanter 9,7 Millionen Euro gleich 410 Millionen Euro gekostet hat. Mehr als 9 Millionen Schweine wurden mit finanzieller Unterstützung der EU allein in den Niederlanden gekeult (d. h. getötet und in die Tierfabriken gegeben).

18. Mai 1999

Europas Verbraucher wissen nicht mehr, was sie essen sollen: In Belgien sind mit dem krebsauslösenden Ultragift Dioxin verseuchte Hühner, Eier und Eiprodukte aufgetaucht. Die Ermittlungen ergeben, dass verseuchtes Tierfutter dafür die Ursache ist. Im Laufe des Skandals wird auch verseuchtes Schweinefleisch gefunden, später wird klar: Über 500 Hühner- und rund 500 Schweinemastbetriebe sind in den Skandal verwickelt. Dem Tierfutter wurden offenbar alte Industrieöle und Trafo-Kühlmittel beigemischt, die zur teuren Entsorgung als Sondermüll anstanden. Von »Chicken gate« ist die Rede, weil skrupellose Fetthändler die gefährlichen Panschereien offenbar mit Wissen einiger offizieller Stellen vorgenommen haben. Die Supermärkte werden auf Anordnung der Behörden ausgeräumt - vier Wochen, nachdem die Regierung Hinweise zur Verseuchung bekommen hatte. Der Landwirtschafts- und der Gesundheitsminister müssen zurücktreten. Trotz massiver Sofortmaßnahmen wird das verseuchte Tierfutter auch in Deutschland gefunden, unklar bleibt, wie viele Tiere damit gemästet wurden. Später stellt sich heraus, dass Hühner und Eier nicht nur dioxinverseucht waren, sondern auch Rückstände von polychlorierten Biphenylen (PCB, krebsfördernd) und Phenylphenolen (Östrogenähnlicher Stoff) enthalten.

20. Mai 1999

Gefälschtes Apfelsaftkonzentrat: Damit wollte ein Händlerring Millionen machen. Doch einem Lebensmittelchemiker fallen Proben auf, die nichts enthalten, was an Apfelsaft erinnert. Offenbar sind allein 1995 rund 9600 Tonnen überwiegend gefälschtes Apfelsaftkonzentrat in den Handel gebracht worden.

21. Mai 1999
Wieder Schweinepest, diesmal in Nordrhein-Westfalen.

9. Juni 1999
Die Schweinepest geht weiter. In Niedersachsen werden 1490 Schweine getötet.

15. Juni 1999
Mach mal Pause – Coca-Cola und alle weiteren Getränke der Produktfamilie werden in Belgien aus dem Verkauf genommen, nachdem zum zweiten Mal Schüler nach Genuss der Erfrischungsgetränke mit Vergiftungserscheinungen ins Krankenhaus eingeliefert wurden. Auch in Deutschland tauchen die verdächtigen Getränkedosen auf. Für die Medien wird Belgien kurzfristig zum Zentrum der Lebensmittelskandale.

28. Oktober 1999
Wieder fällt ein Reinheitsgebot: Schokolade kann in der EU künftig auch Palmöl und fünf andere tropische Pflanzenfette enthalten. Bisher war als einziges Fett die qualitativ hochwertige Kakaobutter zugelassen. Die allerdings ist teurer als die anderen Fette. Die »Pralinenhochburg« Belgien reagiert mit einem eigenen Gütesiegel für Schokoprodukte.

23. Januar 2000
Greenpeace findet in Flundern aus der Nordsee das Gift TBT (Tributylzinn). Das Gift gehört zu den gefährlichsten Stoffen, die jemals hergestellt worden sind. Es tötet schon in kleinen Mengen Algen und Muscheln und wird Schiffsfarben gegen den Bewuchs der Rümpfe zugesetzt.

24. Januar 2000

TBT findet sich auch in Fischkonserven – das stellt die Zeitschrift *Öko-Test* fest. Eine Stichprobe von 16 verschiedenen Dosen habe ergeben, dass alle Produkte belastet seien. TBT schädigt das Immun- und Hormonsystem des Menschen.

1. Februar 2000

Gips ist ein regelmäßiger Bestandteil von bestimmten Rinderfuttersorten. Allein das lässt die Verbraucher aufhorchen. Wenn allerdings zu viel davon ins Futter gerät, kommt es zu geheimnisvollem Viehsterben, wie in Flandern. Tagelang hatte die Polizei nach der Todesursache geforscht. Dann stellte sich heraus: Eine Zuckerraffinerie hatte zu viel Gips in Zuckerrübenmelasse gemischt. Die Melasse ist Bestandteil des Kuhfutters. Die Tiere waren zuerst ins Koma gefallen und schließlich verendet. Einen zwingenden Grund, Gips als Bindemittel ins Kuhfutter zu mischen, gibt es nicht.

8. März 2000

Die Milchwerke Schwaben AG rufen Käse zurück, weil der Verdacht auf Verunreinigung mit Listeriosebakterien besteht. Die Verbraucher werden aufgefordert, Rotschmierkäse mit dem Mindesthaltbarkeitsdatum 9. März bis 20. April 2000 nicht zu verzehren.

Mai 2000

Ein Vier-Tonnen-Orca wird tot an der kanadischen Pazifikküste gefunden. Untersuchungen ergeben, dass der Wal in hohem Maße mit PCB verseucht ist. Der Meeressäuger ist derart mit dem Pflanzenschutzmittel belastet, dass er in einer Verbrennungsanlage oder auf einer Giftmülldeponie hätte entsorgt werden müssen.

21. Mai 2000

Fast genau nach einem Jahr muss der neue belgische Landwirtschaftsminister erneut rund 200 Bauernhöfe versiegeln lassen. Wieder war verseuchtes Tierfutter der Grund. Alle Höfe hatten von einem belgischen Lieferanten Futter bezogen, das hochgradig mit dem krebserregenden PCB verunreinigt war. PCB (Polychlorierte Biphenyle) ist eine Industriechemikalie, die zum Beispiel als Isolierflüssigkeit bei Hochspannungstransformatoren genutzt wird. Der zulässige Grenzwert sei um das 925fache überschritten worden. Der Minister spricht von einer »ernsten Situation«.

1. Juni 2000

Die 180 Kinder und Erwachsenen, die sich in Halle eine schwere Lebensmittelvergiftung zugezogen hatten, sind wieder wohlauf. Alle hatten mit Staphylokokken verunreinige Schinkennudeln einer Catering-Firma gegessen. Wie die Krankheitserreger ins Essen kamen, ist ungeklärt. Die Firma wurde geschlossen. Die Sprecherin des zuständigen Lebensmitteluntersuchungsamts beklagte, dass in Deutschland jeder ohne Genehmigung für Hunderte von Menschen kochen dürfe.

5. Juni 2000

Die italienische Polizei stellt in Parma 10 000 belgische Schinken sicher, die als »Parmaschinken« hätten verkauft werden sollen. Der Fall ist deswegen besonders brisant, weil unklar ist, ob der rohe Schinken durch Dioxine belastet ist.

7. Juli 2000

Im Städtischen Wasserwerk Ludwigshafen wird Koli-Alarm ausgelöst. Bei einer Routineuntersuchung wurden die Erreger im Trinkwasser festgestellt. Die Folgen können Fieber, Krämpfe, Übelkeit und Durchfall sein.

14. Juli 2000

In Japan sind die Milchtrinker geschockt: 11 000 Menschen erkranken nach Genuss von Milch aus Japans größter Molkerei. Die Milch war mit Staphylokokken verunreinigt.

10. August 2000

Erstmals seit vierzehn Jahren bricht in Großbritannien die Schweinepest aus. Mehr als 6000 Schweine müssen »gekeult« werden.

8. September 2000
Eine Studie der Universität Köln zeigt, dass Geflügelfleisch oft mit hoch gefährlichen Salmonellen- und Camphylobacter-Keimen belastet ist.

27. Oktober 2000
In der Dordogne wird gleich tonnenweise verdorbenes Entenfleisch entdeckt.

14. November 2000
Der amtliche Bericht der hessischen Lebensmittelskontrolleure fördert einen besonders bizarren Fall zu Tage: Ein Kunde hatte ein Stück frisches Heilbuttfilet zurück in den Laden gebracht, weil das Fischfleisch im Dunkeln leuchtete. Der Fisch war mit phosphoreszierenden Bakterien verseucht.

12. Dezember 2000
In Griechenland werden 14,5 Tonnen Geflügel wegen Salmonellen-Verdachts beschlagnahmt.

19. Dezember 2000
Butter aus Süditalien ist mit Rindertalg und Chemikalien versetzt, so wird bekannt. Offenbar hat es Lieferungen derart gepanschter Butter noch bis April 1999 auch nach Deutschland gegeben. Obendrein hat der Schieberring auch noch EU-Subventionen in Höhe von 46 Millionen Euro kassiert.

28. Januar 2001
Gleich zwei Landesregierungen kommen in Erklärungsnöte, als in als naturrein deklariertem Honig aus der Bodenseeregion Rückstände des Antibiotikums Streptomycin gefunden werden. Kurzerhand kauft das baden-württembergische Landwirtschaftsministerium den verseuchten Honig auf – natürlich mit Steuermitteln.

3. August 2001
Krebserregendes Benzpyren wird in billigem spanischem Olivenöl gefunden. Zu akuten Vergiftungsfällen ist es nicht gekommen. Die betroffene Charge wird aus dem Handel genommen.

18. Dezember 2001
Mindestens 230 Menschen bereuen, Schokolade von der Firma WIHA (»Chateau Alpensahne«) gegessen zu haben. Verschiedene Sorten der zur Storck-Gruppe gehörenden Firma sind mit Salmonellen verseucht.

19. Dezember 2001
Mit einer Extradosis illegaler Chemie wollen skrupellose Profiteure der Natur ins Handwerk pfuschen: Aus der Bodenseeregion kommt die Meldung, dass bei Äpfeln Chlormequat gefunden wurde. Weitere Funde bestätigen den Spritzmittelmissbrauch auch bei Karotten aus Italien und deutschen Anbaugebieten. Chlormequat ist nur bei Getreide zugelassen und unterdrückt das Wachstum von Blättern und Trieben zugunsten der Fruchtgröße.

14. Januar 2002
Das verbotene Antibiotikum Chloramphenicol ist in Fischabfällen aus den Niederlanden nach Cuxhaven gelangt. Eigentlich sollten die aus Asien stammenden verseuchten Shrimps vernichtet werden – ein Tierfutterhersteller jedoch hat das verseuchte Material »untergerührt« und die Futtermittel schon in alle Himmelsrichtungen verkauft, bevor die Sache auffliegt. Schon im November 2001 hatte *ZDF.umwelt* über die Verwendung von Chloramphenicol bei der Shrimpszucht berichtet – unter Einsatz von in Deutschland hergestellten Antibiotika. Kritisch ist die Überdosis Antibiotika deshalb, weil sich daraus so genannte Resistenzen entwickeln, so dass ärztlich verordnete Antibiotika, die einzige Hilfe bei gefährlichen Infektionen, immer häufiger nicht mehr wirken.

17. Januar 2002
Bald brauchen die Deutschen keine Medikamente mehr – das Antibiotikum Chloramphenicol ist nun auch in Kalbfleisch nachgewiesen worden. Aus einer holländischen Schlachterei stammt das Fleisch mit dem gewissen Etwas, das nach Österreich, Frankreich und Deutschland verkauft worden ist.

23. Januar 2002
Ein weiterer BSE-Schocker, diesmal aus dem Land der aufgehenden Sonne: Der japanische Lebensmittelhersteller Snow Brand Food deklariert 13,8 Tonnen australisches Rindfleisch als heimisches Produkt. Denn nur dafür kann das Unternehmen 123 000 Euro staatliche Entschädigung kassieren – weil auch in Japan niemand mehr Rindfleisch mag, seit im September 2001 der erste BSE-Fall im Inselreich für Schlagzeilen sorgte.

26. Januar 2002
Als Reaktion auf die Antibiotika-Rückstände in Futter- und Lebensmitteln stoppt die EU die Einfuhr von chinesischen Shrimps und Geflügel. Der Discounter Aldi ruft entsprechende Ware zurück.

26. Januar 2002
Hühnerfutter aus dem belgischen Roules ist mit giftigem PCB (Polychlorbiphenyle) verseucht. Mindestens 19 Hühnerfarmen, die damit beliefert wurden, werden sofort gesperrt, einige tausend Hühner getötet. Wie viel Hühnerfleisch mit der krebserregenden Substanz dennoch in den Handel gelangte, ist unklar.

Ein Schwein, ein Schwein!
Qualität muss nicht unverschämt teuer sein.

Einmal im Jahr, zumeist im Januar, schlachtet Mitautor Lutz Ribbe ein Schwein. Das heißt, die eigentliche Arbeit macht ein professioneller Metzger.

»Sein« Schwein kauft er bei Jochen Dettmer, einem Bauern, der vor einigen Jahren den früheren elterlichen Betrieb in der ehemaligen DDR wieder aufgebaut hat. Doch bevor Jochen Dettmer Bauer wurde, war er der erste Geschäftsführer von Neuland. Dahinter verbirgt sich ein Programm für die Erzeugung von Qualitätsfleisch. Neuland hat sehr strenge Produktionsrichtlinien. Die Tiere sollen nicht nur artgerecht, sondern auch tiergerecht gehalten werden. Schweine haben bei Neuland doppelt so viel Platz wie in der offiziellen Schweinehaltungsverordnung vorgeschrieben ist, nämlich mindestens 1,2 Quadratmeter statt 0,65. Stroheinstreu im Stall ist normal, keine Spaltenböden wie in der Massenhaltung, und es gibt viel Auslauf ins Freie – auch im Winter. Diese Klimaschwankungen stabilisieren die Gesundheit der Tiere. Medikamente im Futter sind tabu, Chemie ist auch nicht nötig bei dieser Art der Tierhaltung. Erklärtes Ziel ist zudem, die Fleischproduktion in kleinen bäuerlichen Strukturen zu halten – auch etwas, was der Qualität zugute kommt. Es ist erstaunlich, was jedes Jahr der Metzger sagt: Er freue sich immer, ein solches Schwein zu verarbeiten, denn da »stimme« die Qualität. Die Muskelfasern seien fest, da ist nichts Labbriges, nichts Wässriges festzustellen. Das merkt man spätestens, wenn man das Schnitzel in die Pfanne legt beziehungsweise den Braten in den Topf. Das Schnitzel schrumpft nicht, das Fleisch zieht kein Wasser, und es schmeckt auch ohne viel Gewürzzutaten.

Auf den ersten Blick ist Selbstschlachten teuer. Wenn man dann allerdings genauer nachrechnet, was man an Produkten bekommt und welche Qualität man in den nächsten Monaten konsumieren kann, dann relativiert sich die Angelegenheit. Der mittlere Preis für dieses »eigene« Schwein beträgt runde 4 Euro für das Kilogramm Fleisch- oder Wurst. Ein Durchschnittswert, der von der »minderwertigsten« Qualität (also dem Fettträger Grillwurst) über die tolle, luftgetrocknete Mettwurst und den Braten bis hin zum Filet gilt.

Das ist doch nicht schlecht, oder?
Jeder, der ein Interesse daran hat, entweder selbst zu schlachten oder aber entsprechende Fleisch- und Wurstwaren zu kaufen, kann dies tun. Die landwirtschaftlichen Organisationen oder Neuland selbst sind gern behilflich, entsprechende Kontakte zu vermitteln. Adressen finden Sie im Serviceteil dieses Buches (ab S. 323).
Wenn man dann zu Hause etwas von »seinem« Schwein isst, kann man sich darüber freuen, eine artgerechte, bäuerliche Produktion unterstützt zu haben, dazu die regionale Wirtschaft. Da könnte man doch glatt auf den Geschmack kommen …

Zwei Prognosen – Zunahme von Krankheiten und Umweltzerstörung durch industrielle Produktion von Nahrungsmitteln

Ein gut Teil der Lebensmittelskandale entsteht durch kriminelle Energie, der gepanschte Wein etwa, die manipulierten Mindesthaltbarkeitsetiketten und die Hormonmastkur für Schweine und Kälber. Dagegen helfen schärfere Bestimmungen und vor allem funktionierende Kontrollen.
Völlig ungeahnte Ausmaße könnten dagegen Lebensmittelskandale, oder besser: Lebensmittelfolgeerscheinungen haben, die ganz *legal* zustande kommen und sich dem Zugriff jedes Gesetzgebers entziehen. Zudem ereignen sich die Dinge ohne öffentliche Wahrnehmung, die meisten Verbraucher wissen gar nicht, was schon längst praktiziert wird und möglicherweise enorme Schwierigkeiten nach sich zieht.
Schauen wir einmal in die Zukunft.

Prognose 1: Allergien werden zur Seuche des 21. Jahrhunderts

Alle zehn Jahre, das berichten Hautärzte, nimmt die Zahl der allergiekranken Patienten zu – um das Doppelte. Eine schottische Studie hat ergeben, dass allein der Anteil der asthmakranken Kinder in nur fünf Jahren von 1989 bis 1994 um 20 Prozent gestiegen ist. »Mehr Allergien?« fragt denn auch das *Deutsche Ärzteblatt*[18] in einem umfangreichen Artikel.

In seinem »Sondergutachten Umwelt und Gesundheit«[19] hat der von der Bundesregierung eingesetzte Sachverständigen für Umweltfragen dem Thema Allergien einen umfangreichen Abschnitt gewidmet. Für die Experten gehören Allergien zu den großen umweltmedizinischen Herausforderungen unserer Gesellschaft. Rund 30 Millionen Deutsche sind allergisch vorbelastet, weitere 12 Millionen haben allergischen Schnupfen. Die Tendenz ist steigend: Allein die Zahl der am allergischen Bronchialasthma Erkrankten ist in den Achtzigerjahren um das Doppelte gestiegen. In der Schweiz ist eine Zunahme der Heuschnupfenerkrankungen von 0,82 Prozent im Jahre 1926 auf 11,1 Prozent im Jahre 1991 zu verzeichnen. Dänische Studien weisen eine Zunahme von neurodermitischen Erkrankungen von 3,2 Prozent der in den Jahren 1960 bis 1964 geborenen Kindern auf nunmehr 11,5 Prozent der in den Jahren 1975 bis 1979 Geborenen aus. Für Europa werden die daraus resultierenden Kosten – also ärztliche Versorgung, Medikamente, aber auch Arbeitsausfall – auf insgesamt 29 Milliarden Euro pro Jahr geschätzt.

Als Ursache für die Zunahme der Allergien werden verschiedene Faktoren diskutiert, zum Beispiel

- die Zunahme von Aeroallergenen, die zum Beispiel über die Atemluft aufgenommen werden;
- das Auftreten neuer Allergene (etwa durch neue chemische Verbindungen);
- Umweltverunreinigungen;

- zu geringe Stimulation des kindlichen Immunsystems (übertriebene Hygiene);
- westlicher Lebensstil (zum Beispiel überwiegender Aufenthalt in klimatisierten Räumen).

Offenbar gerät das Immunsystem des Körpers immer mehr durcheinander – von Umwelteinflüssen ist die Rede, von übertriebenen Hygienemaßnahmen im Kindesalter und von psychischen Faktoren. Eine weitere Allergie-Ursache wird bisher noch viel zu wenig diskutiert. Ein Beispiel: Silke W. ist 22 Jahre alt, eine schlanke, gut aussehende und lebenslustige Frau. Silke arbeitet als pharmazeutisch-technische Assistentin in einer Apotheke. Mit den Kunden zu sprechen, sie zu beraten und dann die richtigen Präparate herauszusuchen, das macht ihr Spaß. Dennoch: Scheinbar urplötzlich wurde Silke nachlässig, irgendwie schusselig und mehrmals passierte es ihr, dass sie sich mit dem Rezept in der Hand umdrehte und den Kunden einfach vergessen hatte. Ihr Arbeitgeber wusste sich keinen Rat mehr und drohte ihr mit Kündigung, wenn sie ihr Verhalten nicht ändere.
Silke wusste selbst nicht, woher ihre »Blackouts« kamen, ihr machte die Arbeit ja viel Freude. Also ließ sie sich bei ihrem Hausarzt einen Termin geben, die Untersuchung blieb jedoch ohne Ergebnis. Eine wahre Ärzte-Odyssee schloss sich an, sogar bei einem Psychiater landete die junge Frau. Doch auch der konnte nichts feststellen, Silke war psychisch völlig gesund. Zufällig hörte sie von einem Institut für Umweltkrankheiten. Silke ließ sich auch dort untersuchen – diesmal mit Erfolg: Allergische Reaktionen auf Schimmelpilze und auf bestimmte Nahrungsmittel und deren Zusätze, vor allem künstliche Aromen, so lautete die Diagnose. Krankheitsauslöser war also, etwas flapsig formuliert, Silkes Lieblingsjoghurt, beziehungsweise die künstlichen Aromastoffe darin.
Silke weiß jetzt Bescheid, sie kann die entsprechenden Produkte meiden, ist wieder völlig gesund und arbeitet zur Zufriedenheit ihres Chefs. Viele andere Menschen, die unter diffusen Krankheitssymptomen leiden, kommen nicht auf die Idee (viele Ärzte übrigens auch nicht), dass die Beschwerden eventuell mit der Nahrung zu tun ha-

ben könnten. Dabei gibt es vielfältige Ursachen dafür. Zum Beispiel ist in vielen Produkten Zitronensäure enthalten, etwa in säuerlichen Erfrischungsgetränken. Früher wurde Zitronensäure einfach aus Zitronen gewonnen, doch das ist längst vorbei, zu teuer. Heute wird das Säuerungsmittel im industriellen Maßstab mit Hilfe bestimmter Schimmelpilze erzeugt. Um ja keinen Tropfen zu vergeuden, werden die Kulturen ausgepresst. Dabei können leicht Pilzsporen in die Zitronensäure geraten – für alle Schimmelpilzallergiker eine gefährliche Angelegenheit.

Kaum ein industriell hergestelltes Lebensmittel kommt ohne irgendwelche Zusatzstoffe wie Aromen, Stabilisatoren, Schaumbremser oder Konservierungsstoffe aus. Und dauernd rühren die Geschmacksbildner in den Lebensmittelkonzernen neue Mixturen zusammen. Der Knackpunkt: Die Industrie ist nicht verpflichtet, die Rezepturen offenzulegen oder wenigstens die Stoffe auf den Packungen vollständig anzugeben, die für ihr allergenes Potenzial bekannt sind oder von denen man es vermutet. Hier gibt es massive Lücken in den Deklarationsvorschriften der EU. Zusatzstoffe müssen zum Beispiel nicht deklariert werden, wenn sie in veränderten Produkten keine »technologische Wirksamkeit« mehr entfalten. Wird also ein tiefgefrorenes Fertiggericht aus verschiedenen Lebensmittelzutaten bereitet, brauchen die Zusatzstoffe darin nicht angegeben zu werden. Außerdem können für bestimmte Stoffe lediglich Gruppenbegriffe aufgeführt werden, zum Beispiel »Emulgatoren« oder »Aromastoffe«. Darunter können, wie im Fall von Silke W., durchaus Stoffe sein, die zu erheblichen allergischen Reaktionen führen.

Es steht zu befürchten, dass derartige Fälle erst massenhaft auftreten müssen, damit der Gesetzgeber reagiert.

Prognose 2: Luxusfood setzt Entwicklungsländer unter Druck

Ist Ihnen das auch schon mal aufgefallen? Seit einiger Zeit gibt es in allen Supermärkten Shrimps. Massenhaft werden die kleinen Krab-

ben angeboten, meist tiefgefroren aus Indien, Thailand und Ekuador. Und die Preise sind ganz passabel. Komisch, waren die Tierchen nicht mal recht teuer? Früher gab's die nur zu besonderen Anlässen.
Des Rätsels Lösung ist die zunehmende Liberalisierung des Welthandels. Möglichst ohne jede Einschränkung sollen alle mit allen Handel treiben können, so stellen sich, verkürzt gesagt, vor allem die Amerikaner das Welthandelsgeschehen vor. »Übersehen« wird dabei, dass ein völlig freier Handel nur unter gleichen Partnern funktionieren kann. Im Falle der Shrimps ist das so: Die Tierchen sind hier zu Lande nur deshalb so billig, weil Zollpräferenzen gewährt werden. 70 Prozent aller EU-Fischimporte aus Entwicklungsländern sind zollfrei, auf wenige andere werden äußerst geringe Zölle erhoben. Grund für die Bemessung ist der jeweilige Entwicklungsstand des Landes und die Höhe seines Bruttosozialprodukts. Wie die Produkte selbst hergestellt werden, spielt dagegen keine Rolle.
Schauen wir uns das Verfahren bei den Shrimps einmal näher an: Die Shrimps werden in großen Wasserbecken in der Nähe des Meeres oder von Flüssen gezüchtet. In Ekuador hat man für diesen Zweck bereits rund 50 Prozent der ökologisch wertvollen Mangrovenwälder vernichtet. Die Mangroven bilden einen einzigartigen Lebensraum in der Gezeitenzone und sind die Kinderstube ungezählter Arten, darunter auch vieler Fische. Keine Mangroven, kein Fischnachwuchs, kein Einkommen für die traditionelle Fischerei, so lautet eine Rechnung. Eine andere: Wenn die Shrimps-Aquakulturen auf Ackerflächen errichtet werden, geht natürlich Land verloren, auf dem sonst Getreide, Kartoffeln oder andere Grundnahrungsmittel angebaut werden. Die bäuerlichen Strukturen werden zerschlagen, Armut und Hunger sind die Folge. Zudem ist jede Shrimpszucht eine Monokultur. Typisch dafür ist das vermehrte Auftreten von Krankheiten. Zur Vorbeugung gegen bakterielle Verseuchungen werden dem Wasser unter anderem Antibiotika zugesetzt. Die Abwässer aus den Zuchtbecken gelangen aber über die Flüsse in den Trinkwasserkreislauf der Bevölkerung. Die Menschen nehmen also täglich ge-

ringe Dosen der Antibiotika auf. In der Folge könnte zum Beispiel das bisher einzige Medikament gegen Cholera, Chloramphenicol, unwirksam werden.

Falsche Anforderungen an einen freien Welthandel und daraus resultierende falsche Zollpräferenzen fördern derartige Entwicklungen. Im Moment können Ekuador und die anderen Shrimps-Erzeugerländer noch von den Erlösen profitieren (die Landbevölkerung dort hat allerdings nichts davon), auf lange Sicht aber ist diese Wirtschaftsweise aufgrund der weit reichenden Vernichtung wertvoller Ressourcen (Mangroven, Ackerland, bäuerliche Strukturen) alles andere als nachhaltig.

Schaut man sich im freien Welthandel um, wird man feststellen, dass die frostigen Shrimps nur ein Beispiel sind. Die größte Herausforderung bei der Gestaltung des freien Welthandels ist die Balance zwischen Handels- und Umweltpolitik. Es ist an den Industrienationen, ihre eigenen Interessen für eine gewisse Zeit zurückzustellen. Gelingt das nicht, werden sich die Ernährungsprobleme in vielen Regionen der so genannten Dritten Welt noch weiter verschärfen.

Unglaublich, aber wahr …

Viele Umweltgifte treffen bei Männern offensichtlich unter die Gürtellinie. Rothin Strehlow vom Umweltbundesamt in Berlin berichtete bei einer Internationalen Tagung der Akademie für Natur- und Umweltschutz Baden-Württemberg in Stuttgart von erschreckenden Beobachtungen in der Natur: Fischmännchen verwandeln sich in Weibchen (in der Nordsee), Rattenmännchen haben immer kleinere Hoden und männliche Alligatoren oft nur noch einen verkümmerten Penis.

Auch der Mensch scheint von Störungen der Sexualorgane nicht verschont: Vergleichende Studien in nordeuropäischen Staaten aus dem Jahren 1938 bis 1990 zeigen bei Männern eine Abnahme der produzierten Samenmengen um 50 Prozent. Umweltforscher glauben, die Ursachen für die Störung gefunden zu haben: künstliche Hormone und Chemiekalien, die im Körper wie natürliche Hormone wirken. Denn tonnenweise werden Jahr für Jahr synthetische Hormone (unter anderem in leichtem Heizöl), industrielle Wasch- und Reinigungsmittel, Biphenole (in Lacken und Farben), Phtalate (als Weichmacher), Biozide (als konservierender Anstrich) in die Umwelt gebracht – insgesamt mehr als 100 000 künstliche chemische Verbindungen.

Männliche Ratten wurden nach der Gabe von hohen Östrogendosen unfruchtbar, sie bekamen einen irreversiblen Spermaschaden.

Zu ähnlichen Ergebnissen kamen auch Studien in den neuen Bundesländern. Frauen, die in den Jahren nach 1955 geboren wurden, wiesen viermal so häufig unterentwickelte Eierstöcke auf wie Frauen, die in der Zeit davor auf die Welt gekommen waren. Eine Ursache sieht Professor Günter Dörner vom Institut für Experimentelle Endokrinologie bei der Berliner Uniklinik Charité in dem massiven Einsatz von Agrar- und Industriechemikalien, der im Osten üblich war. Hier wurde zum Beispiel auch das im Westen bereits verbotene Insektengift DDT eingesetzt. Dieses und andere Gifte können zu Veränderungen im Östrogenhaushalt der Frauen geführt haben. Fehlbildungen an den Eierstöcken könnten jedoch nicht nur zu Unfruchtbarkeit führen. Sie sind nach Ansicht von Dörner auch für ein deutlich erhöhtes Risiko für Brustkrebs sowie Gefäß- und Herzerkrankungen verantwortlich. Die Zunahme weiblicher Hormone in der Umwelt – so ist Östrogen etwa in Nahrungsmittelzusatzstoffen, Waschmitteln oder Kosmetika enthalten – ist nach Meinung des Mediziners Dörner auch verantwortlich für den »signifikanten Rückgang der Spermienzahl bei Männern«.

Es geht um die Wurst

Wer heute angesichts von BSE nach Alternativen sucht und einen Geflügel-Bierschinken kauft, der wird ganz legal getäuscht: In der Wurst darf Rind- und Schweinefleisch sowie Speck enthalten sein. Namensgebend sind die »kirsch- bis walnussgroßen Stücke« Geflügelfleisch im Bierschinken – der Rest wird verschwiegen. Es gibt sogar imitierte Wildschweinpastete, die überhaupt kein Wild enthält, sondern Fleischstücke, die im Anschnitt einen dunkelroten Rand aufzeigen und »umgerötet« sind.

Wer bestimmt eigentlich, was in der Wurst oder in anderen Lebensmitteln drin sein darf? – Das deutsche Lebensmittelbuch und die »Deutsche Lebensmittelbuch-Kommission« legen fest, inwieweit ein bestimmtes Lebensmittel den Erwartungen der Verbraucher (der »Verkehrsauffassung«) entsprechen muss. Aber in der rund dreißigköpfigen Lebensmittelbuch-Kommission sitzen weder Vertreter von Ökolandbauverbänden noch von Umweltorganisationen noch Hausfrauen mit gesundem Menschenverstand. Stattdessen entsendet die Nahrungsmittelindustrie Mitglieder in die Kommission. So ist der Nahrungsmittelgigant Deutsche Unilever GmbH mit einer Referentin vertreten, und auch die Nestlé Deutschland AG hat Sitz und Stimme.

Entsprechend schlecht bestellt ist es um den Verbraucherschutz: Zwar müssen die Inhaltsstoffe eines Lebensmittels angegeben werden – aber nur im Kleingedruckten. Das muss genau lesen, wer nicht eine Geflügelwurst kaufen und dann doch bloß wieder mit Schwein und Rind im Kunstdarm nach Hause gehen will.

4 Erbgut und Erbschleicher

Darum geht's:

»Man kann die Biotechnologie heute so definieren: Die Anwendung von biologischen und chemischen Methoden zur Veränderung von Eigenschaften von Mikroorganismen, Pflanzen und Tieren für die industrielle Produktion. Auch die Gentechnik gehört zu diesen Methoden, mit ihr wird eine neue Ära der Biotechnologie eingeleitet.«[20]

Die Flunder in der Zitrone – Ein gentechnischer Freilandversuch

Das Jahr 2000 war gerade mal sechs Wochen alt, als die Firma Novartis Seeds[21] einen herben Rückschlag hinnehmen musste. Am 16. Februar nachmittags ging beim Management ein Bescheid des Robert-Koch-Instituts[22] ein, den die damalige Bundesgesundheitsministerin Andrea Fischer veranlasst hatte. Im Brief lasen die verdutzten Novartis-Chefs, dass die eigentlich unmittelbar bevorstehende Genehmigung, die gentechnisch veränderte Maissorte BT-176 kommerziell in Verkehr zu bringen, bis auf weiteres ausgesetzt wird. Im Klartext heißt das nichts anderes, als dass in Deutschland der BT-Mais 176 nicht mehr angebaut werden darf, auch nicht zu Versuchszwecken.[23] Und das, obwohl Novartis bereits im Januar 1997, ausgehend von einer französischen Initiative, von der Europäischen Union die Anbaugenehmigung für diesen Mais erhalten hatte. Deutschland gegen Europa also, und als ob das noch nicht kompliziert genug wäre, entzündete sich an der BT-Mais-Entscheidung auch noch ein Wissenschafts- und Gutachterstreit. Der Fall ist durchaus exemplarisch für die Situation der »Grünen Gentechnik«. Deshalb ist es lohnend, sich die Geschichte des BT-Mais näher anzuschauen.

Was ist überhaupt BT-Mais? Das Kürzel »BT« steht für »Bacillus thuringiensis«, ein weit verbreitetes, natürliches Bodenbakterium mit einer interessanten Eigenschaft: Bacillus thuringiensis bildet eine bestimmte Eiweißstruktur, die, von bestimmten Insekten aufgenommen, zur inneren Zerstörung ihrer Verdauungsorgane führt. »BT« ist sozusagen ein natürlicher Insekten-Killer, unter anderem erfolgreich eingesetzt zur Bekämpfung von Rheinschnaken in den Altrheinarmen, die in der Nähe von Wohngebieten liegen. Der Vorteil: Das BT-Präparat wirkt nicht auf alle Insekten gleichermaßen, sondern nur auf eine Reihe von – aus menschlicher Sicht – Schädlingen. Dadurch unterscheidet es sich von chemischen Insektenvernichtern, die als »Totalhammer« auch gewollte Nützlinge um die Ecke bringen.

Dieses besondere Talent des Bakteriums machten sich die Novartis-Forscher zu Nutze und isolierten exakt das Gen in der DNA des Bakteriums, das für die todbringende Wirkung zuständig ist, und pflanzten es einer Maissorte ein. Der um dieses Gen angereicherte Mais hat nun eine neue Eigenschaft: Er produziert, ähnlich wie der Bacillus thuringiensis, ein Protein, das für Fraßschädlinge wie dem Maiszünsler tödlich wirkt. Der BT-Mais ist also ein Mais mit einem eingebauten Schutzschild.

Das Unternehmen Novartis, das erheblich in die Entwicklung des BT-Mais 176 investiert hat und auch (für bestimmte DNA-Sequenzen) das Patent darauf hält, führt eine ganze Reihe von Vorteilen für den sich selbst schützenden Mais an: Chemische Insektizide werden nicht benötigt, demnach wird auch die Umwelt nicht belastet. Damit einher geht die Einsparung von Wasser (zum Verdünnen des Insektizids), die Einsparung von Diesel (weil man ja nicht aufs Feld fahren muss, um das Insektizid auszubringen) und die Einsparung von Arbeitszeit. Das Ergebnis ist laut Novartis ein durchweg gesundes Erntegut mit deutlich weniger Befall der schimmelbildenden Fusarien-Pilze. Die Bayerische Landesanstalt für Bodenkultur und Pflanzenbau (LBP) bestätigt im Übrigen, dass der BT-Mais eine ökologisch sinnvolle Alternative in der Maiszünslerbekämpfung darstellt. Vorteile hat Novartis auch für die Landwirte entdeckt: In den Hauptbefallsgebieten des Maiszünslers gab es 1999 mit dem BT-Mais wieder eine überdurchschnittliche Ernte von hoher Futterqualität. In Praxisversuchen im Hessischen Ried lagen die Erträge von BT-Mais-Feldern bei rund 137 Dezitonnen pro Hektar, bei normalen Maissorten dagegen nur bei 119 Dezitonnen pro Hektar. Bei alldem weist Novartis auf eigene Untersuchungen hin, die in keinem Fall eine irgendwie schädliche Wirkung des BT-Mais auf andere Organismen oder die Umwelt nachgewiesen hätten. Und natürlich darf der Blick in die USA nicht fehlen, denn dort, so Novartis, ist BT-Mais 1999 auf rund sechs Millionen Hektar angebaut worden – ohne dass es irgendwelche Katastrophenmeldungen gegeben hätte.

Wenn so viele Vorteile damit verbunden sind – warum hat Deutschland (ebenso übrigens Österreich, Luxemburg, Frankreich und Portugal)[24] den kommerziellen Anbau dann untersagt? Nur Spanien hat eine kommerzielle Sortenzulassung bewilligt. Dort wird der Mais auf etwa 25 000 Hektar angebaut. Was steckt dahinter?

Kern der Ablehnungsbegründung aus dem rot-grünen Regierungslager ist der vorbeugende Verbraucherschutz. Rechtsgrundlage für die Genmais-Notbremse ist § 20 Abs. 2 des Gentechnik-Gesetzes in Verbindung mit den entsprechenden Vorschriften der Freisetzungsrichtlinie der EU (Art. 16 d. Richtlinie 90/220/EWG). Die Bundesgesundheitsministerin machte deutlich, dass mit der Genehmigung erstmalig der unbegrenzte Anbau und Verkauf des Genmaises möglich geworden wäre. Damit, so Andrea Fischer, erhielten die Risiken für den Menschen und die Umwelt neue Dimensionen, die das Bundesministerium für Gesundheit zum Handeln gezwungen hätten. Es gäbe neue Hinweise, dass der BT-Mais neben den zu bekämpfenden Pflanzenschädlingen auch Nützlinge abtötet und dass, aufgrund einer weiteren gentechnischen Veränderung im Mais, auch so genannte Antibiotikaresistenzen verstärkt würden.

Die von der Ministerin zitierten neuen Hinweise stammen im Wesentlichen aus dem Öko-Institut Freiburg, das die Ablehnung des BT-Mais ausdrücklich begrüßt. In einer Pressemitteilung des Instituts vom Freitag, dem 18. Februar 2000, wird auf neue Untersuchungen aus den USA verwiesen, die die ökologische und gesundheitliche Unbedenklichkeit des BT-Mais und anderer BT-Pflanzen ernsthaft in Frage stellen. Der Anbau des BT-Mais sei deshalb, so das Öko-Institut, in den USA mit hohen Auflagen versehen worden. Ein wesentlicher Punkt dabei sei die Verbreitung von Antibiotikaresistenzen.

Im Hintergrund dieser Besorgnis steht, dass immer mehr Krankheitserreger gegen Antibiotika resistent sind, das heißt, sie haben so viel Widerstandskraft entwickelt, dass sie die Attacken von Penicillin und Co. locker überleben – mit oft tödlichem Ausgang für den Patienten. Die Ursache für dieses äußerst ernste Problem liegt darin, dass immer mehr Antibiotika unkontrolliert in die Umwelt gelangen. So werden bei der Mast in der Massentierhaltung regelmäßig Antibiotika verabreicht, sowohl als Wachstumsförderer als auch als vorbeugende Gesundheitsmaßnahme im viel zu engen Stall. Die Folge: Über die Nahrungskette bekommen wir ungewollt und unerkannt und vor allem unfreiwillig ständig geringe Dosen eines Antibiotika-Mix verabreicht. Das führt dazu, dass auch die Bakterien mit den Antibiotika dauernd in Kontakt kommen und sich sozusagen in aller Ruhe dagegen wappnen können – das heißt, sie verändern sich genetisch so, dass ihre nächste oder übernächste Generation eben antibiotikaresistent ist.

Professor Dr. Hubert Weiger, Landesbeauftragter des Bund Naturschutz in Bayern und Sprecher des BUND-Arbeitskreises Landwirtschaft, kann erklären, was das mit dem BT-Mais zu tun hat: Nicht *ein* Fremdgen (das BT-Gen), sondern gleich drei seien dem Mais eingepflanzt worden. Darunter eines, das den Mais vor dem Totalherbizid »Basta« schützt, und ein Gen, das gegen das Anitbiotikum Ampicillin (und andere Penicillintyp-Antibiotika) unempfindlich macht. Beides sind so genannte Markierungsgene, mit deren Hilfe die Forscher im Labor den Erfolg der eigentlichen Genübertragung, nämlich des BT-Gens, überprüfen können. Professor Weiger wie auch andere Kritiker befürchten nun, dass die sowieso schon höchst problematischen Antibiotikaresistenzen zusätzlich verschärft werden, wenn der BT-Mais kommerziell angewendet wird und sich somit massenhaft ausbreiten kann.

Zudem weist Weiger darauf hin, dass das BT-Gift, das den Maiszünsler ins Nirwana befördern soll, gar nicht so zielgenau wirkt, wie von der Industrie angegeben. Untersuchungen aus der Schweiz und den USA zeigen, dass wichtige Nützlinge wie Florfliegen sowie Larven des Monarchfalters in ihrer Entwicklung massiv gestört beziehungsweise sogar abgetötet werden, wenn sich in ihrem Futter oder in den von ihnen gefressenen Insekten BT-Gift befindet. Die BT-Substanz kann sich also in der Nahrungskette anreichern – das ist umso gravierender, je großflächiger der gentechnisch veränderte Mais zur Aussaat kommt. Außerdem wird, so Weiger, das BT-Gift über die Wurzeln der BT-Pflanzen ins Erdreich abgegeben und ist dort verhältnismäßig lange stabil und aktiv. Auch die Gentech-Forscher wissen nicht, ob darin nicht ein enormes Gefährdungspotenzial für die Artenvielfalt steckt.

Auch beim dritten Fremdgen im BT-Mais befürchtet Professor Weiger erhebliche Nebenwirkungen: Es schützt die Pflanze vor dem Totalherbizid »Basta«, einem modernen Pflanzenschutzmittel, das alle Pflanzen auf dem Acker hinwegrafft – es sei denn, man hat sie per Gentechnik gegen Basta widerstandsfähig (resistent) gemacht. Das funktioniert nur, wenn der Landwirt ganz bestimmte Sorten (Mais, Getreide etc.) aussät, die entsprechend gentechnisch verändert wurden und von Basta verschont werden. Das klingt gut, hat aber eine Reihe von Nachteilen: Die Artenvielfalt leidet darunter, wenn unterschiedslos alles vergiftet wird, was wächst. Der Landwirt kann sich vom geernteten Getreide nicht, wie früher, seinen eigenen Saatgutvorrat zurücklegen, weil die Saatgutfirmen sich ihre transgenen Produkte haben patentieren lassen. Für jede neue Aussaat muss der Bauer die Lizenz neu erwerben, und es nützt ihm gar nichts, Saatgut illegal beiseite zu schaffen, denn längst haben die Gentech-Konzerne das »Terminator-Gen«[25] entwickelt. Wird es in die Erbinformation etwa einer Getreidesorte eingebaut, wird das Saatgut daraus steril, es keimt nicht mehr aus.

Weltweit liefern sich die Firmen, die Saatgut herstellen, einen mörderischen Wettbewerb. Um sich einen Marktvorteil zu verschaffen, werden zusammen mit der chemischen Industrie geschlossene Systeme aufgebaut, sozusagen Saatgut-Agrarchemie-Gentechnik-Allianzen, die den Landwirt abhängig machen – abhängig von *einem* Hersteller und *einer* Produktreihe agrarchemischer Mittel. Wem das nützt, liegt auf der Hand: den Profiten der Industrie. Dabei wird ein enormes Risiko in Kauf genommen. Denn was ist, wenn – im Falle des BT-Mais zum Beispiel – zwar die gefräßigen Zünsler in Schach gehalten werden können, die so entstehende ökologische Nische aber mittelfristig von anderen pflanzenfressenden Insekten eingenommen wird, die nicht auf die Proteine des Bacillus thuringiensis reagieren? Das Umweltbundesamt (UBA) in Berlin hält eine solche Entwicklung für möglich. Wenn dann beispielsweise die Fritfliege in Baden-Württemberg dem Mais zu schaffen macht, wird, entgegen der Argumentation der Gentechnik-Industrie, doch der Einsatz von chemischen Insektiziden erforderlich. Neuere Studien aus den USA scheinen das zu bestätigen. Danach ist der durchschnittliche Einsatz von Agrarchemie auch bei gentechnisch veränderten Saaten nicht gesunken. Das UBA hält fest, dass eine Gesamtbilanz aus Umweltsicht noch aussteht.[26] Und das UBA hat noch etwas zu kritisieren: Bei einigen Maissorten, so haben die Experten der Berliner Behörde herausgefunden, wird das BT-Toxin auch in den Pollen gebildet. Ungefähr 5 Prozent der Maispollen werden vom Wind 60 bis 200 Meter weit in angrenzende Lebensräume getragen. In Deutschland aber grenzen rund ein Viertel aller Naturschutzgebiete an landwirtschaftliche Flächen, sodass die Gefahr besteht, dass insektenresistente Maispollen in die Naturschutzgebiete getragen werden. Kommentar des Umweltbundesamts: »Auswirkungen auf heimische Falterarten, die auf der Roten Liste bedrohter Tier- und Pflanzenarten stehen, sind somit nicht auszuschließen.«[27] Insgesamt seien auch die Auswirkungen, die der BT-Mais auf Nützlinge wie beispielsweise die Florfliege habe, überhaupt nicht abzuschätzen.

Dass derartige Befürchtungen nicht aus der Luft gegriffen sind, zeigte die ZDF-Umweltsendung, die im Mai 2000 über eine Studie berichtete, die in dreijähriger Arbeit am Bieneninstitut der Universität Jena erstellt wurde. Mehrere Bienenvölker wurden kontrolliert in einem Feld ausgesetzt, das mit genverändertem Raps bestellt worden war. Die Pollen, die die Bienen brav beim blühenden Raps einsammelten, verfütterten die Forscher an Jungbienen. Analysen des mikrobakteriellen Besatzes der Darmflora der Bienen konnten in einigen Fällen genau die künstlich veränderten Gene aus dem Raps im Genbestand von Mikroben beziehungsweise Hefen im Bienendarm nachweisen. Erstmals war damit der Beweis erbracht, dass veränderte Gene artübergreifend »springen« können. Zwar konnten die Wissenschaftler von keinerlei Veränderung der Biene oder gar einer weiteren Gefährdung der Umwelt berichten, räumten aber ein, dass ihnen keine weiterführenden Erkenntnisse zum Beispiel über die Verweildauer der fremden Gene und deren mögliche Aktivierung im Genom der Mikroorganismen vorlägen.

Auf jeden Fall ergeben sich neue Fragen: Können auch andere Organismen das veränderte Gen aufnehmen? Ändern sich die Ergebnisse, wenn beim Raps andere Gene manipuliert werden? Was ist mit dem Honig, der von Bienen mit genveränderten Darmbakterien produziert wird? Greenpeace jedenfalls forderte die sofortige Vernichtung aller genmanipulierten Feldfrüchte, und das Bundesgesundheitsministerium kündigte weitere Detailuntersuchungen an. Auch die britische Sonntagszeitung *The Independent on Sunday* berichtete am 21. Mai 2000 über die Bienen-Studie. Zitiert wurde unter anderem Brian Johnson, einer der Top-Experten der »Grünen« Gentechnik. Die Frage sei, so Johnson, ob die veränderten Gene auf Dauer im Gensystem der Bakterien blieben. Zwar sei die Wahrscheinlichkeit dafür gering, aber man könne es eben nicht ausschließen.

Eine weitere Studie aus Jena vom November 2000 bestätigte das Bienen-Ergebnis – diesmal bei Hähnchen und mit gentechnisch verändertem Mais. Die Tiere waren ausschließlich mit BT-Mais gefüttert worden. Bruchstücke aus dem Erbgut des gentechnisch veränderten Getreides fanden die Ernährungswissenschaftler dann in Organen und im Muskelfleisch der Testhähnchen. Allerdings, so die Forscher, gebe es keinen Grund zur Beunruhigung für die Verbraucher, täglich nehme der menschliche Organismus zwischen 100 und 1000 Mikrogramm fremder Erbsubstanz über die Nahrung auf. Die Fremdgene werden teilweise direkt wieder ausgeschieden oder binnen kurzer Frist im Organismus »verstoffwechselt«. Beunruhigend oder nicht, jedenfalls ist erneut der Nachweis erbracht, dass genmanipulierte Erbsustanz über die Nahrungskette in andere Organismen gelangen kann – eben auch in den menschlichen Körper.

Zuvor schon war die Gendebatte wieder einmal hochgekocht, weil europaweit und auch auf einigen deutschen Äckern illegal gentechnisch veränderter Raps ausgebracht worden war. Weil es sich bloß um eine »Verunreinigung« handele, wie die deutschen Behörden erklärten, sei jede Gefahr auszuschließen. In Frankreich und Schweden dagegen wurde angeordnet, die Rapsernten zu vernichten. Illegaler Genraps auf den Feldern und artenübergreifende Gensprünge – weder das eine noch das andere hätte es nach den Beteuerungen der Genindustrie je geben dürfen. Doch offensichtlich gibt es extreme Sicherheitslücken. So lange wir so wenig über Auswirkungen künstlicher Genmanipulationen wissen, so lange ist äußerste Vorsicht angebracht.

Weil es um viel Geld geht, um sehr viel Geld – der Markt der »Grünen« Gentechnik wird auf 100 Milliarden Dollar geschätzt –, werden die großen Gentech-Konzerne nicht müde werden, diese Schwächen herunterzuspielen. Und sollte doch mal etwas schief gehen, finden die Forscher sicherlich ein anderes Gen, das die entsprechende Korrektur bewirkt … Ist das womöglich der Einstieg in eine transgene Spirale, in einen sich immer mehr zusammenziehenden gentechnischen Teufelskreis, der sich nicht mehr sprengen lässt?

Solche Fragen sind letztlich nicht zu beantworten. Sicher wissen wir nur eins, und das hat Professor Peter Dürr einmal in einem Fernsehinterview auf den Punkt gebracht: Zur Kreativität des Menschen gehört es, dass er Fehler machen darf, ja geradezu machen muss. Vor allem dadurch werden neue Ideen geboren. Deshalb ist es notwendig, bei allem, was Menschen tun, die Rahmenbedingungen so zu setzen, dass die Auswirkungen aller erdenklichen Fehler kalkuliert und begrenzt werden können. Bei der »Grünen« Gentechnik ist genau das nicht der Fall.

In der klassischen Pflanzenzucht per Kreuzung werden nur solche genetischen Informationen züchterisch optimiert, die in einer bestimmten Art von Natur aus vorkommen. Es ist unvorstellbar, dass die Natur einer Pflanze zum Beispiel Erbinformationen von Fischen einsetzt. Forscher finden das aber spannend: Die Winterflunder produziert ein Eiweiß, das die Bildung von Eiskristallen herabsetzt. Das dafür verantwortliche Gen wurde in Tabakpflanzen eingesetzt, um die Bildung von Eiskristallen in den Pflanzenzellen erheblich zu erschweren. Mit Erfolg: Jetzt widersteht Tabak auch harten Frostnächten.[28] Und schon träumt von man einer großtechnischen Anwendung in der Agrarwirtschaft – besonders bei Zitrusfrüchten.

Glaubt man den Argumenten der Gentechnik-Industrie, geht es bei solchen Szenarien nicht etwa um den schnöden Mammon, vielmehr steht die Ernährung der Menschheit auf dem Spiel – und die, so heißt es, könne in Zukunft nur durch die Entwicklung transgener Pflanzen gesichert werden. Die Industrie im humanitären Einsatz? – Die Wahrheit sieht ein wenig anders aus.

»Christian Aid«, die offizielle Entwicklungshilfeorganisation von vierzig britischen und irischen Kirchen, nimmt in einer Broschüre mit dem provokanten Titel »Selling Suicide« (etwa: »Die den Selbstmord verkaufen«) dazu Stellung: Weltweit gibt es genug Nahrungsmittel, um alle Menschen satt zu machen. Die Nahrungsmittel sind allerdings höchst ungleichmäßig verteilt. Brasilien beispielsweise ist der drittgrößte Nahrungsmittelexporteur der Welt – und trotzdem sterben dort rund 100 000 Kinder pro Jahr den Hungertod. Oder Äthiopien: 1984, während der schlimmsten Phase der Hungerkatastrophe, wurde bekannt, dass auf dem besten Weideland Rinder heranwuchsen, die allein für den Fleischexport nach Großbritannien und in andere europäische Staaten bestimmt waren. Oder Indien: 1995 exportierte der Subkontinent fünf Millionen Tonnen Reis so-

wie Getreide und Mehl im Gegenwert von 625 Millionen US-Dollar. Gleichzeitig litt jeder fünfte Inder Hunger.
Der Hunger in der Welt und seine Bekämpfung: Es ist ein politisches Problem, kein gentechnisches. Afrikanische Delegierte der Welternährungsorganisation der Vereinten Nation (FAO)[29] brachten es 1998 als direkte Reaktion auf eine Werbekampagne des US-Gentech-Konzerns Monsanto auf den Punkt: »Die gentechnisch veränderten Saaten zerstören die Vielfalt der landesüblichen Anbauprodukte, drängen die örtlichen agrarfachlichen Kenntnisse zurück und damit die in Jahrhunderten gewachsene Fähigkeit, uns selbst zu ernähren.«[30] Nur die kleinen, angepassten landwirtschaftlichen Kulturen haben das Potenzial, maßgeschneidert in jeder Region dauerhafte und umweltverträgliche Landwirtschaft zu betreiben – einschließlich der Schaffung und Erhaltung von Arbeitsplätzen. Die FAO-Delegierten griffen Monsanto massiv an: Der Konzern wolle ihre Armut schamlos als Feigenblatt nutzen, um den eigenen Profit

---

Start ins neue Jahrtausend

Von den 4,7 Milliarden Menschen in den Entwicklungsländern haben …

800 Millionen chronischen Hunger;
1000 Millionen keine Unterkunft;
2700 Millionen keine sanitären Einrichtungen;
1300 Millionen kein sauberes Wasser;
800 Millionen keine ärztliche Versorgung;
850 Millionen keine Schreib- und Lesekenntnisse;
1300 Millionen weniger als 1 Dollar Tageseinkommen.

Quelle: UN/Welthungerhilfe

---

zu maximieren, mit dem Wohlergehen der Bevölkerung hätte das nichts zu tun. Was die »Grüne« Gentechnik, die den Entwicklungsländern von außen aufgedrängt wird, an der generellen Armutssituation dort ändern soll, bleibt völlig schleierhaft. Die schon bestehenden Abhängigkeiten (Kastenwesen, totalitäre Regimes, Korruption usw.) würden bloß um eine weitere ergänzt: die Abhängigkeit vom Saatgutunternehmen.

Über zig Generationen haben Kleinbauern beispielsweise in Afrika Saatgut ausgetauscht oder Sorten gezüchtet, die optimal an die örtlichen Verhältnisse angepasst sind. Jetzt droht genmanipuliertes und importiertes Saatgut dieses optimale Saatmaterial zu verdrängen. Schätzungen der FAO zufolge sind weltweit rund 1,4 Millionen Menschen existenziell gefährdet, weil sie es sich nicht leisten können, jährlich aufs Neue teures Gensaatgut zu kaufen.

Die Antwort auf den Hunger heißt nicht Gentechnik, sondern Armutsbekämpfung. Faire Chancen für Entwicklungsländer, am Welthandel teilzunehmen, gehören zu allererst dazu – das heißt auch faire Löhne zum Beispiel für Orangenpflücker oder Plantagenarbeiter in den armen Ländern. In Deutschland versucht die Organisation TransFair einzelne Produkte so in den Markt zu bringen, dass die Arbeiter und ihre Familien im Herkunftsland höhere Löhne erhalten und eine bessere soziale Absicherung.[31] Mittlerweile beträgt der Jahresumsatz mit den fair gehandelten Produkten mehr als 50 Millionen Euro. Getragen wird TransFair von über vierzig Organisationen wie Brot für die Welt, Misereor, UNICEF und den Verbraucherverbänden. Das Büro prüft, ob Produkte wirklich fair gehandelt werden, und vergibt dann das TransFair-Siegel. Angefangen hat alles mit Kaffee, jetzt gehören Tee, Schokolade, Kakao, Honig, Bananen und Orangensaft zum Sortiment. Ein vorbildliches Konzept, das unsere Unterstützung verdient: Achten Sie also beim Einkauf auf das TransFair-Siegel.

Wie die Wirklichkeit aussieht, zeigt die Wirtschaftsstatistik:

- Die fünf größten agrarchemischen Unternehmen kontrollieren fast den gesamten Weltmarkt der transgenen Saaten.
- Die Top Ten der agrarchemischen Unternehmen kontrollieren 85 Prozent dieses globalen Marktes – Umsatzvolumen über 31 Milliarden US-Dollar.
- Monsanto beherrscht den US-amerikanischen Markt für transgenes Saatgut zu 88 Prozent (1998).
- 72 Prozent aller gentechnisch veränderten Saaten reifen in den USA heran. Mit weitem Abstand folgen Argentinien (17 Prozent) und Kanada (10 Prozent).

Im gentechnischen Fokus der Konzerngiganten liegen im wesentlichen nur vier Nutzpflanzen: Soja, Mais, Baumwolle und Canola-Ölraps. Alle vier werden nicht als Hauptnahrungsmittel angebaut, sondern finden Verwendung als Futtermittel, als Nahrungsmittelzusatz oder als Textilwarenrohstoff. *Sojabohnen* sind Rohstoffbasis für unzählige Lebensmittelzutaten und -zusatzstoffe, zum Beispiel für pflanzliche Öle und Fette, für Lecithin und anderen Emulgatoren, für Vitamin E, für Sojamehl und Sojaschrot, für verschiedene Sojaprodukte wie Tofu, Miso und Tempeh und für so genannte Ersatzprodukte für Fleisch und Fisch.

Vor allem das *Soja-Lecithin* sorgt dafür, dass sich Soja in allen möglichen Lebensmitteln befindet. Lecithine sind natürliche Fettbegleitstoffe und kommen in allen lebenden Zellen vor, besonders reichlich etwa im Eigelb und in vielen ölhaltigen Pflanzen. Begehrt sind die Lecithine wegen ihrer herausragenden Eigenschaft, Wasser und Öl in einer stabilen Verbindung halten zu können. Lecithine gibt es in vielen fetthaltigen Lebensmitteln, zum Beispiel in Schokolade, Backwaren, Pudding, Speiseeis, Margarine, Süßwaren, Nussnougatcreme, Kakao- und Milchmischgetränken. Darüber hinaus dienen Lecithine auch als Antioxidations- und Mehlbehandlungsmittel bei Backwaren und Backmischungen.

Produkte aus Soja

	Produkte aus Ölmühle/Verarbeitung			
	20% Sojaöl		80% Sojaschrot	
Produkte aus ganzen Bohnen	Lecithin	Sojaöle und Fette	Eiweiße aus Sojaschrot	Viehfutter
Fermentationsprodukte: – Sojasauce – Sojapaste – Natto, Tempeh, – Miso (asiat. Küche) – Sojadrinks – Tofu Produkte aus gerösteten Sojabohnen: – Sojanüsse – Bestandteile von Crackern & Plätzchen Produkte mit Vollfett-Sojamehl: – Backwaren – Milch-Instant-Getränke – Pfannkuchenmehl – Konfekt – Suppen, Saucen – Fleisch- und Fischprodukte	Produkte fast ausschließlich aus Soja: – Kakaogetränke – Milchmischgetränke und -pulver – Eiskreme – Backwaren und Dauerbackwaren – Vitaminpräparate Anderes: – Kosmetika – Anstrichfarben – Klarlacke – Kleber – Insektenspray	– Speiseöl – Margarine – Backfette – Mayonnaisen – Glasuren und Überzüge – frittierte Tiefkühlkost – Kartoffel- und Maischips – Salatdressings – Saucen – Suppen – Fonds	– entfettetes Sojamehl (v.a. in Konserven) – Ersatzmilchprodukte – Fleischersatzprodukte – Fertiggerichte – Diätgetränke	– für Geflügel, Schweine und Rinder

Quelle: »Information Sojabohne«, August 1996, Frankfurt am Main

Das *Sojamehl* übernimmt »Zusatzstoffaufgaben«. Es verzögert den Fettverderb in Süßwaren und (Dauer-)Backwaren; es dient als Stabilisator und Emulgator. Sojamehl wird häufig zugesetzt, um das Austreten von Öl und Fett aus Füllungen, Pasten und Massen zu verhindern.

Sojaproteine sind gute Wasser-/Fettbinder. Einsatzfelder sind vor allem Backwaren, Fertigprodukte, Fertigsuppen, Fertigsoßen, Fleisch- und Wurstwaren sowie Fischzubereitungen. Auch bei Teigwaren (Sojanudeln) und in proteinreicher Spezialnahrung für Kinder, Sportler und Kranke wird Soja eingesetzt.

Eingeweichte Sojabohnen werden zu Püree vermahlen und mit Wasser aufgekocht. Dabei trennen sich die festen von den löslichen Bestandteilen und es wird eine weiße, milchartige Flüssigkeit gewonnen. Diese kommt auch in aromatisierter Form als Soja-»Drink« oder -»Trunk« in den Handel, darf jedoch nicht als »Milch« bezeichnet werden. Das *Flüssigsoja* ist Ausgangsstoff für verschiedene Milchersatzprodukte: Pudding, Dessert, aufschlagfähige »Sahne«, Crème fraîche oder Kaffeeweißer. Bei all diesen Produkten ist der jeweilige Milchanteil durch Sojamilch ersetzt.

Tofu ist wohl das bekannteste Sojaprodukt. Die quarkähnliche Masse ist traditionelles Lebensmittel in Asien und aufgrund ihres geringen Eigengeschmacks vielfältig zu verwenden – roh oder gebraten, als Pizza- oder Brotbelag, im Salat oder als Creme.

Auch Vitamin E – chemisch Tocopherol – wird vorwiegend aus Sojabohnen gewonnen und findet sich in vielen Produkten des täglichen Bedarfs wieder, zum Beispiel in ACE-Getränken.

Sojaöl ist ein fast reines Öl ohne Eigengeschmack und steckt zum Beispiel in Margarine, in Back- und Bratfetten, in Süßwaren und in kakaohaltiger Fettglasur, vor allem bei Speiseeis, Backwaren und Süßigkeiten. Sojaöle werden auch bei der Zubereitung von Chips und anderen Kartoffelprodukten sowie in Fischkonserven eingesetzt.

Die enorm vielfältigen Einsatzmöglichkeiten machen die Sojabohne für die Lebensmittelindustrie so interessant. Was liegt da näher, als die Erträge durch die gentechnisch veränderten Sorten zu steigern? Auf gut der Hälfte der Sojaanbauflächen in den USA wachsen gentechnisch veränderte Sorten heran. 10 Millionen Tonnen exportieren die Amerikaner jährlich in die Länder der Europäischen Union. Bislang werden die normalen und die gentechnisch veränderten Sorten nicht getrennt verarbeitet. Um gentechnikfreies Soja zu erhalten, müssten jeweils ganz eigene Logistikwege aufgebaut werden, denn geringe Menge von Gensoja (etwa als Rest in einem Silo) reichen, um eine saubere Charge zu verunreinigen. Aber immerhin: Einigen großen Lebensmittelherstellern ist es gelungen »klassisches« Soja zu beziehen. Manche weichen auch auf Lecithine aus, die aus anderen Ölpflanzen gewonnen werden.

Neben Soja ist *Raps* eine der wichtigsten Ölfrüchte, denn auch unter den Klimabedingungen in Deutschland liefert er höchste Fettmengen pro Hektar. Außerdem verbessert Raps die Bodenstruktur und eignet sich ideal als Vorfrucht für fast alle Pflanzen in der Fruchtfolge. Rapsöl kann nach chemischer Aufbereitung in geeigneten Motoren als Treibstoff (Bio-Diesel) verwendet werden. Der größte Teil der Ernte aber dient als Viehfutter. Für die menschliche Ernährung liefert Raps vor allem Speiseöle und Streichfette.

Produkte aus Mais

Öl	Stärke	Glukosesirup/Dextrose
Speiseöl Margarine Mayonnaise Kartoffelchips Salatdressings Saucen Suppen	Backwaren Kaugummi Schokodrinks Konfekt Bratensaucen Kuchenfüllung	Backwaren Getränke Müsli Fruchtgetränke Eiscreme Glasuren und Überzüge

Auch *Mais* gehört zu den wichtigsten Nahrungsgrundstoffen der Welt, das Getreide wird insgesamt auf mehr als 130 Millionen Hektar Land angebaut. Die weltweite Jahresernte beträgt rund 560 Millionen Tonnen. Verwendet wird der Mais zu knapp 80 Prozent als

Futtermittel, insbesondere für Rinder, Schweine und Hühner. Rund 15 Prozent werden als Lebensmittel gebraucht, zum Beispiel als Körnermais oder Polenta sowie in verarbeiteter Form als Öl, Stärke, Glukosesirup, Dextrose und Mehl. Mais findet sich aber auch in Medikamenten wie Aspirin und Antibiotika, in Kosmetika und Seifen sowie in Chemikalien, Insektiziden, Klebern, Anstrichfarben, Lösungsmitteln und Lacken. In verarbeiteter Form – als Öl, Stärke, Glukosesirup, Dextrose und Mehl – ist Mais Bestandteil einer Vielzahl von Lebensmitteln.

Profitabel ist Gentechnik nur in agrarindustriellen Großstrukturen. Das zeigt das Beispiel der ersten gentechnisch veränderten Tomate, die 1994 in den USA mit dem schönen Namen »FlavrSavr« auf den Markt kam (»FlavrSavr« ist ein Kunstwort aus *»flavor saver«*, etwa: »Geschmacksbewahrer«). Sie kann länger am Strauch bleiben, ohne zu faulen, reift voll aus und hat deshalb einen aromatischen Geschmack. Auch ist ihre Schale härter, »schnittfester«, wie ihr Schöpfer, die kalifornische Firma Calgene, gern betont. Kochfreudigen Hausfrauen und -männern kommen die tollen neuen Eigenschaften allerdings kaum zu Gute. Die FlavrSavr-Tomaten werden fast vollständig zu Ketchup verarbeitet – ein profitables Massengeschäft. Mit der FlavrSavr muss Geld verdient werden, denn Calgene hat acht Jahre an der Entwicklung der Tomate gearbeitet und 17 Millionen Euro dafür investiert. Ihre neuen Eigenschaften bewirken eine doppelte Kostenersparnis: Es muss weniger oft geerntet werden, und es können zum Pflücken automatische Vollernter eingesetzt werden, die recht unsanft mit dem roten Gemüse umgehen, ohne dass die »schnittfeste« FlavrSavr das übel nehmen würde. So ist der Rohstoff Tomate ein wenig billiger geworden.

Wer will eigentlich solche gentechnisch veränderten Pflanzen wie die FlavrSavr-Tomate oder den BT-Mais und wer hat den Nutzen davon? Die Saatgutproduzenten, weil sie eine Alleinstellung zu erringen erhoffen. Die Agrarchemie, weil sie ihre Gifte und Düngemittel noch besser vermarkten zu können hofft. Die Massenproduzenten in der Landwirtschaft, weil sie sich eine Effizienz-, eine Ertrags- und eine Gewinnsteigerung davon versprechen …

Stimmt denn das? Die Firma Novartis hätte an ihrem auf den edlen Namen »Windsor« getauften BT-Mais wohl auch dann wenig Freude gehabt, wenn sie die Zulassung zum kommerziellen Anbau in Deutschland erhalten hätte. Denn der Präsident des Deutschen Bauernverbands (DBV) Gerd Sonnleitner erklärte, die Bauern würden in absehbarer Zeit ohnehin keine genveränderten Pflanzen auf ihren Feldern anbauen.[32] Dafür gebe es in Deutschland vorerst keinen Markt: »Das wird von den Verbrauchern nicht akzeptiert. Deshalb stellt sich gar nicht die Frage, ob wir so etwas anbauen sollen oder nicht.«
Das haben wir vom Deutschen Bauernverband auch schon mal anders gehört. Ziemlich anders, um genau zu sein.

Unglaublich, aber wahr …

Das Lebensmittelrecht trägt den Schutzbedürfnissen von Allergikern nicht ausreichend Rechnung. Zu diesem Schluss kommt der Sachverständigenrat für Umweltfragen in seinem Sondergutachten »Umwelt und Gesundheit«. Allergiebezogene Kennzeichnungen bei Lebensmitteln und anderen Produkten seien schon jetzt möglich und zumutbar, da die allergen wirkenden Stoffe häufig bekannt seien, stellt der Sachverständigenrat darin fest. Die Gesundheitsbeeinträchtigungen durch hormonähnlich wirkende Stoffe werden nach Ansicht des Umweltrates häufig unterschätzt. Von etwa 250 bis 1000 Stoffen werde vermutet, dass sie hormonähnliche Wirkungen haben.

Technischer K.o. – Verbraucher, Politik und Börse vs. Gentech Inc.

Anfang der Neunzigerjahre galt die »Grüne« Gentechnik noch als Zukunftsbranche – angesichts von zweistelligen Wachstumsraten herrschte Goldgräberstimmung. Wie kam es, dass sich diese außergewöhnliche Euphorie geradezu in ihr Gegenteil verkehrte? Was hat sich seither verändert?

Als sich im Juni 1992 Staats- und Regierungschefs aus rund 180 Ländern in Rio de Janeiro auf Einladung der Vereinten Nationen zum Erdgipfel, der Konferenz für Umwelt und Entwicklung, trafen, verständigten sie sich nicht nur über den Klimaschutz und die so genannte Agenda 21, jenes Aktionsprogramm für das 21. Jahrhundert, das überall auf der Welt Impulse für engagierte Problemlösungen gegeben hat. Es gab noch ein drittes Thema, das von der Öffentlichkeit aber kaum wahrgenommen wurde: die Verständigung auf eine internationale Konvention zur Erhaltung der biologischen Vielfalt. Ziel ist, die globale Artenvielfalt so weit wie möglich zu erhalten – keine geringe Aufgabe, wenn man bedenkt, dass beispielsweise jeden Tag 34 000 Hektar Regenwälder abgeholzt werden[33] – das heißt alle zwei Sekunden verschwindet eine Waldfläche in der Größe eines Fußballfeldes. Auch in Deutschland werden Tag für Tag rund 120 Hektar versiegelt – zubetoniert für neue Straßen, neue Häuser.

Von der Öffentlichkeit wenig wahrgenommen, kämpfen also Experten um die Artenvielfalt. Sie wissen, warum: Nur wenn das unermessliche Genpotenzial der Natur erhalten bleibt, wird die Evolution in der Lage sein, auch künftig Problemlösungen für das Überleben aller Arten – auch des Menschen – hervorzubringen. Es geht nicht darum, das natürliche Zurückweichen einer Art zu beweinen – dass Arten kommen und gehen, ist völlig normal. Es geht darum, den menschengemachten, massiven Eingriff in die Balance der Artenvielfalt zu stoppen. Und ein solcher Eingriff ist die »Grüne« Gentechnik. In den genetischen Hightech-Laboratorien finden sozusagen eine

Million Jahre natürliche Evolution in nur einem Jahrzehnt statt – zu schnell für Mutter Natur. Wenn gentechnisch veränderte Arten flächendeckend und immer schneller ausgebracht werden, hat die Natur keine Chance, denn dann fehlt ihr die Zeit, um sich neuen Organismen anzupassen. Da hilft es wenig, wenn wir von »Freiland*versuch*« oder »*Pilot*projekt« sprechen – Tatsache ist, dass schon heute weltweit auf 40 Millionen Hektar gentechnisch veränderte Pflanzen angebaut werden. Das entspricht knapp der vierfachen Ackerfläche der Bundesrepublik Deutschland.

Anbau transgener Pflanzen (in Millionen Hektar)

Jahr	Weltweit (ohne China)	USA
1996	1,7	1,5
1997	11,0	8,1
1998	27,8	20,5
1999	39,6	28,7

Quelle: C. James, ISAAA, 1999

Auch in Europa drängen die Gentech-Konzerne aufs Feld. Bis Mitte Oktober 1999 gab es in der EU 1358 Antragsverfahren für die Freisetzung von gentechnisch veränderten Organismen. Mehr als drei Viertel davon konzentrieren sich auf nur fünf Länder: Frankreich, Italien, Großbritannien, Spanien und die Niederlande.

Land	D	DK	B	A	E	I	P	NL	
Zahl	96	34	97	4	138	225	10	109	
%	7,1	2,5	7,1	0,3	10,2	16,6	0,7	8,0	
Land	IRL	GB	GR	F	FIN	S	L		Summe
Zahl	4	175	12	399	13	42	0		1358
%	0,3	12,9	0,9	29,3	1,0	3,1	0,0		100

Quelle: Robert-Koch-Institut, Berlin

In die Schweiz dürfen seit dem 1. Juli 1999 Futtermittel aus gentechnisch veränderten Rohstoffen eingeführt werden.
Wenn die »Grüne« Gentechnik in Europa bislang so wenig erfolgreich ist, dann liegt das an den skeptischen Verbrauchern: Es gibt noch keinen Markt für diese Produkte, weil die Ablehnung zu groß ist. Vor allem die Umwelt- und Naturschutzverbände, allen voran Greenpeace, massiv unterstützt von den Grünen im Europäischen Parlament, drängen immer wieder auf die Kennzeichnung gentechnisch veränderter Lebensmittel – und decken dauernd Verstöße gegen EU-Vorschriften auf.
Der Widerstand der Verbraucher ist erfolgreich. Er hat dazu geführt, dass

- Unilever Großbritannien – immerhin die Tochter eines weltweit tätigen Nahrungsmittelkonzerns – Mitte 1999 den Ausstieg aus der Gentechnik verkündet hat,
- zahlreiche Einzelhandelsketten bei ihren Eigenmarken auf Zutaten aus gentechnisch veränderten Rohstoffen verzichteten (Tengelmann, Rewe, Edeka, Spar, Lidl, Aldi),
- Supermarktketten in Frankreich (Carrefour) und England (Marks & Spencer) sogar alle gentechnisch veränderten Lebensmitteln aus den Regalen entfernten,
- Nestlé seinen Schokoriegel »Butterfinger«, der gentechnisch veränderten Mais enthielt, vom Markt nehmen musste.

Dennoch ist es kaum möglich, gentechnisch veränderten Produkten zu entgehen:

USA: In rund zwei Dritteln aller Nahrungsmittel finden sich Bestandteile gentechnisch veränderter Pflanzen. Beim Getreideanbau wird zu 36 Prozent verändertes Saatgut verwendet, bei Sojabohnen zu 55 Prozent und bei Baumwolle zu 43 Prozent. Noch immer wissen nur wenige Amerikaner darüber Bescheid. Allerdings haben sich spürbare wirtschaftliche Nachteile eingestellt: der amerikanische Export von Getreide in die EU ging dramatisch zurück. Wurden 1995 noch

3,3 Millionen Tonnen in die Alte Welt verkauft, so waren es 1999 nur noch 0,06 Millionen Tonnen. Die Hauptursache liegt darin, dass in den USA elf gentechnisch veränderte Getreidesorten zugelassen sind, in der EU aber nur vier. Auch das Exportaufkommen bei Soja sank drastisch von 8,5 Millionen Tonnen (1995) auf 4,9 Millionen Tonnen (1999). Hier spielen allerdings die Kräfte des Weltmarkts eine Hauptrolle: vor allem Argentinien kann billiger liefern als die USA. Da dort 75 Prozent der Sorten gentechnisch verändert sind und Soja ein Hauptbestandteil unseres Viehfutters ist, kann man getrost davon ausgehen, dass so ziemlich alle europäischen Hühner und Schweine gentechnisch verändertes Futter bekommen haben.
Deutschland: In deutschen Supermärkten sind rund 30 000 nicht gekennzeichnete gentechnisch veränderte Lebensmittel erhältlich. Darauf verwies der Präsident der Arbeitsgemeinschaft der Verbraucherverbände, Heiko Steffens, Mitte März 2000 in einem Gespräch mit *dpa.* Gerade Fertiggerichte enthielten beispielsweise gentechnisch veränderte Soja-, Mais- oder Rapsbestandteile. Kein Wunder – rund die Hälfte der weltweit gehandelten Sojabohnen sind bereits gentechnisch verändert. Die Verbraucherinnen und Verbraucher sollen nach Steffens Meinung selbst entscheiden, ob sie gentechnisch veränderte Produkte kaufen wollen oder nicht. Dazu aber müsse die Kennzeichnung konsequent umgesetzt und kontrolliert werden. Hier ist die EU gefordert.

Der Druck der Verbraucher zeigt also Wirkung, aber auch auf der politischen Ebene tut sich etwas. So wird auf der regulären Biodiversitäts-Konferenz 1995 in Jakarta ein ebenso hart umrungener wie folgenschwerer Beschluss gefasst, der, wie sich später herausstellt, das Anliegen der Verbraucherinnen und Verbraucher unerwartet unterstützt: Die Mehrheit der Delegierten stimmte dafür, ein Zusatzprotokoll zur Konvention zum Schutz der biologischen Vielfalt zu erarbeiten, das vor allem den sicheren Umgang mit gentechnisch veränderten Organismen international verbindlich regeln soll. Dieser Beschluss markiert den Anfang vom Ende des naiven Glaubens an die Segnungen der »Grünen« Gentechnik. Doch bis zum Protokoll über

biologische Sicherheit *(»biosafety protocol«)* ist es noch ein langer Weg, harte Verhandlungsarbeit steht den Delegierten bevor.
Noch ein weiteres Ereignis trägt zur (vorläufigen) Niederlage der »Grünen« Gentechnik bei. Es datiert vom 12. Juli 1999. An diesem Tag veröffentlicht der Börsenanalyst Frank J. Mitsch eine brisante Marktstudie über einen der ganz Großen im Gentech-Geschäft: DuPont. Die Studie erscheint nicht irgendwo und ist auch nicht von irgendwem in Auftrag gegeben: Der Auftraggeber heißt Deutsche Bank Alex.Brown, eine Tochterfirma der Deutschen Bank AG. Und die Studie erscheint am Ort der wichtigsten Börse der Welt, der New York Stock Exchange. Was die Analysten im Auftrag der Deutschen Bank herausfinden, wird weltweit gehört und hat enorme Konsequenzen für die Entwicklung der Kurse. Mr. Mitsch erklärt zwar freundlich, dass er keine Aussagen über die Risiken der »Grünen« Gentechnik trifft, doch dann konfrontiert er die Anleger mit einem ganzen Bündel unangenehmer Wahrheiten. Hier ein paar Auszüge aus Mitschs Erkenntnissen:[34]

- »Obwohl wir bereit sind zu glauben, dass gentechnisch verändertes Saatgut sicher ist und sich eventuell günstig auf die Umwelt auswirkt, hat die Industrie die Akzeptanz-Schlachten verloren.
- Die europäischen Bedenken sind sehr real und nicht bloß eine politische Handelsbarriere.
- Es ist klug, davon auszugehen, dass für die Akzeptanz der landwirtschaftlichen Biotechnologie bei den Konsumenten ein längerer Zeithorizont notwendig ist.
- Wir glauben, dass die wachsende negative Einstellung gegenüber gentechnisch veränderten Organismen zu Problemen bei folgenden Aktien führt: Pioneer Hi-Bred, Monsanto, Delta & Pine Land, Novartis, und, nicht ganz so schlimm, auch bei Dow.«

Im Klartext heißt das: Papiere sofort verkaufen!
Diese Einschätzung schlägt ein wie eine Bombe. Frank Mitsch und sein Team haben aber noch mehr auf Lager: Tim Ramey, Spezialist für die Nahrungsmittel- und Saatgutbranche, hatte bereits im Mai

1999 herausgefunden, dass sich so etwas wie ein Schattenmarkt etabliert hat. Die Firmen Consolidates Grain & Barge und Archer Danbiels Midland, so Ramey, zahlen Prämien an Farmer, die in der Lage sind, Ernten anzubieten, die nicht gentechnisch verändert sind. Dahinter stecke aller Wahrscheinlichkeit nach, so vermutet Mitsch, Du Pont. Gentechnikfreie Ware ist offenbar das Gebot der Stunde.

Mitsch und seine Kollegen hatten sich bereits im November 1998 bei einem Treffen in New Yorker Börsenkreisen äußerst skeptisch hinsichtlich der Gewinnaussichten der Gentech-Papiere gezeigt. Allerdings, so Mitsch, wundere es ihn selbst, wie schnell seine Prognose eingetroffen sei.

Dass die Industrie den Kampf um die Akzeptanz der gentechnisch veränderten Organismen so gut wie verloren hat – und das, obwohl zum Beispiel Monsanto für PR-Maßnahmen allein in England 1,5 Millionen US-Dollar investierte – erklärt Mitsch mit ihrer Geheimniskrämerei. Soziale Aspekte, Fragen der Ökologie, Auswirkungen auf die Artenvielfalt: All das spielte in der öffentlichen Diskussion in den USA bisher so gut wie keine Rolle. Gemäß einer Meinungsumfrage vom Frühjahr 1999 glauben fast die Hälfte der Amerikaner sogar, ihre Lebensmittel seien vollkommen frei von Biotechnologie, während in Wahrheit bereits fast 60 Prozent der für den US-amerikanischen Markt hergestellten Lebensmittel gentechnisch veränderte Bestandteile enthalten – von Süßigkeiten über Speiseeis bis zum Salat-Dressing. Dieser dramatische Unterschied zwischen der öffentlichen Wahrnehmung und der Wirklichkeit wird sich für die Industrie äußerst negativ auswirken, sobald die Debatte wieder an Intensität gewinnt.

Der Finanzexperte Frank Mitsch fasst die Situation am Markt für »Grüne« Gentechnik in sechs bohrenden Fragen zusammen:

1. Gibt es versteckte Risiken beim Gentransfer zwischen verschiedenen Arten?
2. Haben wir gentechnische Sekundäreffekte übersehen, die möglicherweise für ganze Getreidearten entstehen und die Sicherheitsbewertung von Gentech-Saatgut beeinflussen?

3. Was bedeutet es für die natürliche Evolution, wenn bestimmte Gene für die künstliche Veränderung verwendet werden und andere nicht?
4. Gibt es neue ökologische Risiken, wenn Monokulturen gentechnisch veränderter Arten angebaut werden?
5. Erzeugen gentechnisch veränderte Nutzpflanzen Probleme mit neuen Resistenzen bei Krankheiten und damit neue Angriffsflächen?
6. Könnten die neuen Anwendungsverfahren bei Pestiziden neue Gesundheitsrisiken für Landarbeiter und Konsumenten bringen?

Sechs klare Fragen, auf die es keine eindeutigen Antworten gibt. Am 30. Januar 2000 muss die Gentech-Industrie den nächsten Schlag einstecken. Die ganze Woche über hatten die Delegierten im kanadischen Montreal über das Biosafety-Protokoll gestritten. Vor allem die Amerikaner und die Länder der so genannten Miami-Gruppe – Kanada, Australien, Argentinien, Chile und Uruguay – hatten es bisher abgelehnt, Einfuhrverbote zu akzeptieren, die andere Länder aus Umweltschutzgründen gegen gentenisch veränderte Lebensmittel verhängten. Doch dann meldete *dpa:*

> »Regierungen von gut 135 Ländern haben sich in Montreal auf ein Rahmenabkommen für den internationalen Handel mit gentechnisch veränderten Produkten geeinigt. Das so genannte Biosafety-Protokoll wurde am frühen Samstagmorgen (Ortszeit) nach rund 100-stündigen Verhandlungen ohne Gegenstimme akzeptiert.«

Das neue Abkommen erlaubt allen Importländern, gentechnisch veränderte Produkte abzulehnen, auch wenn sie keinen wissenschaftlich lückenlosen Beweis für ein Risiko vorweisen können. Es regelt auch den Handel mit gentechnisch veränderten Pflanzen, Tieren und Mikroorganismen. Zudem verpflichtet es Exporteure, Informationen über gentechnisch veränderte Produkte zentral zu veröffentlichen. Eine eindeutige Kennzeichnung von Gen-Produkten allerdings sieht das Protokoll bisher nicht vor, in diesem Punkt konnte sich die Miami-Gruppe durchsetzen.

Die Reaktionen auf das Protokoll sind überaus positiv, und auf der Biodiversitäts-Konferenz in Nairobi wird das Protokoll am 26. Mai 2000 von 62 Staaten unterzeichnet, darunter auch Deutschland. Aber ausgerechnet die USA als größter Produzent von gentechnisch veränderten Produkten muss, juristisch gesehen, das Abkommen nicht unterschreiben. Der Grund: Das Biosafety-Protokoll ist eine Ergänzung der UN-Konvention zur Artenvielfalt. Und die haben die USA weder unterzeichnet noch ratifiziert.

Warten wir also ein Weilchen, bis die amerikanische Öffentlichkeit erfährt, was Frank Mitsch für den nächsten Knaller hält: die ganze Wahrheit.

Unglaublich, aber wahr ...

Der belgische (grüne) Europaabgeordnete Paul Lannoye hat in seinem Bericht zu einem Vorschlag der Kommission auf Zulassung weiterer Lebensmittelzusatzstoffe festgestellt, dass EU-weit mittlerweile 307 Lebensmittelzusatzstoffe genehmigt seien und davon bei 144 die Unschädlichkeit wissenschaftlich nicht erwiesen sei. Das Europäische Parlament sprach sich zum Beispiel gegen die Zulassung von Natriumalginat aus: Dies soll als Festigungsmaterial für geschälte, geschnittene, verpackte, verzehrfertige Karotten verwendet werden. Es soll das Ausbleichen der Karottenoberfläche verhindern. Das Parlament sprach in diesem Zusammenhang von »Irreführung des Verbrauchers«, dem Nahrungsmittel frischer erscheinen könnten als sie tatsächlich sind. Natriumalginat habe außerdem eine abführende Wirkung, was sein Verbot zusätzlich begründe.

Erst die Pflanze, dann das Tier, dann wir? – Ein Ausblick

Nicht nur die Fachwelt horchte auf, als die britische *Daily Mail* im Juni 1999 über ein außergewöhnliches Experiment berichtete. Erstmals war es Genforschern am »Advanced Cell Technology Institute« in Massachusetts (USA) gelungen, menschliche Embryonen zu klonen. Die Wissenschaftler rechtfertigten ihre Arbeit damit, dass menschliches Zellmaterial gegen Erkrankungen wie Diabetes, Parkinson oder bei Nervenschädigungen eingesetzt werden könne. Die geklonten Testembryonen seien alle im Stadium von rund 400 Zellen wieder vernichtet worden. Selbstverständlich hat das Institut das Verfahren zum Patent angemeldet.

Damit war der Damm gebrochen. Bis dahin war das Experimentieren mit menschlichen Zellen tabu gewesen, zumindest wurde nicht öffentlich darüber berichtet. Seit dem Massachusetts-Experiment aber ist die Flut nicht mehr zu stoppen: Überall auf der Welt wird daran gearbeitet, das menschliches Erbgut zu entschlüsseln, und Craig Venter, der Chef von Celera Genomics, behauptete im März 2000 sogar, er habe 99 Prozent des menschlichen Genoms entschlüsselt.

Die Biotechnologie macht natürlich auch vor Nutztieren nicht Halt. Ethisch mag das wesentlich problematischer sein als bei Pflanzen, aber prinzipiell steckt diese Idee dahinter: Durch das Hinzufügen fremder Gene sollen die Eigenschaften der Tiere positiv verändert werden – aus der Sicht der Agrarindustrie. Das Ganze hat etwas Paradoxes. Während die Menschen mit der Schöpfung spielen, gehen die alten angepassten Nutztierrassen verloren, die in jahrelanger Arbeit über Generationen von Bauern gezüchtet wurden. Ihr Pech: für die massenhafte Tierhaltung sind sie nicht geeignet. Allein sechzehn Rinderrassen stehen auf der Roten Liste der bedrohten Nutztierrassen, hat die Gesellschaft zur Erhaltung alter und gefährdeter Haustierrassen ermittelt. Unwiederbringliches Wissen und ein einmaliges Kulturgut drohen hier verloren zu gehen. Warum erhalten nicht die

Die wichtigsten vom Aussterben bedrohten Nutztierrassen:

Rinder der Mittelgebirgs- und Alpenregionen

Limpurger	Grafschaft Limpurg, östlich von Stuttgart
Glanvieh	Rheinland-Pfalz, Eifel, Hunsrück
Rotes Höhenvieh	Rotviehschläge in Hessen, Westfalen, Niedersachsen, Thüringen, Bayern
Murnau-Werdenfelser	Werdenfelser Land, Garmisch-Partenkirchen
Vogtländisches Rotvieh	Vogtland, Sachsen
Hinterwälder	südlicher Schwarzwald
Vorderwälder	mittlerer und südlicher Schwarzwald
Original Braunvieh	Allgäu, Bodenseeregion
Pinzgauer	Österreich, südliches Bayern
Gelbes Frankenvieh	Franken, Oberpfalz
Pustertaler Schecken	Pustertal Südtirol
AnsbachTriesdorfer	Mittelfranken

Rinder Nord- und Ostdeutschlands

Deutsches Shorthorn	Schleswig-Holstein, Eiderstedt
Original Schwarz-buntes Niederungsrind	Norddeutschland, Hessen, Brandenburg
Angler	Halbinsel Angeln, Schleswig-Holstein, Harz

Gefährdete Schafrassen

Waldschaf	Südbayern, Bayerischer Wald
Brillenschaf	Oberbayern, Alpenraum

Steinschaf	Alpenraum
Bentheimer Landschaf	Moor- und Heidegebiete im westlichen Niedersachsen
Rauwolliges Pommersches Landschaf	Ostseeraum, Mecklenburg-Vorpommern
Skudde	Ostpreußen, östliche Bundesländer, Hessen
Braunes Bergschaf	Oberbayerischer Alpenraum
Weiße Gehörnte	Südoldenburg, Emsland,
Heidschnucke	Schleswig-Holstein
Moorschnucke	Diepholzer Moor, Norddeutschland
Rhönschaf	Mittelgebirge in Hessen, Thüringen, Bayern
Coburger Fuchsschaf	Mittelgebirge in Nordbayern und Baden-Württemberg
Leineschaf	südl. Niedersachsen, Thüringen

Ziegenrassen

Thüringerwaldziege	Thüringen, Sachsen
Erzgebirgsziege	Erzgebirge, Sachsen
Schwarzwaldziege	Schwarzwald, Württemberg
Frankenziege	Fichtelgebirge, Spessart, Rhön, Franken

Pferderassen

Rottaler	Rottal, angrenzende Gebiete Bayerns
Alt-Württemberger	Oberland, Schwäbische Alb, Baden-Württemberg
Schwarzwälder Fuchs	Schwarzwald und nähere Umgebung
Oldenburger/Ostfriese	Oldenburg, Sachsen
Schleswiger Kaltblut	Schleswig-Holstein, Niedersachsen

Sarvarer/Leutstettener	Gestüt westlich von München
Rheinisch-Deutsches Kaltblut	Rheinland-Pfalz, Hessen, Niedersachsen, Sachsen, Thüringen, Mecklenburg-Vorpommern
Senner	Senne, Bielefeld
Dülmener	Merfelder Bruck, Dülmen, Westfalen
Pfälzer-Ardenner	Eifel, Hunsrück
Arenberg-Nordkichner	Westfalen
Schweinerassen	
Buntes Bentheimer Schwein	Grafschaft Bentheim, Niedersachsen, Nordrhein-Westfalen
Deutsches Sattelschwein	Schleswig-Holstein, Sachsen, Mecklenburg-Vorpommern
Schwäbisch Hällisches Schwein	Süddeutschland

bäuerlichen Betriebe, die sich der Nachzucht alter Rassen widmen, dieselben staatlichen Unterstützungen wie sie die Massentierproduktion bekommt? Glauben die europäischen Agrarpolitiker mittlerweile vielleicht selbst, was in den bunten Heile-Welt-Prospekten der von ihnen bezahlten Werbeagenturen über die Landwirtschaft behauptet wird?

Mitte Dezember 2000 erreichte uns die Meldung, dass es nun erstmals gelungen sei, das Genom einer Pflanze vollständig zu entschlüsseln. Im Fokus der weltweiten Aufmerksamkeit stand plötzlich ein unscheinbares Unkraut, die Ackerschmalwand (lat. *arabidopsis thaliana*). Ein Meilenstein der Genforschung sei die Entschlüsselung, 120 Millionen Basenpaare habe man bei der Ackerschmalwand ge-

funden. Das entspricht gerade mal einem Dreißigstel der genetischen Buchstaben des menschlichen Erbguts. Nun sind die Nutz- und Kulturpflanzen an der Reihe. Mais, Soja und Raps: ihre Genome sind allerdings wesentlich komplexer als das der Ackerschmalwand. So werden noch einige Jahre ins Land gehen, bis die Forscher wirklich verstanden haben, was die Schöpfung ihnen täglich vormacht.
Doch wozu das alles? Was steckt dahinter? Biotechnologie an sich ist nichts Schlechtes, es kommt drauf an, was man daraus macht. Und zu allererst ist das – Profit. Die großen Konzerne haben längst den Markt des neuen Jahrhunderts ausgemacht und lassen sich bestimmte Gensequenzen patentieren. Das ist nichts anderes als die logische Folge hochspezialisierter kommerzieller Forschung. Teilweise unbemerkt von der Öffentlichkeit reiht sich seit Monaten ein Patent an das andere. In der Regel garantiert ein Patent dem Erfinder oder Entwickler für zwanzig Jahre das Monopol auf die kommerzielle Anwendung seiner Idee. Nach und nach landet so der gesamte menschliche Organismus als Aktenzeichen bei den Patentämtern. Greenpeace hat in der März/April-Ausgabe 2000 ihrer Zeitschrift gleich zwanzig Patente aus dem »Horrorladen der Gentechnik« aufgelistet, darunter die folgenden:[35]

EP 771874 Milchbildung
Die menschliche Brust kann zur Pharmafabrik werden. Denn das Patent des israelischen Landwirtschaftsministeriums für ein Verfahren, mit der Muttermilch neue Substanzen zu bilden, bezieht sich auf alle Säugetiere – inklusive Menschen.

EP 563144 Stressgene
Die Uni Toronto hat sich ein isoliertes Stressgen, den Test auf sein Vorhandensein im Körper und die Tiere, in die das Gen eingebaut wird, patentieren lassen, einschließlich des Menschen.

EP 932675 Hautwachstums-Gen
Das Gen regelt das Wachstum der Haut. Das Patent umfasst außerdem die Behandlung von Hautentzündung, Hautinfektionen, Haut-

pilz, Verhornung, Hauttumoren und Hautpigmentierung. Beantragt wurde es von der Firma Human Genome Sciences.

EP Brustkrebs-Gen

Beantragt wurde das Patent von der Firma Myriad nicht nur für die Gensequenz des Brustkrebs-Gens BRCA1 in allen Variationen und Mutationen, sondern auch für die daraus möglicherweise einmal entstehenden Therapien sowie für das Testen neuer Arzneimittel. Gleich mit patentiert haben will die Firma alle Zellen und Tiere, denen das Gen übertragen wird.

Der Weg zum patentierten Menschen ist vorgezeichnet – und Greenpeace kann auch einen absurden Fall vorweisen: Der Amerikaner John Moore ist der wohl erste teilpatentierte Mensch. Der leukämiekranke Mann ließ sich seine Milz herausnehmen. Sein Arzt fand darin weiße Blutkörperchen, die ungewöhnliche Abwehrstoffe produzierten, und ließ sich diese patentieren. Anschließend verkaufte er das Patent für umgerechnet 18 Millionen Euro. Und John Moore, der eigentliche Produzent der Immunstoffe, geht leer aus, auch eine Klage konnte daran nichts ändern.

Diese wenigen Beispiele zeigen, worum es geht: Die Gentech-Branche versucht sich einen neuen Markt zu sichern. Und dies sind einige der Möglichkeiten, die Technologien einzusetzen, sobald sie funktionieren und beherrscht werden:

- Vorgeburtliche Diagnose im Mutterleib,
- Embryo-Selektion im Labor,
- Gentests an Kindern und Erwachsenen,
- Behandlung von Krankheiten,
- Klonen,
- Erbgutreparatur nach der Zeugung,
- Genetisches Optimieren des Menschen.

Krankheiten mit Hilfe einer sehr weit fortgeschrittenen Gentechnik heilen – das mag man sich noch vorstellen können. Aber genetisches

Optimieren des Menschen? Nach der Zeugung noch ein paar Extra-Gene eingebaut und das Einser-Abitur ist gesichert? Schade, dass die Kinder so schnell groß werden, mögen angesichts solcher Perspektiven manche Eltern denken. Zukünftig kein Problem: Die Firma »Dublikind« stellt aus nur einer einzigen Zelle der flügge gewordenen Tochter ein süßes, neues Baby her …

Gen-Profile werden künftig wohl zur Standarduntersuchung bei Neugeborenen gehören. Aber wer schützt die Getesteten davor, dass diese Daten später nicht anderweitig herangezogen werden? Schon seit einigen Jahren lehnen es in den USA manche Versicherungen ab, Kosten für medizinische Behandlungen zu übernehmen, die aufgrund bekannter Erbkrankheiten entstanden sind. Und das deutsche Sozialgesetzbuch sieht vor, dass die Versicherten an ihrer Gesunderhaltung mitwirken müssen – dazu würde wohl auch die Offenlegung von Gen-Profilen gehören.

Eine weitere Folge der Gen-Patentierung könnte eine neue Zwei-Klassen-Medizin sein. In den allermeisten Fällen werden die Anwendungsverfahren, also auch die Therapien, nämlich ebenfalls vom Patent erfasst und damit monopolisiert. Die einen können sich die neuen Super-Therapien aus dem Genlabor dann eben leisten, die anderen nicht.

Diese wenigen Beispiele zeigen die Möglichkeiten einer schnell weiter fortschreitenden Gentechnik. Ethikkommissionen und der Gesetzgeber müssen die Rahmenbedingungen dafür abstecken. Das Europäische Parlament hat Anfang 2000 einen Versuch dazu gestartet: Eine verbindliche und einklagbare Grundrechtscharta soll auch vor den Missbräuchen der Gentechnik schützen. Noch aber sind die »Missbräuche« nicht definiert …

Spätestens am 14. Dezember 2000 war es dann schon überfällig, sich über Missbrauchsmöglichkeiten Gedanken zu machen: Großbritannien wird nämlich aller Voraussicht nach das erste Land Europas sein, in dem Embryos, die bis zu vierzehn Tage alt sind, geklont werden dürfen. Nach einer emotionalen Debatte um den Schutz des menschlichen Lebens hat das britische Parlament mit 366 gegen 174 Stimmen einem Gesetz zugestimmt, dass das Klonen von Embryos

»für therapeutische Zwecke« erlaubt. Die embryonalen Stammzellen sollen vor allem dazu dienen, neues gesundes Gewebe für schwer kranke Patienten herzustellen. Das Klonen von Menschen soll weiterhin verboten bleiben.

Das können Sie tun

- Politik mit dem Einkaufskorb: Achten Sie auf Bio-Produkte und TransFair-Artikel.
- Informieren Sie sich über ökologischen Landbau, z. B. bei der Stiftung Ökologischer Landbau, Weinstraße Süd 51, 67098 Bad Dürkheim.
- Bedenken Sie, dass die Industrie beim Thema »Grüne« Gentechnik massive Eigeninteressen hat, bei denen es um sehr viel Geld geht. Prüfen Sie deshalb immer die Quelle Ihrer Informationen und holen Sie gegebenenfalls weitere Auskünfte von anderer Seite ein.
- Beteiligen Sie sich an der gesellschaftlichen Diskussion. Schreiben Sie beispielsweise Leserbriefe, gehen Sie zu Podiumsdiskussionen oder wenden Sie sich an Abgeordnete an Ihrem Wohnort oder an das Europäische Parlament in Straßburg oder Brüssel.
- Werden Sie politisch aktiv! Nicht nur die Parteien, auch die Umweltverbände (Adressen s. Seite 348 f.) freuen sich über neue, engagierte Mitglieder.

5 Bauern und Boden

Darum geht's:

Durch unseren Raubbau an der Natur sind immer mehr Tier- und Pflanzenarten vom Aussterben bedroht. Sogar bewährte Nutztiere mussten hundertfach auf die Rote Liste der vom Aussterben bedrohten Nutztierrassen gesetzt werden. Längst sind die Bauern zu reinen Agrarproduzenten und ihre Höfe zu Nahrungsmittelfabriken verkommen. Schuld sind die politischen Rahmenbedingungen – insbesondere der Europäischen Union. Wo auf Masse gesetzt wird, verschwindet die Artenvielfalt aus den Landschaften und es werden die Lebensmittel immer anonymer. So mancher Bauer kommt ins Grübeln, was aus seinem Betrieb werden soll. Wie können wir unser kulturelles Landschaftserbe retten und zugleich gesünder essen?

Von Schafen und Säften – Wie viel Landschaft sind wir uns wert?

Spätestens seit die jungsteinzeitlichen Siedler vor etwa 5000 Jahren damit begannen, das ursprünglich fast geschlossene Waldgebiet Mitteleuropas auszulichten und Äcker, Wiesen und Weiden anzulegen, entstand allmählich der Vorläufer unserer heutigen Kulturlandschaft. Was wir heute an so mancher Urlaubslandschaft schätzen, ist die Kombination von Natur und Kultur: Wiesenlandschaften, unterbrochen von kleinen Waldgruppen; Äcker, gesäumt von Hecken und Feldgehölzen; Einzelbäume; offene Bachtäler, bestanden mit einem Saum aus Erlen, Eschen und Weiden; idyllische Seen, Teiche und Siedlungen, umgeben von alten Apfel- und Birnbäumen – solche Gegenden erscheinen uns besonders liebenswert. Vielfach sind wir uns gar nicht bewusst, dass Landschaften, die wir lieb gewonnen haben und mit denen wir uns identifizieren, erst durch ganz bestimmte Nutzungen entstanden sind.

Doch schon bald könnten viele Landschaften sich uns völlig anders präsentieren, weil die traditionellen Nutzungen sich verändern oder auf dem Rückzug sind. Wie viel wir dabei zu verlieren haben, zeigt ein Blick auf eine der wohl schönsten Landschaften.

Während sich das Tal noch ganz winterlich präsentiert, setzt oben am steilen Hang schon der Frühling ein. Ist der Boden hier auch noch so karg, die ersten Sonnenstrahlen verwöhnen die Böschung und locken jetzt im März zwischen den fahlen, abgestorbenen Gras- und Kräuterstängeln vom Vorjahr die ersten Blumen hervor, bunte Tupfer auf der karg anmutenden Fläche. Die Küchenschellen ziehen zwar die ersten Insekten des Trockenrasens an, aber trotzdem ist alles noch recht still.

Zehn Wochen später ein ganz anderes Bild: Gnadenlos brennt die Sonne auf den Hang. Das sind die idealen Voraussetzungen dafür, dass sich die Welt des Trockenrasens besonders prächtig entfalten kann. Während sich die Menschen im Dorf vor der Hitze in ihre Häuser zurückgezogen haben und das Leben in der übrigen Landschaft fast ganz zur Ruhe kommt, herrscht hier ein emsiges Treiben. Da gaukeln bunte Schmetterlinge über dem Hang. Dicke Hummeln brummen von einer Blüte zur anderen. Glänzende, skurril anmutende Käfergestalten sind ebenso unterwegs wie gelb-schwarze Schwebfliegen, Wildbienen und Wespen. Es herrscht ein einziges Summen und Brummen, Kribbeln und Krabbeln. Für all die Kleinlebewesen sind die unzähligen Blüten farbenprächtige Nektar- und Pollentankstellen. Zwar sind die Küchenschellen längst verschwunden, doch jetzt blühen Sonnenröschen, Kronwicke, Wundklee, Flockenblumen, Skabiosen, bizarr geformte Orchideen und viele andere Gewächse um die Wette – gerade so, als sei die Provence direkt vor uns. Daran erinnert auch der aromatische Duft von Wildem Thymian und Wildem Majoran, vielen besser bekannt als das Pizzagewürz Oregano.

Hier lässt sich Natur mit allen Sinnen erleben. Emsiges Treiben, wohin man schaut: Eine Eidechse huscht vorbei und verschwindet hinter einem Stein. Auf dem dünnen überhängenden Zweig des uralten Wildrosenstrauchs sitzt ein Neuntöter und lauert auf Beute. Auf die Dornen hat er schon einige Käfer aufgespießt. Auch eine Art von Vorratshaltung. In den strahlend blauen Himmel steigt eine Heidelerche auf. Und in der Ferne ist das Gebimmel von den Messingglocken der Leithammel zu hören. Ab und zu bellt ein Hirtenhund.

Zum Glück für die artenreiche Landschaft des Trockenrasens sind jetzt wieder die die Schafherden unterwegs. Denn erst durch die jahrhundertelange Schafbeweidung sind die Wacholderheiden entstanden. Mit der Weidewirtschaft konnten sich die Menschen auch scheinbar wertlose, karge oder oftmals abgelegene Flächen nutzbar machen.

Langsam kommt die Herde näher. »Ja, Schafe sind wählerische Feinschmecker«, erzählt uns der Schäfer, während er sich auf den Stab seiner silberbeschlagenen Schippe stützt. »Sie suchen sich nur die besten Kräuter und Gräser aus. Und weil die Schafe nicht alles fressen, wachsen hier auch die stachligen Silber- und Golddisteln und all die Wacholderbüsche.«

Wacholderheiden sind ganz eigenartige Lebensräume, nicht recht Wiese und auch nicht Wald. Das Ganze erinnert eher an eine parkartige Landschaft. Man findet solche wacholderbestandene Magerrasen unter anderem im Bereich der Schwäbischen Alb und der Frankenalb, im Schweizer Jura, an den Muschelkalkhängen der Rhön, aber auch an den Hangschultern von Neckar, Kocher, Jagst, Tauber, Main, an der Nahe sowie im Saale-Unstrut Gebiet. Weil die Flächen sonst mit der Zeit verbuschen würden, stechen die Schäfer in all diesen Gebieten mit ihrer Schippe immer wieder Jungpflanzen aus. So tragen sie zusammen mit ihren Herden seit Jahrhunderten zum charakteristischen Landschaftsbild der Wacholderheiden bei.

Doch fast wäre es um diese ökologischen Kleinode unserer Kulturlandschaft geschehen gewesen. Der Verfall der Wollpreise führte zunächst dazu, dass viele Wacholderheiden nicht mehr beweidet wurden und allmählich verwilderten. Damit war nicht nur der Lebensraum für Schwalbenschwanz, Schlingnatter und Baumpieper gefährdet, sondern auch ein unersetzliches kulturelles und ökologisches Erbe. Heute erhalten Naturschutzgruppen und Gemeinden durch Mahd manche Wacholderheiden und andere Trockenrasen künstlich am Leben. Aber das kann nur eine Zwischenlösung sein. Letztlich können die Wacholderheiden als nördliche Vorposten von Provence und Toskana nur dann großflächig fortexistieren, wenn es gelingt, die traditionellen Nutzungen aufrechtzuerhalten oder wiederzubeleben. »Die Leute sollen halt Schaffleisch aus heimischer Haltung kaufen und nicht aus Neuseeland«, hat der Schäfer noch gesagt, bevor er mit seiner Herde zwischen den Wacholderbüschen verschwand.

Er hat die Misere trefflich auf den Punkt gebracht: Wenn Produkte von Landschaftsnutzungen, die bestimmte Landschaftsbilder hervorbringen, keinen Absatz finden, brauchen wir uns nicht zu wundern, wenn sich lieb gewordene Gegenden völlig wandeln. Da kaufen die Leute im Supermarkt tiefgefrorenes Lammfleisch aus Neuseeland, und eines Tages stellen sie beim Familienausflug fest, dass irgendetwas an der Landschaft – etwa am Trauf der Schwäbischen Alb – nicht mehr so ist wie früher. War man einige Jahre nicht mehr dort, erkennt man die mittlerweile verbuschte Landschaft kaum wieder. Falsches Verbraucherverhalten ist eine der Ursachen dafür. Denn Schaffleisch ist selbst in vielen Gaststätten solcher Gegenden kaum auf der Speisekarte zu finden. Wenn es doch einmal angeboten wird, stammt das Fleisch vielfach nicht von heimischer Schafhaltung, sondern aus Neuseeland.

Der Schlüssel zur Erhaltung solcher Kulturlandschaften wie der Wacholderheiden liegt also eindeutig bei den Verbrauchern. Wählen sie

heimische regionale Produkte wie Schafskäse oder Lammfleisch aus den Wacholderheiden, dann haben diese Landschaften und mit ihnen eine spezialisierte Tier- und Pflanzenwelt wieder eine Chance. Das gilt auch für die Weideflächen im Schwarzwald, im Bayerischen Wald oder den anderen Mittelgebirgslandschaften Deutschlands. Doch oft wissen die Bauern gar nicht, wohin mit dem Gras solcher Flächen, weil sich die Milchviehwirtschaft nicht mehr lohnt. Also wird die Mahd aufgegeben. Doch ohne Mahd keine Wiese. Ohne Wiese keine Wiesenblumen, keine Schmetterlinge, keine Heuschrecken, keine Heidelerche. So manche liebliche Waldlichtung, manches Bachtal verbuscht dann innerhalb kurzer Zeit. Eine Alternative wäre die Beweidung solcher Flächen mit regional angepassten Rinderrassen wie etwa dem Hinterwälder Rind oder dem Vorderwälder Rind des Schwarzwalds. Doch die immer weniger werdenden Kleinbauern können nur dann existieren, wenn ihre Erzeugnisse auch Abnehmer finden und ordentlich bezahlt werden. Der Griff zum anonymen Einheitsfleisch im Kühlregal verbaut alle Chancen für einen Gleichklang von Natur und Kultur.
Gaben die Deutschen 1950 noch rund 50 Prozent ihres Haushaltseinkommens für Lebensmittel aus, so waren es 1995 gerade noch 15 Prozent und heute liegen die durchschnittlichen Ausgaben für Lebensmittel pro Haushalt gerade mal zwischen 13 und 15 Prozent. Solange wir zu scheinbar billigen Fertigprodukten und anonymen Erzeugnissen greifen, werden die Gesundheitsprobleme aufgrund von einseitiger Ernährung und der dramatische Landschaftswandel weiter zunehmen.
Wie sollen die landschaftsprägenden Obstwiesen erhalten bleiben, wenn der heimische Apfelsaft immer weniger Käufer findet, weil Importe von Billigkonzentraten den Saftherstellern den Markt entziehen? Da nützt es nichts, wenn allenthalben Naturschützer darauf hinweisen, dass seltene Arten wie Pirol, Wendehals oder Neuntöter in den Streuobstwiesen einen Lebensraum haben und sich dort Igel und Siebenschläfer Guten Abend sagen. Das Wissen um die Zusammenhänge droht verloren zu gehen: Die Kinder und Erben der heutigen Grundstücksbesitzer wissen oft nicht mehr, wie man die Bäume

fachgerecht schneidet und wie deren schmackhafte Früchte verarbeitet werden können.[36]
Voraussetzungen für eine Wende zu einer umweltgerechten Agrar- und Lebensmittelproduktion ist ein Wertewandel hin zu Regionalorientierung, Qualität statt Quantität, Langlebigkeit und Wiederverwertbarkeit. Gefragt sind kritische Konsumenten mit bewusster Kaufentscheidung. Doch wie sollen heranwachsende Konsumenten bewusst einzukaufen lernen, wenn ihnen an den Schulen kaum etwas davon vermittelt wird und sie stattdessen von der Nahrungsmittelindustrie mit Werbung für Fastfoodprodukte bombardiert werden? Wie sollen sie den Geschmack heimischer Streuobstäpfel, frischer heimischer Erdbeeren und Tomaten schätzen, wenn sie an Industriearomen gewöhnt wurden? Wer kennt noch die Zubereitung traditioneller Gerichte?
Die Bundesregierung, die Länder und die Europäische Union müssen endlich nachhaltiges Wirtschaften statt der Massenproduktion fördern. Was nützt es, gefährdete Tierarten in der Europäischen Union streng unter Schutz zu stellen, wenn die verfehlte Agrarpolitik zugleich einen Strukturwandel in der Landwirtschaft bewirkt, der in Jahrhunderten entstandene Kulturlandschaften vernichtet? Nur wenn die Schonung und dauerhafte Erhaltung der natürlichen Lebensgrundlagen Boden, Wasser, Luft, der Artenvielfalt und der Ressourcen als oberster Grundsatz in der Landbewirtschaftung verfolgt wird, können wir unsere landschaftliche Vielfalt erhalten. Mit Einheitsverpflegung und so genannten Convenienceprodukten ist das nicht möglich. Denn eine auf Masse ausgerichtete Landwirtschaft kann nicht in möglichst geschlossenen Kreisläufen arbeiten und ihre Bewirtschaftungsmethoden an den Naturhaushalt anpassen.
Wir sollten es uns selber wert sein, die politischen und ökonomischen Rahmenbedingungen der Nahrungsmittelproduktion in Richtung auf eine »Ökologisierung« der Produktion zu ändern. Dazu gehört eine Förderung der von der Landwirtschaft erbrachten ökologischen Leistungen und des ökologischen Landbaus ebenso wie die Einführung einer Stickstoffabgabe und die Umgestaltung der seit

langem auf Masse und Anonymität ausgerichteten Rahmenbedingungen des internationalen Handels. Mit dem Wechsel im Landwirtschaftsressort am 10. Januar 2001 hat Bundeskanzler Schröder ein Zeichen gesetzt. Es wird sich zeigen, ob er nicht doch wieder vor der mächtigen Agrarlobby einknickt.
Da die europäische Politik bislang versagt hat, sind wir als Verbraucherinnen und Verbraucher mehr denn je gefordert, durch bewusste Kaufentscheidungen zu demonstrieren, dass wir nicht weiter in die Abhängigkeit der Lebensmittelindustrie und der Massenlandwirtschaft geraten wollen. Bewusstes Einkaufen heimischer, regionaler und saisonaler Produkte muss unterm Strich nicht teurer sein als die Verwendung von Fertig- und Halbfertigprodukten.

Gefangene der eigenen Logik – Das Chaos der Agrarpolitik

Schalten Sie sofort ab, wenn von Agrarpolitik die Rede ist? Denken Sie, das ist doch Wahnsinn, das ist alles nicht zu durchschauen, da wird nur unser gutes Geld verpulvert?
Wenn das so ist, sollten Sie an dieser Stelle unbedingt weiterlesen. Denn es ist wahr: Unglaublich viel Geld fließt in falsche Kanäle. Wahr ist aber auch, dass unglaublich viele Halb- und Unwahrheiten verbreitet werden. Es werden falsche Bilder und Vorstellungen vermittelt, es wird so getan, als ob es Zukunftsperspektiven für eine bäuerliche Landwirtschaft gäbe. Doch die Tendenz ging jahrelang eindeutig in Richtung Agrarindustrie und damit zu Lasten der Gesundheit von uns Verbrauchern.
Angefangen hat alles nach dem Zweiten Weltkrieg, als Europas Bauern nicht genug Produkte lieferten, um eine Eigenversorgung zu gewährleisten. Die Landwirtschaft sollte und musste also produktiver werden. Mit einer intensiveren, ertragreicheren und Arbeitskräfte sparenden Landwirtschaft konnten zwei Fliegen mit einer Klappe geschlagen werden: die Verbesserung der Nahrungsmittelversorgung

und die Freisetzung von Arbeitskräften zur Deckung des damals immensen Arbeitskräftebedarfs der Industrie.
So war es folgerichtig, dass eines der fünf in den EU-Gründungsverträgen von Rom 1957 festgelegten Ziele einer europäischen Agrarpolitik die Steigerung der Produktivität war. Zwar gab es keine Rangfolge bei den Zielen, und doch war gerade die Produktivitätsentwicklung das erstgenannte Ziel – und das ist sie bis heute geblieben, trotz Überschussproblematik und Arbeitslosigkeit. Dass die Landwirtschaft den gültigen EU-Verträgen zufolge (das sind derzeit die Verträge von Amsterdam) immer produktiver werden soll, hat einschneidende Folgen.
Die Agrarpolitik entwickelte eine ganze Palette von Programmen, Maßnahmen und Mechanismen, um die Produktivitätssteigerungen zu ermöglichen. So wurden Preis- und Abnahmegarantien für landwirtschaftliche Produkte beschlossen. Einzelbetriebliche Förderprogramme halfen investitionswilligen Bauern, neue und größere Maschinen anzuschaffen oder neue Ställe zu bauen. Mit überbetrieblichen Programmen wie der Gemeinschaftsaufgabe »Verbesserung der Agrarstruktur und des Küstenschutzes« wurden die landschaftlichen Voraussetzungen zur Intensivierung der Produktion geschaffen: Zersplitterte Agrarflächen wurden im Rahmen von hauptsächlich staatlich finanzierten Flurbereinigungsmaßnahmen zusammengelegt, sodass sie effektiver, zum Beispiel mit immer größeren Maschinen, bewirtschaftet werden konnten. Jedes Mal, wenn eine derartige »Bereinigung« der Flur vorgenommen wurde, blieben viele Bäume, Hecken, kleine Gewässer, Trockenmauern und viele andere landschaftliche Kleinstrukturen, die einen hohen ökologischen Wert haben, auf der Strecke. Mit »Bodenverbesserungen« wurden weitere Voraussetzungen für eine erhöhte Produktivität geschaffen: Feuchte Wiesen wurden entwässert, um eine intensivere Grünlandnutzung betreiben zu können oder um daraus Gewinn bringenderes Ackerland zu machen. Wo früher Flussauen mit ausgedehnten Wiesen und Weiden waren, stehen heute von Brüssel hoch subventionierte Maisäcker. Und die Störche sind weitgehend verschwunden.
Parallel zu solchen Maßnahmen werden »moderne« Stallanlagen

(wie die Käfige bei Legehennen) eingeführt und mit allen, auch chemischen Mitteln die Produktivität höher und höher geschraubt. Wurden 1959 gerade einmal 26 Kilogramm mineralischer Stickstoff pro Hektar und Jahr ausgebracht, sind es heute knapp 110 Kilo; hinzu kommen im Schnitt 40 Kilo reiner Stickstoff, der aus den Abgasen von Industrie und Autos stammt und über die Luft auf die Agrarflächen eingetragen wird. Und dem Schädlings- oder Unkrautdruck in den großen Monokulturen rückt man mit der Spritze zu Leibe: Der Umsatz mit Pestiziden hat weltweit längst die 40-Milliarden-Dollar-Grenze überschritten. Ein tolles Geschäft für die Chemie, ein schlechtes für die Bauern, die Umwelt und uns Verbraucher.

Einem ersten Bericht der EU-Kommission über Pestizidrückstände ist zu entnehmen, dass es in Europa rund 800 verschiedene in der Landwirtschaft eingesetzte Pestizide gibt. Für 73 davon gibt es gemeinsame Grenzwerte auf EU-Ebene, für die anderen können die nationalen Behörden Höchstmengen festlegen. In einer Art Großversuch wurden 41 000 Lebensmittelproben auf Pestizidrückstände analysiert. In 40 Prozent der Proben ließen sich Pestizidrückstände nachweisen, 3 Prozent lagen über dem zulässigen Grenzwert. Am meisten betroffen waren Kopfsalat, Weintrauben, Erdbeeren, Äpfel und Tomaten. Von den 41 000 Proben wurden 4257 in Deutschland gezogen: Hier wiesen 33 Prozent Rückstände auf, 2 Prozent (genau: 89 Proben) lagen oberhalb des Grenzwerts.

Rund 30 000 Tonnen Pestizide in einem Gesamtwert von 850 Millionen Euro werden jedes Jahr in Deutschland ausgebracht. Eine im Auftrag des Bundeslandwirtschaftsministeriums von dem Agrarökonom Hermann Waibel von der Uni Hannover erstellte Studie über die von der Gesellschaft zu tragenden (direkten) Folgekosten beziffert die Ausgaben zur Kontrolle und Reparatur des durch die Pestizideinsatz bewirkten Schäden auf 125 Millionen Euro. Aber folgte etwas aus dieser Studie? – Nein! Ex-Agrarminister Funke zog keine Konsequenzen daraus, denn bislang war es für jeden Landwirtschaftspolitiker ausgemachte Sache, dass der Strukturwandel in der einmal eingeschlagenen Richtung weitergehen muss.

Dieses auf Wachstum ausgerichtete Agrarsystem wurde mit Handels- und Güteklassen abgesichert, die Produkte aus den »produktiven« Einheiten begünstigen. Gleichzeitig wurde der europäische Markt vom Weltmarkt abgeschottet, indem Garantiepreise für bestimmte Agrarprodukte eingeführt wurden, Preise oberhalb des Weltmarktniveaus. Billigere Produkte von außerhalb Europas wurden mit Zöllen auf das höhere europäische Preisniveau gebracht, um eine zu starke Konkurrenzsituation mit außereuropäischen Anbietern zu verhindern.

Doch dann führte die gewünschte und geförderte Produktivitätserhöhung zu so hohen Erträgen, dass dafür innerhalb der EU kein ausreichender Absatz mehr zu finden war, und man brauchte den Weltmarkt als Ventil für die Überschüsse der europäischen Landwirtschaft. Aber wer wollte schon deren Produkte kaufen, wenn's auch billiger ging? Also wurden so genannte »Exporterstattungen« zum Ausgleich des Preisniveaus erfunden. Wer also Getreide, Rindfleisch oder Milchprodukte exportierte und so etwas gegen die Butter- und Weizenberge und die Milchseen tat, erhielt dafür Geld aus Brüssel.

Und weil das allein noch nicht reichte, gab es zum Zwecke der Marktentlastung Geld für die Vernichtung von gerade produzierten Waren – mit widersinnigen Folgen. So wurden Recherchen des Europäischen Rechnungshofs zufolge Anfang bis Mitte der Neunzigerjahre durchschnittlich 53,7 Prozent der griechischen Pfirsichernte vernichtet. Auch viele andere Erzeugnisse landen auf dem Müll, wenn zu viel produziert wird, zum Beispiel Blumenkohl. Paradoxerweise stieg die Blumenkohlanbaufläche Jahr für Jahr weiter. Direkt für die Vernichtung zu produzieren erwies sich als lohnend.[37]

Das Wachstum in der Landwirtschaft geht munter weiter. Nur die Begründung dafür hat sich geändert. Heute wird nicht mehr mit Not und Mangel argumentiert, heute heißt es, die Landwirtschaft solle mit billigen Preisen für Agrarprodukte dazu beitragen, für andere Konsumgüter mehr Geld frei zu machen. Wer weniger für Lebensmittel ausgibt, hat mehr Geld für Stereoanlagen, Autos oder Urlaubsreisen – Produkte, die unserer Wirtschaft weit mehr einbringen

als die schlappen 1,1 Prozent, die die Landwirtschaft zum Bruttosozialprodukt beisteuert.
Nach wie vor wächst der Druck auf die Bauern, immer effizienter, immer mehr und immer billiger zu produzieren. Ein Teufelskreis ist die Folge: Je mehr produziert wird, umso mehr purzeln die Preise, und je mehr die Preise einbrechen, umso mehr wird produziert, um den Verlust durch Verkaufssteigerungen wettzumachen. Die Folge: Während der Bedarf nach Nahrungsmitteln innerhalb der EU pro Jahr jeweils um kaum mehr als ein halbes Prozent wächst (schließlich können wir nicht immer mehr essen), waren durchschnittliche Ertragssteigerungen von 2 Prozent in fast allen Sparten der Landwirtschaft keine Seltenheit. Seit 1950 haben sich die durchschnittlichen Erträge auf dem Feld verdoppelt.
Doch anstatt die Produktivitätsschraube ein wenig zurückzudrehen, Rinder wieder langsamer auf der Weide zu mästen, anstatt sie in Ställen mit Maissilage und billigem Kraftfutter in kurzer Zeit voll zu stopfen, anstatt den Tieren und der Natur im wahrsten Sinne wieder mehr Raum zu geben, anstatt überall wieder extensiver zu wirtschaften und auch wieder mehr Arbeitskräfte in der Landwirtschaft zu beschäftigen, setzte man auf den Weltmarkt und damit auf weiteres Wachstum. Und warum das? Weil eine Verringung der Produktion nicht in die Philosophie von Wachstumsfetischisten passt, für die Legehennen keine Tiere, sondern Produktionsfaktoren wie Maschinen sind. Und weil es natürlich auch Gewinner in diesem Prozess gab und gibt: die chemische Industrie, die Saatguthersteller, die Stallbauer, die Maschinenhersteller, die Lebensmittelkonzerne, sie alle verdienen wunderbar am Immer-Mehr.
Mit der Agenda 2000[38] wurde der große Wurf angekündigt, nämlich das »europäische Agrarmodell«. Das soll eine »wettbewerbsfähige Landwirtschaft [sein], der es gelingt, sich auf dem Weltmarkt ohne übermäßige Subventionen zu behaupten«, gleichzeitig »eine Landwirtschaft mit gesunden, umweltgerechten Produktionsverfahren, die die von den Verbrauchern erwarteten Qualitätsprodukte liefert«, »eine vielgestaltige, traditionsreiche Landwirtschaft, deren Aufgabe nicht nur darin besteht zu erzeugen, sondern auch die Schönheiten

unserer Landschaften und lebendige ländliche Gemeinschaften zu erhalten, die Arbeitsplätze schaffen und sichern«. Sogar eine »einfachere, verständliche Agrarpolitik« wurde uns angekündigt.

Zu schön, um wahr zu sein. *Die* europäische Landwirtschaft gibt es nicht. Der österreichische Bergbauer ist nicht zu vergleichen mit dem britischen Großgrundbesitzer, der portugiesische Familienbetrieb hat andere Voraussetzungen als der holländische Schweinehalter. Die EU sagt nicht, welche der höchst unterschiedlichen Produktionsformen mit ihren ganz unterschiedlichen Auswirkungen auf die Umwelt sie schützen will, wem sie helfen will. Analysiert man die Papiere der Agenda, so wird klar: Sie hat den »leistungsfähigen«, den weltmarktfähigen Betrieb im Auge.

Der Weltmarkt ist das Ziel. Die Idee ist so simpel wie schädlich: Wir senken die Garantiepreise weiter, schrauben unser europäisches Preisniveau auf Weltmarktniveau herunter und geben die Abschottung der europäischen Märkte quasi auf. Dann können wir unsere Mehrproduktion auf dem Weltmarkt absetzen, ohne subventionieren zu müssen und ohne mit dem Welthandelsabkommen GATT in Konflikt zu geraten, das keine Wettbewerbsbeschränkungen zulässt. Dann brauchen wir uns nicht mehr um einen Abbau der Überschüsse zu kümmern, wir können alles auf dem Weltmarkt verkaufen. Anders gesagt: Wer auf den Weltmarkt will, braucht die Überschüsse, der braucht eine höhere Produktion als der Binnenmarkt erfordert.

Doch das »europäische Agrarmodell« ist mit dem Weltmarkt nicht kompatibel. Eine bäuerliche, umweltfreundliche und tiergerechte Landwirtschaft passt zum Weltmarkt wie ein Trabant in ein Formel-1-Rennen. Fragen Sie einmal einen Bauern auf der Schwäbischen Alb, ob er mit den Produktionen amerikanischer Großfarmer konkurrieren kann. Mit Farmen, wo auf extrem großen Flächen und unter Missachtung ökologischen Maßstäbe 100 000 Bullen mit Hormonen gespritzt und bis zur Schlachtreife gemästet werden. Natürlich kann er mit einem solchen Massenbetrieb nicht konkurrieren.

Bloß die Politik tut so, als ob es ginge. Sie steht nämlich unter dem Druck der deutschen und europäischen Industrie, die ihre eigenen

Geschäfte durch die Agrarpolitik gefährdet sieht. Nicht umsonst drohen die Amerikaner mit Sanktionen: Wenn ihr Europäer im Bananenstreit nicht klein beigebt oder unser Hormonfleisch nicht auf euren Markt lasst, dann erheben wir eben auf eure Agrarprodukte, aber auch auf eure Industrieprodukte Strafzölle. Hormonfleisch gegen VW-Passat!

Aber Brüssel behauptet, man wolle die europäischen Bauern gar nicht auf Gedeih und Verderb den Kräften des Weltmarkts ausliefern. Nein, helfen werde man den Bauern bei der Anpassung, indem ein Ausgleich für die Preissenkungen geschaffen wird, kein voller finanzieller Ausgleich zwar, aber immerhin. Darüber hinaus könnten ja die Mitgliedstaaten selbst ihren nicht weltmarktfähigen Bauern finanziell unter die Arme greifen.

Aber wie lange wird eine so reiche Gesellschaft wie die deutsche einen dauerhaften Finanztransfer an die Bauern leisten wollen? Wie so etwas ausgeht, zeigt das Beispiel der Bergarbeiter, die sich auch als nicht weltmarktfähig erwiesen und mit denen ein »Jahrhundertvertrag« geschlossen wurde. Und selbst wenn unsere Gesellschaft doch das Geld und den Willen hat, die Bauern an den Finanztropf zu nehmen – zumal wenn sie dafür eine Gegenleistung in Form von mehr Umweltschutz und Landschaftspflege erbringen –, sind die Bauern vielleicht gar nicht so begeistert davon. Oder würden Sie sich als Bauer darauf verlassen wollen, dass die Politik ihr Versprechen hält? Der Landvolksverband Sachsen-Anhalt hat jedenfalls bereits signalisiert, dass man kein Vertrauen mehr in entsprechende Vertragsnaturschutzmaßnahmen habe. In einer Pressemitteilung[39] kritisierten die Bauernvertreter, dass versprochene Fördermittel gestrichen oder gekürzt werden und man sich auf die Zusagen des Ministeriums nicht verlassen könne.

Wenn es in reichen Ländern wie Deutschland schon so ist, was sollen dann erst die Länder machen, die finanziell nicht in der Lage sind, ihre Bauern auch nur minimal zu schützen oder zu unterstützen? Ein Vorgeschmack darauf, was das bedeutet, findet sich in einem Bericht des Europäischen Rechnungshofs: »Estland … wandte die Grundsätze des Liberalismus strikt an und beschützte seine

Erzeuger nicht vor durch Drittstaaten subventionierte Einfuhren landwirtschaftlicher Erzeugnisse. Diese Politik hat dazu geführt, dass dieses Land erstmals seit mehreren Jahrzehnten seine Selbstversorgung mit Nahrungsmitteln nicht mehr sicherstellen kann.«[40]

Die Befürworter des Liberalismus und der Globalisierung der Märkte haben ein zynisches Argument für solche Fälle: Wieso soll Estland überhaupt Landwirtschaft betreiben? Das können doch andere Staaten viel besser, weil billiger. Statt ihr Geld zur Stützung einer ineffektiven heimischen Landwirtschaft aufzuwenden, solle Estland seine knappen Finanzressourcen lieber sinnvoller einsetzen.

Wenn Landwirtschaft aber wirklich zugleich auch Umwelt- und Landschaftsschutz sein soll, muss hinterfragt werden, ob die brutalen Spielregeln von Globalisierung und Liberalisierung auf die Landwirtschaft übertragen werden können, ob unsere Bauern konkurrieren müssen mit Produktionsverfahren und Produkten, die wir eigentlich ablehnen. Wollen wir wirklich damit konkurrieren, dass 10 Prozent des Futters amerikanischer Rinder aus Harnstoff bestehen, der aus Hühnerkot gewonnen wird, und diese Marke noch überbieten?

Die Entwicklung der vergangenen Jahre zeigt ganz klar, dass die Landwirtschaft einem Scheideweg zusteuert. Das muss auch all jene interessieren, die von Haus aus eigentlich gar nichts mit Landwirtschaft am Hut haben. Denn die Frage, wie es um die Bauern bestellt ist, hängt eng damit zusammen, welche Lebensmittel wir angeboten bekommen und wie die Landschaften, in denen diese Lebensmittel erzeugt werden, aussehen. Viele bäuerliche Betriebe mussten schon aufgeben, weitere, deren Inhaber sich nicht kritik- und willenlos der auf Massenproduktion ausgerichteten Landwirtschaftspolitik unterwerfen wollen, werden folgen. Übrig bleiben dann diejenigen, die sich dem Ruf nach Weltmarktorientierung unterwerfen und auf Masse statt Klasse setzen. Das sind Höfe in Nord- und Ostdeutschland mit 1000 und mehr Hektar. Was ist da schon ein Betrieb mit 40 oder 60 Hektar, der in Baden-Württemberg, in Teilen von Rheinland-Pfalz, im Saarland, in Bayern oder in Hessen bereits als groß gilt?

Bauern, die diese Entwicklungen nicht akzeptieren und sich nicht in Abhängigkeit von der Nahrungsmittelindustrie und dem Handel begeben wollen, versuchen Marktnischen zu finden, Hofläden zu betreiben und durch bessere Qualität zu überzeugen und Kunden zu gewinnen. Sie bewahren das Wissen um bäuerliches Wirtschaften, um den richtigen Umgang mit Nutztieren und die schonende Pflege der Böden als ihr wichtigstes Betriebskapital.
Solche Betriebe können Überlebensinseln für bedrohte Haustierrassen ebenso sein wie für althergebrachte Methoden der Landbewirtschaftung, die – kombiniert mit neuer Technik und neuem Management – dazu beitragen können, uns vom Geschmacksdiktat der Nahrungsmittelindustrie zu befreien. Ihnen gehört unsere Unterstützung.
Derselben Meinung ist Deutschlands oberster amtlicher Naturschützer Professor Hartmut Vogtmann.

Artenschutz: Vielfalt ist Leben – Ein Gespräch mit Prof. Hartmut Vogtmann

Mit pulverisierten Mineralien, Vitaminpillen, Zusatzstoffen, Emulgatoren, Aromen und vielem mehr beglückt die Lebensmittelindustrie heutzutage die Verbraucher. Und sie hat Erfolg mit ihrem Angebot. Das hat Gründe: »Zunehmend Single-Haushalte, steigendes Freizeitbedürfnis, alles muss flexibel und jederzeit verfügbar sein«, sagt Hartmut Vogtmann. Seit Anfang 2000 ist er der Präsident des Bundesamts für Naturschutz (BfN) in Bonn. Wir sprachen mit ihm über die Erosion unserer Ernährungskultur und warum diese Entwicklung zunehmend die Artenvielfalt bedroht.

Herr Vogtmann, welche Rolle spielt für Sie die Artenvielfalt im Zusammenhang mit unserer Ernährung?
Eine reichhaltige Ernährung hängt natürlich ab von der Artenvielfalt

der Nutzpflanzen. In den letzen hundert Jahren sind 75 Prozent der Nutzpflanzen verloren gegangen. Übertragen auf Lebensmittel heißt das, wir haben eine drastische Verarmung festzustellen.

Genauso gefährdet ist die biologische Vielfalt bei den nicht genutzten Pflanzen und Tieren. Das hat mit unseren Aktivitäten in Bezug auf Land- und Forstwirtschaft zu tun. Landwirtschaft steht unter dem geradezu wahnhaften Zwang, große Mengen zu erzeugen, und sie hat sich eben so verhalten, dass es zu einer Abnahme der Artenvielfalt gekommen ist: stickstoffhaltige Düngemittel beispielsweise. Einige Pflanzen lieben Stickstoff, andere lieben ihn gar nicht. Die, die ihn lieben, werden sich natürlich hervorragend entwickeln und die, die ihn nicht lieben, werden verschwinden. Es könnte plötzlich Zusammenbrüche ganzer Ökosysteme geben. Das ist die Gefahr, die ich langfristig sehe.

Wenn doch aber von der Industrie Vitamine, Mineralstoffe usw. hergestellt werden, wozu brauchen wir überhaupt diese Ökosysteme? Rein ernährungsphysiologisch würde es doch gehen, dass man sozusagen Ernährung aus der Retorte produziert?

Da würde gehen, wenn man den modernen Naturwissenschaftlern der Ernährungsphysiologie glaubt, die Nährstoffe nur in Mengen rechnen und addieren. Also, ich habe da große Bedenken, weil es viel zu monokausal gedacht ist. Man hat einen Stoff und eine gewisse Wirkung. Aber die ist häufig nicht mehr da, wenn der Stoff aus seinem Stoffverbund herausgenommen wird. Lebensmittelqualität ist ja nicht nur das, was an Inhaltsstoffen drin ist. Zum Beispiel ist die energetische Betrachtung von Bedeutung – allerdings nicht die Kalorien, die man isst, sondern die Lichtenergie. Lebensmittel können geringste Mengen von Lichtenergie speichern und wieder abstrahlen. Und jetzt stellen wir doch mal die Hypothese auf, wir brauchen neben den Kalorien, die wir essen, neben den Nährstoffen und Vitaminen und sekundären Inhaltsstoffen auch Energie – jene Lichtenergie. Und jetzt stellen wir uns vor, dass wir in unseren Körpern Speicher dafür haben, mit dem Effekt, dass unsere Widerstandskraft zum Beispiel gegen Allergien steigt. Natürlich müssen wir diese Batterien immer mal wiederaufladen. Wenn wir jetzt Lebensmittel zu uns nehmen, die viel Lichtenergie gespeichert haben, laden wir diese Batterie entsprechend stark auf. Wir können diese energetischen Komponenten nicht selber aufnehmen. Wir haben nicht die Möglichkeit wie Pflanzen, direkt Energie umzusetzen.

Wenn ich also Lebensmittel zu mir nehme, die diese Lichtqualität nicht haben, dann läuft meine Batterie leer, und dann werde ich anfällig gegen Allergien, dann werde ich schnell krank und schlapp. Diese energetische Art der Lebensmittelqualität bekommt man mit einzelnen Nährstoffen, die man im Labor zusammenmixt, nicht hin.

Warum hat die Lebensmittelindustrie Ihrer Meinung nach mit »künstlich« hergestellten Lebensmitteln überhaupt solch einen Erfolg?

Ich denke, es steckt zum Teil unsere gesellschaftliche Struktur dahinter. Nehmen wir Deutschland: zunehmend Single-Haushalte, steigendes Freizeitbedürfnis, alles muss flexibel und jederzeit verfügbar sein, auch, was die Mahlzeiten angeht. Und natürlich das soziale Image, das mit transportiert wird. Wer »functional« und »convenience food« kauft, gehört zu einer besonderen Klasse, das ist »in«, alle fühlen sich wohl. Das sind nach Untersuchungen 20 bis 25 Prozent der Bevölkerung, die nach diesen Kriterien kaufen.

… irgendwie klingt das Ganze nach einer Zwei-Klassen-Ernährungsgesellschaft …

Die deutsche *Lebensmittelzeitung* hat Ende 1999 ein Szenario auf Basis einer Befragung publiziert. Die Frage war, wie denn in Zukunft die Gesellschaft bezüglich der Ernährung aussehen könnte. Die Antwort ist: In Zukunft, so um 2030, werden 70 Prozent der Güter über das Internet gekauft, auch Lebensmittel. Das werden Trockenwaren sein, Konserven, abgepackte Produkte. Und die 30 Prozent Frischware werden per Kauf-Event abgesetzt.

Kommen wir auf die Artenvielfalt zurück – das hat ja sowohl mit Ernährung als auch mit Naturschutz zu tun. Als Präsident des Bundesamts für Naturschutz wollen Sie für mehr Akzeptanz im Naturschutz sorgen. Wie wollen Sie da vorgehen?

Wir werden nichts bewegen, wenn wir rein über den Kopf gehen, indem wir Tabellen produzieren, wie viele Arten aussterben, indem wir die schwindende biologische Vielfalt beweinen und sagen, da gibt es statt 400 nur noch 350 Arten. Da werden viele sagen: Na und, sind ja immer noch 350. Also, ich glaube, dass wir erst recht nicht mit dem erhobenem Zeigefinger weiterkommen. Wir müssen viel mehr über die Gefühlswelt gehen, damit erreichen wir zum Beispiel auch die Kinder. »Fühlen, wie es schmeckt« ist beispielsweise eine Aktion in Kindergärten. Die Kinder in dieser Altersgruppe werden gewonnen, indem man Märchen erzählt und dann aufs Essen kommt. Dabei geht es nicht nur um die Ernährung an sich, sondern vor allem um das ganze Drumherum. Essen ist eben auch eine Kultur.

Was könnte das Bundesamt für Naturschutz konkret tun?

Ich stelle mir zum Beispiel eine Aktion zum Thema Artenvielfalt vor, wo wir vom BfN mit guten Köchen Spaziergänge organisieren und mit den Menschen durch die Landschaft gehen, wobei in lockerer Atmosphäre über die Besonderheiten der Landschaft und der Natur geplaudert wird. Dann wird gesammelt, hier was gepflückt und dort was gepflückt. Wenn alle zurück sind, wird unter Anleitung der Köche ein tolles Essen zubereitet. Das bleibt den Menschen im Gedächtnis, sie sagen: Wir waren in der Landschaft, wir haben das und das gesehen, und was meinst du, was wir daraus gemacht haben! Und dieses Gefühl, ich kann mir im Notfall sogar selber was herstellen, das ist etwas, was viel wert ist. Dafür aber muss ich die Natur erhalten.

Ernährung, Artenvielfalt und nachhaltige Landwirtschaft haben also offenbar überhaupt mit Kultur, mit Zeitgeist und mit Lebensgefühl zu tun. Das klingt nach einer Art Qualitätsoffensive?

Ja, wunderbar, das ist das Wort – in allen Bereichen: nicht nur Lebensmittelqualität, Qualität im generellen Sinne, ja das brauchen wir.

Unglaublich, aber wahr …

Untersuchungen der Universität Kiel haben bei einer Langzeitstudie gezeigt, dass Übergewicht bei Kindern nicht nur das Resultat einer ungesunden Ernährung ist, sondern auch von der sozialen Herkunft beeinflusst wird. Das Team um den Direktor des Instituts für Humanernährung und Lebensmittelkunde, Manfred James Müller, erforscht seit 1996 das Gewicht und die Nahrungsauswahl von mehr als 4000 Kindern in Kiel im Alter von fünf bis sieben Jahren und sammelt Daten zu den Lebenszuständen und dem Schulabschluss der Eltern. Danach sind Kindern von Akademikern weniger fett als Kinder aus anderen sozialen Schichten. Waren nur knapp 15 Prozent der Akademiker-Kids deutlich übergewichtig, brachte fast jeder Vierte der Nachkommen weniger gebildeter Eltern deutlich zu viele Pfunde auf die Waage.

Vielleicht sind auch dies Anzeichen dafür, dass wir mehr und mehr beim Essen zu einer Zwei-Klassen-Gesellschaft werden. Es könnte gut sein, dass gebildetere Schichten bewusster und deshalb auch gesünder essen, während die anderen stärker in die Diktatur des Geschmacks und der Billig-Nahrungsmittel schlittern. Trotzdem – so die Untersuchung – essen letztlich beide Gruppen zu viel Fett. Schon jetzt würden mehr als ein Drittel aller Zwölfjährigen unter Haltungsfehlern, Muskelschwächen und Kreislaufproblemen leiden. Kein Wunder: Schulanfänger haben heute einen um 66 Prozent höheren Körperfettanteil als 1978.

Das Fett auf den Rippen der Youngster zeigt sich als magere Kehrseite der Medaille in ausgeräumten Landschaften mit einem immer mehr um sich greifenden Artenschwund. Denn die fette, ungesunde Nahrung wird als Massenerzeugnis zu Lasten unserer Umwelt produziert.

Angst vorm Bio-Bauern? – Sechs Beispiele und kein Sündenfall

Es wurde viel geredet in den letzten Jahren: Schöne Worte fielen von »Gesellschaft«, von »nachhaltiger Entwicklung«, von »Agenda 21«. Obwohl die ökologische Landwirtschaft dabei eine wichtige Rolle spielt – verspricht sie doch schadstofffreie Produkte und die Pflege der Kulturlandschaften –, konnte sich der Öko-Landbau nur schleppend fortentwickeln, gerade mal 2,4 Prozent der deutschen Anbaufläche entsprechen den Kriterien eines ökologischen oder biologischen Erzeugerverbands. Wer den Verbänden der konventionellen Bauern glaubt, muss denken, das sei quasi eine Art Naturgesetz und die ökologische Landwirtschaft könne gar nicht flächendeckend funktionieren. Ein paar der gängigsten Argumente wollen wir etwas näher beleuchten:

- *Zu teuer* seien die Produkte von Bio-Bauern, eine Landwirtschaft nur für Reiche, völlig indiskutabel. Richtig ist: Wenn ehrlich gerechnet wird, sind Bio-Produkte sogar billiger als die »normal« (also mit Hilfe von Kunstdüngern und Chemikalien) erzeugten. Die können nur deshalb so billig angeboten werden, weil Subventionen gezahlt werden und weil die Umweltkosten auf die Allgemeinheit abgewälzt werden. Bezahlt wird das mit Steuergeldern – und die stammen von uns Verbrauchern! Ein Beispiel dafür ist die BSE-Krise: Die Reparaturkosten, die die Europäische Union dafür bezahlt hat, belaufen sich mittlerweile auf rund 10 Milliarden Euro, die nationalen Ausgaben der Mitgliedstaaten noch nicht mal eingerechnet. Eine derartige Seuche hätte auf *originären* Öko-Höfen (anders als auf den »Umstellbetrieben«, die mit alten Viehbeständen auf ökologische Produktion umgeschwenkt sind) nie ausbrechen können, da deren Richtlinien das Verfüttern von Tierkörpermehl an Wiederkäuer verbieten.
- *Zu gering* seien die Mengen, die Öko-Bauern produzieren können. Richtig ist: Die Erträge von ökologisch bewirtschafteten Feldern fallen zwar geringer aus. Das ist aber nur gut, denn diese Minderproduktion entspricht ziemlich genau dem Überschuss, der in der EU von konventionellen Bauern erzielt wird und aus Steuermitteln teuer bezahlt oder gar kostenintensiv vernichtet werden muss![41]
- *Zu unklar* sei, was wirklich Öko-Produkte sind und was nicht. Richtig ist: Wenn die Begriffe »ökologisch« und »bio« auf dem

Etikett prangen, muss die Ware ein umfangreiches Kontrollverfahren durchlaufen haben. Die Bio-Höfe werden ständig durch angemeldete und unangemeldete Kontrollgänge überwacht. Allerdings gibt es einige wenige nachgewiesene Fälle von Öko-Schwindel. Sicherheit am Markt muss natürlich her, deswegen hat die EU die Verordnung für den ökologischen Landbau beschlossen.

Eins ums andere lassen sich so die Scheinargumente gegen die ökologische Landwirtschaft entkräften,[42] unter dem Strich bleibt kein einziger Punkt übrig, der einen wirklichen Nachteil der ganzheitlichen Wirtschaftsweise belegen könnte. Wenn nicht schon längst alle Bauern auf »bio« umgestellt haben, dann liegt das an den politischen und wirtschaftlichen Rahmenbedingungen. Trotzdem: Auch innerhalb dieser Rahmenbedingungen lässt sich erfolgreich wirtschaften. Das zeigen unter anderem die folgenden Beispiele (zur Nachahmung empfohlen!).

Der Gläschen-Millionär

Zum Glück konnte der Lärm in der Abfüllhalle jüngst um etwa die Hälfte reduziert werden – auch eine Umweltschutzmaßnahme, für die die Mitarbeiterinnen und Mitarbeiter dankbar sind. Denn wenn bis zu einer Million Gläser, gefüllt mit Babykost, jeden Tag das Werk verlassen, dann kann es schon gewaltig klappern.
Wir sind in Pfaffenhofen bei München, dem Stammwerk der Firma Hipp. Von Anfang an setzte Firmengründer Georg Hipp auf die Zusammenarbeit mit der Natur. Den elterlichen Hof stellte er bereits 1959 (!) auf biologischen Landbau um – auch heute noch eine Quelle für einwandfreie Rohstoffe. Fortan war Sohn Claus an der Reihe, das väterliche Werk weiterzuführen. Anfang der Sechzigerjahre, zur Blütezeit der agrarchemischen Produkte, war es ein tollkühnes Spießrutenlaufen, zu den Landwirten in der Nachbarschaft zu gehen und den Öko-Anbau zu preisen. Jahrzehnte hat es gedau-

ert, aber heute produzieren rund 1200 Öko-Landwirte im In- und Ausland für Hipp. Das erspart den rund 15 000 Hektar Ackerfläche im Hippschen Vertragsanbau immerhin 2000 Tonnen Kunstdünger und 5000 Kilogramm Pestizide pro Jahr.
Damit ist Hipp seiner Konkurrenz ein paar Jahre voraus: Nur 40 Prozent der Babykostprodukte auf dem europäischen Markt halten bei Rückständen von Schädlingsbekämpfungsmitteln den strengen Grenzwert von 0,01 mg/kg ein (ein Wert von 0 ist aufgrund der minimalen Ungenauigkeiten der Messverfahren nicht realistisch). Noch gilt eine Übergangsfrist, ab Juli 2002 ist dann der Handel mit Produkten verboten, die diesen Grenzwert überschreiten. Für die Konkurrenz wird es schwierig sein, den Vorsprung von Hipp aufzuholen.
Mittlerweile produziert das Unternehmen auch in Österreich und in Ungarn. Versuchsweise wurde die Nebenmarke »Biohof« eingerichtet, und über den Lebensmittelhandel wird ökologisch erzeugtes Obst und Gemüse vertrieben. Obwohl die Hipp-Produkte rund 15 bis 20 Prozent teurer sind als Vergleichbares von der Konkurrenz, steigen Akzeptanz und Umsatz. Immer mehr junge Eltern wollen garantiert schadstofffreie Nahrung für ihren Nachwuchs. Bei Hipp werden alle angelieferten Rohstoffe im hauseigenen Labor unter die Lupe genommen, 1200 verschiedene Schadstoffrückstände können erfasst werden – das ist Spitzenklasse in Europa. Rund 80 Prozent aller Rohstoffe – also Gemüse, Getreide und Fleisch – kommen mittlerweile aus biologischem Anbau oder werden artgerecht erzeugt. Claus Hipp hätte gern 100 Prozent, aber noch immer vertrauen die meisten Bauern auf die Segnungen der EU und kassieren ihr »Gehalt« lieber in Form von Subventionen aus Brüssel, statt selber mit dem Blick auf eine nachhaltige Zukunft Marktnischen zu besetzen. Trotzdem ist Hipp nach eigenen Angaben schon jetzt der größte Verarbeiter von organisch-biologischen Rohstoffen weltweit: an die 25 000 Tonnen jährlich sind es derzeit.
Hipp produziert nach industriellen Methoden. Warum kann er unter solchen Umständen eigentlich im Einklang mit der Natur produzieren, warum funktioniert so ein Konzept?

Es sind eine Reihe von Faktoren, die zum Erfolg beitragen:

- Kommunikation mit den Kunden und mit der Öffentlichkeit.
- Das persönliche Engagement von Claus Hipp, der eine ganze Reihe von Funktionen und Ehrenämtern innehat – so ist er zum Beispiel Präsident der Industrie- und Handelskammer München – und seine Firmenphilosophie fast schon offensiv in der Öffentlichkeit vertritt.
- Die Unternehmenskultur des Familienbetriebs, der seine 900 Mitarbeiterinnen und Mitarbeiter sehr ernst nimmt: Schon bei der Einstellung muss jeder eine persönliche Umwelterklärung unterzeichnen, in der er sich verpflichtet, die Umweltziele der Firma nach Kräften mit zu tragen. Transparenz in den Betriebsabläufen, dauernde Fortbildung und das Gefühl, dass Umweltschutz bei den Unternehmenszielen ganz oben angesiedelt ist, kommen hinzu.
- Ein ganzheitliches Gesamtkonzept für das Unternehmen: Bestimmte Kennzahlen geben Auskunft über Energieverbrauch, Schadstoffausstoß, die Menge der Reinigungsmittel, die Abfallmengen usw. Jederzeit kann korrigierend eingegriffen werden, wenn irgendwo etwas nicht stimmt, kontinuierlich wird an der weiteren Verbesserung des Herstellungsprozesses gearbeitet – die Steigerung der Energieeffizienz und die Reduzierung des Kohlendioxidausstoßes sind zwei Beispiele dafür. Als erster großer Lebensmittelhersteller wurde das Werk schon 1995 nach dem EU-Umwelt-Audit zertifiziert.
- Eine Betriebsorganisation auf der Höhe der Zeit. Claus Hipp und seinen Mitstreitern hilft dabei ein intelligentes EDV-Planungssystem mit dem schönen Namen »Charisma«. Das dient nicht nur dazu, die Logistik zu optimieren, also festzulegen, wann welcher Lastwagen welche Gläschen wo abholen muss, sondern mit »Charisma« lässt sich zurückverfolgen, von welchem Bauernhof die Karotten jedes einzelnen Gläschens stammen. Das finden die Kunden natürlich toll – eine weitere vertrauensbildende Maßnahme.

In der Summe all dessen entsteht das allerwichtigste Betriebskapital: eine unschlagbare Mischung aus Vertrauen, Motivation und Know-how.

Der Öko-Akupunkteur

Woche für Wochen bringen Tiertransporter 20 000 Schweine zur Schlachtung – Rohstoff für die Herstellung von Wurstwaren und Fleischprodukten. *Das war früher.*

In einem kleinen dorfähnlichen Flecken leben an die hundert Menschen, halten artgerecht Tiere, bestellen ihr Land nach ökologischen Kriterien und verwenden alle Abfälle, wo es nur geht, zum Beispiel zur Energieerzeugung. *Das ist heute.*

Es ist ein und derselbe Mann, der diese beiden so gegensätzlichen Welten gelebt hat: Karl Ludwig Schweisfurth erfuhr im Jahre 1984 einen radikalen Sinneswald. Schweisfurth, Metzger in der dritten Generation und immerhin Inhaber der Herta-Wurstwarenfabrik (5000 Beschäftigte, 760 Millionen Euro Umsatz), musste sich von seinen Kindern anhören, dass sie nicht so werden wollten wie er. Nicht alle Wochenenden für die Firma opfern, dauernd auf Achse, um den Betrieb am Laufen zu halten, ihn zu optimieren, neu gesteckte Umsatzziele zu erreichen. So wollten sie nicht leben und das Erbe würden sie konsequenterweise ausschlagen. Nach Jahren knallharten Unternehmertums wurde Karl Ludwig Schweisfurth mit der Wirklichkeit seiner Kinder konfrontiert. Und die entsprach ganz und gar nicht seinen Lebenszielen.

Plötzlich sah der Herta-Chef die Welt mit anderen Augen. Auf einmal ekelte ihn der stechende Ammoniakgestank im Stall, wenn er einen Schweinemäster besuchte. Er registrierte die verkrüppelten Gliedmaßen von Kälbern, die in viel zu kleinen Boxen standen, zu eng zum Umdrehen. Er empfand Mitleid mit den Sauen, die vor lauter Stress beim Ausladen im Schlachthof am Herzschlag starben. Er bemerkte plötzlich, dass die Koteletts von hormongespickten Turboschweinen eigentlich nach gar nichts schmecken. Schlagartig wurde ihm klar, dass die niedrigpreisorientierte industrielle Fleischherstellung zu schleichenden, aber massiven Qualitätsverlusten geführt hatte.

Schweisfurth verkaufte sein Imperium und gründete die Karl-Ludwig-Schweisfurth-Stiftung, um fortan andere Lebensmodelle zu entwickeln und auszuprobieren.

Daraus entstand das Konzept der »Hermannsdorfer Landwerkstätten für Lebens-Mittel«. Hier soll das, was heute unentwegt zwischen den zentralisierten Großbetrieben für Massentierhaltung, den zentralisierten Schlachthäusern, den zentralisierten Molkereien, den zentralisierten Brotfabriken, den zentralisierten Vertriebsstellen und Entsorgungsstätten unter enormen Verlusten an Qualität und Frische hin und her transportiert wird, wieder an einem Ort zusammengefasst werden. Ackerbau und Viehzucht sollten nach ökologischen Kriterien betrieben, die Pflanzen und Tiere vor Ort zu Lebensmitteln verarbeitet, die Nährstoffkreisläufe wieder geschlossen und Abfall- und Energiewirtschaft miteinander verbunden werden. »Aus der Region für die Region« lautete die Devise.

Damals, 1985, wurde ein solches Unterfangen als ökologische Spinnerei abgetan. Heute ist daraus eine funktionierende, autarke Kleinstgesellschaft geworden, ein gutes Stück weg von der alten Plackerei, hin zu einer modernen Weiterentwicklung des bäuerlichen Betriebs inklusive der erforderlichen hygienischen Standards. Immer noch wird geschlachtet, aber es sind nur zwanzig Schweine die Woche – und die haben ein erfülltes Schweineleben hinter sich. Die Wurst schmeckt unvergleichlich besser, seitdem die Hermannsdorfer die alte Methode der schlachtwarmen Verarbeitung wiederentdeckt haben. Irgendwelche Zusatzstoffe in der Wurst sind überflüssig. Käse gibt es auch – von wirklich glücklichen Kühen. All das wird rund 20 bis 30 Prozent teurer als anderswo angeboten, und trotzdem läuft der Abverkauf gut. Die Kunden sind weder ökologische Fundamentalisten noch Neureiche. Seine Kunden, sagt Schweisfurth etwas lapidar, sind Leute, die über das Leben nachdenken und dabei zu bestimmten Ergebnissen kommen. Zum Beispiel, dass es dringend einer Intensivierung, wenn nicht einer Neubelebung des Stadt-Land-Dialogs bedarf. Beide, Stadt und Land, leben voneinander, sprechen aber nicht miteinander.

Die Grundstoffe der Ernährung werden immer vom Land kommen. Deshalb tut man gut daran, die Agrarkultur zu pflegen, zu hegen und auszubauen. Das Bewusstsein für die Wertschöpfung, die auf dem Land entsteht, muss gesteigert werden – und damit sind nicht die nackten Zahlen des Statistischen Bundesamts gemeint, sondern Kultur, Kulturlandschaften und »Mittel zum Leben«. Die Schweisfurth-Stiftung will eine neue Kulturdebatte anstoßen, mit der die Diskussion eines neuen Wohlstandsmodells einhergeht. Denn nur die ökologische Landwirtschaft zu fördern ist in der Tat zu kurz gesprungen. Zu einer ganzheitlichen Sichtweise gehören neben den landbaulichen Aspekten auch ökologische Merkmale (Umweltschutz, Luftreinhaltung, Energieeinsparung etc.), gesundheitliche Merkmale (Produkte für eine ausbalancierte Ernährung, der ländliche Raum als Lebensraum und Erholungslandschaft), soziale Merkmale (sinnerfülltes Zusammenleben im Betrieb, soziale Absicherung), pädagogische Merkmale (Umwelterziehung, ökologisches Wissen, Entwicklung neuer Bildungspotenziale), ästhetische Merkmale (»schöne« Haus- und Hofanlagen) und ethische Merkmale (Wahrung der Natur, Ehrfurcht vor dem Leben und Sicherung der Lebensgrundlagen künftiger Generationen). Das ist das eigentlich Neue am Schweisfurthschen Ansatz, der auch die Planer der Expo 2000 begeistert hat. Und so entstand in Laufweite neben dem Gelände der Weltausstellung Herrmansdorf II, diesmal nicht privat finanziert, sondern über Investoren.

Genau so stellt sich Karl Ludwig Schweisfurth die Verbreitung seines Modells vor: Wie Akupunkturnadeln sollen alle Ballungsgebiete in Deutschland nach und nach mit lauter Herrmannsdörfern versehen werden. Was als Franchise-System bei McDonald's funktioniert – warum nicht auch bei Schweisfurth?

Neuland

Ende der Achtzigerjahre taten sich der Deutsche Tierschutzbund, die Arbeitsgemeinschaft bäuerliche Landwirtschaft, der Bund für Umwelt- und Naturschutz Deutschland (BUND), die Verbraucherinitiative und Entwicklungsgruppen zusammen und dachten über den Qualitätsbegriff beim Fleisch nach. Sehr schnell kamen sie darauf, dass auch die Lebensqualität der Tiere damit zu tun hat. Warum also nicht eine Strategie entwickeln, die artgerechte Tierhaltung zum zentralen Bestandteil eines neuen Qualitätsbegriffs macht? Dass damit die Fleischqualitität sozusagen ganz automatisch ansteigen würde, darüber war man sich einig. So entstand ein Leitfaden für eine tiergerechte und umweltschonende Nutztierhaltung – das Neuland-Programm. Mittlerweile produzieren mehr als 400 Bauern nach den Neuland-Kriterien. Von der Geburt bis hin zur Schlachtung wird streng auf Tier- und Artgerechtigkeit geachtet und eine umweltverträgliche Produktion gewährleistet.
In der Schweinehaltung beispielsweise darf kein Bauer mehr als 400 Mastplätze haben. Den Tieren sind großzügige, genau definierte Raumverhältnisse zu garantieren. Sie müssen auf Stroh stehen und die Möglichkeit haben, auch ins Freie gehen zu können. Die Fütterung erfolgt auf der Basis des eigenen Futteranbaus. Medikamentöse Futterzusatzstoffe sind selbstverständlich verboten.
Der Neuland-Bauer bekommt für seine Schweine etwas höhere Preise als konventionelle Bauern. Doch wenn die Vermarktungswege kurz gehalten werden, ist Neuland-Fleisch nur unwesentlich teurer als konventionell erzeugtes – aber viel besser im Sinne des neuen Qualitätsbegriffs.
Ähnliches gilt für die anderen Tiere:

- Für *Schafe* bedeutet die Neuland-Haltung Weidegang in der Vegetationszeit, viel Bewegung im Winter in eingestreuten Ställen und Verzicht auf Intensivmast.
- *Legehennen* leben in Freilandhaltung mit Stall, der Boden besteht aus eingestreutem Sand, Stroh usw. Die Vögel erhalten natürli-

ches Futter und zusätzlich Körner, Kalk und Grit (eine Sandsteinart.

- Für je fünf *Masthühner* gibt es eine Auslauffläche von mindestens 5 Quadratmetern bei einer Gruppengröße von maximal 500 Tieren. Die Mastküken wachsen in beheizten Unterkünften auf.
- Für *Rinder* ist der Weidegang vorgeschrieben, im Winter ein Zugang zu einem Laufhof. Spaltenböden sind verboten.
- *Kälbern* stehen mindestens 2 Quadratmeter uneingeschränkt benutzbare Bodenfläche zu, Spaltenböden sind ebenfalls verboten. Die Fütterung muss sich artgemäß aus Milch, Mineral- und Vitaminmischungen zusammensetzen. Ab der dritten Lebenswoche gibt es Heu und Trinkwasser in ausreichender Menge.

Alle Ställe müssen Tageslicht haben und die Tierhaltung in Gruppen ermöglichen. Nur kleine und mittlere Höfe dürfen bei Neuland Mitglied werden; agrarindustrielle Großstrukturen sind nicht erwünscht.

Schließlich begleitet der Bauer die schlachtreifen Tiere auf dem Transport zum *nächstgelegenen* Schlachthof.

Ein weiterer Qualitätsaspekt ist die Produktion in der Region. Regionale Produkte mögen die Verbraucher nämlich besonders gern, weil sie damit bestimmte Eigenschaften – meist Qualität – verbinden. Ob Ammerländer Schinken oder Halberstädter Wurstknacker: Oft wird mit solchen Namen geworben, um eine gesunde bäuerliche Kleinstruktur, Überschaubarkeit und »heile Welt« zu suggerieren. Aber wie viel »Ammerländer Schinken« wird wohl von Betrieben aus der Region stammen? Es dürfte nicht viel mehr als 1 Prozent sein.

Regionale Produkte sind nur dann prima, wenn sie wirklich aus der Region kommen. Doch genau darüber lassen viele Hersteller ihre Kunden im Zweifel. Hauptsache irgendwie regional – und billig. Wer nicht genau nachfragt, ist der Dumme.

Vorbildliche Sauerei

Von hinten sehen die urigen Viecher aus, als ob sie schwarze Shorts anhätten, und von vorn betrachtet meint man, die Schweine hätten eine schwarze Haube übers Gesicht gezogen. Die Tiere kümmert das wenig. Nachdem sie uns neugierig beäugt haben, machen sie sich im Schweinsgalopp von dannen, und die Sauerei kann beginnen. Inmitten der weitläufigen Sauweide befindet sich nämlich eine richtige Suhle. Und von Zeit zu Zeit wälzen sich die reinlichen Tiere genüsslich im kühlen Schlamm. Schon bei ihren Urahnen in den Wäldern hat sich die regelmäßige Schweine-Fangopackung bewährt: Bröckelt der getrocknete Schlamm von den Borsten, wird dort sitzendes Ungeziefer mit entfernt.

In der Region um Schwäbisch Hall im Nordosten Baden-Württembergs gibt es in der Tat solche glücklichen Schweine, und die Sauerei, die hier auf der Weide veranstaltet wird, ist absolut vorbildlich. Die Schwäbisch Hällischen Schweine waren nämlich fast schon ausgestorben. Der aus Hohenlohe stammende Argraringenieur Rudolf Bühler wollte jedoch nicht mit ansehen, wie eine alte bewährte Rasse[43] so einfach verschwindet. Bühler – zuvor als Entwicklungshelfer in Afrika und im Nahen Osten tätig – übernahm vom Vater den heimischen Hof und machte sich zusammen mit nur einigen wenigen Gleichgesinnten daran, die letzten Exemplare des Schwäbisch Hällischen Schweins aufzustöbern. Gerade mal sieben Tiere der für ihr schmackhaftes Fleisch bekannten Rasse waren in einzelnen Ställen Hohenloher Bauern übrig geblieben.

1984 gründete Bühler – der von vielen anfangs milde belächelt wurde, insbesondere von den offiziellen Bauernfunktionären – die Bäuerliche Erzeugergemeinschaft Schwäbisch Hall. Was als Rettungsversuch für eine vom Aussterben bedrohte Schweinerasse begann, wurde schon bald zum Vorzeigeprojekt und Erfolgsmodell. Heute beschäftigt die Erzeugergemeinschaft nicht nur rund 120 Menschen, sondern von der Organisation und deren Marketing profitieren rund 400 bäuerliche Betriebe. Und die Kunden bekommen erstklassige, schmackhafte Ware, bei deren Verzehr sie kein schlechtes Gewissen im Hinblick auf Tierleid und zerstörte Landschaft haben müssen.

Schon früh hat die Erzeugergemeinschaft das Prinzip der Transparenz und der offenen Höfe verfolgt. Wer sich in die Hohenloher Lande aufmacht und einen Blick auf Herkunft, Haltung und Fütterung der Schwäbisch Hällischen Schweine wirft, wird schnell die großen Unterschiede zu den für die industrielle Verarbeitung bestimmten Schweinen aus den Massentierhaltungen entdecken – Unterschiede, die man schmecken kann.

Das Fleisch eines Schwäbisch Hällischen Landschweins ist fest, etwas dunkler, und aufgrund seiner gesunden Zellstruktur hält es den Saft sehr gut. Dank der artgerechten Tierhaltung und damit verbundener spezieller Fütterung schmeckt es auch besonders delikat. Das typische Aroma und der kräftige Geschmack sind wiederum wichtige Voraussetzungen für eine qualitätsbewusste Küche.

Als Erstes entdeckten Topgastronomen die besonderen Vorzüge des Schwäbisch Hällischen Landschweins. Harald Neises, Mitinhaber des Schlosshotels Monrepos mit Restaurant Gutsschenke ist begeistert. Der Eurotoques-Chef: »Da weiß ich, was ich meinen Gästen mit gutem Gewissen vorsetzen kann.« Und in der Tat: Sein Krustenbraten vom Hällischen Jungschwein auf dem Holzkohlengrill, zubereitet an Bärlauchjus, Spargelallerlei und Kartoffelplätzchen, ist ein Gedicht.

Grundlagen der tollen Fleischqualität sind Haltung, entsprechende Fütterung und die Zucht. So leben Schwäbisch Hällische Landschweine artgerecht. Die Ställe sind hell, luftig und mit Stroheinstreu. Viele Betriebe gewähren den Tieren Auslauf auf der grünen Kräuterwiese. Trotz des Schlammbads sind Schweine von Natur aus sehr saubere Tiere. »Man muss ihnen dazu nur Gelegenheit geben«, betont Rudolf Bühler. Gefüttert werden die Schwäbisch Hällischen ausschließlich vegetarisch. Während der Mast bekommen sie betriebseigenes Getreide mit Vitaminen, Futterkalk und einer Eiweißergänzung aus Erbsen- oder Bohnenschrot. Nur Futter aus der Region darf hinzugekauft werden. Masthilfsstoffe sind absolut verboten. Auch der Einsatz von pharmazeutischen Beruhigungsmitteln zu prophylaktischen oder therapeutischen Zwecken ist tabu, ebenso gentechnisch manipulierte Futtermittel oder Futterbestandteile. Alle Mitgliedsbetriebe liefern ihre Schlachtschweine selbst beim Schlachthof Schwäbisch Hall an. So wird Tierleid durch zu lange Transportwege vermieden. Die Erzeugergemeinschaft und ihr Verband Ecoland haben dazu klare Vorgaben gemacht: Verladung und Transport der Tiere dürfen höchstens eine Stunde dauern. Die Schlachtung erfolgt dann ausschließlich in Eigenregie der Bäuerlichen Erzeugergemeinschaft Schwäbisch Hall.

Die genaue Überwachung sämtlicher Halte-, Transport- und Verarbeitungsschritte erfolgt in mehreren Stufen von der Geburt der Tiere bis zur Schlachtung und wird als Selbstverständlichkeit betrachtet. Dasselbe gilt für Bühler und die Mitgliedsbetriebe auch hinsichtlich genauer Rückstandskontrollen und der Kennzeichnung des Fleischs, damit es nicht mit der handelsüblichen Massenware verwechselt werden kann. Seit 1998 ist das Schwäbisch Hällische Qualitätsschweinefleisch eine EU-geschützte Herkunftsbezeichnung.

Der Erfolg mit dem Schwäbisch Hällischen Landschwein beflügelte die Erzeugergemeinschaft: Man richtete in Stuttgart einen Bauernmarkt ein und ergänzte die Produktpalette nicht nur um entsprechende Wursterzeugnisse, sondern auch mit Ziegen- und Schafskäse sowie entsprechendem Fleisch.

Wie eng bäuerliches Wirtschaften mit der Kulturlandschaft zusammenhängt, zeigt sich rings um Schwäbisch Hall an vielen Orten im Jagst- und Kochertal. Viele malerische Hänge sind verbuscht, seit die Heugewinnung oder der Weidebetrieb aufgegeben worden sind. Statt wie viele andere Bauern zu lamentieren und schließlich zu resignieren, wagten Bühler und Co. einen neuen Schritt: Man entschloss sich, Landschaftspflege und Produktion nach alter Väter Sitte wieder zusammenzubringen. Das Ergebnis: Seit Sommer 1999 gibt es nicht nur in 35 Edeka-Märkten in Deutschlands Südwesten Fleisch vom Hohenloher Weiderind, sondern zugleich haben Baumpieper, Schlingnatter und Segelfalter mit den wiederentstandenen blütenreichen Wiesen und Weiden eine neue Zukunftschance. Im Hohenloher Land gibt es wegen der Schrittmacherfunktion solcher

Leute wie Rudolf Bühler heute die größte Dichte an Öko-Betrieben in Europa.
Die Erfolgsgeschichte der Bäuerlichen Erzeugergemeinschaft Schwäbisch Hall lässt hoffen. Hoffen darauf, dass uns die Vielfalt im Geschmack nicht genommen wird. Hoffnung auch weil diese Produkte so großen Anklang finden – vergleichbare Initiativen gibt es in anderen Teilen Deutschlands, in Österreich und der Schweiz (siehe die Adressen im Anhang des Buches). Geschmacksvielfalt und wunderbare Genüsse sind eine echte Alternative zum Futter fürs Volk.

Verschlafene Politiker – progressive Wirtschaftsmanager

Während die Politik – von wenigen Ausnahmen abgesehen – versagt, wenn es darum geht, den Menschen gesunde Nahrung anzubieten statt der industriellen Massenabspeisung, hat in Teilen der Wirtschaft ein Umdenkungsprozess eingesetzt. So bezieht etwa die Kantine der DaimlerChrysler-Zentrale in Stuttgart-Möhringen wann immer möglich Fleisch aus artgerechter Tierhaltung und versucht auch sonst nach regionalen und saisonalen Grundsätzen zu wirtschaften. Ähnliches berichteten uns Vertreter der Landesbausparkasse Baden-Württemberg sowie der Allianz-Versicherung.
Auch die Deutsche Lufthansa AG zeigt, dass es in Großbetrieben möglich ist, Akzente in puncto Saisonalität und Regionalität zu setzen. 1993 wurden in den beiden Hamburger Kantinen der Fluglinie erstmals einzelne Menükomponenten aus kontrolliert ökologischem Anbau angeboten. Von da an ging es mit den Bio-Menüs stetig bergauf. Seit 1994 gibt es einmal wöchentlich das Gericht »Natur auf dem Teller«, bei dem ausschließlich regionale und saisonale Zutaten verwendet werden. 1995 setzte man noch eins drauf und bietet jetzt auch an den anderen Wochentagen ökologische Menüs an. Dabei greift man insbesondere auf Gemüse und Milchprodukte zurück. Seit 1997 werden nach Mitteilung des Umweltbeauftragten der Deutschen Lufthansa Dr. Frank Walle sowohl in der

Hamburger Lufthansa-Kantine als auch in der Frankfurter Kantine nur noch Kartoffeln aus ökologischem Anbau verwendet. Die Kantinen Norderstätt und Kelsterbach folgten bald nach. Auch beim Kaffee setzt die Fluglinie Akzente: In den Hamburger, Frankfurter und Münchner Kantinen sowie in Kelsterbach stammt er aus fairem Handel und aus ökologischem Anbau. Ein Versuch, ökologische Gerichte an Bord anzubieten, wurde 1996 auf allen in Frankfurt startenden Nordamerikaflügen in der First und Businessclass gemacht. Wegen der benötigten großen Mengen traten jedoch enorme logistische Probleme auf, welche neben den Mehrkosten eine sinnvolle Fortführung schwierig machten, wie die Verantwortlichen bei der Lufthansa erklären. Trotzdem hat man nicht aufgegeben, sondern unterstützt ein Pilotprojekt, um den Großküchen die Möglichkeit zu geben, ökologische Produkte in gewohnter Menge und Qualität einzusetzen. Noch hat man also bei der Lufthansa das selbstgesteckte Ziel, möglichst viel ökologische Lebensmittel einzusetzen, noch nicht ganz erreicht. Aber in jedem Fall ist man auf dem richtigen Weg, und es ist zu hoffen, dass möglichst viele Entscheidungsträger, die mit der Airline unterwegs sind, durch das gute Beispiel ihr eigenes Handlungsdefizit erkennen.

Das positive Beispiel Österreich

Während die ökologische Landwirtschaft in Deutschland noch ein kümmerliches Pflänzchen ist, hat der Öko-Anbau in Österreich seit etwa 1995 einen wahren Boom erfahren. Hier haben Anbauverbände und Politik Hand in Hand gearbeitet. Während der Großteil der deutschen Agrarpolitiker zwar lieb und nett über den ökologischen Landbau redet, aber sein Herz doch an die Wachstumslandwirtschaft verloren hat, haben viele österreichische Politiker erkannt, dass ihr Land aus vielen Gründen auf den Bio-Anbau setzen sollte. 1980 gab es in ganz Österreich gerade einmal 200 Bio-Bauern. 600 Betriebe waren es 1986; 1990 gab es bereits 1539 Bio-Höfe. Ausgelöst durch die staatliche Förderung und durch den Einstieg von Großvermarktern in den Bio-Bereich ging es dann richtig los:

1991 waren es fast 2000 Betriebe, im Jahr 1992 schon 6000, 1993 beinahe 10 000. Im Jahr 1999 wirtschafteten 20 207 Betriebe nach den anerkannten Kriterien des ökologischen Landbaus, das sind 8,94 Prozent aller Bauernhöfe. Rund 8,5 Prozent der Fläche werden bereits entsprechend bewirtschaftet. Das heißt: Im vergleichsweise kleinen Österreich arbeiten etwa doppelt so viele Bauernhöfe nach den Bio-Regeln wie in Deutschland.

In Österreich geht der Boom weiter, auch wenn er in einigen Regionen ins Stocken geraten ist, weil die Absatzmärkte nicht im gleichen Tempo mitgewachsen sind. Aber auch hier haben sich die Verantwortlichen viel einfallen lassen: Die Schulmilchprogramme werden in großen Teilen direkt von den Bauern betrieben, was ein gutes Zusatzeinkommen garantiert. Große Handelsunternehmen wie Billa und Hofer (so heißt Aldi in Österreich) sind in die Vermarktung von Bio-Produkten eingestiegen. Derzeit wird daran gearbeitet, dass verstärkt auch Großküchen Öko-Produkte abnehmen. Die Stadt Wien beispielsweise hat beschlossen, innerhalb der nächsten zwei Jahre mindestens 30 Prozent der Produkte, die in den Küchen der Krankenhäuser verarbeitet werden, aus dem ökologischen Landbau zu beziehen. Ein Teil der höheren Kosten wird durch die höhere Qualität ausgeglichen; beispielsweise sind die Bratverluste beim Bio-Fleisch wesentlich geringer als bei konventioneller Ware.

Was muss geschehen?

Diese Beispiele zeigen: Ökologische Landwirtschaft ist möglich – sie kann sich sogar gegen die etablierten Strukturen behaupten. Wie groß wäre erst der Erfolg, wenn wir auf europäischer Ebene die Rahmenbedingungen endlich zu Gunsten der hochmotivierten Bauern und der fortschrittlichen Leute in der Wirtschaft ändern würden? Es ist unübersehbar, dass uns die intensive Landwirtschaft, der enorme Preisdruck und die Wahnvorstellung, von Deutschland beziehungsweise von Europa aus die ganze Welt ernähren zu wollen, die Probleme auf dem Agrarsektor bescheren. Verschärft wird das Ganze noch durch das krampfhafte Festhalten an einer bäuerlichen Funktionärspolitik aus der Mitte des vorigen Jahrhunderts. Die EU-

Kommission hat Recht, wenn sie sagt, die Produktivitätsentwicklung in der Landwirtschaft darf aus umwelt- und naturschützerischer Sicht nicht weiter zunehmen. Wir haben genug Flächen, wir haben genug Bauern – weniger pro Hektar zu produzieren ist im Sinne einer nachhaltigen Entwicklung wirklich mehr.
Die schwierigste Aufgabe besteht darin, die Industrie mit ihrem Massenbedarf an Rohstoffen und der Notwendigkeit, massenhaft Lebensmittel herzustellen, auf die naturverträgliche Linie einzuschwören. Dazu braucht es entsprechende Rahmenbedingungen, und da ist die Politik gefordert. Der Katalysator für Autos kam auch nicht von selbst – warum also nicht eine Mindestmenge pro Jahr ökologisch produzierter Nahrungsmittel festlegen? Verbunden mit einer dynamischen Steigerungsquote, die auf einen langen Zeitraum bezogen ist, werden wir den Strukturwandel schon schaffen. Schließlich ist der ökologische Landbau, verstanden als Gesamtkonzept mit all den kulturellen, sozialen und ethischen Komponenten, die einzige realistische Alternative, die wir haben. Und es ist keine schlechte.

Das können Sie tun:

- Unterstützen Sie die bäuerliche Landwirtschaft, indem Sie Produkte aus ökologischem Anbau kaufen! (Bezugsquellen in Ihrer Nähe finden Sie in den Adressen im Anhang des Buchs; im Internet beispielsweise unter www.neulandfleisch.de).
- Unterstützen Sie direkt ab Hof verkaufende Bauern, denn damit bleibt weniger Geld beim Handel, sondern es kommt den Bauern direkt zugute. So werden die Höfe überlebensfähiger!
- Protestieren Sie gegen Massentierhaltungen! Es kann doch nicht sein, dass Betriebe, die noch kleinere Viehbestände halten und somit artgerechter wirtschaften, wegen ver-

meintlicher Hygienevorschriften vollends kaputtgemacht werden.

- Schreiben Sie an die Bundeslandwirtschaftsministerin, an den Landwirtschaftsminister Ihres Landes sowie an Ihre Landtags- und Bundestagsabgeordneten! Fordern Sie mehr Unterstützung für die Bio-Bauern! Die Adressen finden Sie ab S. 313.
- Fordern Sie die Europa-Abgeordneten auf, für eine Änderung der politischen Rahmenbedingungen der Landwirtschaft zu sorgen!
- Machen Sie sich beim Einkauf bewusst, dass Sie mit dem Kauf von Massengütern nur dazu beitragen, dass noch mehr bäuerliche Betriebe aus unseren Kulturlandschaften verschwinden – und mit ihnen auch viele Pflanzen und Tiere, wie Feldlerche, Rebhuhn und Feldhase.

6 Service

Voll im Trend – Das neue Körperbewusstsein: Die richtige Ernährung gehört dazu

Darum geht's:

»Brain Food«, »Energy Drinks«, »Power Snacks« – solche Produkte sind nicht das Ergebnis ernährungswissenschaftlicher Erkenntnisse, sondern der erfinderischen Kreativität von gewitzten Werbeprofis. Im knallharten Wettbewerb auf dem Lebensmittelmarkt müssen immer neue Produkte entwickelt, neue Marken platziert und Kunden gewonnen werden. Und schon haben Trendforscher die nächste »In«-Welle ausgemacht: die Beschäftigung mit der »klassischen«, natürlichen Ernährung und damit, welche Nährstoffe unser Körper wann braucht und wie er mit einzelnen Komponenten umgeht. Diese »Basics« lassen Essen und Trinken in einem neuen (alten) Licht erscheinen und führen erfreulicherweise bei immer mehr jungen Menschen zur Gestaltung genießerischer Erlebniswelten.

Voraussetzung dieses neuen natürlichen Ernährungstrends ist das Wissen um die Grundlagen einer gesunden, lebensbejahenden Ernährung. Die Ökotrophologin Vivien Angres, die an der Universität Göttingen forscht und wissenschaftliche

Erkenntnisse in praktische Angebote für Ernährungsinteressierte umsetzt, hat uns mit den dazu nötigen Informationen versorgt.

Dick durch Diät

Schlank sein, sogar dünn sein ist »in«. Dabei setzt sich unter Ernährungswissenschaftlern zunehmend die Meinung durch, dass bei der Bestimmung des so genannten Idealgewichts vor allem der Wohlfühlfaktor zählt. Krampfhaft abnehmen, bloß weil das eigene Gewicht irgendeiner Rechenformel nicht entspricht, ist also gar nicht zeitgemäß. Nur krankhaft Übergewichtige benötigen in aller Regel eine Spezialdiät – unter ärztlicher Betreuung. Für alle anderen gilt: Wer nur wenige Pfunde zu viel mit sich herumschleppt, sollte sich gut überlegen, ob er in eine Diät einsteigt oder nicht. Denn Diäten führen immer zu einem Raubbau am Körper. Zwar können viele Nährstoffe lange Zeit vom Körper gespeichert werden, so dass Mangelerscheinungen zunächst nicht auftauchen müssen. Allerdings ist die Wahrscheinlichkeit recht hoch, dass sich die Konsequenzen in Form eines mit zunehmendem Lebensalter beschleunigten allgemeinen Zellabbaus im Körper zeigen.
Außerdem ist unser Körper durchaus lernfähig: Wird ihm weniger Energie in Form von Nahrungsmitteln angeboten, stellt er sich darauf ein und baut seine Funktionen entsprechend um. Das ist ja auch Sinn der Diät. Wenn mit der Diät aber nicht eine generelle Nahrungsumstellung einhergeht und nach den sechs Kasteiungswochen wieder normal oder vielleicht sogar eher mehr als vorher gegessen wird – nach dem Motto: Jetzt darf ich ja –, dann steigt das Gewicht schnell wieder an und schießt meist über die alte Höchstmarke hinaus. Schon wird die nächste Diät fällig. Dieses Auf und Ab ist als »Jo-Jo-Effekt« bekannt. Das Ergebnis: dick durch Diät. Dieser Teufelskreis belastet den Körper mehr, als wenn die Abnehmwilligen mit leichtem Übergewicht leben würden. Die Alternative heißt: Konzipieren Sie einen für sich selbst maßgeschneiderten Ernährungsstil!

Ein Patentrezept für alle gibt es nicht. Aber es macht Spaß zu entdecken, was für den eigenen Körper und damit für das ganz persönliche Wohlbefinden das Richtige ist. Sie werden merken, dass die für Sie richtige Ernährungsweise auch in Ihre soziale Umgebung ausstrahlt: Sie fühlen sich besser, sehen einfach besser aus und bringen eine positive Ausstrahlung mit. All das funktioniert quasi von Natur aus, ganz ohne Diäten und Pillen.

Treibstoff für die Zellen

Der menschliche Körper besteht aus Milliarden einzelner Zellen, die – zusammengefasst zu bestimmten Einheiten (Knochen, Muskeln, Organe usw.) – unseren Organismus bilden. Jede Zelleinheit hat eine bestimmte Aufgabe, die sie nur erfüllen kann, wenn sie mit Energie versorgt wird. Darum muss der Mensch essen.

Ohne irgendeinen Energielieferanten ist der Körper auf Dauer weder leistungsfähig noch kann er wachsen – und er wächst nicht nur während der Entwicklungsphase in den Kinderjahren, sondern bis zum letzten Schnaufer. Denn der Körper erneuert sich ständig: Haare wachsen, Haut schilfert ab und wird ersetzt und viele andere Vorgänge mehr. Zu diesen Wachstums- und Renovierungsprozessen benötigt unser Organismus ständig Nachschub an Energiebausteinen, die wir ihm durch die Zufuhr von Lebensmitteln und Getränken liefern. Zudem müssen für die dynamischen Vorgänge im Körper – zum Beispiel für die Verdauung, für die Abwehrmechanismen des Immunsystems, für die Übertragung von Botenstoffen, die der Kommunikation des Gehirns mit den verschiedenen Körperbereichen dienen, und für die Energieproduktion aus körpereigenen Reserven – dauernd bestimmte Substanzen bereitstehen, die der Körper sich ebenfalls aus der Nahrung filtert. Von vielen Substanzen werden kleine Depots angelegt, um kurze Phasen der Unterversorgung ausgleichen zu können. So kann der Mensch ohne feste Nahrungsaufnahme und bei ausreichender Flüssigkeitsversorgung immerhin rund dreißig Tage überleben. Gibt es aber nichts zu trinken, stellt der Körper nach nur drei Tagen seine Aktivitäten ein – und zwar für immer.

Die Energielieferanten des Körpers sind die Kohlenhydrate (zum Beispiel Stärke und Zucker), die Fette und Eiweiße sowie der Alkohol:

- Die *Kohlenhydrate* sind die wichtigsten Energieträger. Sie kommen hauptsächlich in Brot, Getreideprodukten, Reis, Kartoffeln, Obst und Gemüse vor. Die Deutsche Gesellschaft für Ernährung empfiehlt einen Anteil der Kohlenhydrate an der täglichen Energiemenge von mehr als 50 Prozent. Kohlenhydrate werden überwiegend in der Leber, teilweise aber auch in den Muskeln gespeichert.
- Das *Fett* dient im Körper hauptsächlich als Energiespeicher, denn es enthält mehr als doppelt so viel Energie wie die Kohlenhydrate und Eiweiße. Die Einheit für diese Energie sind Kilokalorien oder Kilojoule. 1 Gramm Kohlenhydrate beziehungsweise 1 Gramm Eiweiß enthält jeweils etwa 4 Kilokalorien (ca. 17 Kilojoule). 1 Gramm Fett allerdings liefert dem Körper schon rund 9 Kilokalorien (ca. 39 Kilojoule).
- Die *Eiweiße* bilden unter anderem die Muskulatur des Körpers, so dass bei Energiedefiziten (beispielsweise während einer Diät) die Muskelmasse teilweise abgebaut und zur Energiegewinnung herangezogen werden kann. Als Richtwert gilt eine tägliche Eiweißaufnahme von 0,8 Gramm pro Kilogramm Körpergewicht bei Erwachsenen.
- Ein weiterer Energieträger ist der *Alkohol*. Er kann nicht gespeichert werden, sondern wird gleich nach dem Verzehr in Energie umgewandelt. Aus 1 Gramm reinem Alkohol (0,25 Liter Bier enthält beispielsweise 10 Gramm Alkohol) werden etwa 7 Kilokalorien (ca. 30 Kilojoule) gewonnen. Der vermeintliche »Bierbauch« kommt also gar nicht vom Alkoholgehalt des Bieres, sondern eher von den dazu verzehrten Speisen.

Bei der Nahrungsaufnahme wird das Nahrungsfett, so weit es nicht zur Energiegewinnung herangezogen werden muss, erst einmal in den Fettspeichern unter der Hautoberfläche eingelagert. Es gibt auch Fettansammlungen beispielsweise um Organe herum, die als Schutz vor mechanischen Einwirkungen dienen. Diese Fettdepots werden normalerweise nicht für die Energiegewinnung abgebaut. Das Unterhautfettgewebe wird meist erst dann vom Körper zur Energiegewinnung herangezogen, wenn die Kohlenhydratspeicher leer sind. Das kommt dann vor, wenn eine Person mehrere Stunden nichts gegessen oder sich viel bewegt hat. Die Deutsche Gesellschaft für Ernährung empfiehlt eine tägliche Gesamtfettzufuhr von 25 bis 30 Prozent der Nahrungsenergie. Das entspricht bei leicht bis mittelschwer arbeitenden Personen etwa 60 bis 80 Gram Fett pro Tag.

Beim Kauen und durch die Verdauungssäfte und die Magensäure werden die Inhaltsstoffe des Essens so zerkleinert, dass sie durch die Darmwand ins Blut gelangen können. Im Blut werden sie dorthin transportiert, wo sie benötigt werden. So gewinnt der Körper aus den Lebensmittelgruppen Fleisch- und Wurstwaren, Milch und Milchprodukte, Fisch, Eier und Hülsenfrüchte den Nährstoff Eiweiß (Protein). Das Eiweiß ist eine wichtige Bausubstanz für die Muskeln und die Körperzellen. So genannte Schutzproteine (Antikörper) helfen dem Körper, sich beispielsweise vor fremden Bakterien zu schützen. Die Botenstoffe (Hormone) sind ebenfalls aus Eiweiß aufgebaut. Um den Stoffwechsel des Körpers in Gang zu bringen, bei dem die Nährstoffe in Energie umgewandelt werden, sind Enzyme nötig, die ebenfalls aus Eiweiß bestehen. Enzyme arbeiten höchst effizient. Eine winzige Enzymmenge bringt bei Körpertemperatur chemische Reaktionen zu Wege, die man mit den üblichen Mitteln der Chemie nur durch Einsatz aggressiver Chemikalien und bei hohen Temperaturen in Gang setzen könnte. Etwa 30 Gramm reines, kristallines Pepsin würden beispielsweise ausreichen, um innerhalb weniger Stunden mehr als 2 Tonnen Hühnereiweiß abzubauen. Eiweiße sind nicht nur eine wichtige Grundsubstanz, sie sorgen beispielsweise auch dafür, dass Fette im Blut transportiert werden können. Denn Fette sind normalerweise nicht wasserlöslich. Deswegen schwimmen Fettaugen auf der Suppe immer oben und lassen sich nicht mit der Brühe vermengen. Die Eiweiße können sich mit den Fetten verbinden, sodass diese auch im Blut »schwimmen« können.

Die meisten Fette kann das körpereigene Chemiewerk selbst herstellen – aber eben nicht alle. Diese sind in pflanzlichen Ölen wie in Sonnenblumenöl, Maiskeimöl, Sojaöl, Distelöl und Leinöl, sowie in fetten Seefischen (zum Beispiel Lachs, Makrele, Hering oder Thunfisch) enthalten. Deswegen sollten Pflanzenöle zum Kochen oder für Salatdressings bevorzugt verwendet werden.

Vitamine sind ebenfalls lebenswichtige Substanzen. Da unser Körper nur das Vitamin D selber herstellen kann, müssen alle anderen Vitamine mit der Nahrung zugeführt werden. Entsprechend wichtig ist es, beim Zusammenstellen des persönlichen Speiseplans auf den Vitamingehalt zu achten. Vitamine sind in sehr vielen Lebensmitteln enthalten, zum Beispiel in Obst, Gemüse, Getreideprodukten, Kartoffeln, Milch, Milchprodukten, Fleisch, Fisch und Eiern, sodass wir bei einer ausgewogenen Essweise genügend von ihnen aufnehmen (siehe nebenstehende Tabelle). Durch die Vitamine A, E und C werden die Körperzellen vor den Angriffen schädlicher Stoffe geschützt. Darüber hinaus sind Vitamin A und C wichtig zur Abwehr von Krankheitserregern. Vitamin D hält die Knochen und Zähne stabil, und Vitamin K hat eine wichtige Rolle bei der Schorfbildung auf Wunden. Für die Blutbildung sind die Vitamine B_6, B_{12} und Folsäure unentbehrlich. Wichtig für Haut und Haare sind die Vitamine A, B_2, B_6, Biotin und Niacin. Des Weiteren wirken die Vitamine B_1, B_6, B_{12}, Niacin und Pantothensäure positiv auf das Nervensystem.

Vorkommen der Vitamine
in den einzelnen Lebensmittelgruppen

Lebensmittelgruppen \ Vitamine	A	D	E	K	C	B_1	B_2	B_6	B_{12}	Folsäure	Niacin	Pantothensäure	Biotin
Vollkorngetreideprodukte			■	■		■	■	■		■		■	■
Kartoffeln					■	■							
Gemüse	■		■	■	■		■			■			
Pilze		■											
Nüsse und Samen			■										
Hülsenfrüchte						■		■				■	■
Obst					■					■			
Milch / Milchprodukte	■			■			■		■				
Fleisch				■		■	■	■	■		■	■	
Innereien	■			■				■	■	■		■	■
Fisch		■					■	■	■		■	■	
Eier				■			■		■				
Fette / Öle			■										

■ = wichtige Vitaminquellen

Die Mineralstoffe (siehe Tabelle S. 296) sind genauso unentbehrlich für den Körper wie die Vitamine: Magnesium ist wichtig für die Muskeln, für das Herz und die Nerven. Der Wassergehalt des Körpers wird durch Natrium und Kalium reguliert (Natrium ist mehr als ausreichend in der normalen Kost enthalten). Das Kalzium ist Hauptbestandteil der Zähne und Knochen und sorgt für deren Festigkeit.

Die so genannten Spurenelemente sind Nährstoffe, die nur in kleinen Mengen im Körper benötigt werden. Dazu gehören Eisen, Jod, Zink und Selen. Eisen ist wichtig für die Blutbildung und den Sauerstofftransport im Blut. Jod ist in den Schilddrüsenhormonen enthalten, die den Stoffwechsel steuern. Das Zink hat wichtige Funktionen bei der Wundheilung und beim allgemeinen Wachstum, und Selen schützt die Körperzellen vor der Zerstörung.

Vorkommen der Mineralstoffe und Spurenelemente in den einzelnen Lebensmittelgruppen

Mineralstoffe / Lebensmittelgruppen	Kalium	Kalzium	Magnesium	Eisen	Jod	Zink	Selen
Vollkorngetreideprodukte	■		■	■			■
Kartoffeln	■		■				
Gemüse	■	■	■	■		■	
Pilze	■						
Hülsenfrüchte	■		■				■
Obst	■						
Milch / Milchprodukte	■	■	■	■	■	■	
Fleisch	■		■	■		■	■
Innereien			■	■		■	■
Fisch	■	■	■	■	■	■	
Eier				■	■		

■ = wichtiger Mineralstoff- bzw. Spurenelementlieferant

Wasser ist Leben – Alkohol ist Gift

Alle Lebewesen müssen ausreichend mit Flüssigkeit versorgt werden, sonst können sie nicht existieren. Wenn der Mensch nicht genügend trinkt, wird das Blut zu sehr eingedickt, und die Gehirntätigkeiten können nicht ausreichend funktionieren. Dann brechen alle Tätigkeiten des Körpers zusammen. Das wird beispielsweise bei älteren Menschen in sehr heißen Sommern häufig beobachtet: Scheinbar urplötzlich verfallen sie in einen Zustand der Verwirrung und füllen die Ambulanzen der Krankenhäuser. Meist sind sie »nur« dehydriert, das heißt sie haben zu wenig getrunken und gleichzeitig zu viel Flüssigkeit über die Atemluft, den Schweiß und Urin verloren. Wenn sie ausreichend mit Flüssigkeit versorgt werden, sind sie innerhalb weniger Stunden wieder fit.

Schon bei einem Flüssigkeitsverlust von nur 2 Prozent machen sich Leistungseinschränkungen bemerkbar, und Konzentrationsschwäche, Schwindel und Kopfschmerzen können auftreten. Diese Erscheinungen verschwinden wieder, sobald dem Körper genügend Flüssigkeit zugeführt wird.

Die empfohlene Trinkmenge liegt für Erwachsene bei 1,5 bis 2 Litern pro Tag. Allerdings sollten koffeinhaltige Getränke – Kaffee, schwarzer Tee, Cola-Getränke, »Energy drinks« – sowie Kakao nur in Maßen getrunken werden (maximal bis zu vier Tassen Kaffee täglich), da sonst Reizbarkeit, Ruhelosigkeit, Durchfall, Zittern, Schlaflosigkeit und Nervosität auftreten können. Außerdem kann es wegen der harntreibenden Wirkung zu Flüssigkeitsverlusten kommen.

Der Alkohol zählt nicht zu den Lebensmitteln, sondern zu den Genussmitteln und sollte nur selten und in geringen Mengen getrunken werden, da er als Zellgift die inneren Körperorgane schädigt. Zudem erhöht er die Blutfettwerte, den Blutdruck und auch den Bedarf an zahlreichen lebenswichtigen Nährstoffen. Und natürlich kann ein übermäßiger Genuss leicht zur Sucht führen. Es gibt aber auch positive Wirkungen alkoholischer Getränke, beispielsweise die gefäßschützende Eigenschaft, die Rotwein nachgesagt wird. Wo genau der Schwellenwert liegt, ab dem die günstigen von schädigenden Wirkungen übertroffen werden, ist nicht genau zu sagen. Nach vorsichtigen Schätzungen gilt eine Alkoholmenge von 20 Gramm pro Tag (das entspricht 0,5 Liter Bier, 0,25 Liter Rotwein oder 0,06 Liter Weinbrand) für einen gesunden Mann als gesundheitlich verträglich. Für eine gesunde Frau liegt die unbedenkliche Alkoholmenge bei 10 Gramm täglich. In der Schwangerschaft und Stillzeit sollte ganz auf Alkohol verzichtet werden, damit das Kind keine Schäden erleidet. Ein »Gläschen in Ehren« – an diesem Motto ist wirklich etwas dran.

Der Speiseplan ist eine Pyramide

So weit die wichtigsten Ernährungszusammenhänge im menschlichen Körper. Nun geht es an die Zusammenstellung des täglichen Speiseplans. Nein, wir wollen Ihnen keine Rezepttipps oder Kochtricks verraten – es geht darum zu erkennen, in welchen Lebensmitteln die für den Körper wichtigen Nährstoffe enthalten sind. Dafür haben pfiffige Ernährungsforscher das Pyramidenmodell entwickelt (siehe nebenstehende Abbildung). Ganz unten finden wir die Basis des täglichen Essens: Getreide und Getreideprodukte, die zu jeder Hauptmahlzeit verzehrt werden können. Dazu gehören Brot, Nudeln, Reis, Kartoffeln, Müsli und Cornflakes. Diese Lebensmittelgruppe liefert dem Körper viel Energie wegen ihres großen Anteils an Kohlenhydraten. Der Fettgehalt ist zu vernachlässigen, da er sehr gering ist.
Für Obst und Gemüse gilt: »Take five a day« (Nimm fünf am Tag!), wie die Amerikaner bei ihren Gesundheitskampagnen sagen, also fünfmal täglich Obst und Gemüse. Obst- und Gemüsesäfte gelten dabei nur als eine Portion. Ein Tagesbeispiel: Zum Frühstück ein Stück Obst beispielsweise zum Müsli oder den Cornflakes, zwischendurch ein Glas Orangensaft, mittags eine Portion Gemüse, als Nachtisch oder zweite Zwischenmahlzeit eine Portion Obst und abends ein Rohkostsalat oder ein mit Tomatenscheiben belegtes Brot.
Den täglichen Kalziumbedarf eines Erwachsenen decken beispielsweise vier Scheiben Käse oder 0,2 Liter Milch, ein Joghurt und zwei Käsescheiben. Bei Milchprodukten sind grundsätzlich die fettarmen

Sorten sinnvoll, weil wir ohnehin meist zu viel Fett verzehren. Aus diesem Grund sollten auch Fleisch- und Wurstwaren mit einem geringeren Fettgehalt bevorzugt werden.
Apropos Fleisch- und Wurstwaren: Nicht erst seit BSE, sondern eigentlich schon immer gilt die Empfehlung, nur zwei- bis dreimal pro Woche Fleisch und Wurst zu servieren. Fisch gehört mindestens einmal pro Woche auf den Speiseplan, da er wichtige Fettsäuren und Jod enthält.
Drei Eier pro Woche: das ist als Richtwert empfohlen. Aber vergessen Sie nicht: Eier sind auch in Speisen und Backwaren enthalten!

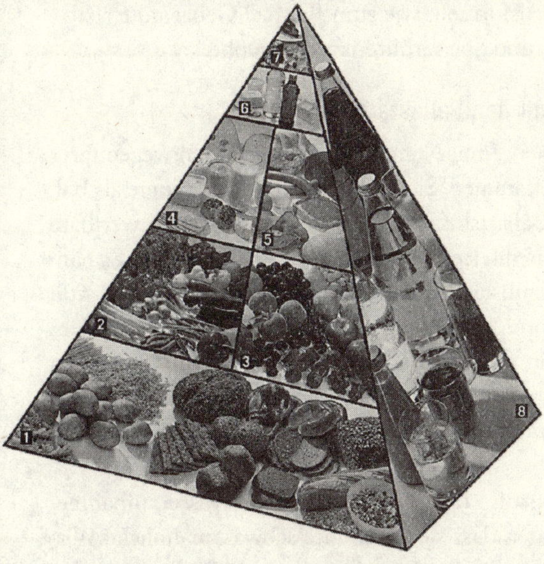

1 Getreide, Getreideprodukte und Kartoffeln
2 Gemüse und Hülsenfrüchte
3 Obst
4 Milch und Milchprodukte
5 Fisch, Fleisch, Eier
6 Fette und Öle
7 Süßwaren
8 Getränke

Elf Tipps für Ihr Gesundheits-Plus

Die Nahrungszufuhr dient nicht nur zur Deckung des Energie- und Nährstoffbedarfs, sie hat auch einen großen Einfluss auf den Gesundheitszustand. Viele Lebensmittel haben Inhaltsstoffe, die positiv auf die Gesundheit wirken. In zahlreichen Studien wurde beispielsweise beobachtet, dass Personengruppen mit einem hohen Obst- und Gemüseverzehr seltener an Herz-Kreislauf-Erkrankungen und an Krebs leiden. Für diese Schutzwirkung werden das Vitamin C, die Folsäure, die Ballaststoffe und die so genannten sekundären Pflanzenstoffe (Duft-, Aroma-, Farbstoffe) verantwortlich gemacht. Einige Studien schreiben dem Vitamin C eine Rolle als Schutzfaktor gegen Krebsarten des oberen Verdauungstrakts (also Mundhöhle, Rachen, Speiseröhre und Magen) zu. Die Folsäure wirkt zum einen vorbeugend gegen Herz-Kreislauf-Erkrankungen, zum anderen weisen Studien darauf hin, dass ein niedriger Folsäurespiegel das Risiko für verschiedene Krebsformen, wie zum Beispiel Gebärmutterhals-, Dickdarm-, Lungen- und Speiseröhrenkrebs, erhöht.

Tipp 1: Her mit den Ballaststoffen!

Die Ballaststoffe haben ihren Namen vor vielen Jahren wegen ihrer Unverdaulichkeit bekommen. Sie sind allerdings alles andere als Ballast für den Körper. Ballaststoffe sind überwiegend nicht verwertbare Kohlenhydrate, das heißt, sie können nicht verdaut werden. Es handelt sich um Gerüstsubstanzen der Zellwände sowie Gewebe von Pflanzen. Dazu gehören zum einen die löslichen Ballaststoffe, zum Beispiel das Pektin in Obst und Gemüse und die Hemizellulose in Getreide. Zum anderen gibt es die nichtlöslichen Ballaststoffe – etwa die Zellulose in Obst und Gemüse –, die eine Funktion als Füllstoffe im Darm haben.
Die löslichen Ballaststoffe haben eine sehr gute Wasseraufnahmekapazität. Das bedeutet, dass sie durch ihre schwammähnliche Wirkung im Magen aufquellen und das Sättigungsgefühl verstärken. Das Stuhlvolumen ist somit erhöht, sodass die Verweildauer im Verdauungstrakt durch die verstärkte Bewegungsreizung der Darmwände verkürzt ist. Dadurch wird nicht nur eine Verstopfung verhindert, sondern es werden auch eventuelle Gift- oder Schadstoffe schneller aus dem Darm entleert, sodass das Risiko von Darmkrebs vermindert wird. Zudem werden Krebs erregende Stoffe durch die Quellfähigkeit der löslichen Ballaststoffe mit aufgesogen, statt vom

Körper aufgenommen zu werden, was wiederum vorbeugend gegen Krebs wirkt. Auf Grund ihrer Quellfähigkeit verbessern die Ballaststoffe auch den Blutcholesterinspiegel, da auch Cholesterin und die Cholesterin enthaltende Gallensäure ebenfalls verstärkt gebunden und ausgeschieden werden. Dadurch wird das Risiko, an Arteriosklerose (Arterienverkalkung) zu erkranken, erheblich vermindert. Des Weiteren bewirken die Ballaststoffe eine verlangsamte Kohlenhydrataufnahme ins Blut, sodass der Blutzuckerspiegel langsamer steigt. Das bedeutet ein längeres Anhalten der Leistungsfähigkeit, und für Diabetiker bleiben die schädlichen Blutzuckerhöchstwerte aus.

Eine ballaststoffreiche Ernährung ist also nicht nur zur vollwertigen Ernährung des gesunden Menschen wichtig, sondern sie kann darüber hinaus bei vielen Stoffwechselerkrankungen erhebliche Verbesserungen des Gesundheitszustands bewirken.

Tipp 2: Was noch in den Pflanzen steckt

Sekundäre Pflanzenstoffe sind beispielsweise Duft-, Aroma- und Farbstoffe der Pflanzen, die in sehr geringen Mengen vorkommen – beispielsweise in Obst, Gemüse, Hülsenfrüchten, Getreide, Knoblauch, Zwiebeln, Samen, Nüssen, Kräutern, Senf, Meerrettich und Tee. Insgesamt sind bisher etwa 30 000 verschiedene sekundäre Pflanzenstoffe bekannt, es gibt jedoch noch weit mehr. Ihre positiven Wirkungen auf den Körper sind vielfältig: Sie hemmen die Entstehung von Krebs, wirken entzündungshemmend, verbessern die Immunreaktion, blockieren schädliche Reaktionen mit Sauerstoff und wirken gegen Bakterien und Pilze.

Weil diese vielfältigen Schutzfaktoren nur in pflanzlichen Lebensmitteln enthalten sind, reicht es nicht aus, Vitaminpräparate zur Krebsvorbeugung einzunehmen. Erst die Kombination dieser vielen unterschiedlichen Schutzwirkungen ergibt eine optimale Vorsorge gegenüber Krebs und Herz-Kreislauf-Erkrankungen. Darum: Nutzen Sie die Lebensmittel und stellen Sie sich einen abwechslungsreichen Speisezettel zusammen. Industriell gefertigte Nahrungsmittelergänzungen aus der Apotheke oder dem Reformhaus können diese

Wechselwirkungen nicht bieten und sind kein Ersatz für eine gesunde Ernährung mit hohem pflanzlichem Anteil.

Tipp 3: Öliges vom Fisch

Die so genannten Omega-3-Fettsäuren, die in Fischölen enthalten sind, können die Fließeigenschaft des Blutes verbessern und somit Gefäßkrankheiten vorbeugen. Da sie auch entzündungshemmend wirken, werden sie in der Rheumatherapie eingesetzt. Omega-3-Fettsäuren kommen in allen Fischen vor, insbesondere aber in den fetthaltigen Arten wie Lachs, Makrele, Thunfisch oder Hering. Die handelsüblichen Fischölkapseln enthalten zwar auch diese Omega-3-Fettsäuren, aber keine wertvollen Eiweiße, kein Jod und kein Selen. Einmal die Woche ein frisch zubereitetes Fischgericht – diese klassische Ernährungsregel ist durch keine Pillen und andere Präparate zu ersetzen. Außerdem gilt: Die Einnahme von Fischölkapseln sollte nur auf Empfehlung des Arztes erfolgen!

Tipp 4: Den Bakterien keine Chance!

Zur Stärkung der eigenen Abwehrkräfte tragen insbesondere Lebensmittel bei, die eine hohe Nährstoffdichte haben. Grundlage einer immunstärkenden Kost ist die Lebensmittelpyramide (siehe die Abbildung auf S. 299). Dabei sind die Eiweiß liefernden Lebensmittelgruppen (Milch, Milchprodukte, Fleisch, Fisch und Eier) sowie die Kombination mit pflanzlichen Eiweißträgern (Brot, Kartoffeln, Hülsenfrüchte) wichtig. Aber auch Vitamine und Spurenelemente beeinflussen das Immunsystem. Insbesondere sind die Vitamine C, E, B_6, B_{12} und Folsäure wichtig (siehe die Tabelle auf S. 295). Von den Spurenelementen spielen Zink und Selen eine wichtige Rolle, wobei Selen von allen Spurenelementen die stärkste immunstimmulierende Wirkung zu haben scheint.

Tipp 5: Kein Stress mit dem Stress

Ein bisschen Stress aktiviert den Körper, bringt ihn in Schwung – und das kann sogar angenehme Empfindungen auslösen. Wenn daraus allerdings Dauerstress wird und es keine Erholungsphasen mehr gibt, in denen die aufgestaute Energie entweder durch Entspannung oder regelmäßige Bewegung wieder abgegeben werden kann, dann werden die Nerven überstrapaziert und der Körper erkrankt. Natürlich ist es sinnvoll, zu viel Stress von vornherein zu vermeiden – doch oft genug ist das bloße Theorie. Daher: Wenn schon Dauerstress, dann sollte man den Körper wenigstens so gut wie möglich positiv unterstützen. Dafür ist vor allem eine verstärkte Vitamin-C-Zufuhr durch viel frisches Obst und Gemüse wichtig, weil dieses Vitamin durch die Bildung des Stresshormons Adrenalin stärker verbraucht wird. Durch Stress können außerdem auch vermehrt zellschädigende Stoffe im Körper entstehen. Dagegen hilft eine verstärkte Aufnahme der Vitamine A, C und E (siehe die Tabelle auf S. 295), die die Körperzellen gut schützen. Das Nervensystem wiederum wird insbesondere durch Vitamin B_1, B_6, B_{12}, Niacin und Pantothensäure gestärkt. Also: Die richtige Ernährungsweise hilft, auch besonders anstrengende Phasen einigermaßen gut zu überstehen.

Tipp 6: Baby in der Pipeline

Über lange Zeit hinweg hieß es, dass schwangere Frauen für zwei essen sollten. So pauschal formuliert ist das falsch. Es geht nicht um die Menge, sondern um eine bestimmt Qualität und damit um die genaue Auswahl der Lebensmittel. Die Kalorienzufuhr muss nicht erheblich gesteigert werden, wohl aber die Nährstoffzufuhr – ein großer Unterschied! Hier helfen die Tabellen über Vitamin- und Mineralstoffgehalt (siehe S. 295/296) weiter.

Tipp 7: Mutters Milch

Anders verhält es sich bei stillenden Müttern. Sie benötigen für die Milchproduktion etwa 500 Kilokalorien mehr pro Tag. Damit genügend Muttermilch gebildet wird, muss die stillende Mutter mindestens 2 Liter Flüssigkeit täglich trinken. Maßnahmen zur Gewichtsreduktion dürfen in der Stillzeit nicht durchgeführt werden, weil die Qualität der Muttermilch darunter leidet. Allerdings gilt in dieser sensiblen Zeit mehr denn je: Kampf dem Heißhunger durch eine besonders gut ausbalancierte Ernährung nach der Pyramide. Und weil das Baby die Muttermilch ungefiltert mit allen Inhaltsstoffen bekommt, sind darunter auch welche, die ihm unter Umständen nicht so gut gefallen. Deshalb sollten blähende Gemüsesorten und Zitrusfrüchte gemieden werden, weil sie beim Baby zu Blähungen beziehungsweise einem wunden Po führen könnten.

Schwangere und Stillende benötigen besonders folgende Nährstoffe: Folsäure, Vitamin B_1, Vitamin B_6, Vitamin A (β-Carotin), Jod, Eisen und Kalzium.

Tipp 8: Wenn der Hunger wächst

Bei heranwachsenden Kindern und Jugendlichen sollte das Essen ganz besonders abwechslungsreich gestaltet sein. Eine einseitige Kost – ob Fastfood oder veganisch, also ohne Fleisch, Milch und Eier – wird die Bedürfnisse des sich noch entwickelnden Körpers nicht decken. Milch und Milchprodukte zur Versorgung mit Eiweiß und Kalzium, Fleisch als gute Eiweiß- und Eisenquelle (Mädchen benötigen vermehrt Eisen bei Einsetzen der Menstruation) und Seefisch als Jodlieferant sollten auf dem Speiseplan stehen. Obst, Gemüse, Kartoffeln und Vollkornprodukte gehören gemäß der Pyramide täglich auf den Teller. Kinder brauchen viel Flüssigkeit, rund 1 Liter pro Tag bis zum 10. Lebensjahr und etwa 1,5 Liter täglich bis zum 19. Lebensjahr. Am besten geeignet sind Mineralwasser, verdünnte Obst- und Gemüsesäfte sowie Früchte- und Kräutertees.

Tipp 9: Kleine Korrekturen für Senioren

Im Seniorenalter sinkt zwar der Kalorien-, aber nicht der Nährstoffbedarf. Damit es nicht zu Übergewicht kommt, sollten bewusst fettarme Lebensmittel ausgewählt werden, die reich an Vitaminen und Mineralstoffen sind. Dazu gehören viel frisches Obst, Gemüse, Kartoffeln, Brot, Nudeln, Reis, fettarme Milchprodukte, mageres Fleisch und magerer Fisch.

Durch den nachlassenden Appetit kann Untergewicht entstehen. Weil sich im Alter der Geruchs- und der Geschmackssinn verändern, empfiehlt es sich kräftig zu würzen: mit frischen Kräutern, Curry,

Paprika und Pfeffer zum Beispiel. Auch das Durstempfinden nimmt im Laufe des Lebens immer weiter ab, sodass verstärkt auf eine ausreichende Trinkmenge von 1,5 bis 2 Litern geachtet werden sollte. Tagespläne, die zu den Mahlzeiten oder zu bestimmten Tageszeiten Getränke fest einplanen, können dabei helfen.

Tipp 10: Marathon-Mann und die anderen

Alle Sportler können sich an der Lebensmittelpyramide (S. 299) orientieren. Von besonderer Bedeutung für die körperliche Leistungsfähigkeit ist neben dem Kohlenhydrat-, Eiweiß- und Vitaminverzehr auch die Wasser- und Mineralienaufnahme. Beim Schwitzen wird nicht nur Wasser abgegeben, sondern auch darin gelöste Mineralstoffe, wie zum Beispiel Natrium, Chlorid, Kalium, Magnesium und Kalzium. Diese Verluste sollten durch mineralhaltige Getränke ersetzt werden. Das geeignetste Sportlergetränk sind mit Mineralwasser gemischte Fruchtsäfte, Apfelsaftschorle beispielsweise. Pro Stunde anstrengender Betätigung können 1 bis 1,5 Liter Schweiß abgegeben werden, und entsprechend viel Flüssigkeit sollten Sie zusätzlich zu den 1,5 Litern, die jeder täglich benötigt, trinken.

Tipp 11: Heavy duty – pack mer's!

Schwerarbeiter brauchen eine ausgewogene, energiereiche Zusammenstellung des täglichen Essens. Je nach Tätigkeit benötigen sie durchschnittlich eine Energiezufuhr von etwa 3600 Kilokalorien pro Tag. Wegen des gesteigerten Energiebedarfs kann der Fettanteil der Speisen um etwa 5 Prozent erhöht werden, damit die Schwerarbeiter nicht Unmengen an kohlenhydratreicher Nahrung verzehren müssen, sondern einen Teil der Energie komprimiert zuführen können. Sie können täglich ca. 120 Gramm Fett zu sich nehmen. Die Flüssigkeitsmenge sollte mindestens 2 Liter betragen, bei schweißtreibender Tätigkeit entsprechend mehr. Bevorzugt werden sollten Mineralwasser, Fruchtsaftschorlen sowie Kräuter- oder Früchtetees. Das Bauarbeiter-Bier aus der Buddel ist absolut »out«.

Ernährungssünden

Alle Vorschläge und Tipps können nur die grobe Richtung angeben, jede Ernährungssituation muss auf die persönlichen Bedürfnisse abgestimmt werden. Da kann es ganz hilfreich sein, auch das andere Ende der Skala zu kennen, die größten Fehler beim täglichen Essen:

Masse statt Klasse

Der Ernährungsbericht der Deutschen Gesellschaft für Ernährung (DGE) und die Nationale Verzehrsstudie belegen, dass 39 Prozent der Männer und 47 Prozent der Frauen übergewichtig sind. Je stärker das Übergewicht, desto höher ist das Risiko von Herz-Kreislauf-Erkrankungen oder Diabetes, vor allem wenn noch weitere Risikofaktoren wie Rauchen, Bewegungsmangel und Stress hinzukommen.
Ausweg: Essen Sie weniger und legen Sie dafür mehr Wert auf Qualität und Genuß!

Zu viel Fett

Der Fettkonsum der Deutschen liegt bei etwa 40 Prozent des täglichen Energiebedarfs. Empfohlen wird ein Anteil von 25 bis 30 Prozent. Das führt dazu, dass die gesamte Nährstoffbilanz durcheinander gerät, Fettstoffwechselstörungen und Übergewicht sind die Folge, und daraus entstehen ernährungsbedingte Erkrankungen, wie zum Beispiel Arteriosklerose (Arterienverkalkung) und damit verbunden Herzinfarkt und Schlaganfall.
Ausweg: Notieren Sie mal eine Zeit lang, wie viel Fett Sie täglich essen, auch versteckt in allen möglichen Produkten!

Pseudo-Essen

Moderne Industriewaren machen's möglich: Man isst, ohne Nährstoffe aufzunehmen. Zuckerreiche Speisen und Getränke, Weißmehlprodukte, Fastfood und Cola-Getränke haben eine nur geringe Nährstoffdichte. Die Folge ist eine Unterversorgung des Körpers mit lebenswichtigen Stoffen, der Gesamtspeiseplan ist nicht mehr ausgewogen. In der Regel stellt sich bei einer dauerhaften Aufnahme von

derartigem Pseudo-Essen mit lauter leeren Kalorien sehr schnell Übergewicht ein.
Ausweg: Planen Sie Ihre Einkäufe nach der Ernährungspyramide!

Vielseitigkeit ist Trumpf

Wer mindestens eine Lebensmittelgruppe der Lebensmittelpyramide meidet, muss ernsthaft Nährstoffmängel befürchten. Das kann aus Versehen geschehen oder aber aus Überzeugung. Veganer zum Beispiel, die weder Fleisch, Fisch, Eier noch Milch und Milchprodukte verzehren, müssen sich sehr intensiv um eine ausreichende Vitamin-B_{12}- und Eisenzufuhr bemühen.
Ausweg: Besuchen Sie doch mal andere Wochenmärkte in Ihrer Region oder gehen Sie beim Türken nebenan einkaufen. Andere Länder, anderes Angebot!

»Gourmets for nature« – Eine Zukunft für mehr Genuss, mehr Lebensfreude und Umweltqualität

Naturschutz geht durch den Magen! Diese ungewöhnliche Botschaft steht für ein neues Verständnis zwischen Küche und Natur. Letztlich geht es dabei um die Frage, wie jede einzelne Verbraucherin, jeder einzelne Verbraucher durch richtiges Kochen die Natur schützen kann. Kritische Verbraucher sind deshalb nachdenklich geworden. Denn ihnen fällt auf, dass längst etwas nicht mehr stimmt, wenn

- ein Bauer im Norden Spaniens seine Milch nicht mehr absetzen kann, weil Konkurrenzprodukte aus Dänemark und Holland quer durch Europa in seine Gegend gekarrt und da billiger verkauft werden;
- ein Kleinlandwirt in Griechenland seinen nach traditionellen Methoden erzeugten Fetakäse nicht mehr vermarkten kann, weil diese Käsesorte nun aus Deutschland importiert wird;

- ein Weingärtner im Piemont zwar selbst einen Spitzenwein erzeugt, aber auf die Agrarchemikalien allergisch reagiert, die in seiner Region stellenweise noch immer ausgebracht werden, und keine Chance hat, ihnen zu entgehen;
- in der Nordsee manche Fischarten immer seltener in den Netzen landen oder vielfach Fische gefangen werden, die schon äußerlich erkennbar durch Schadstoffeinleitungen entstandene Krankheiten aufweisen;
- Nordseekrabben kreuz und quer durch Europa nach Marokko transportiert, dort ausgepult und dann wieder zurückgefahren werden.

Es gibt vielfache Zusammenhänge zwischen Landschaft und Küche, zwischen Lebensmittelqualität und Genuss, zwischen Kultur und Natur, zwischen Leben und Erleben. Spitzenköche wissen es schon seit langem: Saisonales und regionales Kochen ist Trumpf.
Geht es nämlich um Frische, so sind regional angebaute Produkte unschlagbar. Und Fleisch von Tieren aus biologischer, artgerechter Haltung schmeckt einfach wesentlich besser als jenes von hormonell und kreaturfeindlich gemästeten Tieren. So ist es auch bei Obst und Gemüse. Nicht zuletzt hat Essen viel mit regionaler Identität zu tun: Weite Wälder und einsame Seen, steile Küsten, verträumte Buchten, liebliche Flusstäler, sanfte Rebhänge, schroffe Berge, fruchtbares Ackerland, karge Steppen, dichte Buschlandschaft, blanker Fels, alte Hutweiden, uralte Olivenhaine, schattige Obstgärten, unendlich scheinende Weidelandschaften, weiße Dünen, reizvolle Inseln – jede Region unseres Kontinents hat ihren eigenen Reiz, ihre eigene natürliche Ausstattung, ihre besondere Kultur und Tradition. Daraus erwuchs die jeweils typische Küche. Beides dürfen wir nicht verlieren: weder die Fülle der Natur noch den Reichtum der gerade auch in der Küche lebendig gebliebenen Traditionen.

»Gourmets for nature« – das Manifest für eine neue Verständigung zwischen Küche und Natur

Wie können wir auch künftig noch gut essen und trinken? Was kann jeder Verbraucher, jeder Erzeuger tun, damit mehr Umwelt- und Lebensqualität in unseren Landschaften erhalten wird? Was müssen die Verantwortlichen in der Politik endlich unternehmen, damit Europas Vielfalt in der Landschaft und in der Küche – bei hoher Qualität des Essens – erhalten und wie ein Familienschatz an kommende Generationen weiter vererbt werden kann?
Als Beitrag für ein neues Verständnis von Küche und Landschaft, von Kochen und Natur haben sich Naturschutzexperten und Spitzenköche zusammengetan. Die Umweltstiftung Euronatur und Eurotoques – die europäische Vereinigung der Spitzenköche – haben einen Schulterschluss vollzogen und gemeinsam ein ökologisches Manifest entwickelt und fortgeschrieben: »Gourmets for Nature« ist ein Appell, Mindeststandards für einen neuen Umgang mit Natur und Landschaft, mit Tieren und natürlichen Ressourcen zu etablieren. Gleichzeitig bekennen sich die Initiatoren zu folgenden Grundregeln:

- Kulinarische Tradition und der Ehrenkodex von Eurotoques verpflichten dazu, bei Gemüse und Obst mit den Jahreszeiten zu gehen und saisonale Produkte anzubieten.
- Beim Einkauf sollen Produkte mit langen Transportwegen vermieden werden (zum Beispiel keine Äpfel aus Neuseeland kaufen).
- Wir fördern durch unser Vorbild die jeweilige regionale Küche mit ihren kulinarischen Besonderheiten; dies kommt auch der Erhaltung der verschiedenen – oft in Jahrhunderten gewachsenen – Lebensräume unserer Kulturlandschaften und mit ihnen einer unersetzlichen Tier- und Pflanzenwelt zugute.
- Molkereiprodukte, Obst und Gemüse beziehen wir bevorzugt von regionalen Erzeugern, die nach der EU-Richtlinie für ökologische Lebensmittel produzieren.

- Sofern vorhanden, erwerben wir Produkte aus regionalen Kulturlandschaften (beispielsweise aus Gebieten mit Streuobstwiesen).
- Wir empfehlen, über den eigenen Fleischkonsum nachzudenken. In diesem Zusammenhang ist uns die Qualität von höchster Bedeutung, nicht die Masse. Insbesondere achten wir darauf, kein Fleisch aus Massentierhaltung anzubieten. In unseren Restaurants werden immer auch vegetarische Gerichte angeboten.
- Wir reichen Fleisch von Tieren, deren Herkunft und Transport wir kennen. Wir streben möglichst kurze Transportwege zwischen Hof, Schlachtstätte und Verbraucher an.
- Wir achten beim Einkauf auf umweltschonend erzeugtes Fleisch. Die Tierhaltung muss dabei an die Fläche gebunden sein. Dadurch wird Gewähr leistet, dass das Futter vom eigenen Betrieb stammen kann und der Mist als wertvoller organischer Dünger Verwendung findet.
- Wir setzen uns für artgerechte Tierhaltung ein. Ziel ist, wo immer möglich, Fleisch von solchen Betrieben zu beziehen, die sich der artgerechten Tierhaltung in möglichst großem Umfang verpflichtet haben.
- Unter »artgerecht« verstehen wir die Fütterung mit gesundem Futter aus der Region, Bewegungsmöglichkeit an der frischen Luft, Gruppenhaltung auf Stroh. Zu einer art- und tiergerechten Haltung gehört auch ein möglichst schonender, kurzer Transport und eine handwerklich saubere, verantwortungsbewusste Schlachtung der Tiere.
- Wir unterstützen regionale Initiativen für den Erhalt bedrohter Nutztierrassen (etwa das Schwäbisch Hällische Landschwein in Deutschland, die Blanchas Cacarenas, Avillanas- und Retinta-Rinder in Spanien, die Wollschweine in Kroatien, die Graurinder in Ungarn usw.).
- Wir sind gegen jegliche Anwendung von Gentechnik in der Landwirtschaft und bei der Nahrungsmittelherstellung und lehnen auch den Einsatz von Hormonen im Bereich der Tierhaltung grundsätzlich ab.

- Wir verarbeiten grundsätzlich keine gefährdeten und bedrohten Tierarten wie Meeresschildkröten usw.
- Wo möglich, vermeiden wir Einweg-Getränkeverpackungen. Wir beziehen zumindest einen Saft, eine Bier-, eine Weiß- oder Rotweinsorte von einem regionalen Erzeuger, der nach ökologischen Grundsätzen produziert.

Wir tun dies aus Verantwortung gegenüber unseren Mitmenschen, den Lebewesen dieser Erde und der ganzen Natur, die unser aller Lebensgrundlage bildet. Verantwortung, Verpflichtung und Vertrauen gehören unverrückbar zusammen. Diesen Grundsätzen fühlen wir uns verpflichtet, weshalb wir ein Zeichen setzen wollen. Damit dieses Manifest kein abstraktes Bekenntnis ist, sondern ein praktisches und lustvolles, ein vergnügliches und gleichermaßen umweltverträgliches Selbstverständnis, setzen wir uns für die europaweite Etablierung dieser Grundsätze ein.

Ernst-Ulrich Schassberger
Präsident von Eurotoques
Deutschland, Österreich und Schweiz

Claus-Peter Hutter
Präsident von Euronatur

Informiert sein ist alles – Über 700 wichtige Kontaktadressen zu Fragen der Ernährung, des Verbraucherschutzes, der Landwirtschaft und der Naturbewahrung

Sie kennen das sicherlich, liebe Leserin, lieber Leser. Plötzlich stehen Sie im Stau und denken: Hätte ich doch nur die Bahn genommen! oder aber Sie wissen eine Abkürzung und haben so den anderen einiges voraus. Die richtigen Wege einschlagen, das ist schon die halbe Miete, wenn es um gesundes Essen, nachhaltiges Wirtschaften und die Erhaltung einer erlebnisreichen Natur und Landschaft geht. Das ist gar nicht so schwer. Denn es finden sich auch in Ihrer Nachbarschaft Initiativen, die sich für nachhaltiges Wirtschaften und gesunde Lebensmittel aus regionaler und saisonaler Produktion einsetzen. Und es gibt mittlerweile genügend Bezugsquellen. Damit Sie die richtigen Ansprechpartner finden, haben wir exklusiv für dieses Buch Kontaktadressen zusammengestellt, bei denen Sie sich rundum informieren können. (Natürlich erhebt die Liste keinen Anspruch auf Vollständigkeit; für Ergänzungen oder Berichtigungen bei eventuellen Adressenänderungen sind wir dankbar.)

Weil es darauf ankommt, biologische Produktionsweisen stärker zu fördern, haben wir die Adressen der zuständigen Ministerien aufgelistet. Je mehr Bürgerinnen und Bürger ihre Forderungen an diese Stellen herantragen, umso eher wird sich für uns Verbraucher etwas zum Positiven verändern.

Die für Umweltschutz und Landwirtschaft zuständigen Ministerien in Deutschland, Österreich, der Schweiz und Luxemburg

Deutschland

Bundesebene

Bundesministerium
für Verbraucherschutz,
Nahrungsmittelsicherheit
und Landwirtschaft
Rochusstraße 1
53123 Bonn

Bundesministerium
für Umwelt,
Naturschutz und Reaktorsicherheit
Alexanderplatz 6
10178 Berlin

Baden-Württemberg

Ministerium Ländlicher Raum
Baden-Württemberg
Kernerplatz 10
70182 Stuttgart

Ministerium für Umwelt und Verkehr
Baden-Württemberg
Kernerplatz 9
70182 Stuttgart

Bayern

Bayerisches Staatsministerium
für Ernährung, Landwirtschaft
und Forsten
Postfach 22 00 12
80535 München

Bayerisches Staatsministerium
für Landesentwicklung
und Umweltfragen
Postfach 81 01 40
81901 München

Berlin

Senatsverwaltung für Wirtschaft
und Betriebe

Referat Ernährung
und Landwirtschaft – IVE
10820 Berlin

Senatsverwaltung für Stadtentwicklung, Umweltschutz
und Technologie von Berlin
Am Köllnischen Park 3
10179 Berlin

Brandenburg

Ministerium für Landwirtschaft,
Umweltschutz und Raumordnung
des Landes Brandenburg
Postfach 60 11 50
14411 Potsdam

Bremen

Freie Hansestadt Bremen
Senator für Wirtschaft, Mittelstand
und Technologie
Postfach 10 15 29
28015 Bremen

Senator für Frauen, Gesundheit,
Jugend, Soziales und Umweltschutz
der Freien Hansestadt Bremen
Postfach 10 15 27
28195 Bremen

Hamburg

Wirtschaftsbehörde
Amt für Wirtschaft und Landwirtschaft der Freien und Hansestadt
Hamburg
Postfach 11 21 09
20421 Hamburg

Umweltbehörde der Freien
und Hansestadt Hamburg
Billstraße 84
20539 Hamburg

Hessen

Hessisches Ministerium für Umwelt,
Landwirtschaft und Forsten
Postfach 31 09
65021 Wiesbaden

Mecklenburg-Vorpommern

Ministerium für Landwirtschaft
und Naturschutz des Landes
Mecklenburg-Vorpommern
Postfach 5 44
19048 Schwerin

Umweltministerium
Mecklenburg-Vorpommern
Schlossstraße 6–8
19053 Schwerin

Niedersachsen

Niedersächsisches Ministerium
für Ernährung, Landwirtschaft
und Forsten
Postfach 2 43
30002 Hannover

Niedersächsisches
Umweltministerium

Postfach 41 07
30041 Hannover

Nordrhein-Westfalen

Ministerium für Umwelt
und Naturschutz, Landwirtschaft
und Verbraucherschutz
des Landes Nordrhein-Westfalen
Postfach 30 06 52
40190 Düsseldorf

Rheinland-Pfalz

Ministerium für Wirtschaft, Verkehr,
Landwirtschaft und Weinbau
Rheinland-Pfalz
Postfach 32 69
55022 Mainz

Ministerium für Umwelt und Forsten
des Landes Rheinland-Pfalz
Postfach 31 60
55021 Mainz

Saarland

Minister für Umwelt, Energie
und Verkehr
Abt. Landwirtschaft und Forsten
Postfach 10 24 61
66024 Saarbrücken

Sachsen

Sächsisches Staatsministerium
für Umwelt und Landwirtschaft
Postfach 10 05 50
01075 Dresden

Sachsen-Anhalt

Ministerium für Raumordnung,
Landwirtschaft und Umwelt
des Landes Sachsen-Anhalt
Postfach 37 60
39012 Magdeburg

Schleswig-Holstein

Ministerium für ländliche Räume,
Landesplanung,
Landwirtschaft und Tourismus
des Landes Schleswig-Holstein
Postfach 11 31
24100 Kiel

Ministerium für Umwelt,
Natur und Forsten
des Landes Schleswig-Holstein
Postfach 50 09
24062 Kiel

Thüringen

Ministerium für Landwirtschaft,
Naturschutz und Umwelt
Postfach 10 03
99021 Erfurt

Österreich

Bundesministerium
für Land- und Forstwirtschaft,
Umwelt und Wasserwirtschaft
Stubenring 1
A-1010 Wien

Schweiz

Bundesverwaltung
für Umwelt und Wald
Papiermühlenstraße 172
CH-3003 Bern

Luxemburg

Landwirtschaftsministerium
L-2918 Luxembourg

Umweltministerium
L-2918 Luxembourg

In allen Ländern gibt es noch Landesämter, Anstalten, Fachstellen und Institute zu speziellen Fragen nachhaltiger Landbewirtschaftung, des Biotopschutzes, des Artenschutzes, der Ökologie, der Landschaftspflege und des Naturschutzes. Die genannten Stellen leiten Anfragen entweder weiter oder nennen die gewünschte Adresse. Zentrale Anlaufstellen für Fragen der Ökologie, der Umweltvorsorge, des Naturschutzes und des Artenschutzes sind auch die nachfolgenden Bundesämter:

Bundesamt für Naturschutz
Konstantinstraße 110
53179 Bonn
(Internet: pbox-presse@bfn.de)

Umweltbundesamt
Postfach 33 00 22
14191 Berlin

Für Fragen der Ernährung und des Verbraucherschutzes wird die Ebene der Europäischen Union immer wichtiger – auch dort sollten Verbraucher ihre Ansprüche auf unverfälschte Lebensmittel und eine naturverträgliche Landwirtschaft geltend machen.

Europäische Union

Europäische Kommission
200, rue de la Loi
B-1049 Bruxelles

Europäisches Parlament
rue Wirtz
B-1000 Bruxelles

Vertretung der Europäischen
Kommission in der Bundesrepublik
Deutschland
Zitelmannstraße 22
53113 Bonn

Europäisches
Umweltschutzbüro
(European Environmental Bureau)
34, Bld. de Waterloo
B-1000 Bruxelles

Koordinierungsstelle der
europäischen ökologischen
Verbrauchergruppen
C/90 Verbraucherinitiative
Breite Straße 51
53111 Bonn

Europäische Bauernkoordination
(EKB/CPE)
18, rue de la Sablonnière
B-1000 Bruxelles

In puncto Aufklärung über Lebensmittelsicherheit und Verbraucherschutz spielen die Verbraucherberatungen eine wichtige Rolle. Hier erhalten Sie sowohl generelle Informationen als auch spezielle Hinweise.

Verbraucherberatungen

Deutschland

Bundesebene

Arbeitsgemeinschaft
der Verbraucherverbände e.V.
Heilsbachstraße 20
53123 Bonn
(E-Mail: mail@agv.de)

Verbraucherinitiative
Breite Straße 51
53111 Bonn

Arbeitsgemeinschaft
der Verbraucherverbände e.V.
Außenstelle Berlin
Burggrafenstraße 6
10787 Berlin

A.U.G.E.
Arbeitsgemeinschaft
Umwelt,
Gesundheit, Ernährung e.V.
Reimerstwiete 22
20457 Hamburg

Neuland – Verein für artgerechte
und umweltschonende
Nutztierhaltung
Baumschulallee 15
53111 Bonn

Öko-Institut e.V. Darmstadt
Bunsenstraße 14
64293 Darmstadt

Öko-Institut e.V.
Institut für angewandte Ökologie
Binzengrün 34a
79114 Freiburg

Baden-Württemberg

Verbraucherzentrale
Baden-Württemberg e.V.
Paulinenstraße 47
70 178 Stuttgart
(E-Mail:
info@verbraucherzentrale.de)

Bayern

Verbraucherzentrale Bayern e.V.
Mozartstraße 9
80336 München
(E-Mail: vz-bayern@t-online.de)

Berlin

Verbraucherzentrale Berlin e.V.
Bayreuther Straße 40
10787 Berlin
(E-Mail:
mail@verbraucherzentrale-berlin.de)

Verbraucherschutzverein e.V.
Lützowstraße 33–36
10785 Berlin

Stiftung Verbraucherinstitut
Carnotstraße 5
10587 Berlin

Brandenburg

Verbraucherzentrale
Brandenburg e.V.
Templiner Straße 21
14473 Potsdam
(E-Mail: vz.brb@t-online.de)

Bremen

Verbraucherzentrale
des Landes Bremen e.V.
Altenweg 4
28195 Bremen
(E-Mail: verbraucherzentrale-
bremen@t-online.de)

Hamburg

Verbraucherzentrale Hamburg e.V.
Kirchenallee 22
20099 Hamburg
(E-Mail: info@verbraucherzentrale-
hamburg.de)

Hessen

Verbraucherzentrale Hessen e.V.
Reuterweg 51–53
60323 Frankfurt
(E-Mail: vzh@verbraucher.de)

Mecklenburg-Vorpommern

Verbraucherzentrale
Mecklenburg-Vorpommern
Strandstraße 98
18001 Rostock
(E-Mail: verbraucherzentrale-mv
@t-online.de)

Niedersachsen

Verbraucherzentrale
Niedersachsen e.V.
Herrenstraße 14
30159 Hannover
(E-Mail: vzn@compuserve.com)

Nordrhein-Westfalen

Verbraucherzentrale
Nordrhein-Westfalen e.V.
Mintropstraße 27
40215 Düsseldorf
(E-Mail: vz.nrw@vz-nrw.de)

Institut für angewandte
Verbraucherforschung
Aachener Straße 1089
50858 Köln

Rheinland-Pfalz

Verbraucherzentrale
Rheinland-Pfalz e.V.
Große Langgasse 16
55116 Mainz
(E-Mail:
vz-rheinland-pfalz
@t-online.de)

Saarland

Verbraucherzentrale
des Saarlandes e.V.
Hohenzollernstraße 11
66117 Saarbrücken
(E-Mail: vz-saar@t-online.de)

Sachsen

Verbraucherzentrale Sachsen e.V.
Bernhardstraße 7
04315 Leipzig
(E-Mail: vzs@vzs.de)

Sachsen-Anhalt

Verbraucherzentrale
Sachsen-Anhalt e.V.
Steinbockgasse 1
06108 Halle
(E-Mail: vz-sa@t-online.de)

Schleswig-Holstein

Verbraucherzentrale
Schleswig-Holstein e.V.
Bergstraße 24
24103 Kiel
(E-Mail: verbraucherzentrale-sh
@t-online.de)

Thüringen

Verbraucherzentrale
Thüringen e.V.
Eugen-Richter-Straße 45
99085 Erfurt
(E-Mail:
vz-thueringen@t-online.de)

Österreich

Umweltberatung Alpenvorland
Weigelpergergasse 5
A-3380 Pöchlam

AK-Konsumentenberatung
Humboldtstraße 2
A-5020 Salzburg

Verein für Konsumentation
Lieberstraße 1
A-6020 Innsbruck

Konsumentenberatung der Kammer
für Arbeiter und Angestellte
für Vorarlberg
Wodnau 4
A-6800 Feldkirch

Schweiz

Stiftung für Konsumentenschutz
Postfach
CH-3000 Bern

Für die Beibehaltung der Kochtradition und den bewussten Umgang mit Lebensmitteln setzt sich die Deutsche Gesellschaft für Ernährung (DGE) ein. Zentrale Aufgabe der DGE ist die fachlich unabhängige Fortbildung von Multiplikatoren im Ernährungsbereich. (Die DGE ist nicht in allen Bundesländern mit einer eigenen Geschäftsstelle vertreten.)

Sektionen der Deutschen Gesellschaft für Ernährung

Dachadresse

Deutsche Gesellschaft
für Ernährung e.V.
Postfach 93 02 01
60457 Frankfurt

Unter dieser Dachadresse sind auch die Zuständigkeiten für die im Folgenden nicht genannten Bundesländer vereint. Wenn Sie Ihr Bundesland dort nicht finden, wenden Sie sich einfach an diese Frankfurter Zentrale.

Baden-Württemberg

Deutsche Gesellschaft
für Ernährung e.V.
Sektion Baden-
Württemberg (DGE-BaWü)
Schurwaldstraße 37
73614 Schorndorf-Schlichten

Hessen

Deutsche Gesellschaft
für Ernährung e.V.
Sektion Hessen der DGE e.V.
Augasse 1g
61194 Niddatal

Mecklenburg-Vorpommern

Deutsche Gesellschaft
für Ernährung e.V.
Sektion Mecklenburg-Vorpommern
Neumühler Straße 10/12
19061 Schwerin

Niedersachsen

Deutsche Gesellschaft
für Ernährung e.V.
Sektion Niedersachsen
Berliner Allee 20 (Ärztehaus)
30175 Hannover

Saarland

Deutsche Gesellschaft
für Ernährung e.V.
Sektion Saarland
Kreisstraße 65
66127 Saarbrücken

Sachsen

Deutsche Gesellschaft
für Ernährung e.V.
Sektion Sachsen
»Forum Alter Westplatz«
Friedrich-Ebert-Straße 33
04109 Leipzig

Schleswig-Holstein

Deutsche Gesellschaft
für Ernährung e.V.
Sektion Schleswig-Holstein
Hermann-Weigmann-Straße 1–27
24103 Kiel

Thüringen

Deutsche Gesellschaft
für Ernährung e.V.
Sektion Thüringen
Dornburger Straße 24
07743 Jena

Die in der Arbeits-Gemeinschaft Ökologischer Landbau (AGÖL) vertretenen Organisationen setzen sich mit ihren Mitgliedsbetrieben für den ökologischen Landbau und damit für die biologische, nachhaltige Produktion von Lebensmitteln ein. Hier sind auch Informationen und Adressen über ökologisch wirtschaftende Betriebe und Direktvermarkter in Ihrer Umgebung zu erhalten. Am besten, Sie wenden sich an eine Organisation, die Ihrem Wohnsitz am nächsten ist.

Mitgliedsverbände in der Arbeits-Gemeinschaft Ökologischer Landbau

Arbeits-Gemeinschaft Ökologischer Landbau (AGÖL)
Brandschneise 1
64295 Darmstadt

Baden-Württemberg

Arbeitsgemeinschaft
für naturnahen Obst-
und Gemüsebau
Wassersteinchen 1
97877 Wertheim-Hohefeld

Bioland
Landesverband
Baden-Württemberg
Eugenstraße 21
72622 Nürtingen
(bioland.bw@t-online.de)

Demeter
Vereinigung der Arbeitsgemeinschaften für Biologisch-Dynamische Wirtschaftsweise e.V.
Hauptstraße 82
70771 Leinfelden-Echterdingen
(demeter.bawue@t-online.de)

Ecovin Baden
Poststraße 17
79423 Heitersheim
(joachim@freiburg.netsurf.de)

Ecovin
Regionalverband Württemberg
Rebenstraße 21
71318 Weinstadt
(weingutsiglinger@t-online.de)

Bayern

Landesvereinigung für den
Ökologischen Landbau e.V.
Bahnhofstraße 18
85354 Freising
(lvooekolandbau@t-online.de)

Naturland-Verband für naturgemäßen
Landbau e.V.
Kleinhaderner Weg 1

82156 Gräfelfing
(naturland@naturland.de)

Biokreis Ostbayern e.V.
Heiliggeist-/
Ecke Hennengasse
94032 Passau
(biokreis@t-online.de)

Bioland
Landesverband Bayern
Auf dem Kreuz 58
86152 Augsburg
(info@bioland-bayern.de)

Naturland
Regionalverband
Süd-Ost e.V.
Eichethof
85411 Hohenkammer
(naturland.sued-ost
@naturland.de)

Demeter
Biologisch-Dynamische
Vereinigung Bayern e.V.
Hohenbercha 13
85402 Kranzberg
(demeter.bayern@t-online.de)

Brandenburg

Bioland-LV
Brandenburg e.V.
Dorfstraße 15
15910 Pretschen

Demeter
AG für biologisch-dynamischen
Landbau
Hauptstraße 41
15518 Eggersdorf
(demeterbb@t-online.de)

Gäa
Echtermayer Weg 1
14979 Großbeeren

Hessen

Bioland
Landesverband Hessen
Londorfer Straße 28
35305 Grünberg

Demeter-Bund e.V.
Brandschneise 2
64295 Darmstadt
(demeterbd@aol.com)

Arbeitsgemeinschaft
Ökologischer Landbau
Brandschneise 1
64295 Darmstadt
(agoel@t-online.de)

Demeter
Hessische Arbeitsgemeinschaft
für Biologisch-Dynamische
Wirtschaftsweise e.V.
Brandauer Weg 3
64397 Modautal
(hgengenb@aol.com)

Mecklenburg-Vorpommern

Biopark e.V.
Karl-Liebknecht-Straße 26
19395 Karow
(biopark@compuserve.com)

Demeter AG
Mecklenburg-Vorpommern in der BGN
Dorfstraße 14
17139 Retzow-Malchin

Niedersachsen

Ökosiegel e.V.
Barnser Ring 1
29581 Gerdau-Barnsen

Landesverband Niedersachsen
Riepholm 10
27374 Visselhövede

Demeter
Bäuerliche Gesellschaft
Nordwestdeutschland e.V.
Triangel 6
21385 Amelinghausen

Nordrhein-Westfalen

Arbeitsgemeinschaft für naturnahen
Obst- und Gemüsebau
Pützchens Chaussee 60
53227 Bonn
(anogev@-online.de)

Bioland
Landesverband Nordrhein-Westfalen
Im Hagen 5
59069 Hamm-Süddinker
(bioland-nrw@t-online.de)

Naturland
Regionalverband
Nord-West e.V.
Rommersch 13
59510 Lippetal-Lippborg
(naturland.nord-west
@naturland.de)

Demeter
Arbeitsgemeinschaft
für Biologisch-Dynamische
Wirtschaftsweise
in Nordrhein-Westfalen e.V.
Annener Berg 15
58454 Witten

Rheinland-Pfalz / Saarland

Ecovin
Zuckerberg 19
55276 Oppenheim
(ecovin@t-online.de)

Bioland e.V.
Postfach 19 40
55009 Mainz
(info@bioland.de)

Bioland
Landesverband
Rheinland-Pfalz/Saarland
Rüdesheimer Straße 60–68

55545 Bad Kreuznach
(rpsbioland@t-online.de)

Demeter
Arbeitsgemeinschaft
für Biologisch-Dynamische
Wirtschaftsweise
Rheinland-Pfalz und Saarland e.V.
Deckenharter Straße 25
66649 Obertal
(demeter-rplsl@t-online.de)

Arbeitsgemeinschaft
für naturnahen Obst-
und Gemüsebau
Waldhof
56828 Alflen

Sachsen

Gäa e.V. – Vereinigung
Ökologischer Landbau
Beutlerpark 2
01217 Dresden
(gaea.sachsen@t-online.de)

Demeter
Sächsischer Ring
für biologisch-dynamische
Landkultur
Veilchenweg 52
01326 Dresden

Schleswig-Holstein

Demeter
Bäuerliche Gesellschaft
Nordwestdeutschland e.V.
Hof Dannwisch
25358 Horst-/Holstein
(hofdannwisch@t-online.de)

Naturland
Regionalverband Nord-Ost e.V.
Hof 3
23719 Glasau
(naturland.nord-ost@t-online.de)

Bioland
Landesverband
Schleswig-Holstein
Kieler Straße 26
24582 Bordesholm
(bioland.gmbh@t-online.de)

Thüringen

Gäa
Wohlbormer Straße 2
99427 Weimar-Schöndorf

Demeter
AG für Biologisch-Dynamische
Wirtschaftsweise Thüringen
Heinrich-Heine-Straße 19
99096 Erfurt

Zum Thema naturverträgliche, nachhaltige Landwirtschaft, zur Landschaftspflege und zum Naturschutz durch nachhaltiges Wirtschaften vermitteln die Akademien und Umweltbildungsstätten der Bundesländer Grundlagenwissen im Rahmen von Seminaren, Workshops, Kongressen und Exkursionen. Interessenten können bei den angegebenen Adressen die jeweils aktuellen Programme direkt anfordern.

Akademien und Umweltbildungsstätten der Bundesländer

Baden-Württemberg

Akademie für Natur- und Umweltschutz Baden-Württemberg
beim Ministerium für Umwelt und Verkehr
Dillmannstraße 3
70193 Stuttgart
(E-Mail: fritz-gerhard.link-@uvm.bwl.de)

Bayern

Bayerische Akademie für Naturschutz und Landschaftspflege (ANL)
Seethalerstraße 6
83410 Laufen
(E-Mail: naturschutzakademie@t-online.de)

Brandenburg

Landeslehrstätte für Naturschutz und Landschaftspflege (LLN)
»Oderberge Lebus«
im Landesumweltamt Brandenburg
15326 Lebus
(E-Mail: monika.tornow@t-lua-f-e.brandenburg.de)

Hamburg

Hamburger Umweltzentrum Karlshöhe
Karlshöhe 60 d
22175 Hamburg
(E-Mail: huz-karlshoehe@t-online.de)

Hessen

Naturschutzzentrum Hessen
Akademie für Natur- und Umweltschutz e.V.
Friedenstraße 38
35578 Wetzlar
(E-Mail: nzh-akademie@t-online.de)

Mecklenburg-Vorpommern

Bundesamt für Naturschutz
Außenstelle Internationale
Naturschutzakademie
Insel Vilm
18581 Lauterbach (Rügen)

Landesamt für Forsten, Naturschutz
und Großschutzgebiete
Landeslehrstätte für Naturschutz
und Forsten
Fritz-Reuter-Platz 9
17139 Malchin

Niedersachsen

Alfred Toepfer Akademie
für Naturschutz (NNA)
Hof Möhr
29640 Schneverdingen
(E-Mail: nna@nna.de)

Nordrhein-Westfalen

Natur- und Umweltschutz-
Akademie des Landes
Nordrhein-Westfalen (NUA)
Siemensstraße 5
45610 Recklinghausen
(E-Mail: nua-z@nua.nrw.de)

Rheinland-Pfalz

Landeszentrale für Umweltaufklärung
Rheinland-Pfalz
Kaiser-Friedrich-Straße 1
55116 Mainz
(E-Mail: lzu@tumdenken.de)

Sachsen

Sächsische Akademie
für Natur und Umwelt
in der Sächsischen Landesstiftung
Natur und Umwelt
Blockhaus 1
Neustädter Markt 19
01097 Dresden
(E-Mail: poststelle
@lanu.smu.sachsen.de)

Sachsen-Anhalt

Umweltbildungszentrum
Saale Unstrut e.V. Nebra
Schlosshof 3
06642 Nebra
(E-Mail: ubznebra@aol.com)

Schleswig-Holstein

Akademie für Natur
und Umwelt
des Landes Schleswig-Holstein
Carlstraße 169
24537 Neumünster
(E-Mail: zentrale@umweltakademie.
netzservice.de)

Thüringen

Thüringer Landesanstalt für Umwelt
(Akademie für Umwelt
und Naturschutz im Aufbau)
Prüssingstraße 25
07745 Jena
(E-Mail: tlu.post
@tlujena.thueringen.de)

Im Folgenden führen wir einige Direktvermarktungsinitiativen auf (die Liste, die in Teilen auf einer Erfassung des Deutschen Verbandes für Landschaftspflege [DVL] beruht, enthält auch Adressen nicht ökologisch wirtschaftender, aber regional tätiger Initiativen). Die Adressen sind nach Bundesländern geordnet; innerhalb der Länder nach Postleitzahlen. Bei diesen Initiativen und beim DVL (Adresse siehe S. 348) können Sie sich auch über Direkt-Einkaufsmöglichkeiten in Ihrer Umgebung informieren.

Initiativen zur Direktvermarktung

Baden-Württemberg

Falter Fruchtsaft GmbH
Harfenburgweg 17
69434 Heddesbach

Streuobstinitiative Stuttg. Apfelsaft
Birkheckenstraße 43
70599 Stuttgart

Streuobstinitiative Steinheim
Postfach 152
71707 Steinheim

Streuobstinitiative Beilstein-Oberstenfeld
Schmidthausener Straße 28
71717 Beilstein

A LLB Münsingen
Karlstraße 36
72525 Münsingen

NABU Ortsverband
Neuffen-Beuren
Friedrich-Schiller-Straße 37
72639 Neuffen

Streuobstinitiative
Schwäbisches Albvorland
Postfach 1149
73110 Hattenhofen

BUND Regionalgeschäftsstelle
Ostwürttemberg
Uferstraße 61
73525 Schwäbisch Gmünd

BUND Ortsgruppe Heilbronn
Sichererstraße 23
74076 Heilbronn

Fördergemeinschaft
Unterländer Streuobstwiesen (FUS)

Kübelstraße 28
74076 Heilbronn

Erzeugergemeinschaft
Hohenloher Höfe w. V.
Rathausstraße 16
74535 Geißelhardt

Eukon – Mainhardter Wald
Öhringer Straße 22
74535 Geißelhardt

Bäuerliche Erzeugergemeinschaft
Schwäbisch Hall
Haller Straße 20
74549 Wolpertshausen

FÖS Förderkreis
Regionaler Streuobstbau
Hohenlohe-Franken e.V.
Charlottenhöhe 30
74592 Kirchberg/Jagst

Fördergemeinschaft für
Hohenloher Streuobstwiesen e.V.
Filbensteige 1
74639 Tiefensall

Marktgemeinschaft Kraichgaukorn
Reblandhof
Eppinger Weg
75056 Sulzfeld/Baden

Streuobstinitiative e.V.
c/o BNL Karlsruhe
Kriegsstraße 5 a
76137 Karlsruhe

Heinz Roth
Lindenhof
Lindengasse 5
77743 Neuried-Altenheim

Modellprojekt Konstanz
Amt für Landwirtschaft
und Bodenkultur
Wintersprürer Straße 25
78333 Stockach

Bodensee-Stiftung
Paradiesstraße 13
78462 Konstanz

Tourist-Information
der Stadt Waldkirch
Kirchplatz 2
79183 Waldkirch

NABU OG Kaiserstuhl
Altweg 105
79356 Eichstetten

Schmids Märkte GmbH
Kirchstraße 11
79736 Rickenbach

Erzeugergemeinschaft
Junges Weiderind
Kaiserhausstraße 54
79872 Bernau

BUND OG Ravensburg
Leonhardstraße 1
88212 Ravensburg

NABU Kreisverband Bodenseekreis
Mühlenstraße 4
88662 Überlingen

BUND KV Markdorf
Ittendorfer Straße 3
88677 Markdorf

Bayern

Ländliche Entwicklungsgruppe
Gebiet Oberbayern
Prinzregentenstraße 18
80538 München

Brucker Land GmbH
Bismarckstraße 2
82256 Fürstenfeldbruck

Brucker-Land
Solidargemeinschaft e.V.
Adelshofener Straße 8
82276 Nassenhausen

Simsseemarkt
Stephanskirchen
Solidargemeinschaft e.V.
Edlinger Straße 69
83071 Stephanskirchen-Baierbach

Planungsbüro Grebe & Steinert
Landschafts + Ortsplanung
Greimelstraße 26
83236 Übersee

Gemeinde Schleching
Kirchplatz 1
83259 Schleching

BBV Obmann
Kirchplatz 3
83259 Schleching

Direktvermarkter zwischen Watzmann
und Waginger See GbR
c/o Amt für Landwirtschaft
und Ernährung
Laufen/Traunstein
Tittmoninger Straße 50
83410 Laufen

Verein zur Förderung
und Erhaltung der bäuer-
lichen Strukturen im
Berchtesgadener Land e.V.
Untersbergstraße 18 b
83435 Bad Reichenhall-Türk

Verein zur Förderung
und Erhaltung der
Bergbauern e.V.
Oberreitlehen 8
83483 Bischofwiesen

Stadt Tittmoning
Stadtplatz 1
83529 Tittmoning

Landshuter Bäuerinnen
Service
Hummelsberg 7
84098 Hohenthann

Landkreis Rottal-Inn TwiSt
Ringstraße 4–7
84347 Pfarrkirchen

Landratsamt Rottal-Inn, TwiST
Ringstraße 4
84347 Pfarrkirchen

Zeiinger Landmarkt GbR mbH
Dambach 26
84367 Zeilarn

Gemeindeverwaltungen Zeilarn
Rupertistraße
84367 Zeilarn

Tagwerk e.V.
Förderverein
für ökologischen Landbau,
Landschaftspflege
und bewusste Lebensführung
Urtfing 2
84405 Dorfen

Tagwerk Genossenschaft e.G.
Siemensstraße 2
84405 Dorfen

Landratsamt Eichstätt
Untere Naturschutzbehörde
Residenzplatz
85072 Eichstätt

Bio Regional München
Obergrashof 1
85221 Dachau

Büro Landwerk
Lindenstraße 10
85435 Erding

Hotel- und
Gaststättenverband
Günzburg
Marktplatz 14
86381 Krumbach

Landratsamt Donau-Ries
Untere Naturschutzbehörde
Pflegstraße 2
86609 Donauwörth

Landratsamt Neuburg-
Schrobenhausen
Untere Naturschutzbehörde
Platz der deutschen Einheit
86633 Neuburg/Donau

Auberbergerland e.V.
Marktplatz 4
86975 Bernbeuren

REGIO Allgäu & ERA
Außerfern/Tirol –
REGIO Kleines Walsertal

Heisinger Straße 12
87437 Kempten (Allgäu)

Feneberg Lebensmittel GmbH
Ursulasrieder Straße 2
87437 Kempten

Kulturland-Büro Wirthensohn
Hochreuten
87474 Buchenberg b. Kempten

LEADER Aktionsgruppe
»Partnerschaft im Oberallgäu«
Steingaden 6
87477 Sulzberg

Kurverwaltung
Marktstraße 9
87541 Hindelang/Oberallgäu

Verein Hindelang –
Natur & Kultur e.V.
Hintersheimer Straße 11
87541 Hindelang

Landschaftserhaltungs-
verband (LEV)
Höchsten-Dornacher Ried
Zogenweiler 21
88263 Horgenzell

BUND-Regionalverband
Donau-Iller
Pfauengasse 28
89073 Ulm

Rosner und Partner GbR
Treffensbach 2
89180 Berghülen

Fördergesellschaft
für den Landtourismus
Grüner Weg 1
89340 Leipheim

Arbeitsgemeinschaft
Schwäbisches Donaumoos e.V.
Radstraße 7 a
89340 Leipheim-Riedheim

Die Region Nürnberg e.V.
Nürnberger Straße 51
91052 Erlangen

Birke & Partner
Rathsberger Straße 6
91054 Erlangen

Landschaftspflegeverband Schwabach
Eisentrautstraße 2
91126 Schwabach

Forum »Regionale Wirtschafts-
kreisläufe«
c/o Umweltschutzamt
Stadt Schwabach
Eisentrautstraße 2
91126 Schwabach

Bund Naturschutz
Kreisgruppe Forchheim

Klosterstraße 17
91301 Forchheim

Obstmarkthalle Pretzfeld
Trattstraße 7
91362 Pretzfeld

Bund Naturschutz OG Scheinfeld
Simon-Rings-Straße 6
91443 Scheinfeld

Landschaftspflegeverband
Mittelfranken
Eyber Straße 2
91522 Ansbach

Amt für Landwirtschaft
und Ernährung Ansbach
Dienststelle Dinkelsbühl
Luitpoldstraße 5
91550 Dinkelsbühl

Regional-Agentur Artenreiches
Land – Lebenswerte Stadt
in der Region Nürnberg e.V.
Spitalstraße 5
91555 Feuchtwangen

Arbeitsgemeinschaft Reitstationen
im Naturpark Frankenhöhe
Kühnhardt 28
91555 Feuchtwangen

Hauswirtschaftlicher
Fachservice Ansbach
Tauberzeller Weg 10
91567 Herrieden

WFG
Weidefleisch Franken
GmbH & Co.
Schönbronn 1
91592 Buch am Wald

Tourist Information
Romantisches Franken
Am Kirchberg 4
91598 Colmberg

Bio-Ring
Amberg-Sulzbach e.V.
Verein zur Förderung
des biologischen Landbaus,
Landschaftsschutz
und Gesunde Lebensweise
Gerhardsberg 23
92268 Etzelwand

Dorfladen Utzenhofen GbR mbH
Raiffeisenstraße 16
92280 Kastl

Jura 2000 Regionalentwicklungs
GmbH
Pettenkoferplatz 12
92334 Berching

Jura 2000 Landkultur e.V.
Graf-Tilly-Straße 1
92334 Berching-Holnstein

Benediktenabtei Plankstellen
Klosterplatz 1
92334 Berching

Ökologische Modellregion
im Landkreis Schwandorf e.V.
Wackersdorfer Straße 80
92421 Schwandorf

Gemeinden Berching, Breitenbrunn
und Dietfurt
c/o Büro Landimpuls
Hauptstraße 14
93128 Regenstauf

Jugendbergbauern GbR mbH
Harthöfl 1
93149 Nittenau

Landschaftspflegeverein VöF
Kelheim
Klosterstraße 2
93309 Kelheim

AK Gastronomie Ökoregion
Lam-Lohberg
Rosengasse 4
93462 Lam

ARGE Ökoregion Lam-Lohberg
Rathausweg 1 a
93470 Lohberg

Solare Einkaufsgemeinschaft
Ostbayern

SOLEG GmbH
Ahornweg 13
94227 Zwiesel

Gemeinde Ascha
Straubinger Straße 3
94347 Ascha

Nahwärme Ascha GmbH
Straubinger Straße 3
94347 Ascha

Verein zur Entwicklung
des ländlichen Raumes
in Sankt Englmar e.V.
Alte Mühle 1
94379 Sankt Englmar

Sankt Englmarer
Bauernspezialitäten
GbR Haus der Gastlichkeit
Am Predigtstuhl 2
94379 Sankt Englmar

Arbeitskreis der Waldschafhalter
im Bayerischen Wald
Haselbach 59
94481 Grafenau

OGV-Künzing e.G.
Vilshofener Straße 1
94550 Künzing

Landvolkshochschule
St. Gunther Niederalteich

Hengersberger Straße 10
94557 Niederalteich

Franken Farm
Direktvermarktungs GmbH
Bernecker Straße 40
95502 Heimmelkron

Metzgerei Öko-Gourmet
Gefreeser Straße 4
95509 Marktschorgast

Regierung von Oberfranken
Egerstraße 61
95632 Wunsiedel

Weideland
Unterfranken GbR mbH
Am Köchlein 5
97491 Aidhausen-Kerbfeld

Euro Press Rhön GmbH
Biosphärenreservat Service
Zimmerplatz 4
97647 Roth/Rhön

AGD e.V. –
Arbeitsgemeinchaft
Rund um den Dreistelz
Seelweg 2
97669 Bad Brückenau

Aktion Fränkisches Saaletal e.V.
Turnhouter Straße 15
97762 Hammelburg

Brennerei Fella
Von-Hess-Straße 1
97762 Hammelburg

Öko-direkt, Reuter & Roth GbR
Sodenberg
97762 Hammelburg

Bund Naturschutz in Bayern e.V.
OG Kreuzwertheim
In den Herrnwiesen 5 a
97892 Kreuzwertheim

Berlin

Märkischer Wirtschaftsverbund e.V.
Geschäftsstelle Berlin
Ansbacher Straße 30
10789 Berlin

Brandenburg

Jugendhof Brandenburg e.V.
Behnitzer Weg 12
14641 Berge b. Neuen

Verein für Landschaftspflege und
Umweltschutz Teltow-Fläming
Erlenweg 1
15834 Rangsdorf

Spreewaldverein e.V.
Postbautenstraße 8
15907 Lübben/Spreewald

Landesanstalt
für Großschutzgebiete

Am Stadtsee 1–4
16225 Eberswalde

Geschäftsstelle Städtenetz
Prignitz
Gartenstraße 12
16928 Pritzwalk

Bremen

Bremer Erzeuger –
Verbraucher-Genossenschaft e. G.
Donandtstraße 4
28209 Bremen

Verein SozialÖkologie
Donandtstraße 4
28209 Bremen

Hessen

Verein für Regionalentwicklung
im Landkreis Kassel e.V.
Bahnhofstraße 26
34369 Hofgeismar

SILKA e.V.
Streuobstinitiative
im Landkreis Kassel
Manteuffelanlage 5 ARLL
34369 Hofgeismar

Erzeugergemeinschaft
Bördeland
und Diemeltal GbR mbH
Zum Südholz 11
34439 Willbadessen

Amt für Regionalentwicklung,
Landschaftspflege
und Landwirtschaft
Auf Lülingskreuz 60
34497 Korbach

Upländer Bauernmolkerei GmbH
Korkbacher Straße 6
34508 Willingen-Usseln

Verein Kellerwald/Edersee
Am Markt 1
34537 Bad Wildungen

Planungsbüro für Ökologie,
Naturschutz und Landschaftspflege
Hetscholdmühle
34537 Bad Wildungen-Armsfeld

Stadt Frankenau
Ehlinger Straße 7
35110 Frankenau

Erzeugergemeinschaft
Grünzeug
Untere Dorfstraße 16
35288 Wohratal-Langendorf

Verein Natur- und
Lebensraum Rhön e.V.
Georg-Mellinger-Straße 3
36115 Ehrenberg

Verein
Rhöner Durchblick e.V.

Georg-Mellinger-Straße 3
36115 Ehrenberg-Wüstensachsen

»Rhöner Charme«
Eisenacher Straße 15
36142 Tann

Hessisches Forstamt
Hofbieber
Thiergarten
36145 Hofbieber

Bauerngemeinschaft
Rhöner Weideochsen
Lothar-May-Straße 3 a
36145 Hofbieber-Steens

Rhöner Apfelinitiative e.V.
Bahnhofstraße 14
36151 Burghaun

Gemeinde
Poppenhausen
Von-Steinrück-Platz 1
36163 Poppenhausen Wasserkuppe

Aus der Rhön
für die Rhön
An der Sporthalle
36284 Hohenrode-Ransbach

Fuchshöfe
Hessische Hofkäsereien
Am Weinberg 4
36358 Herbstein

Stadtwerke Göttingen AG
Hildebrand Straße 1
37081 Göttingen

Gesellschaft alter und gefährdeter
Haustierrassen e.V.
Am Eschenbornrasen 11
37213 Witzenhausen

BUND Hessisch Lichtenau
Schlierbacher Straße 58
37235 Hessisch-Lichtenau

Metzgerei Deibl
Struthweg 10
37235 Hessisch-Lichtenau

BUND Bad Soden-Allendorf
Oberste Straße 15
37242 Bad Soden-Allendorf

Amt für Regionalentwicklung,
Landschaftspflege
und Landwirtschaft
Honer Straße 49
37269 Eschwege

Institut für ländliche
Strukturforschung
Zeppelinallee 31
60325 Frankfurt a. M.

Runder Tisch
Streuobstwiesenschutz
Frankfurt am Main e.V.

Galvanistraße 28
60486 Frankfurt a. M.

Trägerverein Hessische
Apfelwein- und Obstwiesenroute
im Wetteraukreis
Europaplatz
61169 Friedberg

Umweltwerkstatt Wetterau
Wirtsgasse 1
61194 Niddatal-Asserheim

Kelterei
Jörg Stier
Stoltzestraße 7
63477 Maintal

Landschaftspflegeverband
Main-Kinzig-Kreis
Barbarossastraße 20
63571 Gelnhausen

Freundeskreis
Eberstädter Streuobstwiesen e.V.
Steckenbornweg 65
64297 Darmstadt

Schäferverein Odenwaldkreis e.V.
Talstraße 125
64385 Reichelsheim

Main-Taunus-Streuobst e.V.
Am Kreishaus 1–5
65719 Hofheim/Taunus

Mecklenburg-Vorpommern

Arbeits- und Ausbildungs-
initiative Röbel
Dudel 1
17207 Bollewik

Uckerland Naturprodukte GmbH
Kaakstedter Straße 8
17268 Gerswalde

Staatliches Amt
für Umwelt und Natur
(StAUN) Ueckermünde
Kastanienallee 1 a
17373 Ueckermünde

Strukturentwicklungs-
gesellschaft mbH
Dr.-Salvador-Allende-Straße 35
17379 Ferdinandshof

Guter Heinrich GbR
Alte Oberförsterei
17379 Rothemühl

Stiftung Odermündung –
Regionalverband
für dauerhafte Entwicklung e.V.
Demminer Straße 6
17389 Anklam

Neue Wege Peene Nord –
Verein zur regionalen Entwicklung e.V.
Dorfstraße 51
17390 Ziethen

Mirabell –
Verein zur Förderung
von Natur und Kultur e.V.
Am See 1
17440 Klein Jasedow

Gemeindeverwaltung Pulow
Am Fußsteig 5
17440 Pulow

Grüne Liga
Mecklenburg-Vorpommern e.V.
Lagebuschturm
Hinter der Mauer 1
18055 Rostock

Landschaftspflegeverband
Unteres Warnow-Land e.V.
Landespflegehof Dishley Nr. 2
18196 Dishley

Stadtverwaltung Güstrow
Markt 1
18273 Güstrow

ÖBIK e.V. –
Ökologische Beschäftigungs-
Initiative Krummenhagen
Dorfstraße 34
18442 Krummenhagen

Elbtal-Handels GmbH
c/o NABU-Besucherzentrum
Auf der Festung 2 b
19303 Dömitz

Amt Lenzen-Elbtalaue
Kellerstraße 4
19309 Lenzen

Erzeugergemeinschaft
Prignitzer Weidering e. V.
Am Bahndamm 11
19309 Lenzen

Filzverein Lenzen e.V.
Filzschauwerkstatt
Berliner Straße 7
19309 Lenzen

Landschaftspflegeverband
Lenzer Elbtalaue
Am Bahndamm 11
19309 Lenzen

Trägerverbund
der Burg Lenzen e.V.
Burgstraße 3
19309 Lenzen

Lehmklut GmbH
Ziegeleiweg 8
19386 Benzin

Ziegelei – Benzin
Beschäftigungsgesellschaft mbH
Ziegeleiweg 8
19386 Benzin

FAL e.V. – Verein zur Förderung
ökologisch-ökonomisch angemessener

Lebensverhältnisse südlich
des Plauer Sees
Am Bahnhof 2
19395 Ganzlin

Niedersachsen

Neuland Produktvermarktungs GmbH
Schillerstraße 11
21335 Lüneburg

ÖkoM.U.T. –
Mensch-Umwelt-Technik e.V.
Fritz-von-dem-Berge-Straße 27
21354 Bleckede

Stadt Oldenburg
Amt für Umweltschutz
Gartenstraße 8
26126 Oldenburg

Landkreis Wesermarsch
Poggenburger Straße 15
26919 Brake

Schäferhof Teerling
Galtener Straße 3
27232 Sulingen

Naturschutz Freistatt
Heimstatt 15
27259 Freistatt

Höfekreis Ostheide e.V.
Alte Schulstraße 5
29378 Wittingen/Zasenbeck

Aktion Fischotterschutz e.V.
Otter-Zentrum
Sudendorfallee 1
29386 Hankensbüttel

Wohnungs- und Siedlungs-
genossenschaft Ökodorf
Ökodorf-Projektzentrum
Dorfstraße 4
29416 Groß Chuden

Landschaftspflegeverband
Wendland-Altmark
c/o Niedersächsisches Landvolk
Tarmitzer Straße 53
29439 Lülchow

Projektbüro Kräuterheu
und Wiesenschutz
Lange Straße 29
29459 Clenze

BUND Kreisgruppe Lüchow-
Dannenberg
Geschäftsstelle
Papernei 20
29478 Höhbeck

Bäuerinnen-Projekt Wendland
OT Klein Breese 6
29497 Woltersdorf

Stadorf e.V.
Alewinstraße 15
29525 Uelzen

Das Untypische Gasthaus
Unterlüßer Straße 8
29578 Eimke-Dreilingen

NABU Landesverband
Niedersachsen
Calenbeger Straße 24
30169 Hannover

Naturschutzbund Osnabrück e.V.
Am Schölerberg 8
49082 Osnabrück

IGERO –
Interessengemeinschaft
Extensivrinderhaltung
Osnabrück e.V.
Grambergweg 3
49082 Osnabrück

Landschaftsverband
Osnabrück e.V.
Iburgerstraße 225
49082 Osnabrück

Projekt Ökologischer Kurort
Bad Laer Ernährung und
Landwirtschaft
Kesselstraße 14
49196 Bad Lear

Obstbauverein Diepholz und
Umgebung e.V.
Meierkamp 1
49406 Eydelstedt-Gothel

Schäferei Ulenhof
Am Geestmoor 5
49453 Rehden

Gemüse- u. Bauernmarkt
Lüske GmbH
Wehmer Straße 15
49757 Werlte

Nordrhein-Westfalen

Landwirtschaftskammer
Westfalen-Lippe
Kreisstelle Herford
Ravensberger Straße 13
32051 Herford

Stiftung für die Natur –
Ravensburg
Herrenhaus –
Stift Quernheim
32278 Kirchlengern

Biologische Station Ravensburg
im Kreis Herford e.V.
Am Herrenhaus 27
32278 Kirchlengern

Servicezentrale Regionale
Vermarktung im Mühlenkreis
Kaiserstraße 17
32312 Lübbecke

Kreis Minden-Lübbecke
Portastraße 13
32423 Minden

Stadt Löhne – Umweltamt
Oeynhausener Straße 41
32584 Löhne

NABU Kreisverband Lippe
Brunnenstraße 29
32805 Horn-Bad Meinberg

BUARN-Schlachterei
Krummes Ohr 8
33178 Borchen

Wurzelwerk
Erzeuger-Verbraucher-Genossenschaft
Friedrichstraße 9
33330 Gütersloh

BUND-Landesverband NW
Graf-Adolf-Straße 7–9
40478 Ratingen

Streuobst Initiative
Niederberg e.V.
Speestraße 88
40885 Ratingen-Lintorf

Landwirtschaftskammer Rheinland
Kreisstelle Viersen
Gereonstraße 80
41747 Viersen

Naturschutzzentrum
Kreis Kleve e.V.
Niederstraße 3
46459 Rees-Bienen

Biologische Station
Kreis Wesel e.V.
Diersfordter Straße 9
46483 Wesel

NABU
Naturschutzstation Kranenburg
Bahnhofstraße 15
47559 Kranenburg

Regionale Landwirtschaft
Münsterland e.V.
Achtermannstraße 10–12
48143 Münster

NABU Münster e.V.
Zumsandestraße 15
48145 Münster

Landwirtschaftskammer
Westfalen-Lippe Kreisstelle
Siskesbach 2
48231 Warendorf

Landwirtschaftskammer Rheinland
Endenicher Allee 60
53115 Bonn

Projektbüro DBV-Eifelprojekt
Rochusstraße 18
53123 Bonn

Deutscher Landfrauenverband
Godesberger Allee
53175 Bonn

Deutscher Bauernverband e.V.
Andreas-Hermes-Haus
Godesberger Allee 142–148
53175 Bonn

Rheinlandhöfe GmbH
Rosental 3
53332 Bornheim

Fördergemeinschaft
naturnaher Obstwiesen
und Weiden
Valderstraße 9
53894 Mechernich-Glehn

Betriebshilfsdienst
Siegen-Wittgenstein e.V.
Hauptmühle 5
57339 Erndtebrück

Landwirtschaftskammer
Westfalen-Lippe
Kreisstelle Olpe
In der Stubicke 8
57462 Olpe

Bäuerliche
Fleischvermarktung
Breckerfeld
Berghausen 2
58339 Breckerfeld

Heesfelder Mühle e.V.
Heesfelder Mühle 2
58553 Halver

Erzeugerzusammenschluss
Märkischer Landmarkt e.V.
Heesfelder Mühle 1
58553 Halver

Naturschutzzentrum
Märkischer Kreis e.V.
Bergfelder Weg 10
58791 Werdohl-Elverlingsen

Landwirtschaftskammer
Westfalen-Lippe
Grebbecker Weg 3
58809 Lüdenscheid

Neuland Erzeuger-
zusammenschluss e.V.
Westenhellweg 110
59192 Bergkamen

Umweltzentrum Westfalen
Westenhellweg 110
59192 Bergkamen

Naturförderungsgesellschaft
für den Kreis
Unna e.V.
Westenhellweg 110
59192 Bergkamen

Marktgenossenschaft
der Naturland-
Bauern e. G.
Gewerbegebiet Rommersch 13
59510 Lippetal-Lippborg

Verein für Natur- und Vogelschutz
im Hochsauerlandkreis e.V.
Voßwinkeler Straße 52
59757 Arnsberg

Rheinland-Pfalz / Saarland

Projektladen Landideen
Kirschgarten 10
55116 Mainz

Kreisverwaltung Mayen-Koblenz
Bahnhofstraße 9
56068 Koblenz

NEU's Fruchtsäfte GmbH
Weisenheimer Straße 2
67251 Freinsheim

Landschaftspflegeverband Südpfalz
Weinstraße Süd 40
67487 Maikammer

Sachsen

Förderverein für biologisch-dynamische Landwirtschaft
Veilchenweg 52
01326 Dresden

GbR Heynitz B.S.S.
Mahlitzsch Nr. 1
01683 Heynitz

Grüne Liga
Umweltbildungshaus Johannishöhe
01737 Tharandt

Landschaftspflegeverband
Osterzgebirge und Vorland
Naturschutzzentrum
Schwarzbachtal
Siedlung 57/2
01744 Dippoldiswalde

Sächsische Schweiz
Spezialitäten GbR mbH
Dorfstraße 39
01809 Muglitztal OT Burkhardswalde

Hohnstein-Projekt-Verbund
Verein zur Entwicklung
einer Öko-Region e.V.
Dresdner Straße 4
01848 Hohnstein

Neue Lebensformen e.V.
Pommritz Nr. 1
02627 Hochkirch

Landratsamt Altenburger Land
Lindenaustraße 9
04600 Altenburg

Fremdenverkehrsverband
Kohrener Land
Dorfstraße 20 a
04655 Gnandstein

Umweltzentrum Ökohof
Auterwitz e.V.
Dorfstraße 8
04720 Zschaitz-Ottewig, OT Auterwitz

Verein zur Förderung des ländlichen
Raumes der Dübener Heide e.V.
Kossaer Straße 6
04849 Anthausen

Verein zur Förderung des
Historischen Weinbaus Schlieben e.V.
Frankenhainer Straße 10
04936 Schieben

Landschaftspflegeverband
Mittleres Erzgebirge
Am Sportplatz 14
09456 Mildenau

Naturschutzzentrum
Annaberg GmbH
Am Sauwald 1
09487 Schlettau OT Dörfel

Grüne Schule grenzenlos e.V.
Hauptstraße 93
09619 Zethau

Sachsen-Anhalt

Landschaftspflegeverband
Östliches Harzvorland
Hauptstraße 5
06347 Friedeburgerhütte

Förderwerk Land-
und Forstwirtschaft
Sachsen-Anhalt e.V. i.G.
Schulstraße 4
06537 Tilleda

Naturpark Saale-Unstrut-
Triasland e.V.
Unter der Altenburg 1
06642 Nebra

Förder- und Landschaftspflegeverein
Biosphärenreservat
Albrechtstraße 128
06844 Dessau

Verein Industrielles Gartenreich e.V.
Postfach 17 56
06846 Dessau

Förderverein Domäne
Wasserleben e.V.
LPG-Hof 2/Gutshaus
38871 Wasserleben

Gemeindeverwaltung Wasserleben
Schulstraße 1
38871 Wasserleben

Landschaftspflegeverband
Elbe-Kreuzhorst-Klus e.V.
Dorfstraße 22
39175 Wahlitz

Schleswig-Holstein

ECO – Region GmbH
Wulksfelder Damm 15–17
22889 Tangstedt/Hbg

Landfrauenverband
Schleswig-Holstein

Holstenstraße 106–108
24103 Kiel

Ökologisch
Wirtschaften e.V.
Dordermitteldeich 55
25849 Pellworm

Thüringen

Ländliche
Kerne e.V.
Am Raudabach 1
07613 Hartmannsdorf

GRUND GENUG e.V.
Nr. 23
07768 Röttelmisch

Landschaftspflegeverband
Thüringer Wald, Naturschutzzentrum
08749 Friedrichshöhe

Heimat- und Verkehrsverband
Eichsfeld Touristik
Bahnhofstraße 22
37327 Leinefelde

Freundeskreis Ökodorf e.V.
Sieben Linden
38486 Poppau

Zentrum für
Thüringer Landeskultur e.V.
Bahnhofstraße 23
98716 Geraberg

Immer mehr haben auch die Natur- und Umweltschutzverbände erkannt, dass die Erhaltung einer hohen biologischen Vielfalt letztlich nicht allein durch Schutzgebiete und Artenschutz, sondern vor allem auch durch eine Änderung der bisherigen Art der Landbewirtschaftung möglich ist. Deshalb unterstützen die Regional- und Ortsgruppen der Umweltverbände die Direktvermarktung und informieren auch über Bezugsmöglichkeiten in Ihrer Umgebung. Hier die zentralen Anlaufstellen der Natur- und Umweltschutzverbände und anderer Organisationen:

Natur- und Umweltschutzverbände und andere Organisationen

Deutschland

Bund für Umwelt und Naturschutz
Deutschland (BUND)
Am Köllnischen Park 1
10179 Berlin

Deutscher Naturschutzring (DNR)
Postfach 32 02 10
53205 Bonn

Stiftung Europäisches Naturerbe
Euronatur
Konstanzer Straße 22
78315 Radolfzell am Bodensee

Naturschutzbund
Deutschland e.V.
(NABU)
Bundesgeschäftsstelle
Herbert-Rabius-Straße 26
53225 Bonn

Landesverband
für Vogelschutz Bayern
Eisvogelweg 1
91161 Hilpoltstein

Umweltstiftung
WWF Deutschland
edderichstraße 110
rankfurt a.M.

Greenpeace
Deutschland e.V.
Große Elbstraße 39
22767 Hamburg

Deutscher Verband für
Landschaftspflege (DVL)
Eyber Str. 2
91522 Ansbach

Schweiz

Schweizer Vogelschutz (SVS)
Postfach
CH-8036 Zürich

Schweizer Bund
für Naturschutz
Wartenbergstraße 22
CH-4020 Basel

WWF Schweiz
Postfach
CH-8027 Zürich

Österreich

Österreichischer Naturschutzbund
Arenbergstraße 10
A-5020 Salzburg

Stiftung
Europäisches Naturerbe
Euronatur
Brockmanngasse 53
A-8010 Graz

Luxemburg

Natura
6, Boulevard Roosevelt
L-2450 Luxembourg

Mouvement Écologique
6, rue Vauban
L-2663 Luxembourg

Internationaler Biotopschutz

Stiftung
Europäisches Naturerbe
Euronatur
Koblenzer Straße 9
53359 Rheinbach/Bonn

Stiftung
Europäisches Naturerbe
Euronatur
Konstanzer Straße 22
78315 Radolfzell am Bodensee

WWF
International
Av. du Mont Blanc
CH-1198 Gland

»Eurotoques« ist die Europäische Union der Spitzenköche und leitet ihren Namen vom französischen *toques* – »Kochmützen« ab. Diese wahrhaft europäische Verbindung vereinigt Köche aus allen Ländern und große Namen der Kochkunst.
Eurotoques wurde im Jahr 1986 auf Anregung des damaligen EG-Präsidenten Jacques Delors von den Spitzenköchen Pierre Romeyer (Belgien) und Paul Bocuse (Frankreich) ins Leben gerufen. Inzwischen setzen sich über 3100 hauptsächlich europäische Spitzenköche für die Ziele von Eurotoques ein. 1993 wurde Ernst-Ulrich Schassberger zum Eurotoques-Präsidenten Deutschland ernannt.
Eurotoques hat als einzige Köchevereinigung einen offiziellen Beraterstatus in Fragen der Gestaltung des Lebensmittelrechts bei der

Europäischen Union in Brüssel. Eurotoques fördert in seinen Statuten unter anderem »unverfälschte« Naturprodukte, damit ein ernährungs- und qualitätsbewusstes Kochen mit regionalen, saisonalen und natürlichen Produkten möglich ist.
In Deutschland veranstaltet die Vereinigung in Zusammenarbeit mit den Kultusministerien der sechzehn Bundesländer unter anderem Geschmacksunterricht für Schülerinnen und Schüler sowie für Erwachsene.
Informationen erhalten Sie bei:

Eurotoques
Office für Deutschland, Österreich und die Schweiz
c/o Schassbergers Kur- und Sporthotel
D-73667 Ebnisee/Schwäbischer Wald
Tel. 07184/292-102
Fax 07184/292-204

Restaurants und andere Handwerksbetriebe, die sich dem Eurotoques-Kodex und der Aktion Gourmets for Nature verpflichtet haben:

Eurotoques-Qualitätsadressen

Deutschland

Baden-Württemberg

Restaurants und Hotels

Alexander Asbrock, Jürgen Rentschler
Restaurant Goldenes Lamm
Kocherstraße 8
73432 Aalen
Tel. 07361-98680
Fax 07361-986898

Hans Dambacher
Hotel Adler
Deutschordenstraße 8
73432 Aalen-Waldhausen
Tel. 07367-9500
Fax 07367-950400

Jürgen Sperber
Sperbers Restaurant
Rathausstraße 25
74232 Abstatt
Tel. 07062-67001,
Fax 07062-67002

Karl Riegel
Restaurant Lemberghalle
Lembergweg 63
71563 Affalterbach
Tel. 07144-831183
Fax 07144-831185

Helmut Lauser
Landgasthof Adler
Zeller Straße 2
73101 Aichelberg
Tel. 07164-902829,
Fax 07164-902830

Ludwig Rath
Hotel Sonnenbühl
Wildbader Straße 44
72213 Altensteig-Wart
Tel. 07458-771516
Fax 07458-771111

Ulrike Schmidt
Badhotel und Restaurant
Stauferland
Gruibinger Straße 32
73087 Bad Boll
Tel. 07164-2077
Fax 07164-4146

Joachim Feldmann
Landgasthof Albblick
Dorfstraße 79
73087 Bad Boll-Eckwälden
Tel. 07164-2239
Fax 07164-5099

Friedheinz Eggensperger
Restaurant Lehenstube
Hauptstraße 2
74177 Bad Friedrichshall
Tel. 07136-98970
Fax 07136-989720

Martin Herrmann
Hotel Dollenberg
Dollenberg 3
77740 Bad Peterstal
Tel. 07806-780
Fax 07806-1272

Klaus Stahl
Landesberufsschule für das Hotel- und Gaststättengewerbe
In den Gassenäckern 10
73337 Bad Überkingen
Tel. 07331-95360
Fax 07331-9536200

Wilfried Serr
Restaurant Zum Alde Gott
Weinstraße 10
76534 Baden-Baden/Neuweier
Tel. 07223-5513
Fax 07223-60624

Heiner Finkbeiner,
Christian Uitz
Hotel Traube Tonbach
Tonbachstraße 237
72270 Baiersbronn
Tel. 07442-4920
Fax 07442-492692

Jochen Roy
Boehringer Ingelheim
Birkendorferstraße 65
88410 Biberach
Tel. 07351-547415
Fax 07351-545113

Burkhard Schork
Hotel Zum Schiller
Am historischen Marktplatz 5
74321 Bietigheim
Tel. 07142-90200
Fax 07142-902090

Georg Albrecht
Restaurant Traube
Alemannenstraße 19
79588 Blansingen
Tel. 07628-8290
Fax 07628-8736

Manfred Kurz
Gasthof Zum Hirschen
Hauptstraße 15
74572 Blaufelden
Tel. 07953-1041
Fax 07953-1043

Holger Grondziel
Hotel-Restaurant
Schweizer Hof
Bürglestraße 11
73560 Böbingen/Rems
Tel. 07173-3133
Fax 07173-12841

Alex Seifermann
Kappelwindeckstraße 104
77815 Bühl
Tel. 07223-22152

Ernst-Ulrich
Schassberger
Schassbergers Kur-
und Sporthotel
Winnender Straße 10
73667 Ebnisee
Tel. 07184-2920
Fax 07184-292204

Tom-Uli Fröhlich
Gasthaus am Schlachthof
Schlachthausstraße 13
73728 Esslingen
Tel. 0711-3509509
Fax 0711-3508607

Hermann Rakers
Restaurant Schwabenstuben
Marktplatz 5
71691 Freiberg a. Neckar
Tel. 07141-75037
Fax 07141-75038

Werner Glässel
Restaurant Warteck
Stuttgarter Straße 14
72250 Freudenstadt
Tel. 07441-91920
Fax 07441-919293

Wolfgang Nagel
Restaurant Nagel's Kranz
Neureuter Hauptstraße 210
76149 Karlsruhe
Tel. 0721-705742
Fax 0721-7836254

Rüdiger Schmid
Hofgut Hohenkarpfen
Hauptstraße 15
78595 Hausen ob Verena
Tel. 07424-9450
Fax 07424-945245

Günter Buchmann
Oberländer Weinstube
Akademiestraße 7
76133 Karlsruhe
Tel. 0721-25066
Fax 0721-21157

Erik Pratsch
Hotelfachschule
Heidelberg
Buchwaldweg 6
69126 Heidelberg
Tel. 06221-35010
Fax 06221-385375

Dietmar Rübenacker
Rübenacker's
Restaurant
Zum Kaiser
75210 Keltern-Dietlingen
Tel. 07236-6289
Fax 07236-2459

Erwin Buchhäusl
Landhotel Wiesenhof
Lange Straße 35
72535 Heroldstatt
Tel. 07389-90950
Fax 07389-1501

Thomas Pesec
Gasthaus zur Sonne
Karlstraße 10
79341 Kenzingen-Bombach
Tel. 07644-279
Fax 07644-7184

Anita Jollit
Restaurant Zum Ochsen
Pfinzstraße 64
76227 Karlsruhe
Tel. 07219-43860
Fax 07219-438643

Bertold Siber
Seehotel Siber
Seestraße 25
78464 Konstanz
Tel. 07531-63044
Fax 07531-64813

Mike Glässing
Restaurant Elefanten
Bahnhofstraße 12
74348 Lauffen
Tel. 07133-95080
Fax 07133-950829

Peter Ebbinghaus
Restaurant
Zum Rothen Ochsen
Kapellenstraße 23
88471 Laupheim
Tel. 07392-6041
Fax 07392-16765

Uwe Straub
Restaurant Löwen
Heilbronner Straße 43
74211 Leingarten
Tel. 07131-403678
Fax 07131-900060

Liam McMahon
Hotel Bad Schachen
Bad Schachen 1–5
88131 Lindau
Tel. 08382-2980
Fax 08382-25390

Harald-Alois Neises
Hotel Restaurant Gutschenke
Schloßhotel Monrepos
71634 Ludwigsburg
Tel. 07141-3020
Fax 07141-302200

Michael Lacher
Hotel Alte Sonne
Bei der Katholischen Kirche 3
71634 Ludwigsburg
Tel. 07141-302710
Fax 07141-302200

Norbert Dobler
Dobler's Restaurant
L'Epi d'Or H 7,3
68159 Mannheim
Tel. 0621-14397
Fax 0621-20513

Hubert Neidhart
Restaurant
Grüner Baum
Radolfzeller Straße 4
78345 Moos
Tel. 07732-54077
Fax 07732-52238

Peter Wagner
Schloß Liebenstein
74382 Neckarwestheim
Tel. 07133-98990
Fax 07133-6045

Ludwig Zwerger
Ringhotel
Mohren
Grenzenstraße 4
88416 Ochsenhausen
Tel. 07352-9260
Fax 07352-926100

Joachim Albert Göhner
Restaurant Gasthof Krone
Tübinger Straße 10
72131 Ofterdingen
Tel. 07473-6391
Fax 07473-25596

Edy Ledig
Edy's Restaurant
und Hotel Glattfelden
Kinzigtalstraße 20
77799 Ortenberg
Tel. 0781-93490
Fax 0781-934929

Armin Wiedmann
Restaurant
Altes Rathaus
Brühlstraße 30
73655 Plüdderhausen
Tel. 07181-989565
Fax 07181-989566

Albert Bouley
Romantik Hotel Waldhorn
Marienplatz 15
88212 Ravensburg
Tel. 0751-36120
Fax 0751-3612100

Rolf Straubinger
Restaurant Burg Staufeneck
73084 Salach
Tel. 07162-933440
Fax 07162-9334455

Andreas Schiele
Landgasthof
Salmannsweilerhof
Salmannsweilerweg 5
88682 Salem
Tel. 07553-92120
Fax 07553-921225

Gutbert Fallert
Restaurant Fallert
Talstraße 36
77887 Sasbachwalden
Tel. 07841-628290
Fax 07841-6282999

Helmut Pfizenmaier
Ringhotel Hohenlohe
Weilertor 14
74523 Schwäbisch Hall
Tel. 0791-75870
Fax 0791-758784

Hans-Peter Merk
Hotel Der Adelshof
Am Markt 12–13
74523 Schwäbisch Hall
Tel. 0791-75890
Fax 0791-6036

Josef Wolf
Restaurant Eisenbahn
Karl-Kurz-Straße 2
74523 Schwäbisch Hall
Tel. 0791-930660
Fax 0791-93066110

Heidi Stoltenberg-Schmeling
Restaurant Zum Alten Rentamt
Schloßstraße 6–8
74193 Schwaigern
Tel. 07138-5258
Fax 07138-1325

Frank Beutler
Bruslerhausweg 8
78112 St. Georgen
Tel. 0772-42098

Hans Henner
Ringhotel zum Kreuz
Hauptstraße 26
89555 Steinheim
Tel. 07329-96150
Fax 07329-961555

Axel Heldmann
Restaurant Der Zauberlehrling
Rosenstraße 38
70182 Stuttgart
Tel. 0711-2377770
Fax 0711-2377775

Konrad Geiger
Restaurant Alt Cannstatt
Königsplatz 1
70372 Stuttgart
Tel. 0711-561115
Fax 0711-560080

Vincent Klink
Restaurant Wielandshöhe
Alte Weinsteige 71
70597 Stuttgart
Tel. 0711-6408848
Fax 0711-6409408

Martin Öxle
Restaurant Speisemeisterei
Am Schloß Hohenheim
70599 Stuttgart
Tel. 0711-4560037
Fax 0711-4560038

Rainer Sigg
Restaurant Top Air
Airport Stuttgart
70629 Stuttgart
Tel. 0711-9482137
Fax 0711-7979210

Armin Karrer
Restaurant Fernsehturm
Jahnstraße 120
70597 Stuttgart
Tel. 0711-246104
Fax 0711-2360633

Volker Krehl
Restaurant Krehl's Linde
Obere Waiblinger Straße 113
70374 Stuttgart/Bad Cannstatt
Tel. 0711-527567
Fax 0711-5286370

Uwe Rössler
Restaurant Schloß Vellberg

Im Städtle 31
74541 Vellberg
Tel. 07907-8760
Fax 07907-87658

Rainer Gaiselmann
Gasthof Linde
Rottweiler Straße 3
78667 Villingendorf
Tel. 0741-31843
Fax 0741-34181

Martin Rall
Klosterhof Völkersbach
76316 Völkersbach
Tel. 0720-4693
Fax 0720-4941270

Jürgen Koch
Hotel Laurentius
Marktplatz 5
97990 Weikersheim
Tel. 07934-91080
Fax 07934-910818

Bernd Werner, Marc Frühauf
Restaurant Walk'sches Haus
Marktplatz 7
76356 Weingarten
Tel. 07244-70370
Fax 07244-703740

Walter Hofmann
Gasthof Lamm
Hindenburgstraße 16
71384 Weinstadt
Tel. 07151-967636
Fax 07151-967638

Elmar Ebner
Restaurant
Wutachperle
Degernauer Straße 14
79793 Wutöschingen
Tel. 07746-5256
Fax 07746-2880

Konditorei/Confiserie

Eberhard Schell
Café Schell
Schloßstraße 31
74831 Gundelsheim
Tel. 06269-350
Fax 06269-294

Jürgen Stolz
Café Roth
Karlstraße 33
71394 Kernen-Rommelshausen
Tel. 07151-41949
Fax 07151-47417

Metzgereien

Bernfried Uwe Schuler
Landmetzgerei
Schuler
Neckarstraße 15
68549 Ilvesheim
Tel. 0621-494776
Fax 0621-178202

Rudolf Bühler
Erzeugergemeinschaft Bauernmarkt
74549 Schwäbisch Hall
Tel. 0791-932900
Fax 0791-9329059

<u>Silberschmiede</u>
Christoph Widmann GmbH & Co.
Wolfgang Reschreiter
Gülichstraße 2
75179 Pforzheim
(E-Mail:
widmann@silberwaren.de)

Bayern

<u>Restaurants und Hotels</u>
Eberhard Aspacher
Schloßwirtschaft im Landhotel
Kirchplatz 2
89281 Altenstadt
Tel. 08337-74100
Fax 08337-741020

Michel Hervé
Drahthammer Schlössl
Drahthammerstraße 30
92224 Amberg
Tel. 0962-17030
Fax 0962-188424

Heinz Winkler
Residenz Heinz Winkler
Am Kirchplatz 1
83229 Aschau
Tel. 08052-17990
Fax 08052-179966

Helmut Schulz
Landgasthof Gut Deutenhof
Deutenhof 2
93077 Bad Abbach
Tel. 09405-953230
Fax 09405-953239

Romeo Hofer
Hotel »Allgäuer Tor«
Sebastian-Kneipp-Allee 7
87730 Bad Grönenbach
Tel. 08334-6080
Fax 08334-608199

Christoph Ladurner
Bistro-Café Ladurner
Lenggrieser Straße 5
83646 Bad Tölz
Tel. + Fax 08041-74670

Günther Schuster
Akzent Hotel Reichstadt
Pfarrgasse 20
91438 Bad Windsheim
Tel. 09841-9070
Fax 09841-7447

Peter Wagner
Restaurant
Zum Storchennest
Hauptstraße 41
91083 Baiersdorf

Tel. 09133-826
Fax 09133-5744

Hermann Schiller
Romantik Hotel Messerschmidt
Lange Straße 41
96047 Bamberg
Tel. 0951-27866
Fax 0951-26141

Anton Dötzer
Jagdschloß Thiergarten
Oberthiergärtner Straße 36
95448 Bayreuth
Tel. 09209-9840
Fax 09209-98429

Wolfgang Menge
Haydnstraße 19
95448 Bayreuth

Stephan Brandl
Restaurant Grauer Hase
Untere Vorstadt 12
94469 Deggendorf
Tel. 0991-3712713
Fax 0991-371270

Martin Scharff
Hotel Eisenkrug
Restaurant Zum kleinen Obristen
Dr.-Martin-Luther-Straße 1
91550 Dinkelsbühl
Tel. 09851-57700
Fax 09851-577070

Joachim Nackenhorst
Gasthaus Adler
Im Forchet 1
86944 Dornstetten
Tel. 0824-396014
Fax 0824-3960615

Frank Goller
Straßenschacht 7
92681 Erbendorf
Tel. 09682-919688

Hubert Nägel, Thomas Schmid
Der Nägelhof
Obere Gasse 19
91056 Erlangen
Tel. 09131-994073
Fax 09131-994278

Frank Karner
Restaurant Karner
Lankesbergstraße 5
85356 Freising
Tel. 08161-938800
Fax 08161-938801

Markus Buchner
Gasthof Buchner
Kaiserstraße 14
94544 Hofkirchen
Tel. 08545-911033
Fax 08545-911034

Karl-Heinz Bittner
Stransky + Treutler Gastronomie

86343 Königsbrunn
Tel. 0823-196110
Fax 0823-1961128

Robert Polomka
Die Brauereiwirtschaft
Grünwehr 17
95926 Kulmbach
Tel. 09221-84490
Fax 09221-4566

André Greul
Romantik Hotel Fürstenhof
Stethaimerstraße 3
84034 Landshut
Tel. 0871-92550
Fax 0871-925544

Roland Stieglmeier
Staatliche Berufsschule 1
Luipoldstraße 26
84034 Landshut
Fax 0871-9630299

Thomas Baeten
Landgasthof
Hotel Zur Post
Hauptstraße 20
84152 Mengkofen
Tel. 08733-92270

Karl Johann Hamberger
Parkweg 26
82418 Murnau
Tel. 08841-90044

Martin Bräuer
80335 München
Tel. 089-681643

Frank Giesch
Dreams of Culinaria
Josef-Retzer-Straße 20e
81241 München
Tel. 089-83964976

Oliver Glowig
Restaurant Aquarello
Mühlbauerstraße 36
81677 München
Tel. 089-4704848
Fax 089-476464

Pierre Pfister
Hotel
Bayerischer Hof
Promenadeplatz 2–6
80333 München
Tel. 089-2120527
Fax 089-2120906

Eckart Witzigmann
Obermaierstraße 1
80538 München
Tel. 089-29161793
Fax 089-29161404

Hans Haas
Restaurant Tantris
Johann-Fichte-Straße 7
80805 München

Tel. 089-3619590
Fax 089-3618469

Hubert Obendorfer
Landhotel Birkenhof
Hofenstetten 1
92431 Neunburg vorm Wald
Tel. 09439-9500
Fax 09439-950150

Klaus Kopszak
Am Bahndamm 12
95444 Neudrossenfeld
Tel. 0920-39972
Fax 0920-39978

Peter Michler
Hotel La Villa
Ferdinand-von-Miller-Straße 39
82343 Niederpöcking
Tel. 08151-770682
Fax 08151-770699

Konrad Bösl
Restaurant Alte Post
Kraftshofer Hauptstraße 164
90427 Nürnberg-Kraftshof
Tel. 0911-305863
Fax 0911-305654

Martin Ristow
Landgasthof
Alte Einbachmühle
Einbach 113
83646 Oberfischbach

Tel. 08041-804664
Fax 08041-804665

Gebhard Endl
Restaurant Wilder Mann
Am Rathausplatz
94032 Passau
Tel. 0851-35075
Fax 0851-31712

Hermann Pflaum
Pflaum's
Posthotel Pegnitz
Nürnberger Straße 14
91257 Pegnitz
Tel. 09241-725514
Fax 09241-80404

Ulrich Riedel
Landgasthof Siebenkäs
Kirchenstraße 1
91785 Pleinfeld
Tel. 09144-8282
Fax 09144-8307

Heinzrolf Schmitt
Landhotel Neuses am Sand
97357 Prichsenstadt
Tel. 09383-7155
Fax 09383-6556

Christian Henze, Jörg Kocher
Landhaus Henze
Wohlmutser Weg 2
87463 Probstried

Tel. 08374-58320
Fax 08374-583222

Bernhard Reiser
Galerie Louvre
Klingengasse 15
91541 Rothenburg
Tel. 09861-87809
Fax 09861-4881

Jürgen Beyer
Restaurant Roter Ochse
Hauptstraße 57
90607 Rückersdorf
Tel. 0911-5755750
Fax 0911-5755751

Christine Robert
Restaurant/Auberge
Moar Alm
Holzkirchner Straße 14
83679 Sachsenkam
Tel. 08021-5520
Fax 08021-9756

Markus Welt
Restaurant Hirschtal
Sperberweg 1
89555 Steinheim a. A.
Tel. 07329-451

Markus Bischoff
Restaurant Der Leeberghof
Ellingerstraße 10
83684 Tegernsee
Tel. 08022-966
Fax 08022-1720

Jörg Schmitz
Restaurant
Forsthaus Ilkahöhe
Oberzeismering
82327 Tutzing
Tel. 08158-8242
Fax 08158-2866

Manfred Probst
Marktplatz 16
84149 Velden

Erich Weichlein
Gasthof Weichlein
Weingartsgreuth 20
96193 Wachenroth
Tel. 09548-349
Fax 09548-981465

Manfred Lebert
Landhaus Lebert
Schloßstraße 8
91635 Windelsbach
Tel. 098-679570
Fax 098-679567

Peter Rupprecht
Restaurant Egertal
Wunsiedler Straße 49
95163 Weißenstadt
Tel. 09253-237
Fax 09253-500

Dieter Maiwert
Restaurant Patrizierhof
Untermarkt 17
82515 Wolfratshausen
Tel. 08171-22533
Fax 08171-22438

Stefan Richter
Brandholzer Steige 12
87787 Wolfort-Schwenden

Heinrich Schöpf
Restaurant Jägerstüberl
Luisenburg 5
95632 Wunsiedel
Tel. 09232-4434
Fax 09232-1556

Franz Frankenberger
Restaurant Rebstock
Neubaustraße 7
97070 Würzburg
Tel. 0931-30930
Fax 0931-3093100

Klaus Koch
Restaurant Palais, Hotel Maritim
Pleichertorstraße 5
97070 Würzburg
Tel. 0931-3053827
Fax 0931-3053900

Fein- und Naturkost

Alexander Lutz
Türlgasse 15
92637 Weiden
Tel. 0961-4702000
Fax 0961-4702001

Kochschulen

Erwin Dietz
Kochschule Dietz
Rosenweg 4
95113 Böhmfeld
Tel. + Fax 08406-650

Dekor- und Patisserieschule

Robert Oppeneder
St.-Martin-Straße 38
81541 München
Tel. 089-695636
Fax 089-695673

Berlin

Restaurants und Hotels

Bruno Pellegrini,
Gianni Gillone
Restaurante Ana e Bruno
Sophie-Charlotten-Straße 101
14059 Berlin
Tel. 030-3257110
Fax 030-3226895

Siegfried Rockendorf
Rockendorfs Restaurant
Düsterhauptstraße 1
13469 Berlin
Tel. 030-4023099
Fax 030-4022742

Paul Urchs
Ritz-Carlton Schloßhotel
Brahmsstraße 10
14193 Berlin
Tel. 030-895840
Fax 030-89584800

Manfred Heissig
Französische Straße 47 A
10117 Berlin

Markus Semmler
Am Lützowplatz 5
10785 Berlin
Tel. 030-2579933
Fax 030-89584800

Brandenburg

Restaurants und Hotels

Andreas Rohde
Hotel Krone
Straße des Friedens 11
16835 Lindow
Tel. 033933-6110
Fax 033933-61121

Arno Schmädicke
Inselhotel
14473 Potsdam-Hermannswerder
Tel. 0331-23200
Fax 0331-220100

David Baillet
Seepark Kurhotel
am Wandlitzsee
Kirchstraße 10
16348 Wandlitz
Tel. 03339-7750
Fax 03339-775199

Bremen

Restaurants und Hotels

Peter Hauptmeier
Restaurant Zur Post
Bahnhofsplatz 11
28195 Bremen
Tel. 0421-3059834
Fax 0421-4987307

Hamburg

Restaurants und Hotels

Torsten Wallbaum
Restaurant Curio
Rothenbaumchaussee 11
20148 Hamburg
Tel. 040-41334811
Fax 040-41334833

Wolfgang Grobauer
Cölln's Austernstuben
Brodschrangen 1–5
20457 Hamburg
Tel. 040-326059
Fax 040-65724501

Michael Hoffmann
Albertiweg 1

22605 Hamburg
Tel. 0172-4117997

Volkmar Preis
Landhaus Dill
Elbchaussee 94
22763 Hamburg
Tel. 040-3905077
Fax 040-3900975

Christian Rach
Restaurant Tafelhaus
Holstenkamp 71
22525 Hamburg
Tel. 040-892760
Fax 040-8993324

Josef Viehauser, Oliver Pfahler
Restaurant Le Canard
Elbchaussee 139
22763 Hamburg
Tel. 040-8805057
Fax 040-88913259

Heinz-Otto Wehmann
Landhaus Scherrer
Elbchaussee 130
22763 Hamburg
Tel. 040-8801325
Fax 040-8806260

Konrad Z. Wolfmiller
Boninstraße 2
22765 Hamburg
Tel.+ Fax 040-39907188

Michael Wollenberg
Restaurant Die Insel
Schellerdamm
21079 Hamburg
Tel. 040-7653828
Fax 040-7651491

<u>Mineralquelle</u>

Apollinaris & Schweppes
GmbH & Co.
Fischertwiete 1
20095 Hamburg
Tel. 040-30054286
Fax 040-30054282

Hessen

<u>Restaurants und Hotels</u>

Gregor Emmer
Restaurant
Alte Bergmühle
Geisberg 25
63303 Dreieich
Tel. 06103-81858
Fax 06103-88999

Andreas Eggenwirth
Schneckenhofstraße 13
60596 Frankfurt/Main
Tel. 069-621753
Fax 069-621750

Theo Sigmond
Weinstube Dachsbau
Pfandhausstraße 30

36037 Fulda
Tel. 0661-74112
Fax 0661-74110

Matthias Klein-Arndt
Romantik Hotel Goldener Karpfen
Simpliziusplatz 1
36037 Fulda
Tel. 0661-86800
Fax 0661-8680100

Patrik Kimpel
Restaurant Kronenschlösschen
Rheinallee
65347 Hattenheim
Tel. 06723-640
Fax 06723-7663

Uwe Kreuter
Restaurant Juno
Junostraße 1
35745 Herborn
Tel. 02772-71833
Fax 02772-71577

Dieter Völker
Völker's Restaurant
Marxheimer Straße 4
65719 Hofheim-Diedenbergen
Tel. 06192-3065
Fax 06192-39060

Ralph Stöckle
Restaurant
»Die Scheuer«
Burgstraße 12
65719 Hofheim
Tel. 06192-27774
Fax 06192-1892

Michael Beck
Restaurant
»Alte Rose«
Alt Wildsachsen 37
65719 Hofheim-Wildsachsen
Tel. 06198-8382
Fax 06198-500447

Thomas Fischer
Hotel Sonnenhof
Falkensteiner Straße 9
61462 Königstein/Ts.
Tel. 06174-29080
Fax 06174-290875

Georg Adelfinger
Restaurant Waldschlöss'l
68623 Lampertheim
Tel. 0620-651221
Fax 0620-612630

Udo Schmidt
Restaurant Laubacher Wald
35321 Laubach
Tel. 06405-91000

Hans Schmidt
Landgasthaus Jägerhof
Hauptstraße 9
36341 Lauterbach

Tel. 06641-96560
Fax 06641-62132

Joachim Sauter
Landgasthof Der Löwe
Hauptstraße 20
63589 Linsengericht-Eidengesäß
Tel. 06051-75339
Fax 06051-71343

Doris-Katharina Hessler
Restaurant Hessler
Am Bootshafen 4
63477 Maintal
Tel. 06181-43030
Fax 06181-430333

Frank Schicker
Restaurant Alte Apotheke
Brückenstraße 5
34212 Melsungen
Tel. 05661-738118
Fax 05661-738112

Jens Huthmann
Hotel Restaurant
Hofgut Dippelshof
Am Dippelshof 1
64367 Mühltal-Traisa
Tel. 06151-917188
Fax 06151-917189

Arno Roth
Restaurant
Hessenpark
Laupweg
61267 Neu-Anspach
Tel. + Fax 06081-5594

Horst-G. Wende
Frankhof-Kellerei
Am Mühlentor 8
63683 Ortenberg
Tel. 06046-1863
Fax 06146-90317

Andreas Deschamps
Restaurant VM
Borngasse 16
64319 Pfungstadt
Tel. 06157-85440
Fax 06157-86268

Armin Treusch
Restaurant Treusch
Rathausplatz 2
64385 Reichelsheim
Tel. 06164-2226
Fax 06164-809

Hans Gensert
Restaurant
Odenwaldblick
Bulauweg 27
63322 Rödermark
Tel. 06074-87440
Fax 06074-68999

Gerd Weckmüller
Hotel Forellenhof

Reinhartsmühle
55606 Rudolfshaus
Tel. 06544-373
Fax 06544-1080

Juan Amador
Restaurant
Schloß Weyberhöfe
An der B 26
63877 Sailauf
Tel. 06093-940190
Fax 06093-940188

Matthias Wolf
Restaurant
Zeppelin
Schloßstraße 13
36381 Schlüchtern
Tel. 06661-5832
Fax 06661-730002

Jürgen-Michael Bay
Hotel-Restaurant
Zum Ritter
Würzburger Straße 31
63500 Seligenstadt/Main
Tel. 06182-89350
Fax 06182-893537

Matthias Blackert
Ratskeller
Spangenberg
Marktplatz 1
34286 Spangenberg
Tel. + Fax 05663-341

Mecklenburg-Vorpommern

Restaurants und Hotels

René Zühr
Orangerie Granitz
Wylichstraße 6
18609 Binz
Tel. 038308-30279

Axel Diembeck
Landgasthof Kiebitzort
Lieschow 24
18569 Lieschow
Tel. + Fax 038305-55166
Fax 038305-55188

Robert Schaike
Hotel/Panoramarestaurant
Lohme
Dorfstraße 35
18551 Lohme
Tel. 038302-90014
Fax 038302-9234

Wilfried Glania-Brachmann
Restaurant Ambiente
Schloßstraße 15
19288 Ludwigslust
Tel. 03874-4180
Fax 03874-418190

Markus Schrage
Restaurant Haferland
Bauernreihe 5 A
18375 Wieck-Darss

Tel. 038233-680
Fax 038233-68220

Niedersachsen

Restaurants und Hotels

Lothar Grüning
Grünings Landhaus-Hotel
Haberkamp 2
29549 Bad Bevensen
Tel. 05821-98400
Fax 05821-984041

Ernst-August Gehrke
Restaurant
La Forge
Riepener Straße 21
31542 Bad Nenndorf
Tel. 05725-5055
Fax 05725-7282

Helmut Griebl
Fürstenhof
Hannoversche Straße 55
29221 Celle
Tel. 05141-2010
Fax 05141-201120

Stephan Schilling
Hotel-Restaurant
Schillingshof
Lappstraße 14
37133 Friedland-Großschneen
Tel. 05504-228
Fax 05504-427

Christoph Rau
Yvetotstraße 37
30966 Hemmingen
Tel. 0511-818070

Johannes Feinhals
Am Uhrturm 8
30519 Hannover
Tel. + Fax 0511-3481750

Olivier Haas
Restaurant Gallo Nero
Groß-Bucholzer Kirchweg 72 b
30655 Hannover
Tel. 0511-5463434
Fax 0511-548283

Gerd Weick
Gastwirtschaft Weichmann
Hildesheimer Straße 230
30519 Hannover
Tel. 0511-831671
Fax 0511-8379811

Otto Koch
Robinson Club GmbH
Karl-Wiechert-Allee 23
30625 Hannover
Tel. 0511-9555859
Fax 0511-9555843

Ekkehard Reimann
Restaurant Clichy
Weißekreuzstraße 31
30161 Hannover

Tel. 0511-312447
Fax 0511-318283

Heinrich Stern
Stern's Restaurant
im Hotel Georgenhof
Herrenhäuser Kirchweg 20
30167 Hannover
Tel. 0511-702244
Fax 0511-708559

Ulf Wachsmuth
Hotel/Gasthof zum Schloß
Osteroder Straße 7
37412 Herzberg am Harz
Tel. 05521-89940
Fax 05521-899438

Michael Klutt
Waldhotel Zum Paradies
Siebertal 2
37412 Herzberg am Harz
Tel. 05521-2483
Fax 05521-2644

Carsten Kinderrman
Restaurant Das Weiße Haus
Südenner Straße 1
26180 Rastede
Tel. + Fax 0440-23243

Uwe Multhoff
Restaurant & Café Graf Everstein
Amtstraße 6
37647 Polle
Tel. 05535-999780
Fax 05535-999781

Hartwig Mattfeld
Grünstraße 6
29664 Walsrode
Tel. 02933-987100
Fax 02933-987111

Guido und
Michael Albrecht
Restaurant
Gerken
Strandpromenade 21
26486 Wangerooge
Tel. 04469-1801
Fax 04469-1464

Fisch-Handlung

Cux-Fisch Ditzer GmbH
Niedersachsenstraße
Halle X/Abt. 92
27472 Cuxhaven
Tel. 04721-714471
Fax 04721-714477

Nordrhein-Westfalen

Restaurants und Hotels

Maurice de Boer
Restaurant Gala
Monheimsallee 44
52062 Aachen
Tel. 0241-153013
Fax 0241-158578

Markus Drescher
Landgasthof
und Restaurant
»Zur Pumpe«
Dünninghausen 36
59269 Beckum

Markus Haxter
Romaney 16
51467 Bergisch Gladbach
Tel. + Fax 02202-7311

Johannes Lensing
Gastronomie im Stadtpark
45896 Bochum
Tel. 0234-507090
Fax 0234-5070999

Lothar Beck
Restaurant Arche Noah
Berghäuschenweg 28
41464 Neuss
Tel. 02131-276555

Clemens Balzer
Oststraße 4
33129 Delbrück
Tel. 05250-934565
Fax 05250-989199

Frank Rosin
Hotel-Brasserie-Café La Vie –
Restaurant Rosin
Hervesterstraße 18
46286 Dorsten
Tel. 02369-4322
Fax 02369-6835

Leonardo d'Arelli
Ristorante Salute
Winkelriedweg 53
44141 Dortmund
Tel. 0231-598877
Fax 0231-5313017

Thomas Bühner
Restaurant La Table
Hohensyburgstraße 200
44265 Dortmund
Tel. 0231-97770734
Fax 0231-9774077

Rudi Kerzan
Restaurant Haus Kerzan
Aplerbecker Straße 234
44309 Dortmund
Tel. 0231-252200
Fax 0231-7225839

Salvatore Monachello
Restaurant
Osteria Saitta am Nußbaum
Roßstraße 35
40476 Düsseldorf
Tel. 0211-574934

Peter Nöthel
Restaurant Hummerstübchen
Bonifatiusstraße 35
40547 Düsseldorf

Tel. 0211-594402
Fax 0211-5979759

Günter Scherrer
Restaurant Victorian
Königstraße 3a
40212 Düsseldorf
Tel. 0211-8655022
Fax 0211-8655013

Manfred Schulte
Landhotel
Mühlenbergerhof
Hohenbudberger Straße 88
47220 Duisburg
Tel. 02065-41565
Fax 02065-41342

Peter Nowak
August-Bebel-Straße 7
52249 Eschweiler
Tel. 02403-800806

Peter Höppeler
Le Petit Restaurant
Ruhrtalstraße 417
45219 Essen
Tel. 02054-18578

Heinrich Wächter
Berufsschule
Scheideweg 105
45896 Gelsenkirchen
Tel. 0209-398608
Fax 0209-9332229

Ruta
Craner Straße 176
45891 Gelsenkirchen

Richard Egger
Restaurant Traberhof
Zum Horn 40
47574 Goch-Kessel
Tel. + Fax 02827-314

Dieter L. Kaufmann
Restaurant Zur Traube
Bahnstraße 47
41515 Grevenbroich
Tel. 02181-68767
Fax 02181-61122

Antonio Gonzaga Barrios
Restaurant Casa Tio Pepe
Friedrichstraße 56
45525 Hattingen

Eleonore Adamy
Das Restaurant Schiffswinkel
Im Schiffswinkel 35
58313 Herdecke
Tel. 02330-2155
Fax 02330-129577

Rainer Hensen
Burgstuben-Residenz
Feldstraße 50
52525 Heinsberg
Tel. 02453-802
Fax 02453-3526

Andreas Kelleter
St. Bernhard Hospital
Bgm.-Schmelzing-Straße 90
47475 Kamp-Lintfort
Tel. 02842-708277
Fax 02842-708278

Bernhard Schwermer
Hotel-Restaurant Schwermer
Talstraße 60
57399 Kirchhundem-Heinsberg
Tel. 02723-7638
Fax 02723-73300

Jörg Naumann
Ottostraße 26
50823 Köln
Tel. 0221-5501259

Michael Strassfeld
Rotonda Business Club
Salierring 32
50677 Köln
Tel. 0221-99770
Fax 0221-9977555

Hans Bertels
Restaurant
Le Crocodile
Uerdinger Straße 336
47800 Krefeld
Tel. + Fax 02151-500110

Edgar Thombansen
Lange Straße 3
59555 Lippstadt
Tel. 02941-5685
Fax 02941-5686

Richard Abrolat
Restaurant Krautkrämer
Am Hiltruper See
48165 Münster
Tel. 02501-805130
Fax 02501-805104

Steffen Sonnenwald
Ludwig-Volkers-Straße 22
48165 Münster
Tel. 0251-327208

Joachim Lülf
Restaurant Schneider Stube
57392 Ohlenbach
Tel. 02975-840
Fax 02975-8448

Elmar Simon
Restaurant Balthasar
An der Alten Synagoge 1
33098 Paderborn
Tel. 05251-24448
Fax 05251-24458

Ernst Scherrer
Landhaus Scherrer
Bockholter Straße 385
45659 Recklinghausen
Tel. 02361-22720
Fax 02361-21904

Peter Nikolay
Landhaus Spiekermann
Kirchhallener Straße 1
46514 Schermbeck
Tel. 02362-41132
Fax 02362-41457

Jürgen Keller
Restaurant Kaiserhof
Kaiserstraße 80
53721 Siegburg
Tel. 02241-50071
Fax 02241-172350

Ralf Baumann
Restaurant
Zum Bauernhaus
Xantener Straße 1
47665 Sonsbeck
Tel. 02838-915858
Fax 02838-915859

Frank Buchholz
Restaurant Meisterhaus
Hertinger Straße 32
59423 Unna
Tel. 02303-1791

Walter Stemberg
Restaurant
Haus Stemberg
Kuhlendahler Straße 295
42553 Velbert
Tel. 02053-5649
Fax 02053-40785

Hans-Joachim Moritz
Restaurant Kartoffelhaus
Flesgentor 8
46483 Wesel
Tel. 0281-23434
Fax 0281-23634

Ludger Mai
Vissel 8
46487 Wesel
Tel. 0277-373453

<u>Käserei</u>

Georg Quinke
Bergischer Spezial-Milchhof
Quinke
Beyenburger Straße 67
58332 Schwelm
Tel. 02336-15125
Fax 02336-83765

<u>Konditorei/Chocolatier</u>

Heinz-Richard Heinemann
Konditorei Heinemann
Krefelder Straße 645
41066 Mönchengladbach
Tel. 02161-693231
Fax 02161-693199

Andreas Sindern
Konditorei Sindern jr.
Am Stadion 27
45659 Recklinghausen
Tel. 02361-23666
Fax 02361-57752

Metzgerei

Egidius Thönes
Thönes Naturverbund Fleisch
Loeweg 15
41334 Nettetal
Tel. 02836-91400
Fax 02836-914040

Rheinland-Pfalz

Restaurants und Hotels

René Fischer
Hotel-Restaurant Fischer
Am Helmwartsturm 4–6
56626 Andernach
Tel. 02632-96360
Fax 02632-963640

Erich Becker
Dorinthotel Biersdorf
Trierer Straße 10
54636 Biersdorf
Tel. 06569-99526
Fax 06569-7909

Karl & Karl-Christian Noss
Hotel Noss
Mosel-Promenade 17
56812 Cochem
Tel. 02671-3612
Fax 02671-5366

Ingo Beth
Restaurant
L'Auberge du Vin
Am Marktplatz/Obergasse 1
56812 Cochem
Tel. 02671-3976
Fax 02671-1772

Stefan Stiller
Deidesheimer Hof
Am Marktplatz
67146 Deidesheim
Tel. 06326-96600
Fax 06326-966017

Dieter Luther
Restaurant Luther
Hauptstraße 29
67251 Freinsheim
Tel. 06353-2021
Fax 06751-950220

Karl-Emil Kuntz
Kronen-Restaurant
Hauptstraße 62
76863 Herxheim
Tel. 07276-5080
Fax 07276-50814

Andreas Diefenthal
Hotel Grenzbachmühle
Grenzbachstraße 17
56593 Horhausen
Tel. 02687-1083
Fax 02687-2676

Frank Arms
Adelungstraße 11

55131 Mainz
Tel. 06131-55063

Dirk Maus/Restaurant Rheingrill,
Hotel Hilton Mainz
Rheinstraße 68
55116 Mainz
Tel. 06131-245193
Fax 06131-245589

Herbert Langendorf
Restaurant Zur Traube
Sobernheimer Straße 2
55566 Meddersheim
Tel. 06751-950382
Fax 06751-950220

Gerhard Gartner
Reichsgraf von Kesselstatt
Schloßgut Marialay
54317 Morscheid
Tel. 06500-916914
Fax 06500-916962

Peter Wiedemann
Restaurant Eselsburg
Kurpfalzstraße 62
67435 Neustadt
Tel. 06321-66984
Fax 06321-60919

Dietmar Leschinski
Restaurant Gala
Rheinstraße 103
62350 Ransbach-Baumbach
Tel. 02623-4541
Fax 02623-4481

Thomas Röttger
Hotel-Restaurant Röttger
Hauptstraße 50
56477 Rennerod
Tel. 02664-1075
Fax 02664-90453

Torsten Schambach
Hotel Zwei Mohren
Rheinufer 1
65385 Rüdesheim/Assmannshausen
Tel. 06722-9020
Fax 06722-902200

Rudolf Staiger
Schloßhotel und Villa Rheinfels
56329 St. Goar
Tel. 06741-8020
Fax 06741-802802

Johann Lafer
Le Val d'Or
55442 Stromberg
Tel. 06724-93100
Fax 06724-931090

Wolfgang Dubs
Restaurant Rotisserie Dubs
Kirchstraße 6
67550 Worms
Tel. 06242-2023
Fax 06242-2024

Gisbert Austgen
Romantik Hotel Fasanerie
Fasanerie 1
66482 Zweibrücken
Tel. 06332-973204
Fax 06332-973111

Saarland

<u>Restaurants und Hotels</u>

Roland Schauenburg
Restaurant
Toulouse-Lautrec
im Bayrischen Hof
St.-Ingbert-Straße 46
66123 Saarbrücken
Tel. 0681-6879644
Fax 0681-6879634

Josef Hubertus
Hotellerie Hubertus
Metzer Straße
66636 Tholey
Tel. 06853-91030
Fax 06853-30601

Sachsen

<u>Restaurants und Hotels</u>

Helmut Streller
Restaurant Villa Posthof
Zwickauer Straße 154
09116 Chemnitz
Tel. 0371-306146
Fax 03727-944928

Ralf Hiener
Hotel Weißes Roß
Roßplatz 2
04509 Delitzsch
Tel. + Fax 03420-279925

Martin Schlösser
Hotel Pattis
Merbitzer Straße 53
01157 Dresden
Tel. 351-42550
Fax 351-4255256

Uwe Schladenhaufen
Romantik Hotel »Zum Weber«
Bautzener Straße 20
02681 Kirschau
Tel. 03592-520401
Fax 03592-520599

Sachsen-Anhalt

<u>Restaurants und Hotels</u>

Reiner Werner
Park-Restaurant
Hotel Herrenkrug
Herrenkrug 3
39114 Magdeburg
Tel. 0391-85080
Fax 0391-8508501

Thomas Knigge
Landgasthaus Sattelhof
An der B 6
06198 Neutz-Lettewitz

Tel. 034603-3190
Fax 034603-31929

Schleswig-Holstein

<u>Fische</u>

Rüdiger Obst
Ewalds Fischmarkt
Hafenstraße
25813 Husum
Tel. 04841-839770
Fax 04841-8397730

<u>Restaurants und Hotels</u>

Frank Wiechern
Park Hotel
Lübecker Straße 10a
22926 Ahrensburg
Tel. 04102-230402
Fax 04102-230100

Udo Bonkowski
Hotel
Stadt Hamburg
Kurzhausstraße 2
23795 Bad Segeberg
Tel. 04551-2210
Fax 04551-92186

Heiko Stock
Stock's Fischrestaurant
Hauptstraße 1
22474 Ellerbek
Tel. 04101-383565
Fax 04101-383567

Markus Winkelmann
Restaurant L'Étoile
Lübecker Landstraße 3
23701 Eutin
Tel. 04521-702860
Fax 04521-702866

Josef Dobler
Hotel Restaurant
Der Zander
Seestraße 16
23669 Hemmelsdorf
Tel. 04503-5850
Fax 04503-86483

Gianni Casagrande
Restaurant Casagrande
Alte Dorfstraße 10
21279 Hollenstedt
Tel. 04165-81871
Fax 04165-81869

Thomas Fischer
Restaurant Gogärtchen
Strunwai 12
25999 Kampen/Sylt
Tel. 04651-41242
Fax 04651-41172

Bodo Lööck
Romantik Hotel Historischer Krug
An der B 76
24988 Oeversee
Tel. 04630-9400
Fax 04630-780

Torsten Ambrosius
Hörnumer Straße 36
25980 Rantum/Sylt

Gunnar Hesse
Hotel Flor-Hesse
Strunwai 13
25946 Norddorf/Amrum
Tel. 04682-9210
Fax 04682-2574

Holger Bodendorf
Restaurant Veneto
Strandstraße 21–23
25996 Wenningstedt
Tel. 04651-9400
Fax 04651-940877

Jörg Müller,
Andreas Springer
Restaurant Jörg Müller
Süderstraße 8
25980 Westerland/Sylt
Tel. 04651-27788
Fax 04651-201471

Thüringen

Restaurants und Hotels

Torsten Hache
Restaurant Alte Sternwarte
Florschützstraße 10
99867 Gotha
Tel. 03621-72390
Fax 03621-723939

Dieter Gerdes
Hotel Katharinenhof
Schloßstraße 9
37339 Wintzingerode
Tel. 036074-350
Fax 036074-35199

Österreich

Kurt-Michael Gillig
Erlenweg 9
A-9542 Moosburg

Stefan Frank
Restaurant Ochsen
Bahnhofstraße 126
A-9244 Niederuzwiel
Tel. 0041-7195-1725
Fax 0041-7195-1817

Rudolph Obauer,
Karl Obauer
Hotel-Restaurant Obauer
Marktstraße 46
A-5450 Werfen
Tel. 0043-6468-5212
Fax 0043-6468-5512

Herbert Ranstl
Restaurant »Zur Stiege«
Markt 10
A-5450 Werfen
Tel. 0043-6468-5256
Fax 0043-6468-52564

Reinhard Gerer
Hotel Bristol,
Restaurant Corso
Kärntner Ring 1
A-1010 Wien
Tel. 0043-151516-546
Fax 0043-151516-550

Schweiz

Stefan Frank
Strandhotel
Schlössi
CH-8598 Bottighofen
Tel. 0041-71-6881275
Fax 0041-71-6881540

Friedrich Zemanek
Restaurant Bächi
Furkastraße
CH-3981 Gluringen
Tel. 0041-27-9731339

Oskar Marti
Restaurant Moospinte
Lysstraße
CH-3053 Münchenbuchsee
Tel. 0041-31-8690113
Fax 0041-31-8695413

Irma Dütsch-Grandjean
Fletschhorn Waldhotel
CH-3906 Saas-Fee
Tel. 0041-27-9572131
Fax 0041-27-9572187

Anhang

Dank

Allen, die zum Entstehen dieses Buches beigetragen haben, danken wir herzlich. Besonderer Dank gilt den vielen für Lebens- und Umweltqualität sowie Verbraucherschutz engagierten Menschen, die seit vielen Jahren – oft allein gelassen von Verantwortlichen in Politik, Wirtschaft und Verwaltungen – gegen skandalöse Zustände und Umgangsweisen mit Natur und Landschaft, Lebensmittelsicherheit und Verbraucherschutz, natürlicher Vielfalt und kultureller Identität kämpfen. Viele von ihnen haben herbe Rückschläge und Enttäuschungen erlebt. Trotzdem wollen wir all diese Menschen – viele von ihnen sind im Lauf der Jahre unsere Wegbegleiter geworden – nachdrücklich bitten und ermuntern, gerade angesichts der durch BSE in Deutschland für jeden offensichtlich gewordenen Missstände in Agrarproduktion und Nahrungsmittelherstellung, nicht aufzugeben und sich auch weiterhin mit voller Kraft für die Erhaltung von Vielfalt in Landschaft und Küche einzusetzen. Nur durch die Verständigung unter den Menschen können wir uns gegen das Natur und Mensch gegenüber begangene Unrecht zur Wehr setzen.

Ganz besonders danken wir all jenen, die uns auf Missstände aufmerksam gemacht haben und uns zum Teil noch nicht öffentlich zugängliches Informationsmaterial zugeleitet haben. Manche Namen können wir – und hierfür bitten wir um Verständnis – leider nicht nennen, weil die Gefahr besteht, dass diese Menschen sonst in Schwierigkeiten geraten.

Für intensive Zusammenarbeit danken wir den im Buch genannten Gesprächspartnern Andrea Weigelt (Mainz), Vivien Angres (Göttingen), Christiane Götz-Sobel (Mainz), Angelika Meyer-Ploeger (Kassel), Friedrich Ostendorff (Bergkamen), Hugo Gödde (Bergkamen), Uli Jasper (Rheda-Wiedenbrück), Friedrich Wilhelm Graefe zu Baringdorf (Brüssel), Andrea Fink-Keßler (Kassel), Georg Janßen (Lüneburg), Jochen Dettmer (Belsdorf), Siegfried Herbst (Gleichen), Almut Jering (Berlin), Julius Langendorff (Brüssel).

Für kritische Wegbegleitung und fruchtbare Diskussionen danken wir Fritz Brickwedde, Generalsekretär der Deutschen Bundesstiftung Umwelt (Osnabrück), Prof. Dr. Hartmut Vogtmann, Präsident des Bundesamts für Naturschutz (Bonn), Prof. Dr. Andreas Troge, Präsident des Umweltbundesamts (Berlin), Dr. Hans-Ulrich Grimm (Stuttgart), Dr. Hans Bibelriether (Grafenau), Larry F. Williams (Washington D.C.) sowie Ernst-Ulrich Schassberger, Präsident der Union der Spitzenköche Europas Eurotoques (Welzheim-Ebnisee) und Rudolf Bühler, Vorstandsvorsitzender der Bäuerlichen Erzeugergemeinschaft Schwäbisch Hall (Wolpertshausen).

Außerdem danken wir für die vielfache Zusammenarbeit Gabriel Schwaderer, Inge Merz, Daniela Löchle, Dr. Martin Schneider-Jacoby (alle Radolfzell), Kathrin Seifert, Wolfgang Fremuth, Sylvia Ollesch (alle Bonn), Inge Mallin (Asperg) sowie Ilse Koller und Gerald Hau (Ludwigsburg.)
Für das große Engagement beim Droemer Verlag danken wir unserem Lektor und Frau Dr. Iris Geyer.

Info: Euronatur

Die Stiftung Europäisches Naturerbe (Euronatur)

… kämpft mit Vehemenz für die Erhaltung vielfältiger europäischer Natur- und Kulturlandschaften und setzt sich dafür ein, dass die Verbraucher nicht – wie so oft – an der Nase herumgeführt werden. Mit konkreten Modellprojekten zeigt Euronatur die vielfachen Zusammenhänge zwischen Natur und Kultur, zwischen Verbraucherverhalten und Landschaftsvielfalt auf und verdeutlicht, dass die Erhaltung einzelner Tier- und Pflanzenarten oder ganzer Natur- und Kulturlandschaften immer auch mit der Frage nach unserer eigenen Zukunft zusammenhängt. Vielfalt in der Natur bedeutet letztlich eine Steigerung der Umwelt- und Lebensqualität. Damit wir auf dem Weg dahin schneller vorankommen, engagiert sich die Stiftung mit breiter umweltpolitischer Lobbyarbeit für die Umsetzung, Einhaltung und konsequente Fortentwicklung der Umweltbestimmungen sowohl in der Europäischen Union als auch in den einzelnen Ländern Europas.

Internationales Netzwerk

Ohne großen Personalbestand, sondern mit einem kleinen, straff organisierten und effizienten Team hat Euronatur ein internationales Netzwerk von über 400 Wissenschaftlern, Naturschutzpraktikern und Umweltexperten aufgebaut. Auf wissenschaftlicher Grundlage und stets den Dialog von Wirtschaft und Umwelt im Blick, arbeitet dieses Netzwerk länderübergreifend. Dahinter stehen viele Tausend ehrenamtliche Helfer, die sich als Mitglieder der Partnerorganisationen für die Bewahrung der natürlichen Lebensgrundlagen in über dreißig Ländern einsetzen. Dieses Netzwerk multipliziert auch die Aufwendungen von Euronatur für die konkrete Projektarbeit. Jeder

Euro, welcher Euronatur zur Verfügung hat, wird in vielfältiger Art und Weise vervielfacht. Im Rahmen des Euronatur-Netzwerks multiplizierten sich die eingesetzten Mittel etwa um den Faktor 25. Überall arbeitet die internationale Stiftung nach dem Motto, dass Naturbewahrung nur *mit* den Menschen und nicht gegen sie möglich ist; überall geht es um die Erhaltung und Entwicklung nachhaltiger Nutzungen im Sinne der UN Agenda 21: um Nutzungen, die nicht nur mannigfaltige Kulturlandschaften hervorgebracht haben, sondern auch eine unbeschreibliche kulinarische Vielfalt; und dies wiederum hängt eng mit dem Thema Essen und Konsum zusammen.

Jugend für Europas Natur

Neben der umweltpolitischen Lobbyarbeit, dem Schutz von Großlebensräumen und gezielten Artenschutzmaßnahmen – etwa für Kraniche, Adler, Luchs, Bär und Wolf – führen Umwelt-Workcamps, Praktika und Seminare Jugendliche aus allen Teilen Europas zusammen. Sie betreuen Naturreservate und legen Hand an bei der Einrichtung von Naturschutzzentren. Doch es sind nicht nur die jungen Leute, die ökologische Verantwortung übernehmen. Die von Euronatur initiierten Umwelt-Städtepartnerschaften zwischen Kommunen verschiedenster Länder zeigen, dass immer mehr kommunalpolitische Entscheidungsträger um den hohen Stellenwert einer intakten Umwelt und den hohen Lebensstandard intakter, nachhaltig nutzbarer Landschaften wissen.

Vielfacher Dialog

Helfen, damit andere helfen können, das ist das Ziel von Euronatur. In zahlreichen Regionen kümmert sich Euronatur um:

- den Schutz von Großlebensräumen;
- die Förderung nachhaltiger, naturverträglicher Landwirtschaft;

- gezielte Tier- und Artenschutzmaßnahmen;
- nachhaltige Gebietsentwicklungen als ökologische Basis für Ökonomie, zum Beispiel durch naturverträgliche Tourismusprojekte;
- umweltpolitische Lobbyarbeit;
- Umweltdialog mit Wirtschaft und Politik;
- Vernetzung von Lebensräumen.

Helfen auch Sie mit! Unterstützen Sie Euronatur, damit Euronatur helfen kann. Informationen:

Deutschland:
Stiftung Europäisches Naturerbe (Euronatur)
Konstanzer Straße 22
D-78315 Radolfzell am Bodensee

Stiftung Europäisches Naturerbe (Euronatur)
Bahnhofstraße 35
D-71638 Ludwigsburg

Stiftung Europäisches Naturerbe (Euronatur)
Grabenstraße 23
D-53359 Rheinbach/Bonn

Österreich:
Stiftung Europäisches Naturerbe (Euronatur)
A-8010 Graz

Zu den Autoren

Volker Angres, M.A. (1956), Bankkaufmann, Studium der Publizistik und Politikwissenschaft; Filmemacher, Reporter und Redakteur in den Wirtschaftsredaktionen des Fernsehens beim früheren Südwestfunk (Mainz) und beim Bayerischen Rundfunk; seit 1990 Leiter der Senderedaktion Umwelt beim ZDF, verantwortlich für die Sendereihen »ZDF.Umwelt« sowie für »Unser Universum« (arte). In seiner Redaktion entstanden zudem die interaktive und internetgestützte Jugendumweltsendung »terranet C@fe« sowie mehrere Dokumentationen, u. a. zur Agenda 21, zum Tierschutz, über entwicklungspolitische Fragen und zu Schäden für Mensch, Tier und Umwelt durch falsche Subventionspolitik der Europäischen Union.

Claus-Peter Hutter (1955), Dipl.-Verwaltungswirt, hat zahlreiche Modellprojekte für die Naturbewahrung konzipiert und gilt als engagierter Wegbereiter für einen breiten und unverkrampften gesellschaftlichen Umweltdialog. Als Präsident der internationalen Umweltstiftung Europäisches Naturerbe (Euronatur) initiierte er u. a. die ersten Umwelt-Städtepartnerschaften in Europa. Hauptberuflich befasst er sich als Leiter der Umweltakademie des Landes Baden-Württemberg mit der Suche nach neuen Wegen für eine breite Umweltbildung als Basis für die nachhaltige Sicherung von Umwelt- und Lebensqualität. Der Lehrbeauftragte konzipierte u. a. die internationalen Aktionen »Natur ohne Grenzen« sowie »Gourmets for nature«. Autor zahlreicher Buchveröffentlichungen.

Lutz Ribbe (1957), Dipl.-Ing. in der Fachrichtung »Landschaftsökologie«. Seit 1992 Leiter der Umweltpolitischen Abteilung der Stiftung Europäisches Naturerbe (Euronatur), davor von 1983 bis 1991 stv. Bundesgeschäftsführer des BUND. Schwerpunkte der Arbeit liegen in der europäischen Agrarpolitik, in der Integration der mittel- und osteuropäischen Länder in die EU sowie in der Verkehrspolitik. Ferner analysiert er jährlich den Haushaltsplan der EU unter ökologischen und sozialen Fragestellungen. Lutz Ribbe ist Mitglied im Deutsch-Polnischen Umweltrat und gehört seit Herbst 1998 dem Wirtschafts- und Sozialausschuss der EU an.

Anmerkungen

1 EHEC-Bakterien (Enterhämorrhagische Escherichia coli) können heftige Durchfälle verursachen und in besonders schweren Fällen die Nieren so sehr schädigen, dass Nierenversagen die Folge ist (hämolytisch-urämisches Syndrom oder HUS). Die Bakterien können von Mensch zu Mensch, aber auch durch rohes Rindfleisch oder rohe Milch bzw. durch Rohmilchprodukte übertragen werden. Gefährdet sind Kinder unter 20 Monaten und ältere und abwehrgeschwächte Menschen.

2 In Ställen, in denen noch mit Stroh gearbeitet wird, erhält man durch den Mist einen ökologisch sehr verträglichen, humusfördernden organischen Dünger. Die Jauche macht nur einen geringen Teil des Mists aus und stellt kein Problem dar.

3 Untersuchungsergebnisse zur BSE-Krise, Europäisches Parlament, Untersuchungsausschuss für BSE, Berichterstatter Manuel Medina Ortega, Februar 1997, S. 10.

4 Ebda., S. 83.

5 Ebda., S. 11.

6 Ebda., S. 77.

7 *The Times Tuesday*, 26.3.1996, »Infeceted cattle are presumed to have eaten illegal feed«.

8 Wie drakonisch diese Strafe bemessen ist, zeigt ein Vergleich: Wer in Deutschland gegen das neue Verbot, Tiermehl zu verfüttern, verstößt, begeht eine Ordnungswidrigkeit, die mit maximal 50 000 DM (25 565 €) geahndet wird.

9 Hansard Written Answer, WA 119–112 (H. of Lords), 1.2.96, and the Labour Research Department.

10 Untersuchungsergebnisse zur BSE-Krise, Europäisches Parlament, Untersuchungsausschuss für BSE, Berichterstatter: Manuel Medina Ortega, Februar 1997, S. 12.

11 Dierk Heimann / Monika Gröne: *Der Tod aus dem Schlachthaus*, Falken 1996, S. 60.

12 Ebda.

13 Unter anderem im ZDF *planet e*, 30.4.2000.

14 Urteil des 2. Senats des Bundesverfassungsgerichts v. 6.7.99 (2. BvF 3/90).

15 Für den, der zufällig keinen Taschenrechner bei sich hat: 47,6 cm mal 14,5 cm ergibt eine Grundfläche von 690 cm^2, also über 50% mehr als in der Verordnung pro Huhn vorgesehen!

16 Die Recherche wurde im Auftrag des BUND von Dr. Andreas Gnekow-Metz (Büro zur Förderung einer nachhaltigen Entwicklung) im Oktober 1998 veröffentlicht.

18 Ausgabe Nr. 14, 1997.

19 Sondergutachten Umwelt und Gesundheit, Stuttgart 1999, S. 107ff.

20 CD-ROM *Einführung in die Gentechnik*, hrsg. von der Weiterbildungsstiftung vom Bundesarbeitgeberverband Chemie und der Industriegewerkschaft Bergbau, Chemie, Energie 1998.

21 Novartis Seeds GmbH in Salzuflen ist das deutsche Saatgutunternehmen der Novartis Seeds AG Basel. Schwerpunkt der Arbeit ist die klassische Pflanzenzucht, optimiert mit neuesten Verfahren der Bio- und Gentechnik. Das Unternehmen beschäftigt rund 200 Mitarbeiter.

22 Das Robert-Koch-Institut ist die zentrale Forschungs- und Referenzeinrichtung des Bundesministeriums für Gesundheit auf dem Gebiet der biomedizinischen Wissenschaften, in der Gentechnologie und in der Umweltmedizin sowie im Bereich der öffentlichen Gesundheit. Der Sitz ist Berlin. Internet: www.rki.de

23 Allerdings: vier Wochen später, am 15. März, knickt das Ministerium bereits wieder ein und erlaubt den Anbau der umstrittenen Maissorte zu Forschungszwecken auf insgesamt 500 Hektar – Umweltschutzorganisationen wie der Bund für Umwelt- und Naturschutz Deutschland, BUND, protestieren. Das kommerzielle Anbauverbot bleibt bestehen.

24 Stand Dezember 2000.

25 Das Patent dazu hat die US-Firma Delta & Pine Land. Der Gentech-Konzern Monsanto will eine Mehrheitsbeteiligung dieser Firma erwerben. Der kommerzielle Einsatz des Terminator-Mechanismus steht derzeit – Stand November 2000 – nicht bevor. Monsanto-Chef Shapiro räumt aber ein, dass Techniken weiterenwickelt würden, die das »Abschalten« bestimmter Eigenschaften in der Nutzpflanze ermöglichten.

26 *Agrar-Europe*, 47/99, 22. November 1999.

27 Ebda.

28 vgl. Kompendium Gentechnologie und Lebensmittel, S. 27, InterNutrition, Schweizer Arbeitskreis für Forschung und Ernährung, Zürich 1998.

29 Food and Agriculture Organisation – die Welternährungsorganisation der Vereinten Nationen.

30 *Selling Suicide*, hrsg. von Christian Aid, S. 4.

31 Transfair ist ein eingetragener Verein zur Förderung des Handels mit der »Dritten Welt« mit Sitz in Köln. Motto: Fairer Lohn statt milder Gaben. Internet: www.transfair.org

32 dpa 0006 vom 19.2.2000.

33 6. Tropenwaldbericht der Bundesrepublik 1999.

34 Deutsche Bank Alex.Brown, Frank J. Mitsch: DuPont, Ag Biotech: Thanks, But No Thanks?, 12.7.1999.

35 Vgl. *Greenpeace-Magazin* No. 2, März/April 2000.

36 Um zu zeigen, wie der Saft in die Flasche kommt und wie Kinder als Konsumenten oder auch als potenzielle Besitzer solcher Streuobstwiesen-Grundstücke an das Thema herangeführt werden können, hat die Akademie für Natur- und Umweltschutz Baden-Württemberg gemeinsam mit der Umweltstiftung Euronatur und mit Unterstützung der Deutschen Bundesstiftung Umwelt und der Stiftung Umwelt und Bildung das Modellprojekt »Der Natur über die Schulter schauen: Streuobstwiesen. Natur in Streuobstwiesen entdecken, erleben und schützen – vom Apfel am Baum zum Saft in der Flasche« durchgeführt. Eine spezielle Unterrichtseinheit hilft jetzt Erzieherinnen und Jugendgruppenleitern, das Thema Streuobstwiesen auf spannende Art und Weise zu vermitteln. Bezugsquelle: Akademie für Natur- und Umweltschutz Baden-Württemberg, Dillmanmstraße 3, 70193 Stuttgart.

37 Solche Vernichtungsprämien werden auch für Tiere bezahlt. Ein besonders krasses Beispiel ist die so genannte Herodesprämie, die für die »Vernichtung« von Kälbern bezahlt wird, die aber letztlich nur geboren werden, weil gewissenlose und kreaturverachtende Geschäftemacher die Prämien kassieren wollen. Tierleid durch kreuz und quer durch Europa stattfindende Viehtransporte sind eine der Folgen.

38 *Agenda 2000: Welche Zukunft hat die europäische Landwirtschaft?* Hrsg.: DG VI der EU-Kommission.

39 Quelle: Intern C040 (12/99).

40 Abl. C 303 vom 14.11.1995, S. 212, Ziff. 10.32.

41 A. Bechmann et al.: *Landwirtschaft 2000. Die Zukunft gehört dem ökologischen Landbau.* Barsinghausen 1993.

42 Vgl. *Mythen der Landwirtschaft*, hrsg. von der Schweisfurth-Stiftung, 2000.

43 Beim Schwäbisch Hällischen Schwein handelt es sich quasi um die Urform unserer Hausschweine. Der Württembergische König Wilhelm I. ließ um 1820 chinesische Maskenschweine mit heimischen Wildschweinen kreuzen; so entstanden die Vorfahren unserer heutigen Hausschweine. Zuvor hielten die Menschen nur Abkömmlinge von domestizierten Wildschweinen.

Register

Dichter, Naturwissenschaftler, Staatsmann – kaum einer verkörpert den Begriff des Universalgenies so sehr wie Johann Wolfgang von Goethe (1749-1832). „Lust und Liebe“ zum Leben, zur Natur, zu Bildung und Wissenschaft, zum menschlichen Miteinander spiegeln sich in seinem Werk wider und zeichnen ihn als den bedeutendsten Vertreter der deutschen Klassik aus. In zahlreichen Schriften pries er die vielfachen Facetten eines erfüllten Lebens; einige seiner schönsten Anregungen sind hier gesammelt. Die Illustrationen bieten Einblicke in wichtige Schauplätze seines Lebens, während künstlerische Darstellungen seiner Stücke und stimmungsvolle Stillleben das Gefühl seiner Texte aufgreifen. Was, also, ist „des Pudels Kern“? Lesen wir weiter ...

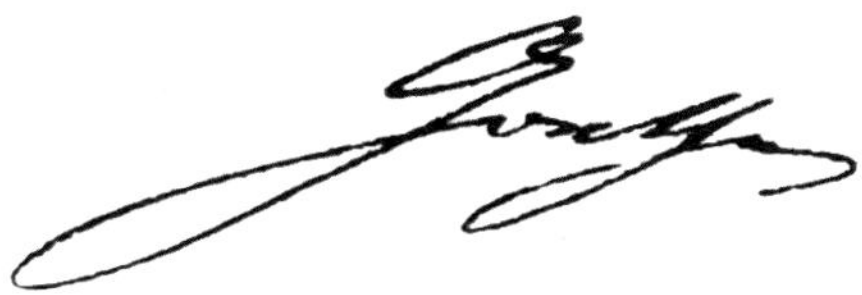

Willst du immer weiter schweifen?
Sieh, das Gute liegt so nah.
Lerne nur das Glück ergreifen,
Denn das Glück ist immer da.

Erinnerung

Goethes Gartenhaus in Weimar.

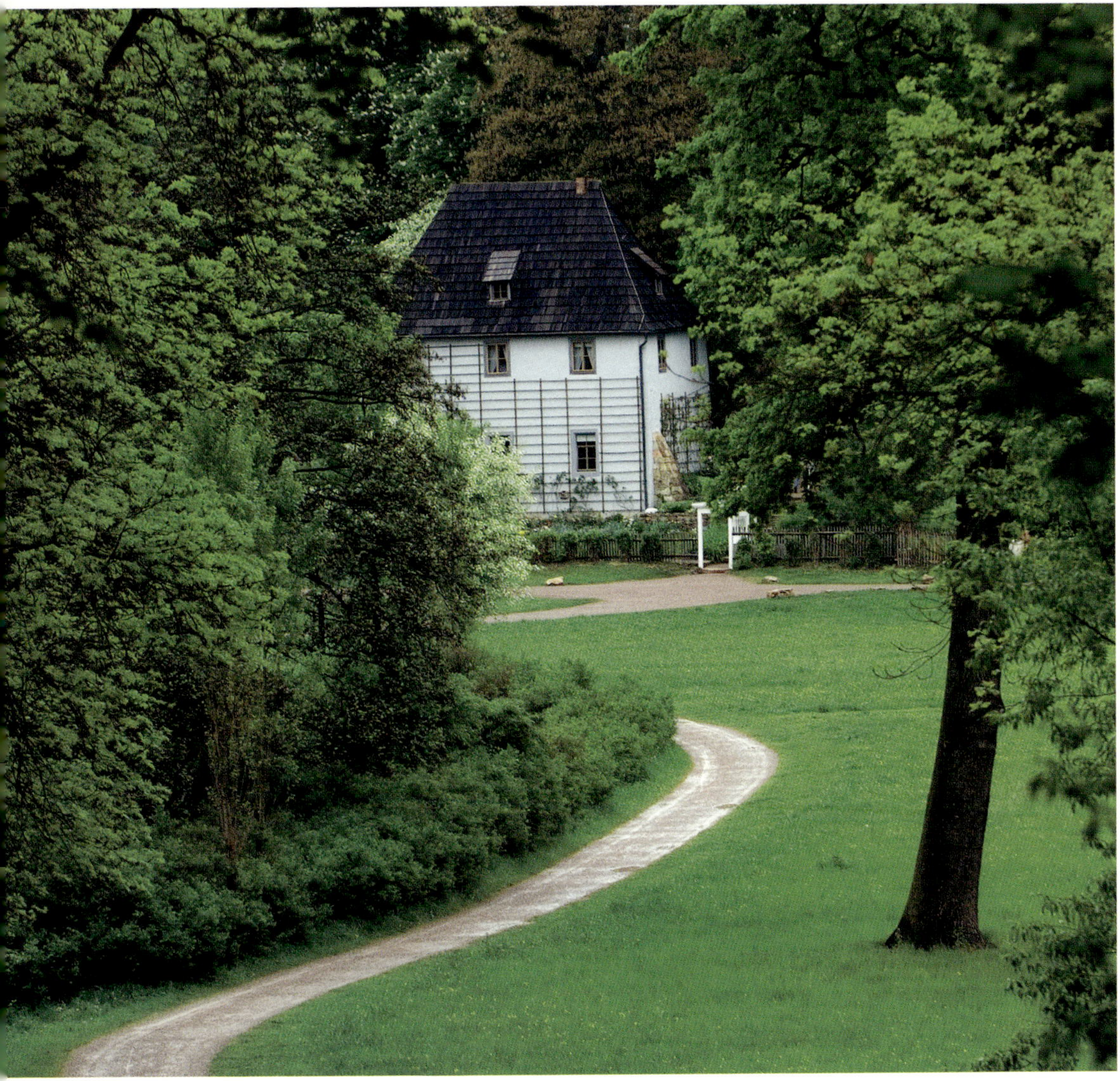

Halte immer an der Gegenwart fest.
Jeder Zustand, ja jeder Augenblick
ist von unendlichem Wert,
denn er ist der Repräsentant
einer ganzen Ewigkeit.

Im Gespräch mit Johann Peter Eckermann

Glück macht Mut.

Götz von Berlichingen

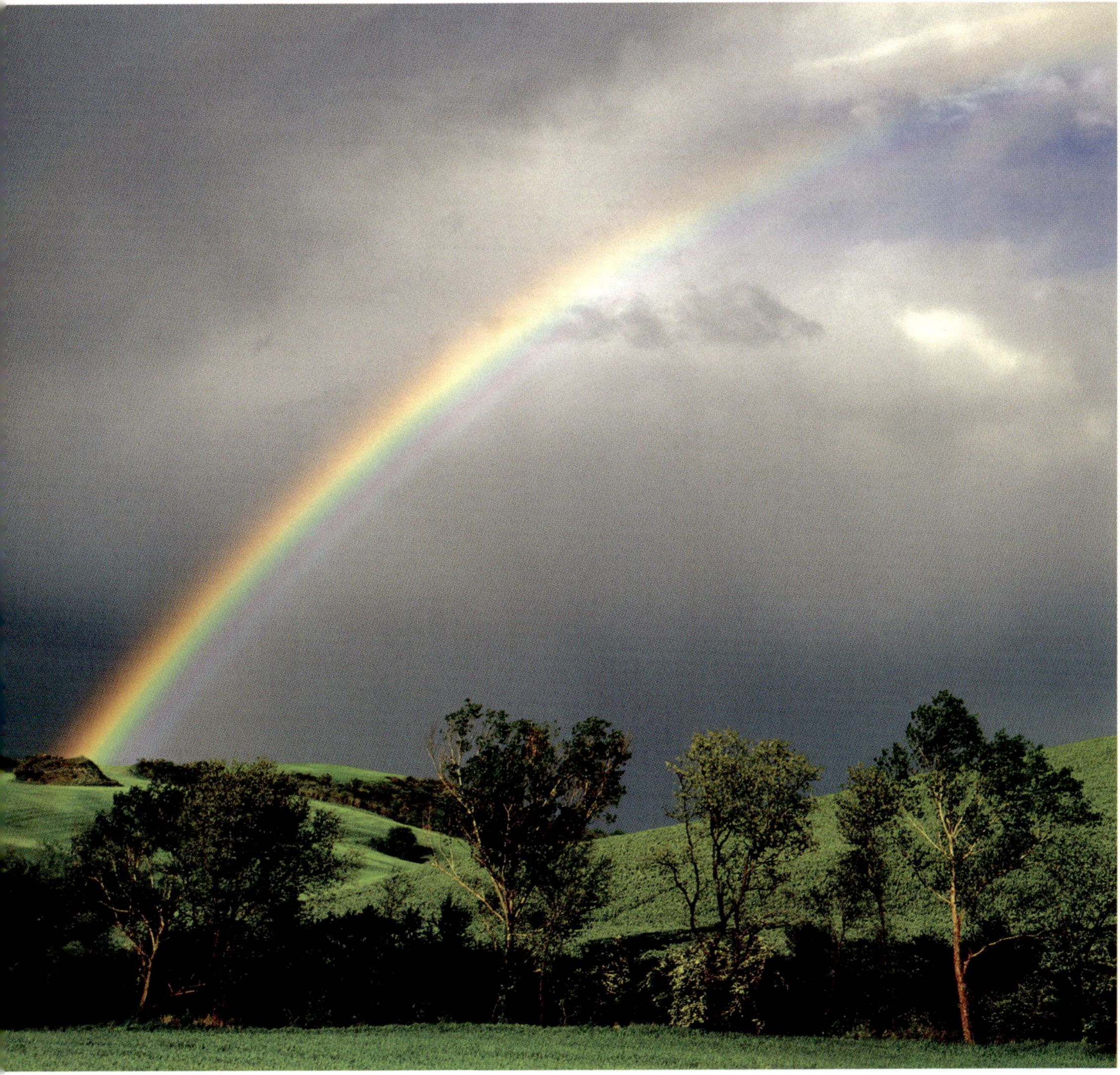

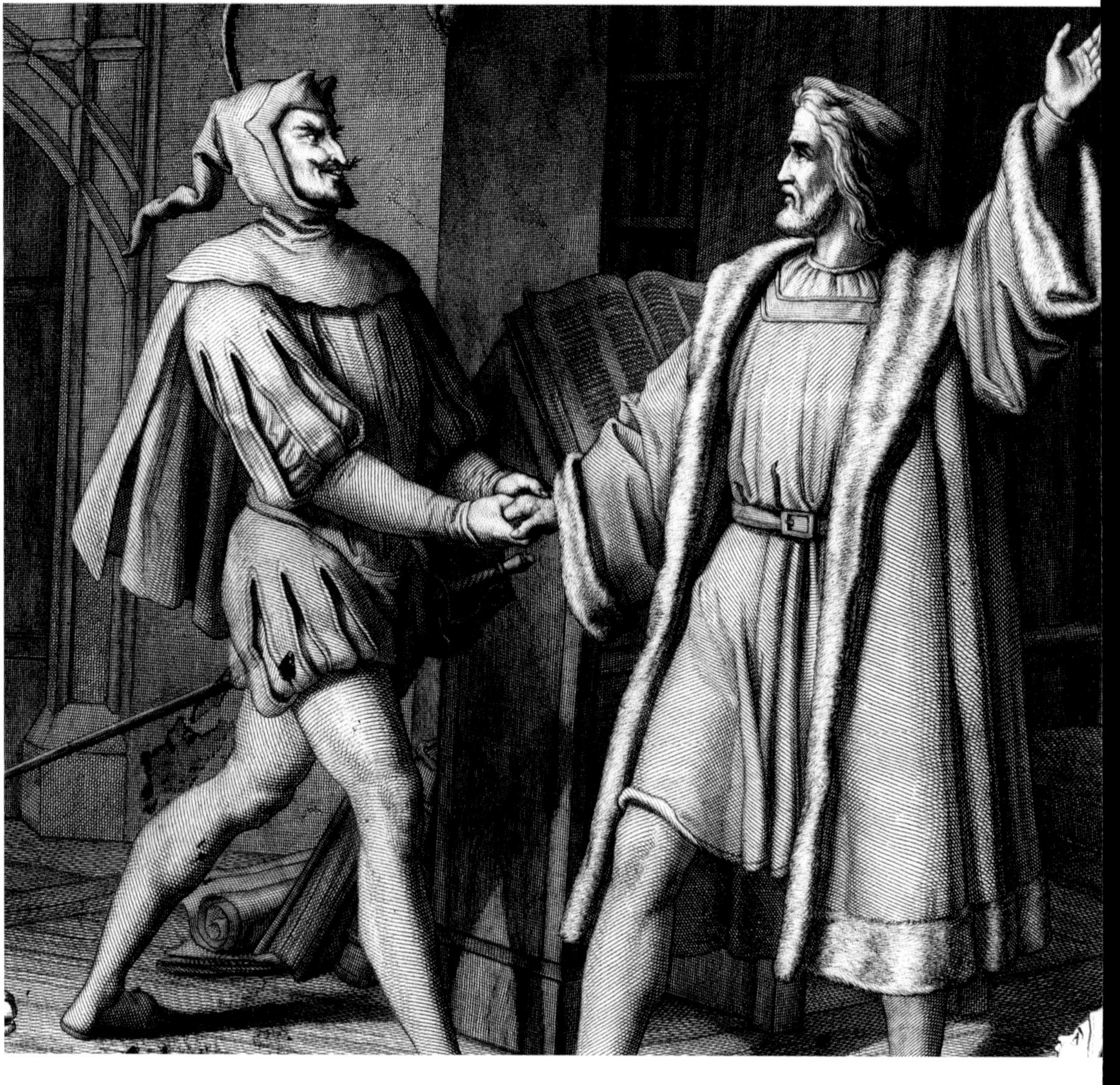

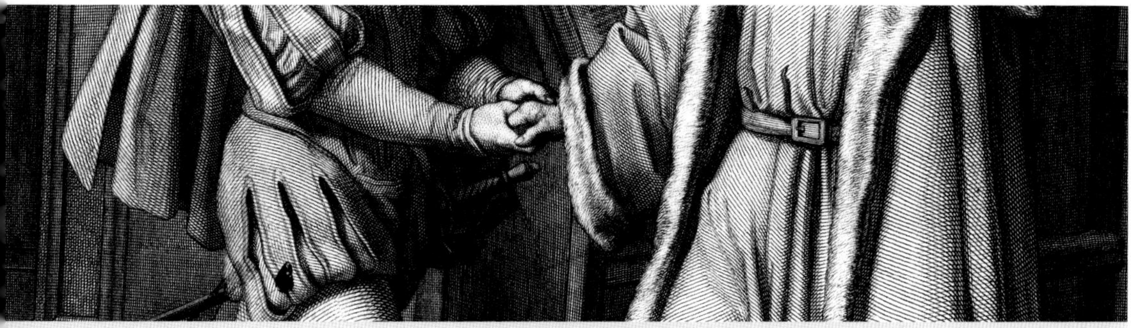

Werd ich zum Augenblicke sagen:
Verweile doch! Du bist so schön!
Dann magst du mich in Fesseln schlagen,
Dann will ich gern zugrunde gehn!

Faust I

Das ist der Weisheit letzter Schluss:
Nur der verdient sich Freiheit wie das Leben,
Der täglich sie erobern muss.

Faust II

Szene aus Faust I in einer Bühnendarstellung des 19. Jahrhunderts.

Ein jeder lernt nur, was er lernen kann;
Doch der den Augenblick ergreift,
Das ist der rechte Mann.

Faust I

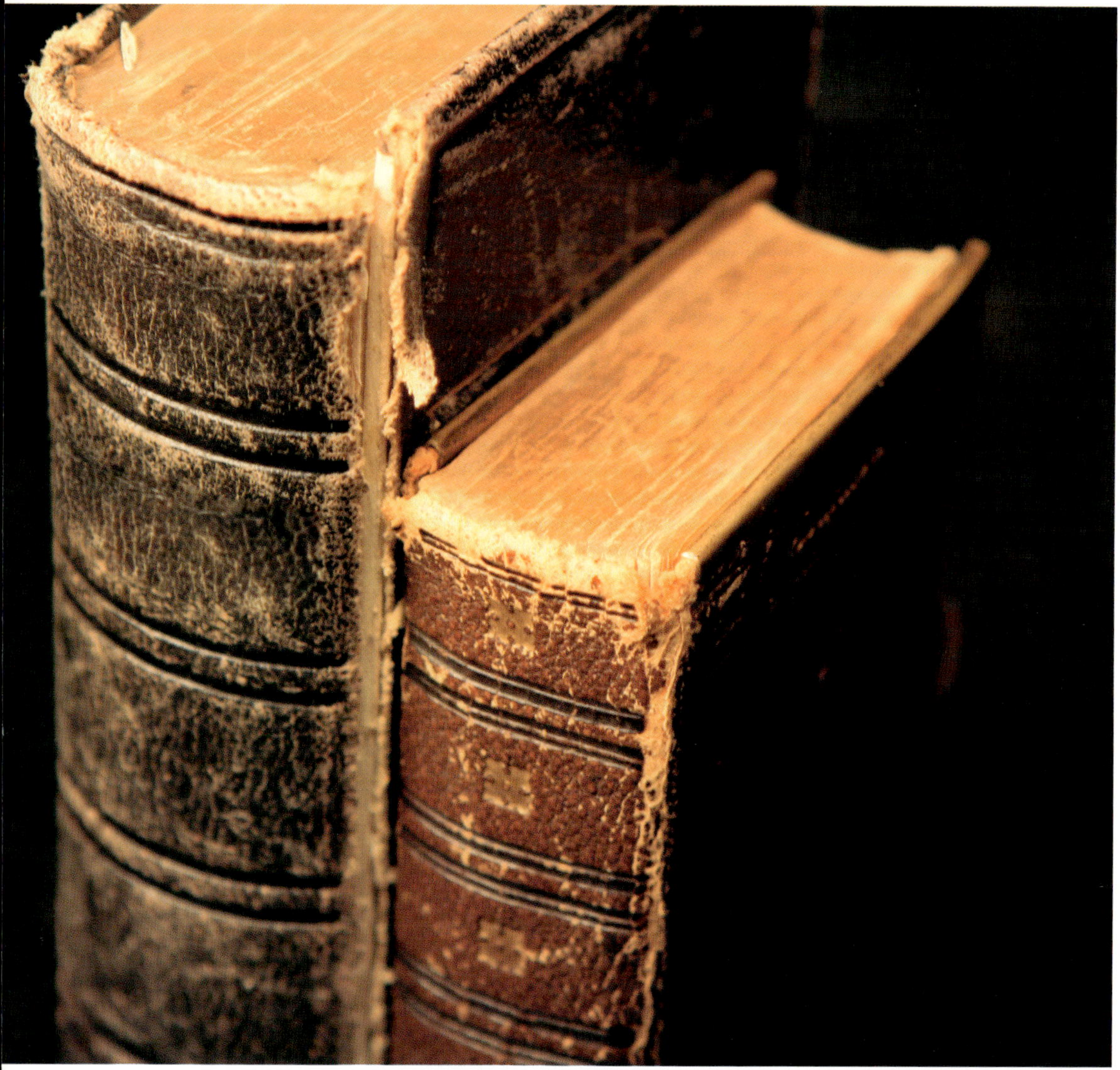

Das schönste Glück
des denkenden Menschen ist,
das Erforschliche erforscht zu haben
und das Unerforschliche ruhig
zu verehren.

Maximen und Reflexionen

So eine Arbeit wird eigentlich nie fertig,
man muss sie für fertig erklären,
wenn man nach Zeit und Umständen
das Mögliche getan hat.

Italienische Reise

Goethes Arbeitszimmer in Weimar.

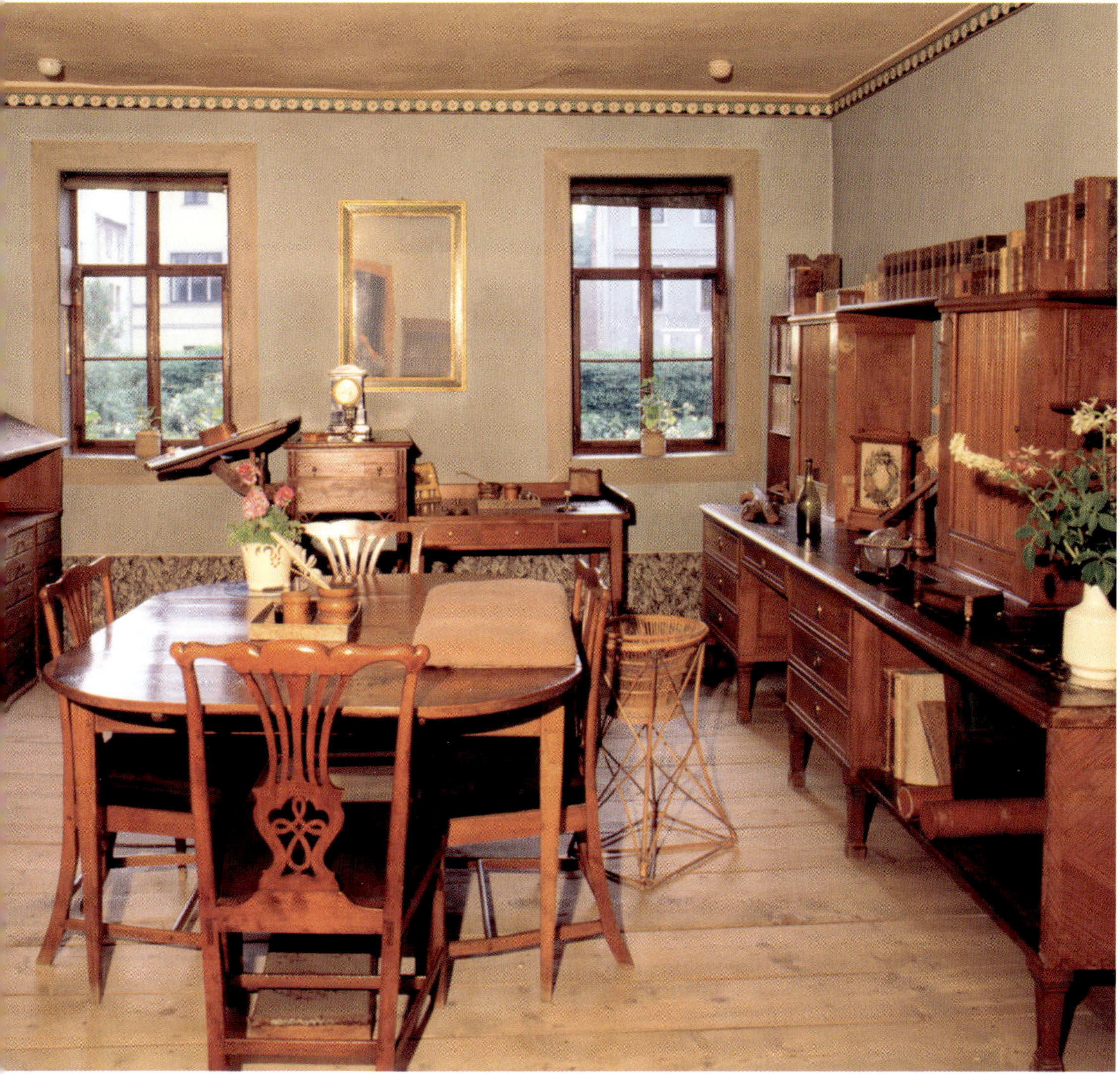

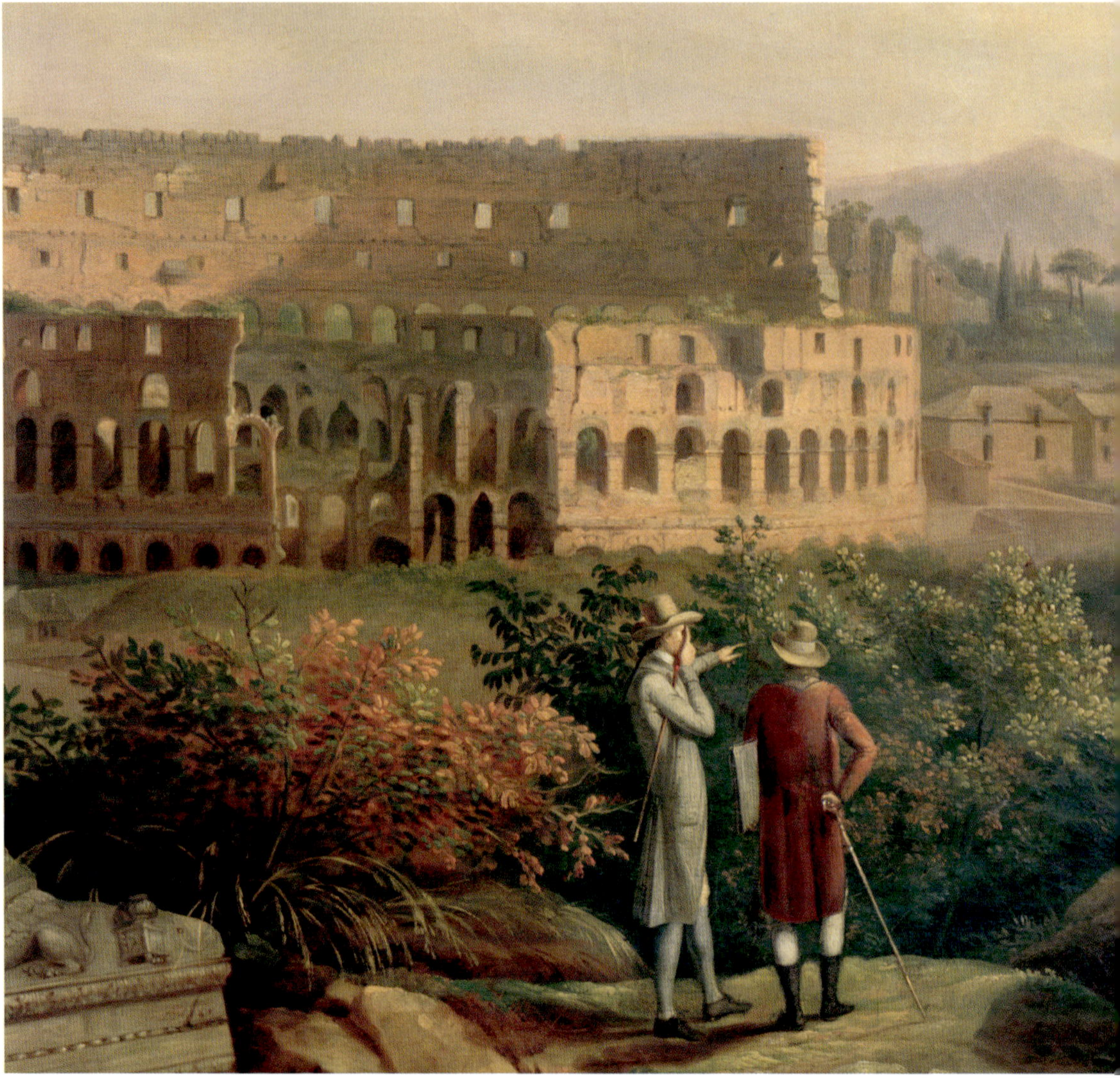

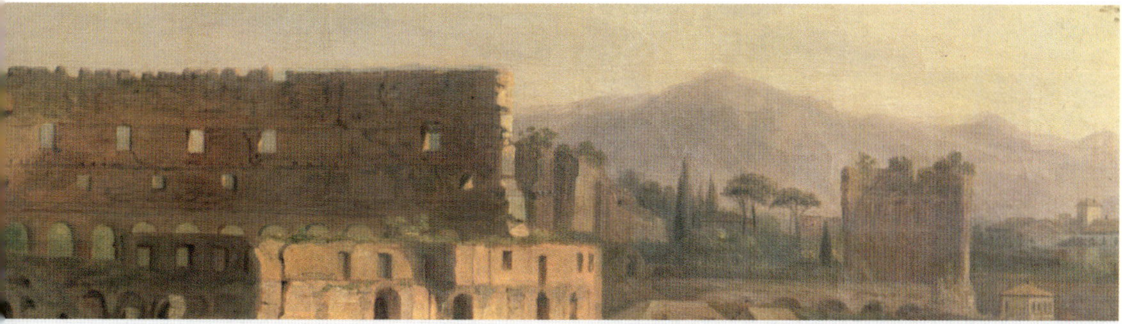

Die beste Bildung findet ein gescheiter Mensch auf Reisen.

Wilhelm Meisters Lehrjahre

Man reist nicht
um anzukommen,
sondern um zu reisen.

An Caroline von Herder

Goethe in Rom, Darstellung von Jacob Philippe Hackert, ca. 1790.

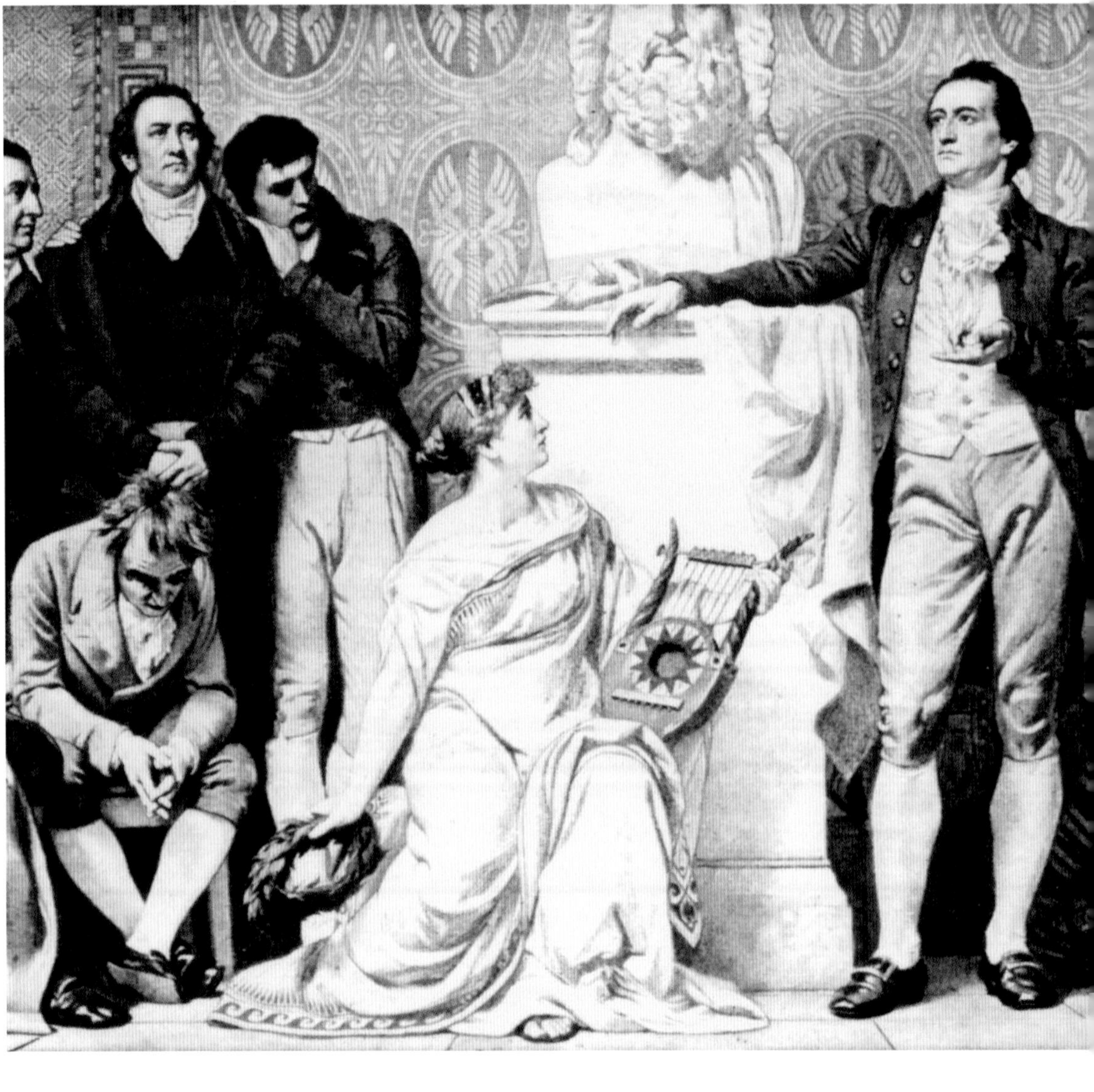

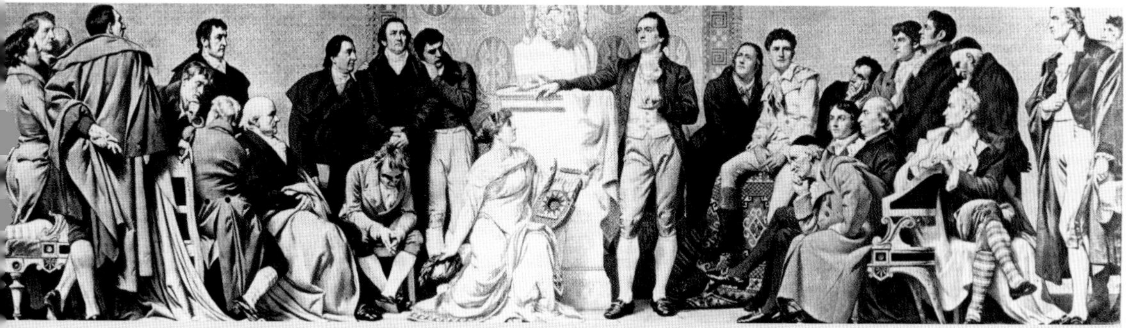

Es ist nicht genug, zu wissen,
man muss auch anwenden.
Es ist nicht genug, zu wollen,
man muss auch tun.

Wilhelm Meisters Wanderjahre

Unsere Wünsche
sind die Vorboten
der Fähigkeiten,
die in uns liegen.

Weimar 1803, ein Gemälde von Otto Knille, 1884. Goethe ist umgeben von wichtigen Denkern der Zeit, u.a. den Brüdern Humboldt, Wieland, Herder, Gauss, Schiller, Jean Paul und Pestalozzi.

Grau, teurer Freund, ist alle Theorie
Und grün des Lebens goldner Baum.

Faust I

Park an der Ilm in Weimar, der unter der Mitwirkung Goethes zwischen 1778 und 1828 entstand.

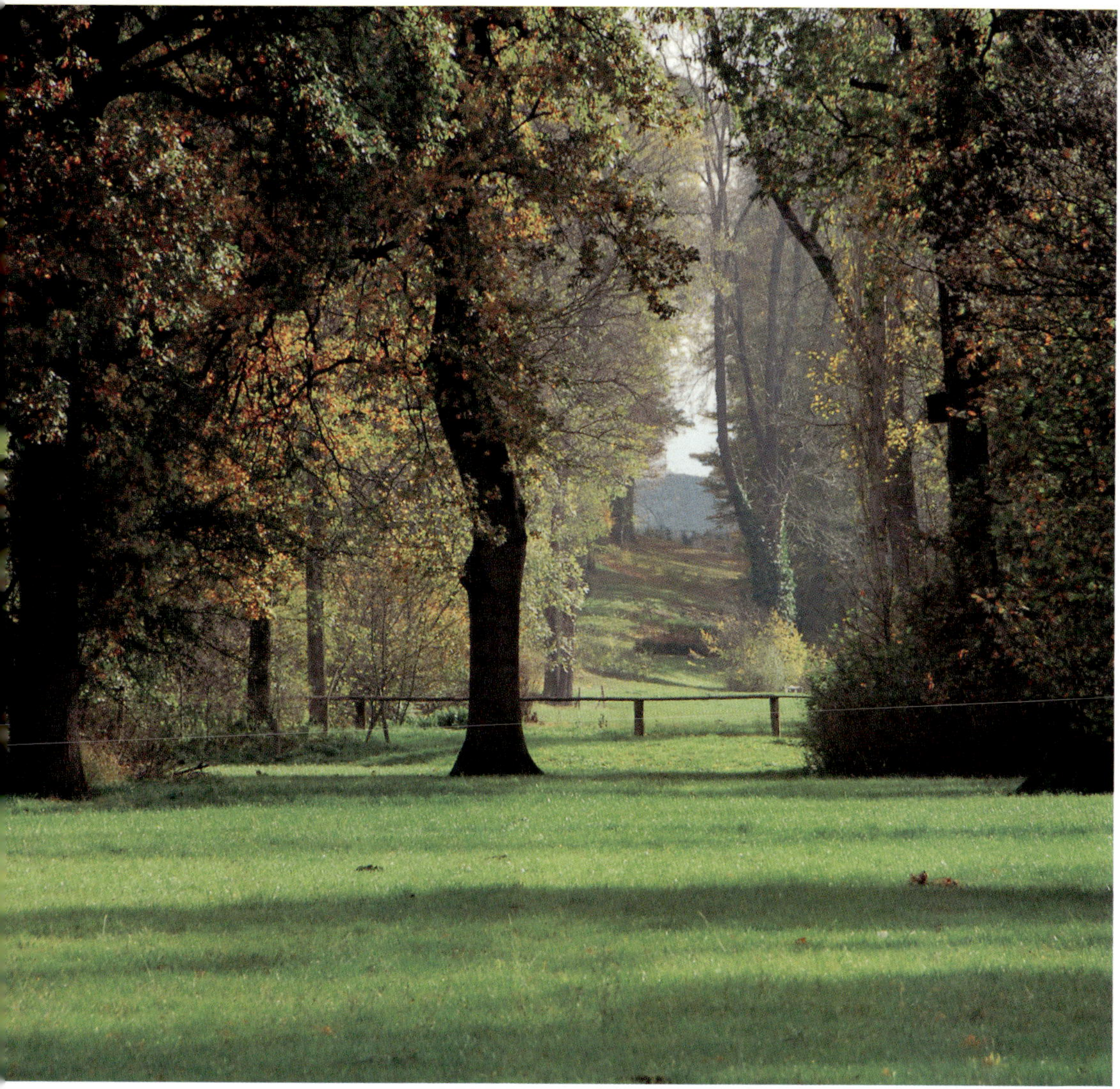

Ein Mädchen von schöner Gestalt, mittlerer Größe, die ein simples weißes Kleid, mit blassroten Schleifen an Arm und Brust, anhatte ... hielt ein schwarzes Brot und schnitt ihren Kleinen rings herum jedem sein Stück nach Proportion ihres Alters und Appetits ab, gab's jedem mit solcher Freundlichkeit, und jedes rief so ungekünstelt sein „danke!“, indem es mit den kleinen Händchen lange in die Höhe gereicht hatte, ehe es noch abgeschnitten war ...

Die Leiden des jungen Werther

Wem wohl das Glück
die schönste Palme beut?
Wer freudig tut,
sich des Getanen freut.

Sprichwörtlich

Szene aus „Die Leiden des jungen Werther" – Lotte und Werther in einer Zeichnung von Wilhelm von Kaulbach, 1859.

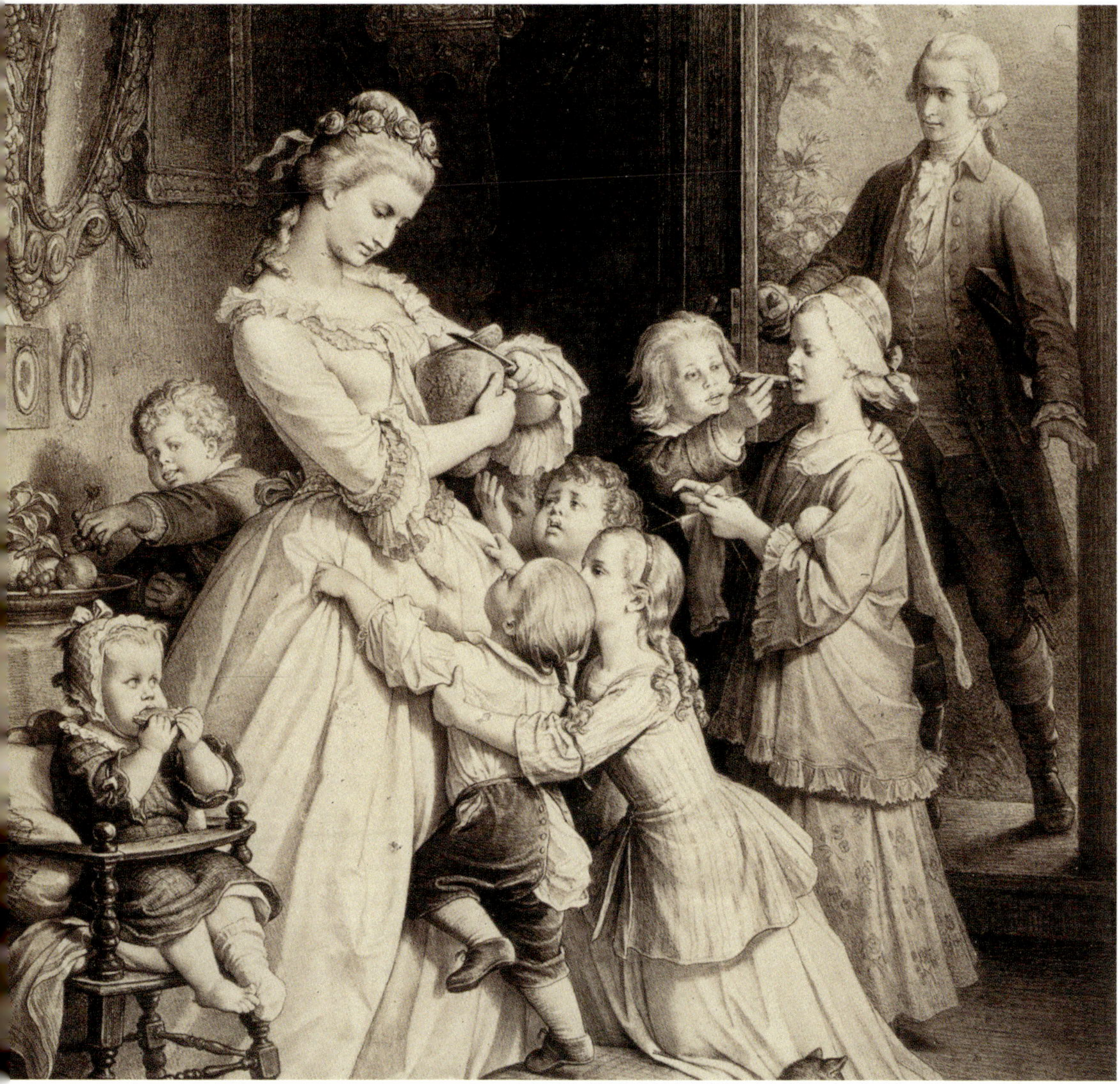

Niemand weiß, wie weit seine Kräfte gehen,
bis er sie versucht hat.

Die Leiden des jungen Werther

Jedem redlichen Bemühn
Sei Beharrlichkeit verliehn!

Sprüche

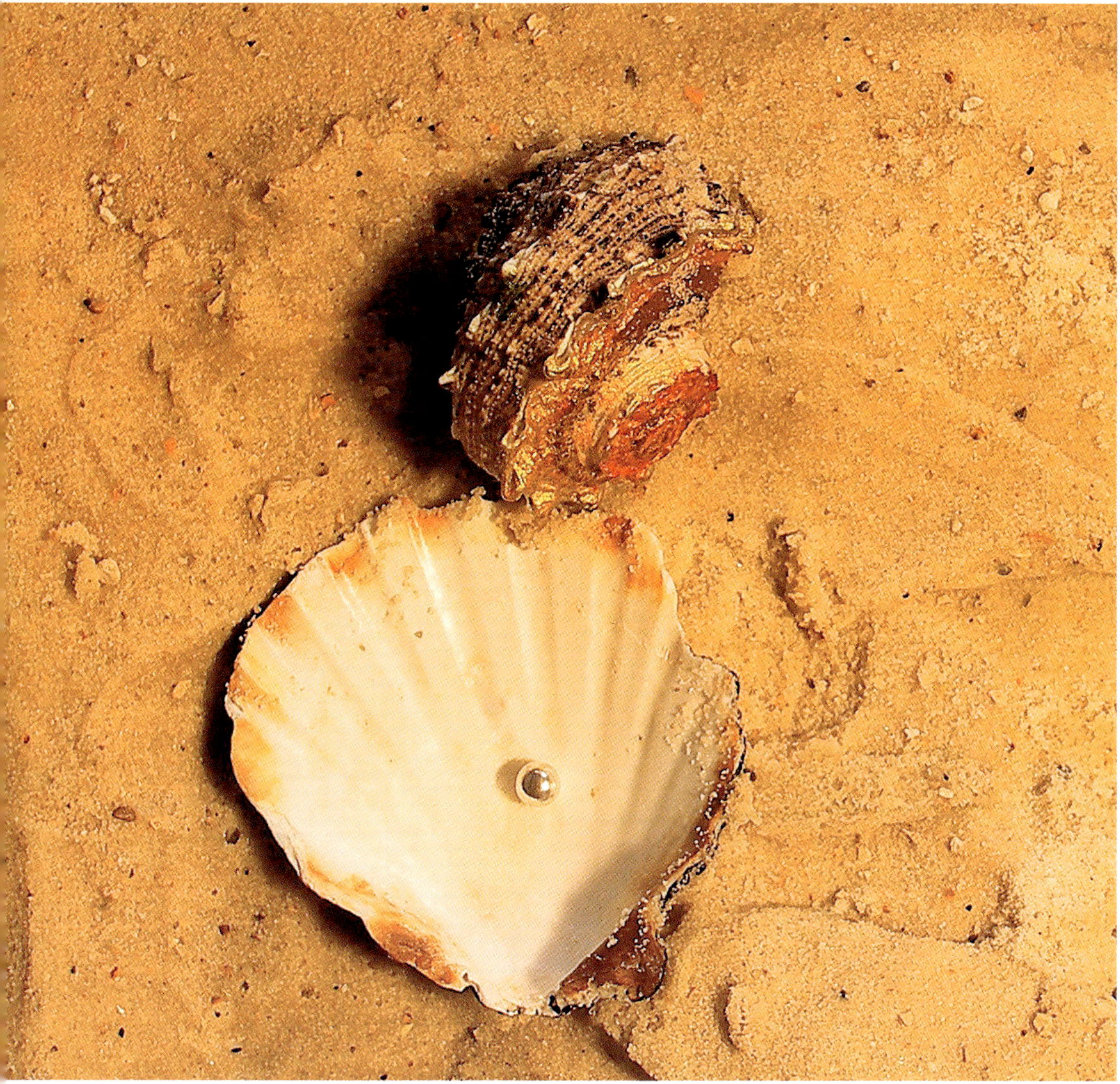

Der ist am glücklichsten,
er sei ein König oder ein Geringer,
dem in seinem Hause Wohl bereitet ist.

Iphigenie auf Taurus

Goethes Wohnhaus in Weimar, Stich nach einem Gemälde von Otto Wagner.

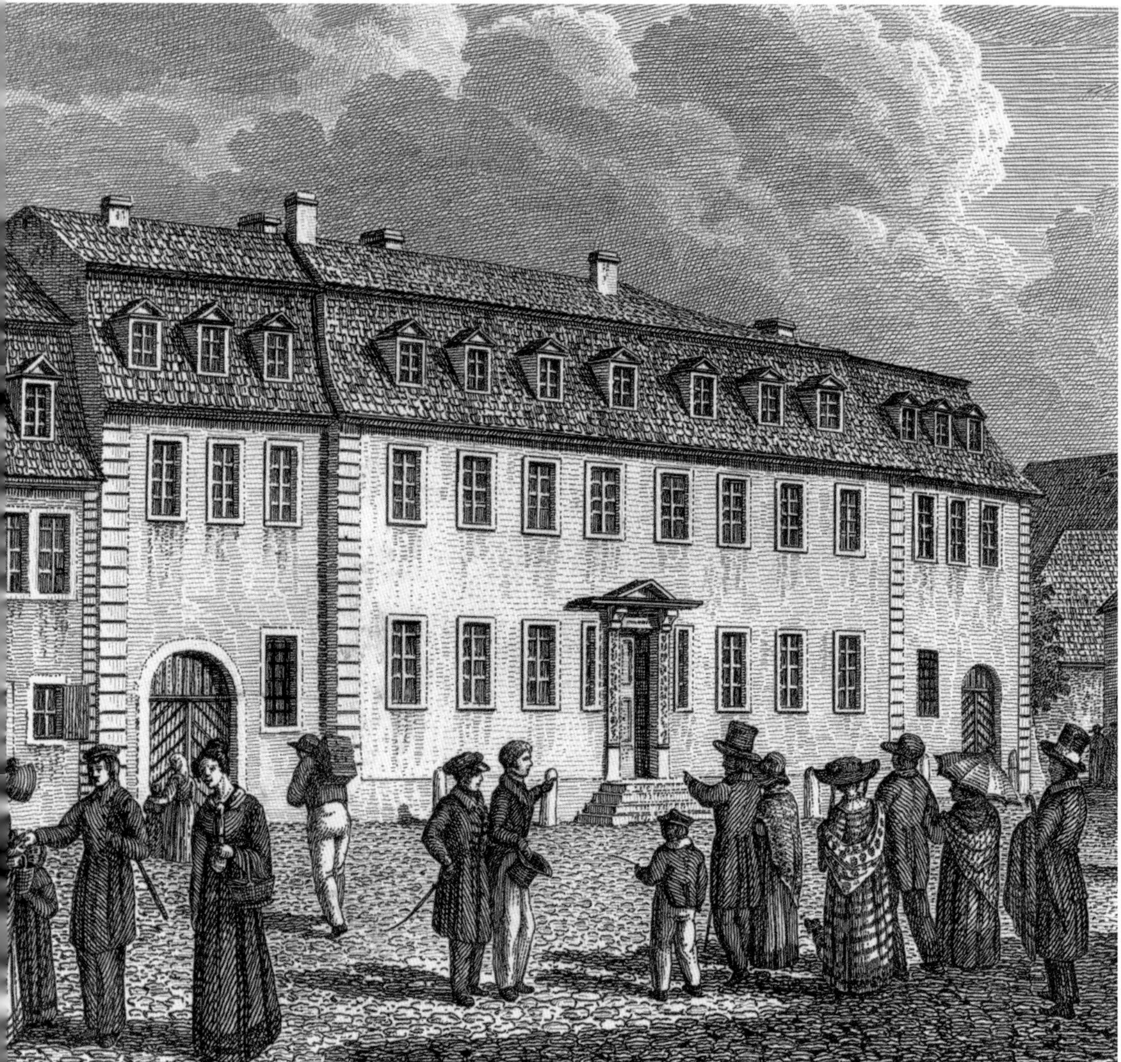

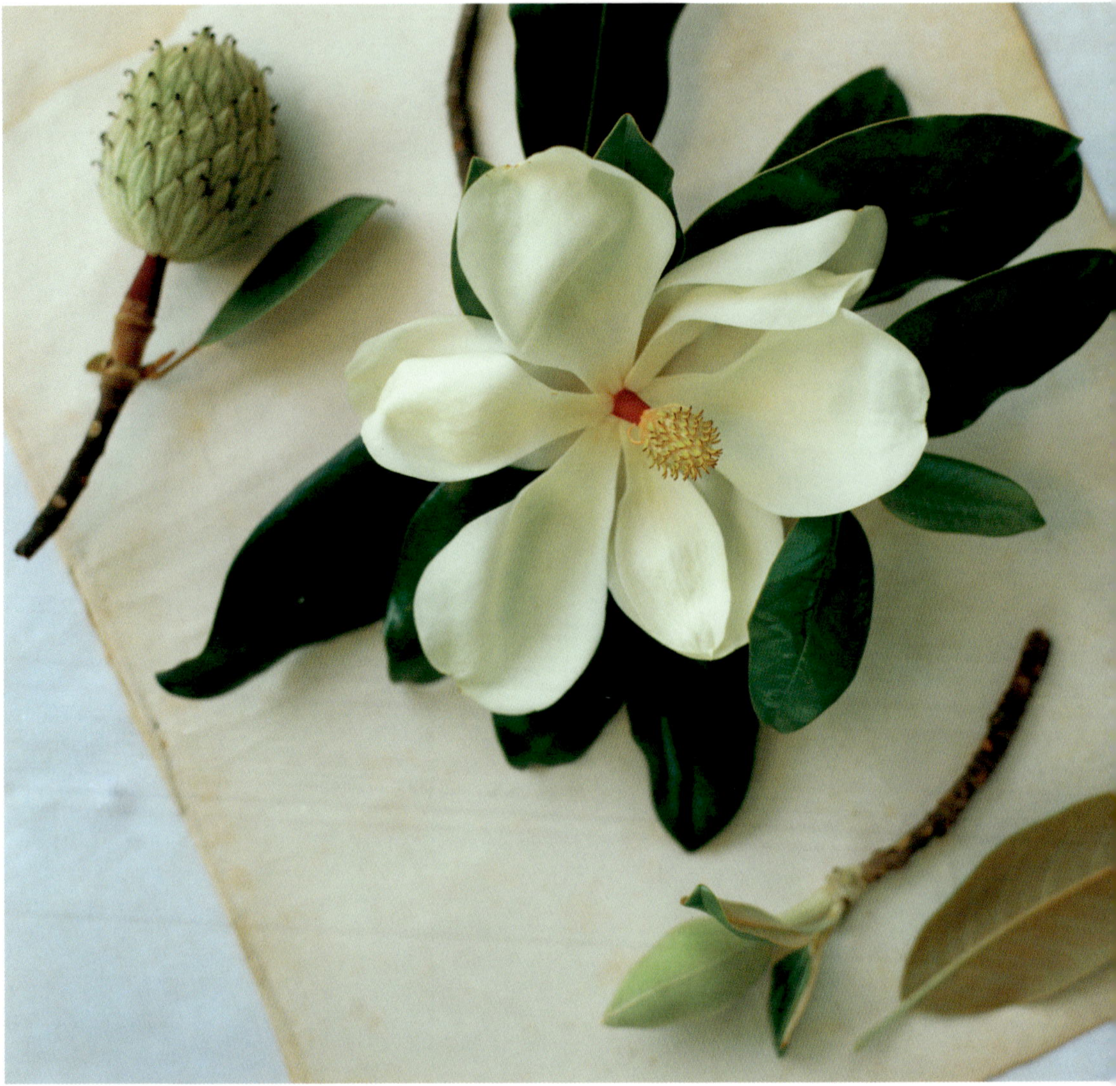

Man sieht die Blumen welken
und die Blätter fallen,
aber man sieht auch Früchte reifen
und neue Knospen keimen.

Wilhelm Meisters Wanderjahre

Die Stadt selbst ist unangenehm,
dagegen rings umher eine unaussprechliche
Schönheit der Natur.

Die Leiden des jungen Werther

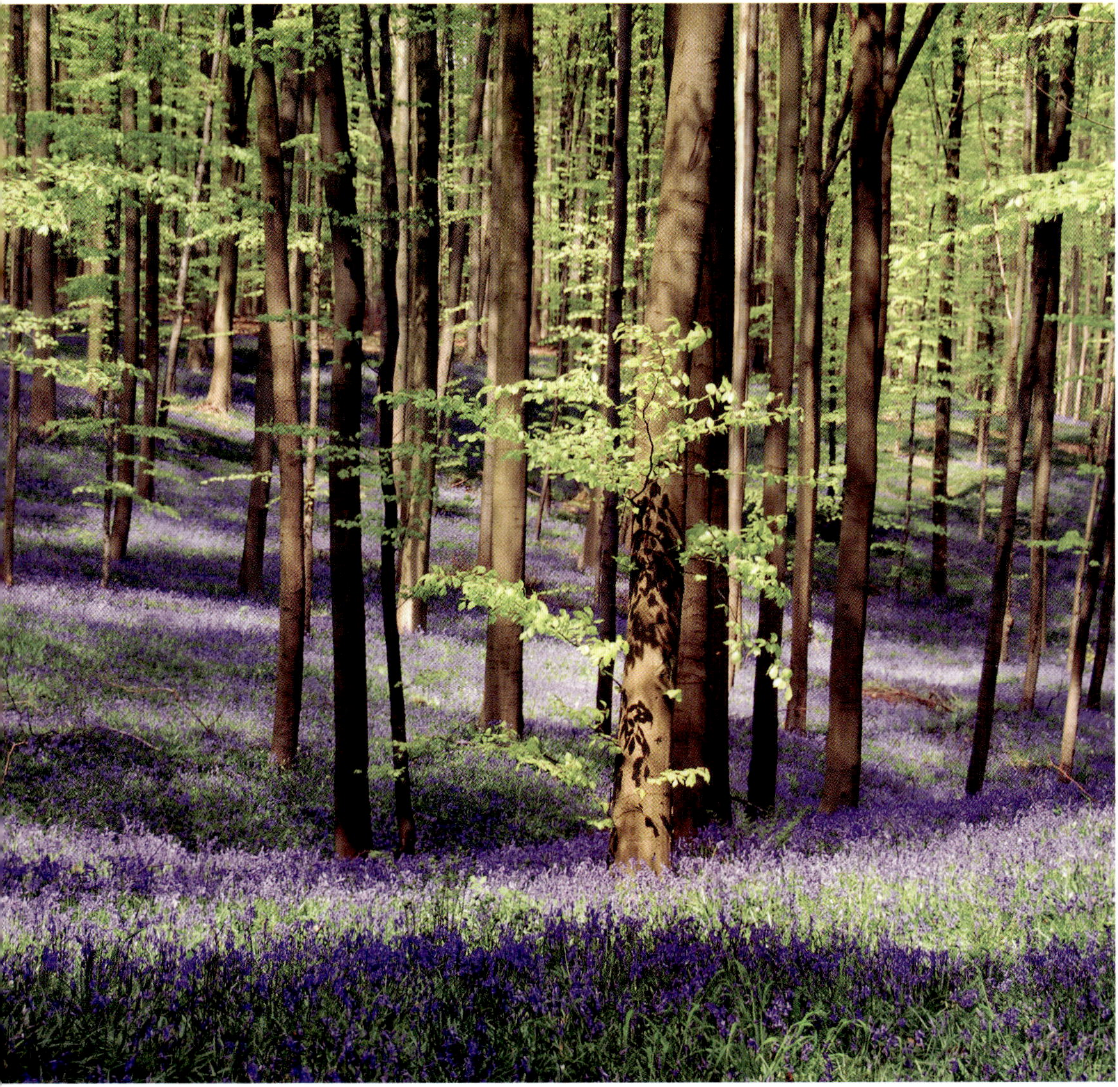

Blumen sind die schönen Worte
und Hieroglyphen der Natur,
mit denen sie uns andeutet,
wie lieb sie uns hat.

Der Anblick
eines wahrhaft Glücklichen
macht glücklich.

Lila

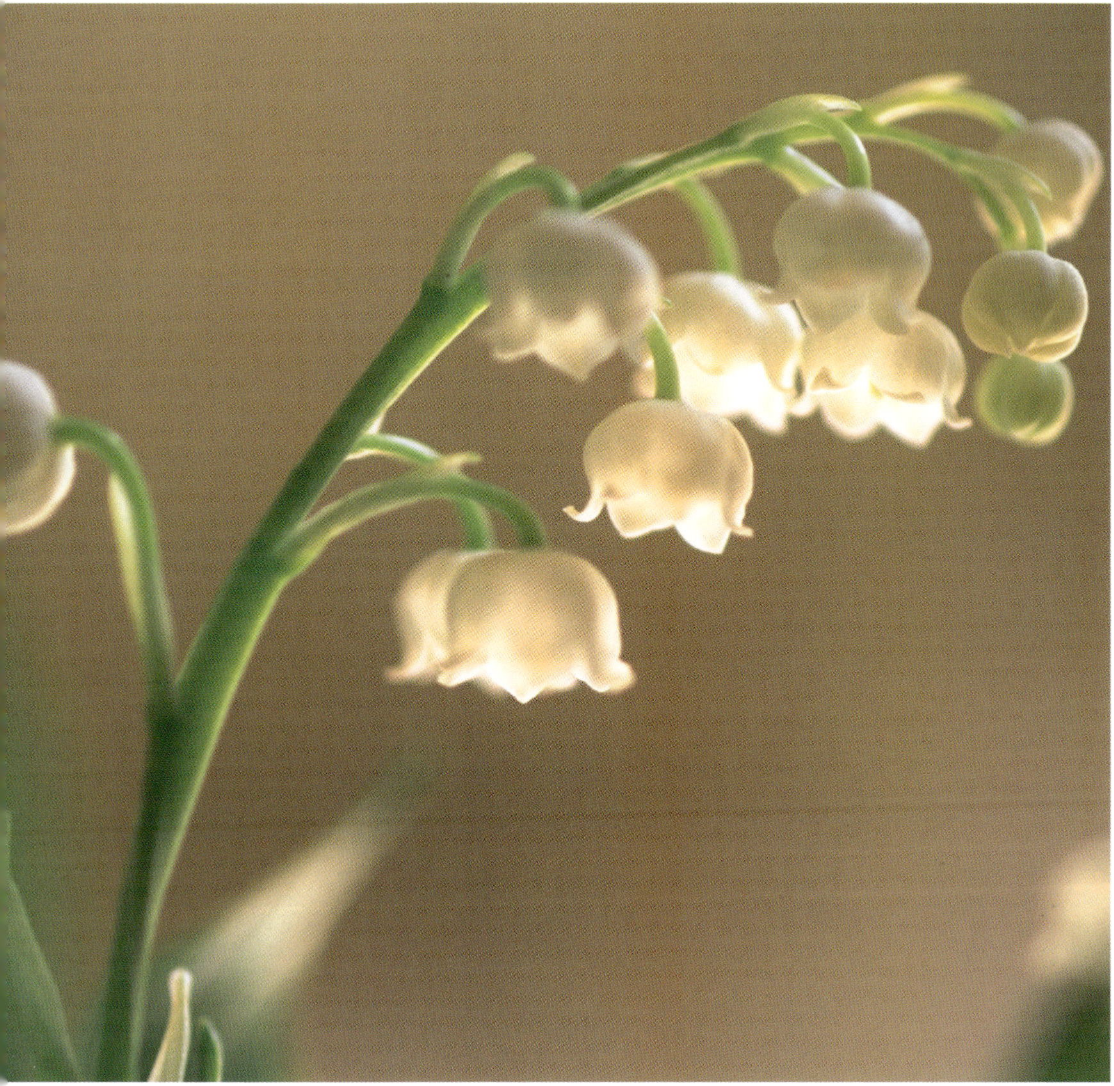

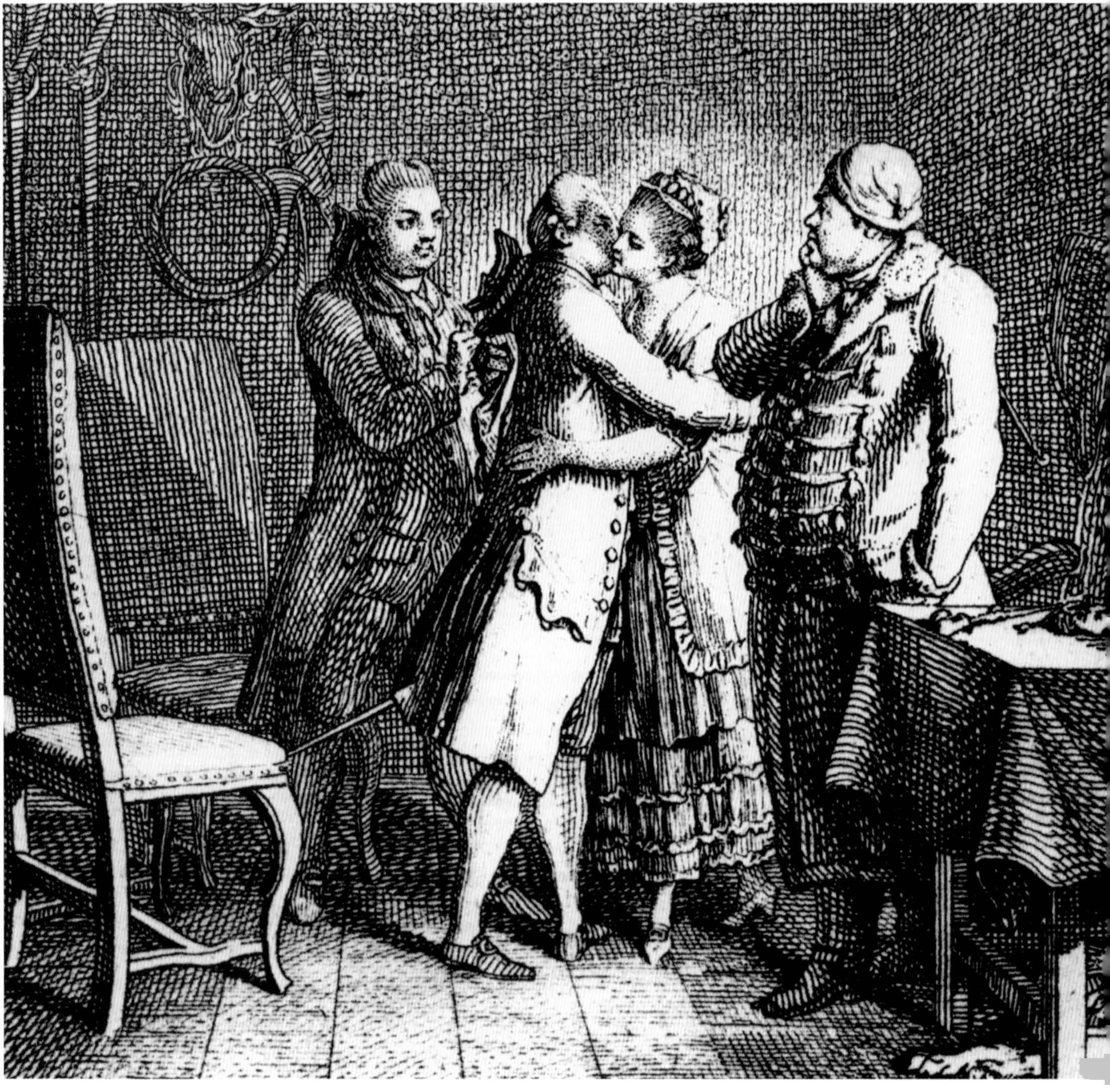

Und doch welch Glück geliebt zu werden!
Und lieben, Götter, welch ein Glück!

Willkommen und Abschied

Glücklich allein ist die Seele, die liebt.

Egmont

Umarmung Werthers und Lottes aus den „Freuden des jungen Werthers", eine Abhandlung der Kritik an Goethes „Werther", von Friedrich Nicolai. Radierung von Daniel Chodowiecki, 1775.

Wenn man mit sich selbst einig ist
und mit seinen Nächsten,
das ist auf der Welt das Beste.

An Christiane, 3. Oktober 1799

Bekanntschaften, wenn sie
sich auch gleichgültig ankündigen,
haben oft die wichtigsten Folgen.

Wilhelm Meisters Wanderjahre

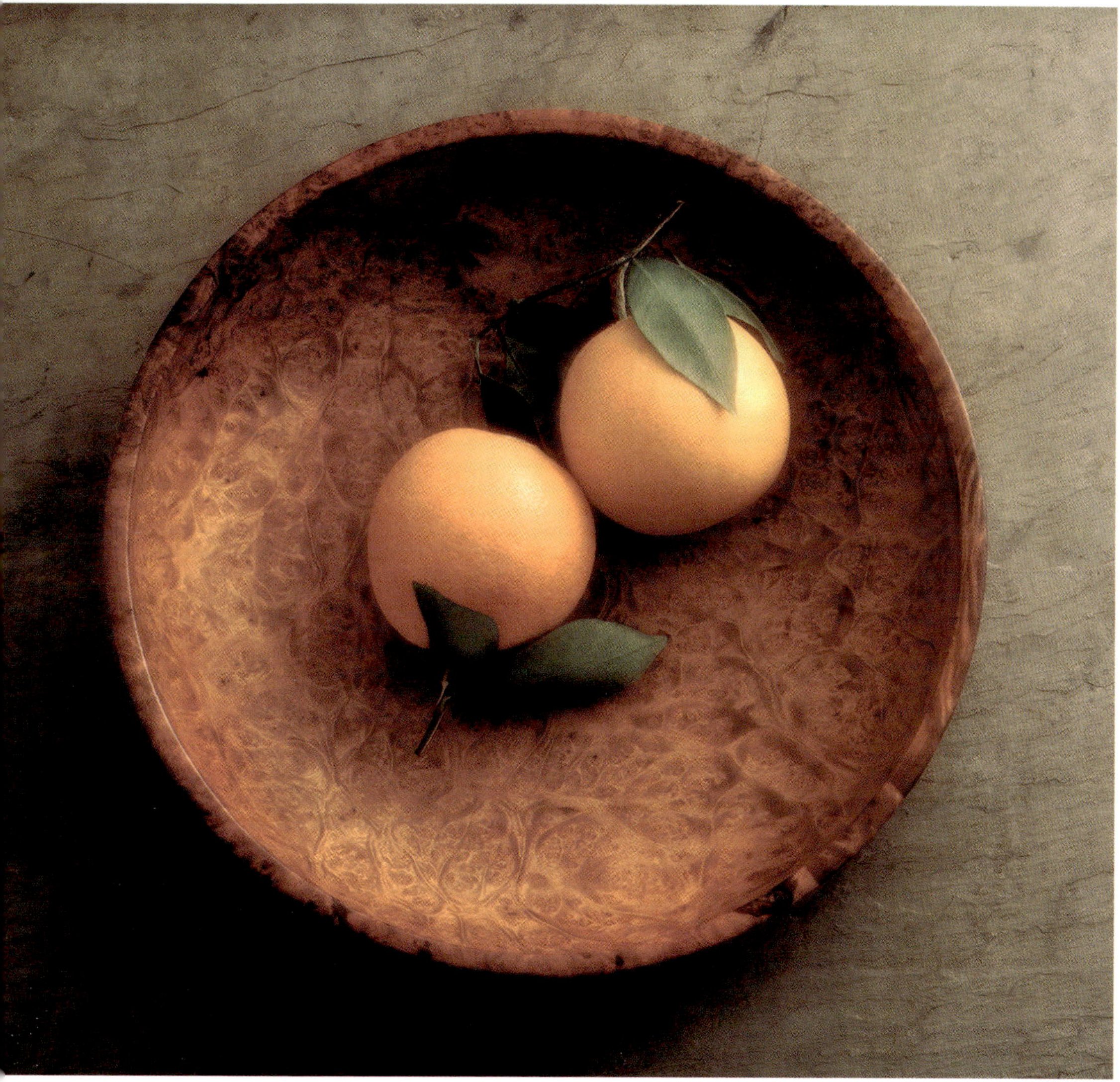

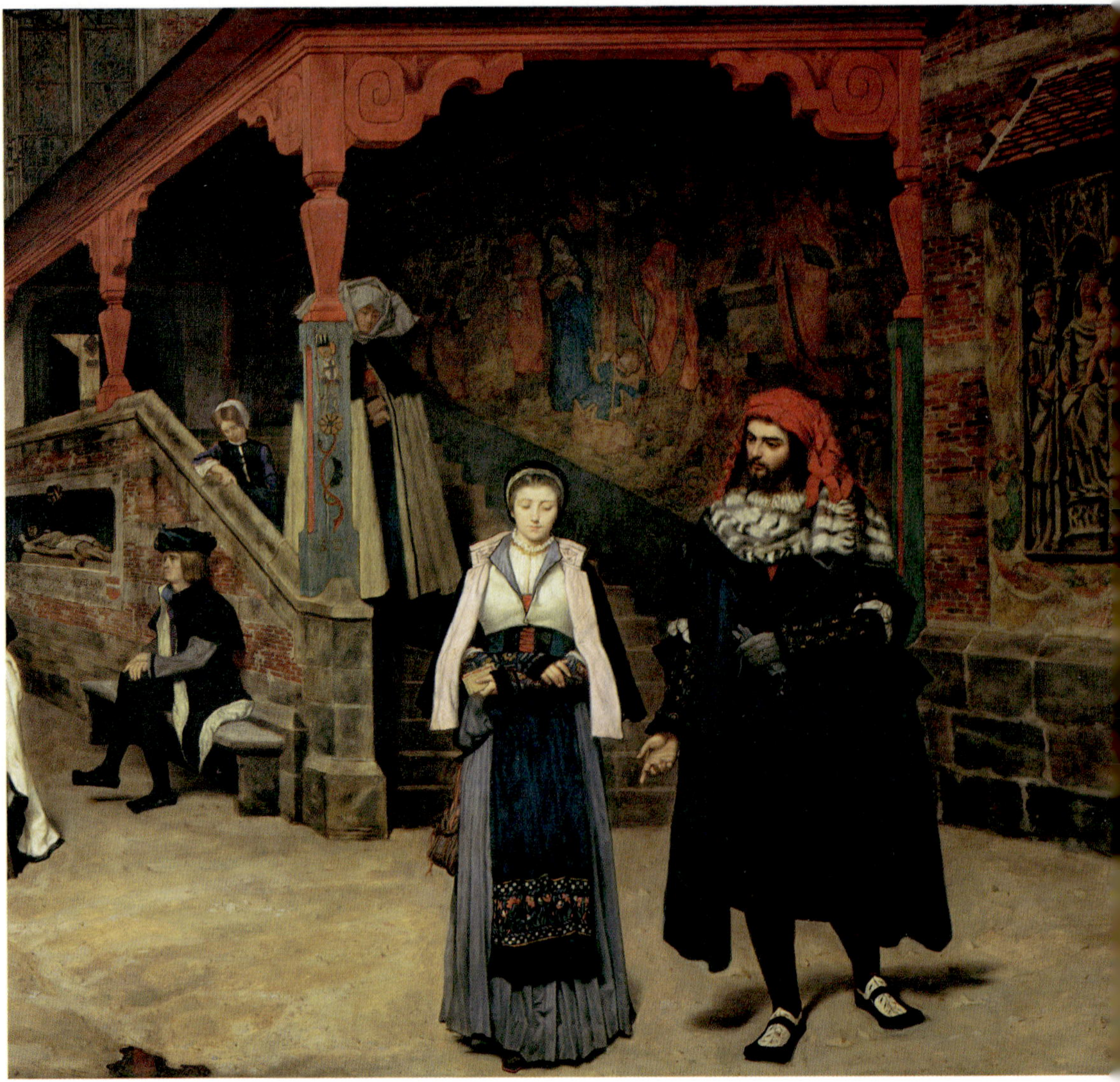

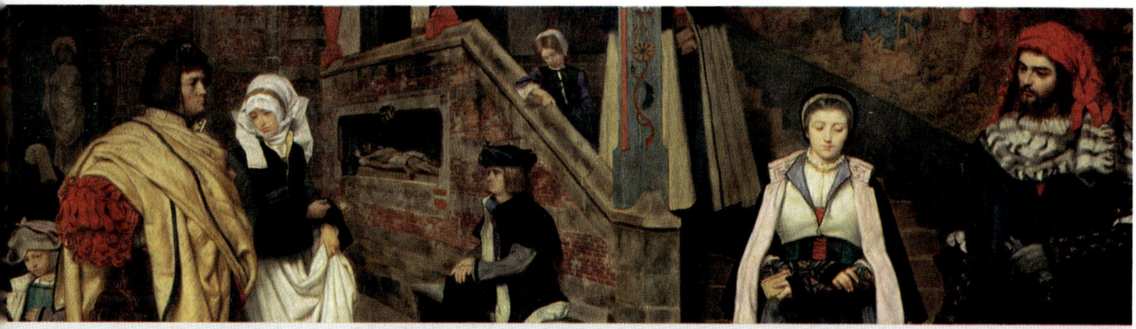

Gefühl ist alles;
Name ist Schall und Rauch.

Faust I

Was ich weiß, kann jeder wissen.
Mein Herz hab' ich allein.

Die Leiden des jungen Werther

Gretchen und Faust in einer Darstellung von James Tissot, 1808.

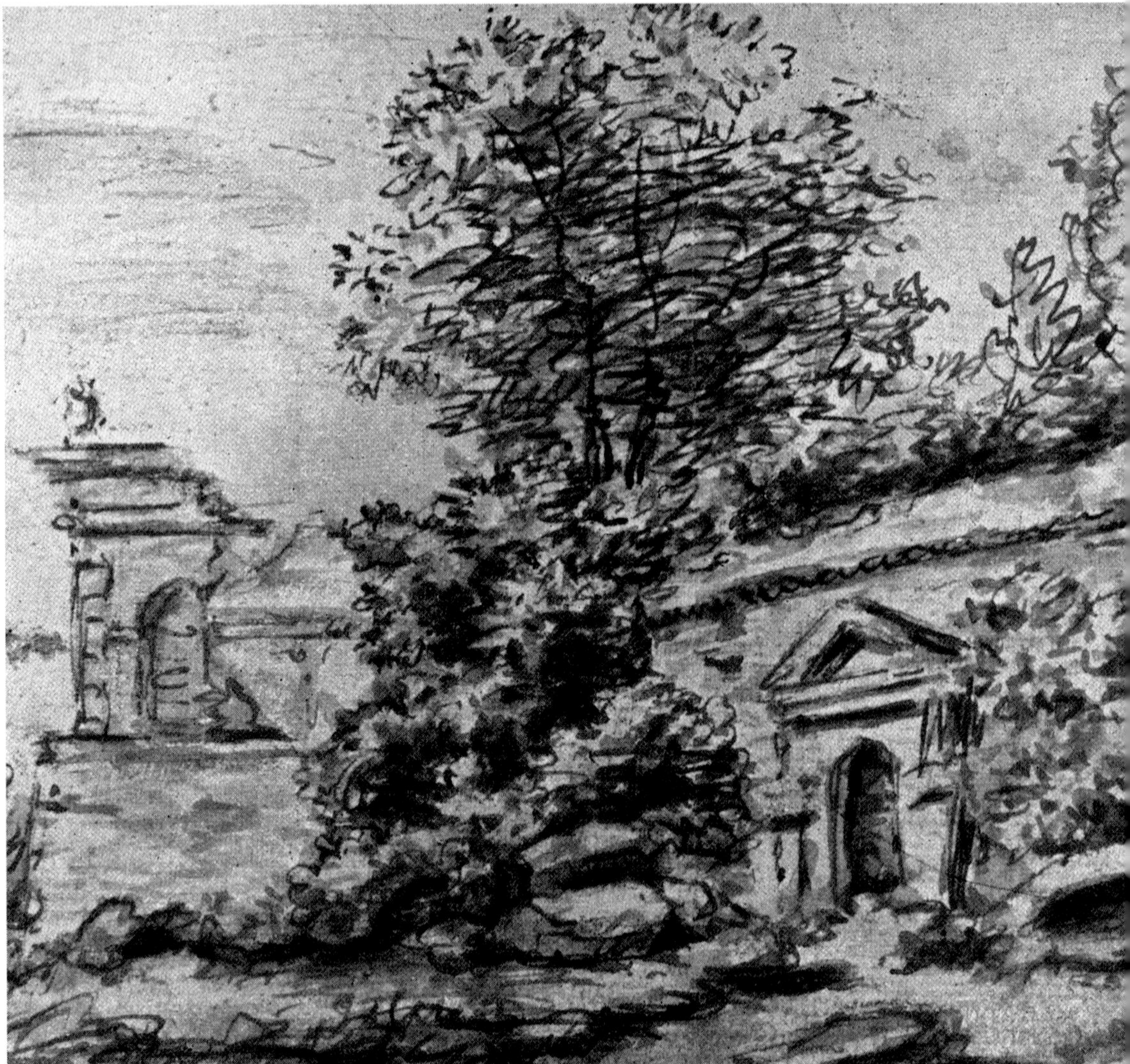

Was glänzt, ist für den Augenblick geboren;
Das Echte bleibt der Nachwelt unverloren.

Faust I

O blicke nicht nach dem, was jedem fehlt;
Betrachte, was noch einem jeden bleibt.

Torquato Tasso

Goethes Zeichnung einer „idealen Landschaft", ca. 1786.

Was gibt uns wohl den schönsten Frieden,
Als frei am eignen Glück zu schmieden.

Sprichwörtlich

Man lebt nur einmal in der Welt.

Clavigo

Schmiedekunst an der Haustür zu Goethes Geburtshaus in Frankfurt.

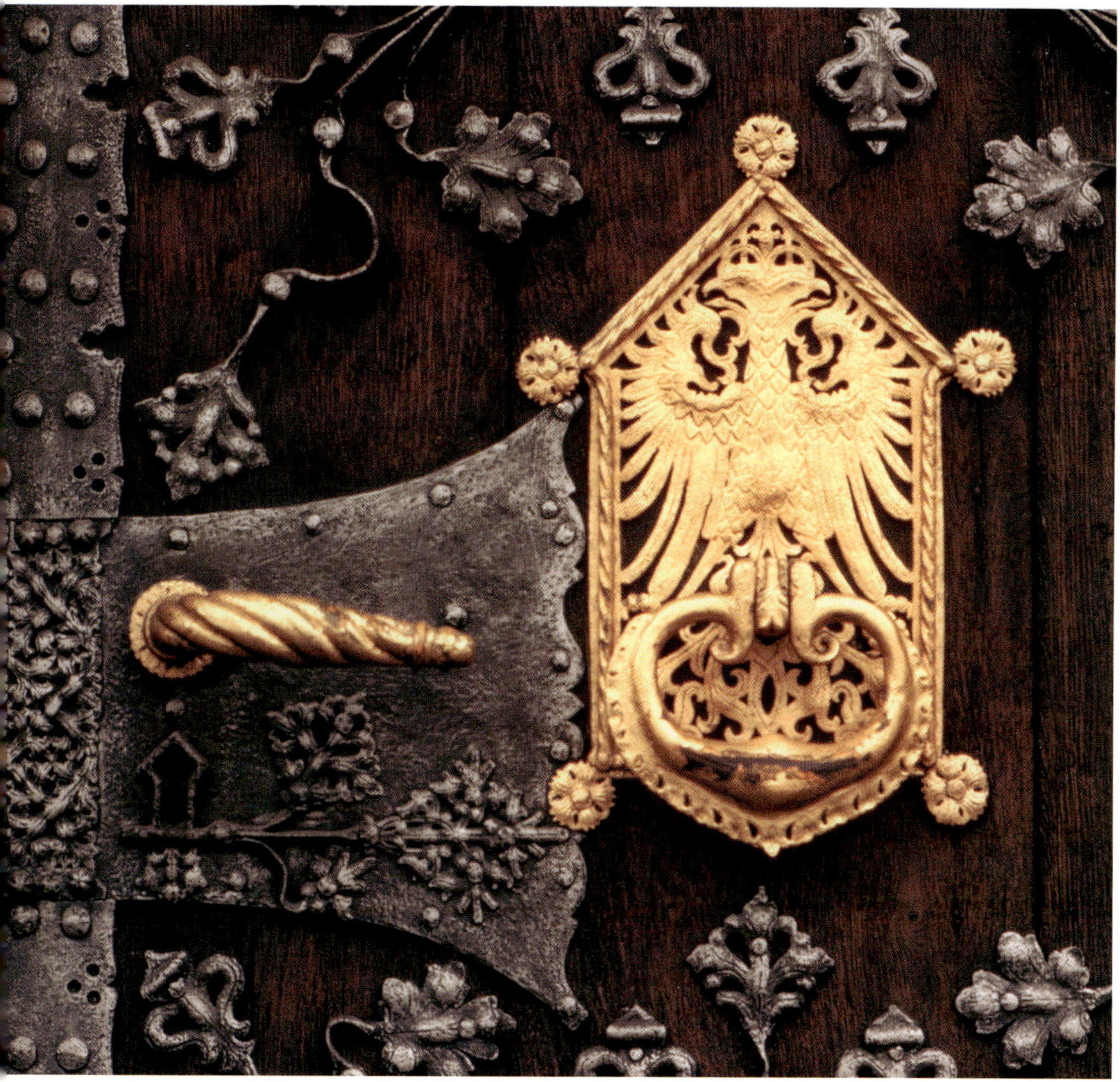

Das ist der glücklichste Mensch,
der das Ende seines Lebens
mit dem Anfang in Verbindung setzen kann.

Maximen und Reflexionen

Ihr glücklichen Augen,
Was je ihr gesehn,
Es sei wie es wolle,
Es war doch so schön!

Faust II

Goethes Geburtshaus in Frankfurt.

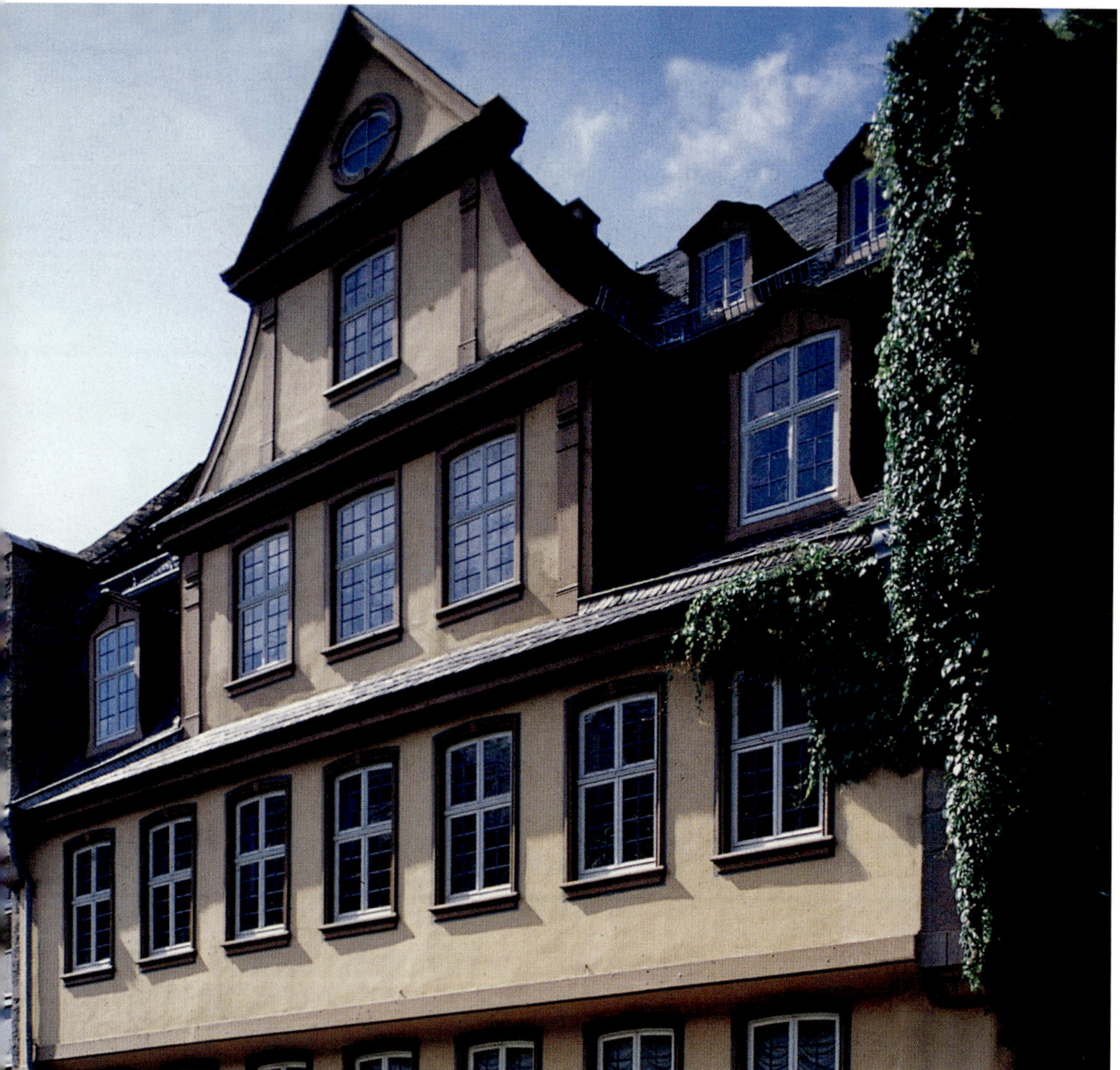

Und Freud und Wonne
Aus jeder Brust.
O Erd, o Sonne!
O Glück, o Lust!

Mailied

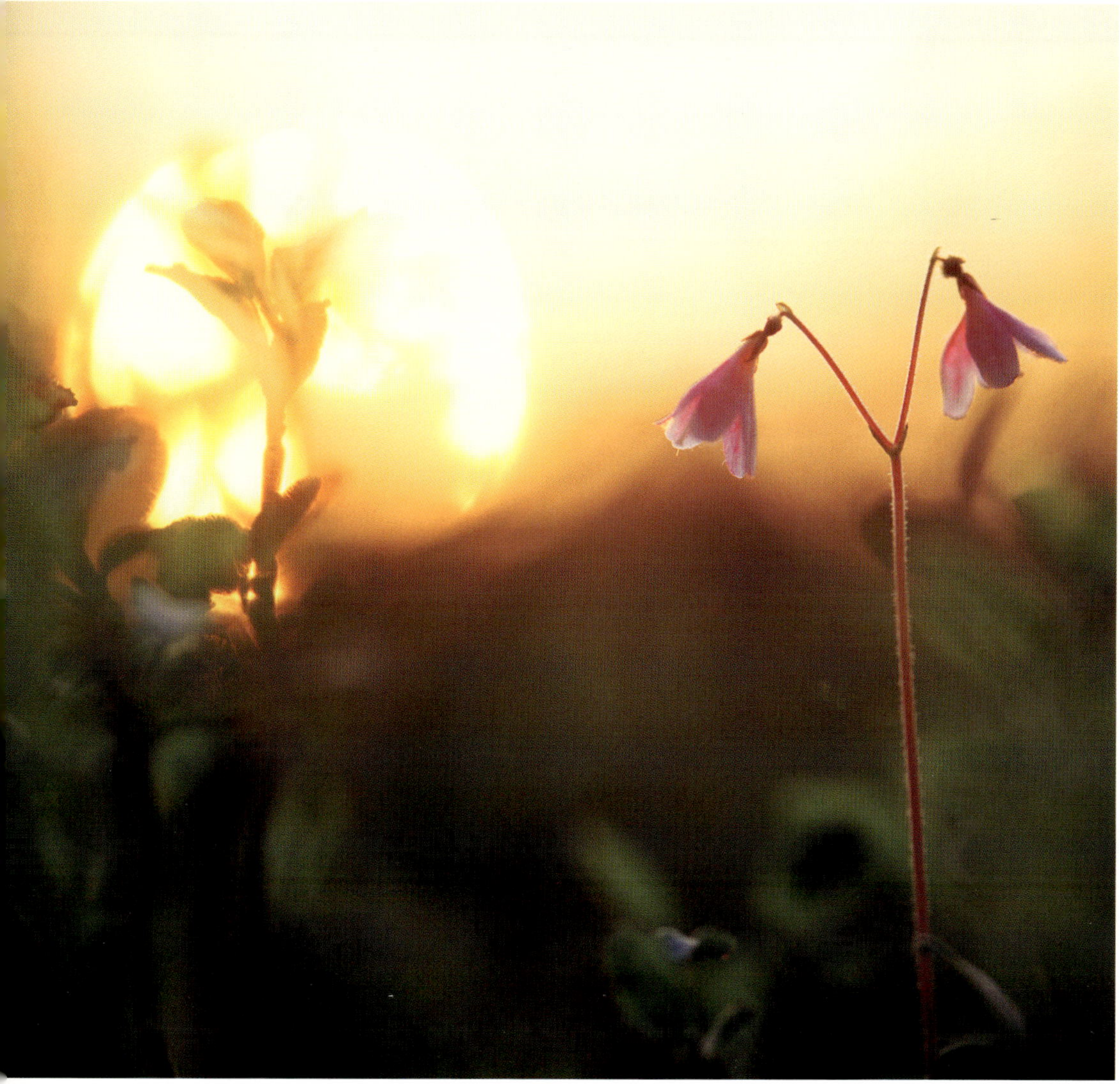

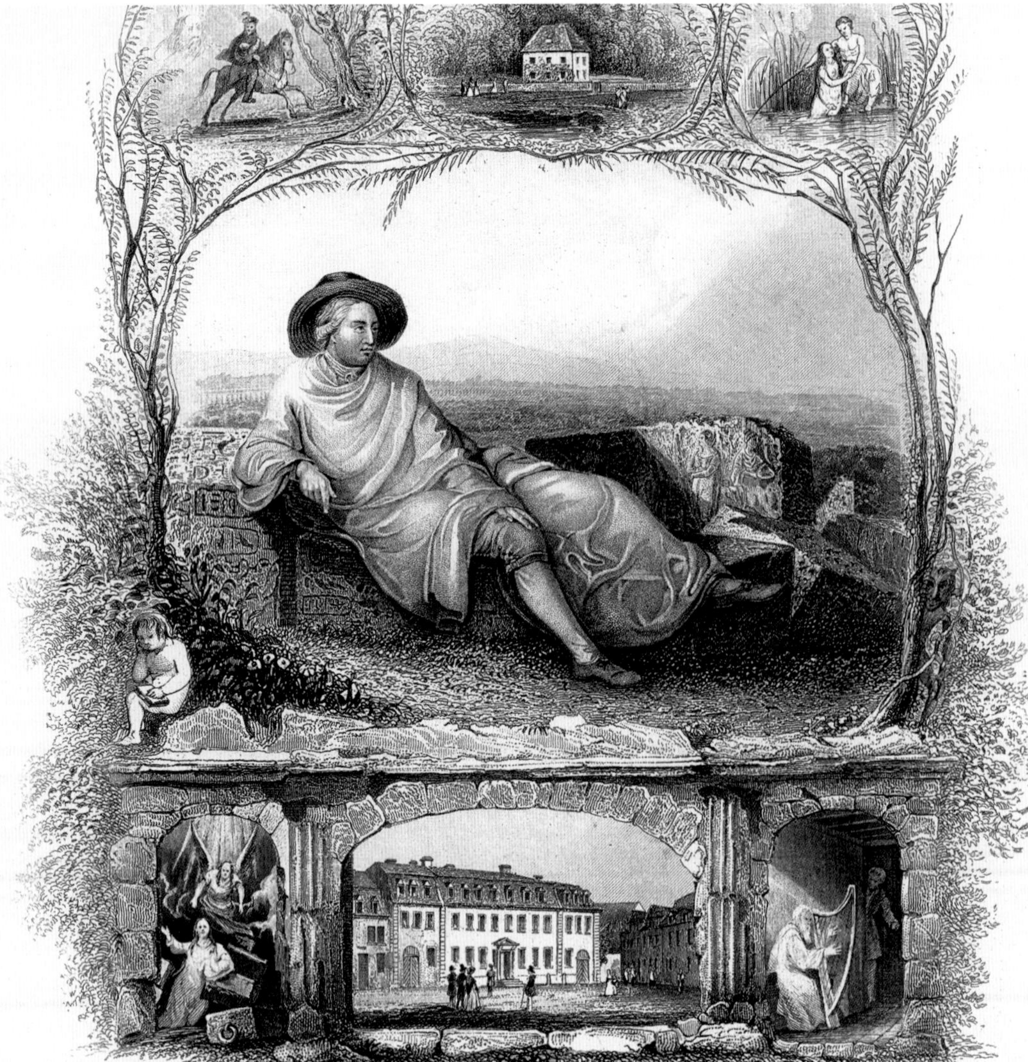

Johann Wolfgang von Goethe

Am 28. August 1749 wurde Johann Wolfgang Goethe, Sohn von Johann Caspar Goethe und Catharina Elisabeth Textor, in Frankfurt am Main geboren. Die Familie war wohlhabend und angesehen. Goethe erhielt eine humanistisch geprägte Ausbildung und interessierte sich schon früh für Literatur und Theater.

1765–1768 studierte er Jura in Leipzig, besuchte aber auch Poetikvorlesungen und Zeichenunterricht.

1768 kehrte Goethe wegen einer Krankheit nach Frankfurt zurück. 1770 ging er nach Straßburg, um sein Studium zu beenden. Dort lernte er Johann Gottfried von Herder kennen, der seine literarische Weiterentwicklung stark beeinflusste.

In Frankfurt, Darmstadt und Wetzlar arbeitete Goethe als Jurist, ließ sein literarisches Werk aber nicht ruhen (1774 erschienen „Die Leiden des Jungen Werther"); 1775 wurde er von Herzog Karl August als Berater nach Weimar berufen. Dort blieb er bis zu seinem Tod.

Goethes „Italienische Reise" fand zwischen 1786 und 1788 statt. Das Land, seine kulturelle Geschichte und die Menschen, die er dort traf, beeindruckten ihn tief.

1788 kehrte er nach Weimar zurück, wo er auf die 23-jährige Christiane Vulpius, seine spätere Ehefrau, traf. Der Sohn August, geboren 1789, war das einzige überlebende von 5 Kindern.

Ab 1794 entwickelt sich eine Freundschaft mit Friedrich Schiller, die beide Dichter inspirierte und eine literarisch wichtige Zeit in Goethes Leben einläutete. 1808 vollendete er „Faust I".

1816 starb Christiane. Goethe, vom Alter gezeichnet, geistig jedoch immer noch in Hochform, verfasste zwischen 1816 und seinem Tod 1832 noch viele Werke, u.a. die „Italienische Reise", „Wilhelm Meisters Wanderjahre" und „Faust II".

Am 22. März 1832 starb Goethe an einer Lungenentzündung in Weimar.

Goethe in einem Stich von ca. 1860.

Dichter & Denker

In der Reihe „Dichter & Denker“
sind bisher erschienen:

Goethe zum Glücklichsein
(ISBN 978-3-89008-471-8)

Schiller für gute Nerven
(ISBN 978-3-89008-470-1)

Shakespeare für Verliebte
(ISBN 978-3-89008-468-8)

Oscar Wilde für Genießer
(ISBN 978-3-89008-469-5)

Über die Herausgeberin:

Florentine Graf ist studierte Kunsthistorikerin. Nach längeren Aufenthalten in Rom und London zog es sie nach Wien, wo sie einige Jahre lang ein kleines Buchantiquariat leitete. Heute arbeitet sie als Publizistin und hat bereits zahlreiche Bücher herausgegeben.

Idee und Konzept: Groh Verlag GmbH & Co. KG

Bildnachweis:

Titel: Mauritius / Pixtal und iStockphoto / sx70;
S. 1, 2: Chris Hellier / Corbis;
S. 3, 16/17, 21, 32, 38: picture-alliance / akg-images;
S. 5: iStockphoto / Alex Nikada;
S. 7: iStockphoto / Julian Barkway;
S. 8/9: Bettmann / Corbis;
S. 11: iStockphoto / Jordan Chesbrough;
S. 13: picture-alliance / Helga Lade / Rainer Binder;
S. 14/15: Getty / The Bridgeman Art Library / Jacob-Philippe Hackert;
S. 19: picture-alliance / dpa;
S. 23: fotolia / VivitoArt;
S. 25: Getty / The Bridgeman Art Library / Otto Wagner;
S. 26: Getty / Stone / Victoria Pearson;
S. 29: iStockphoto / Vera Bogaerts;
S. 31: Torquat Catherine de / Corbis Sygma;
S. 35: Getty / StockFood Creative / Tony Kubat;
S. 36/37: picture-alliance / akg-images / Erich Lessing;
S. 41: Michael S. Yamashita / Corbis;
S. 43: Norbert Guthier / f1 online;
S. 45: Getty / The Image Bank / Peter Lilja;
S. 46: picture-alliance / 91020 / KPA / WHA;
Rückseite: iStockphoto / sx70.

ISBN 978-3-89008-471-8

www.groh.de

077007-4253-01

Ein Lächeln schenken

Geschenke sollen ein Lächeln auf Gesichter zaubern und die Welt für einen Moment zum Stehen bringen. Für diesen Augenblick entwickeln wir mit viel Liebe immer neue GROH-Geschenke, die berühren.

In ihrer großen Themenvielfalt und der besonderen Verbindung von Sprache und Bild bewahren sie etwas sehr Persönliches.

Den Menschen Freude zu bereiten und ein Lächeln zu schenken, das ist unser Ziel seit 1928.

Ihr

Joachim Groh

Lesedetektive

Eins zu null für Leon

Manfred Mai
mit Bildern von Eike Marcus

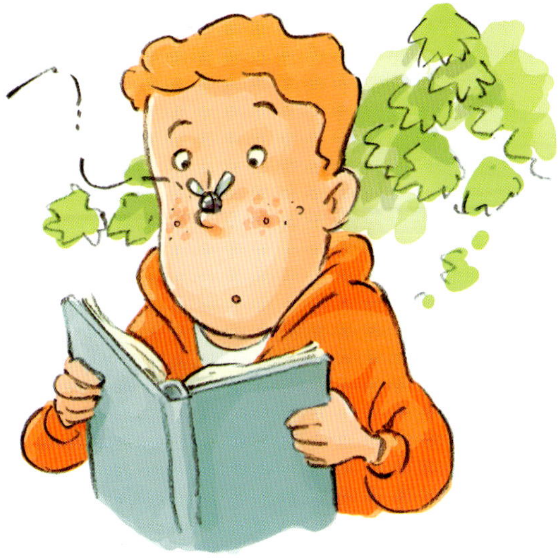

Dudenverlag
Mannheim · Leipzig · Wien · Zürich

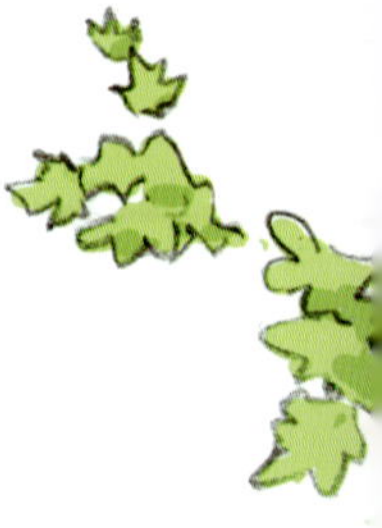

Inhalt

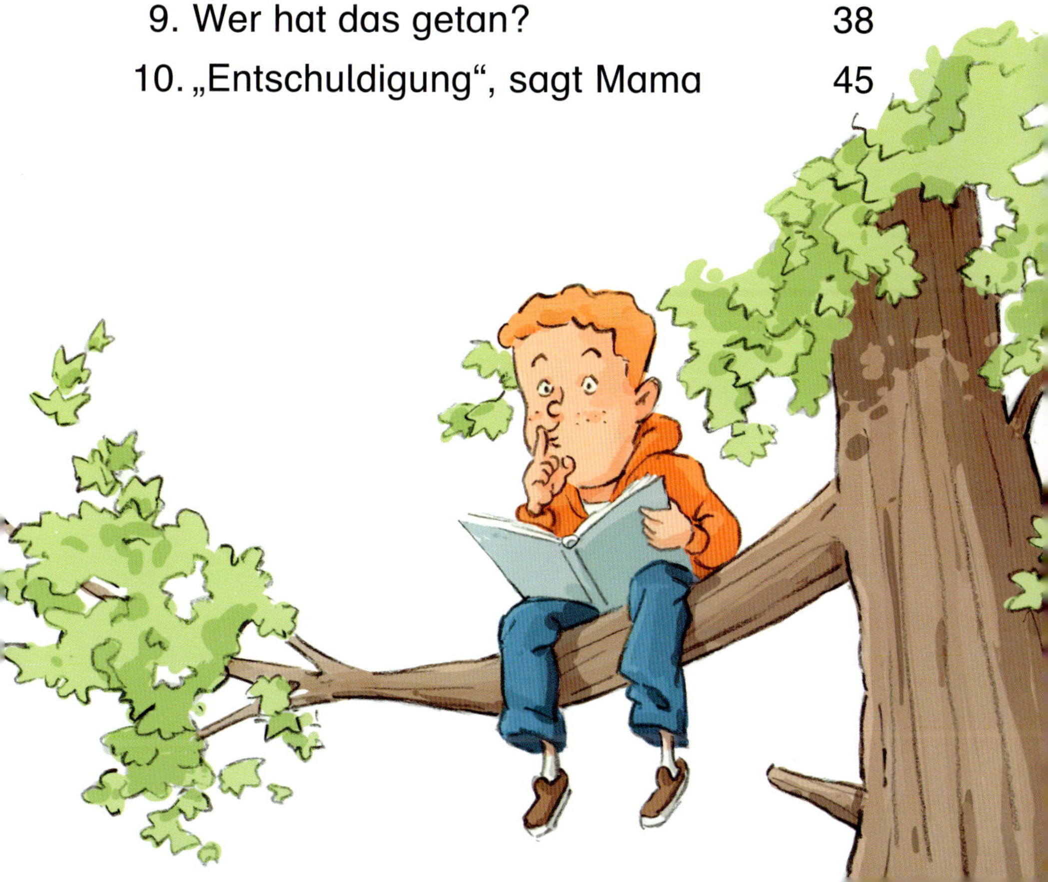

1. Ein packendes Rennen

Leon und Enes sind auf dem Weg zum Sportplatz. Einige Kinder spielen dort schon Fußball. Andere stehen oder sitzen am Spielfeldrand herum. Nach und nach trudeln alle Mädchen und Jungen der Klasse 4a ein. Seit diesem Schuljahr haben sie dienstags zwei Stunden Sport bei Herrn Ebeling.
Laura hat ihr neues Handy mitgebracht und erzählt stolz, was sie damit alles machen kann.
„Meins kann noch viel mehr“, prahlt Simon.
„Glaub ich nicht“, sagt Laura.
„Du bist …“
Ein schriller Pfiff unterbricht die beiden.
Herr Ebeling steht auf der Laufbahn und winkt die Kinder zu sich.
„So, ihr lauft euch jetzt erst mal warm.“
„Wir sind schon warm“, sagt Niko.
„Können wir nicht gleich Fußball spielen?“

1

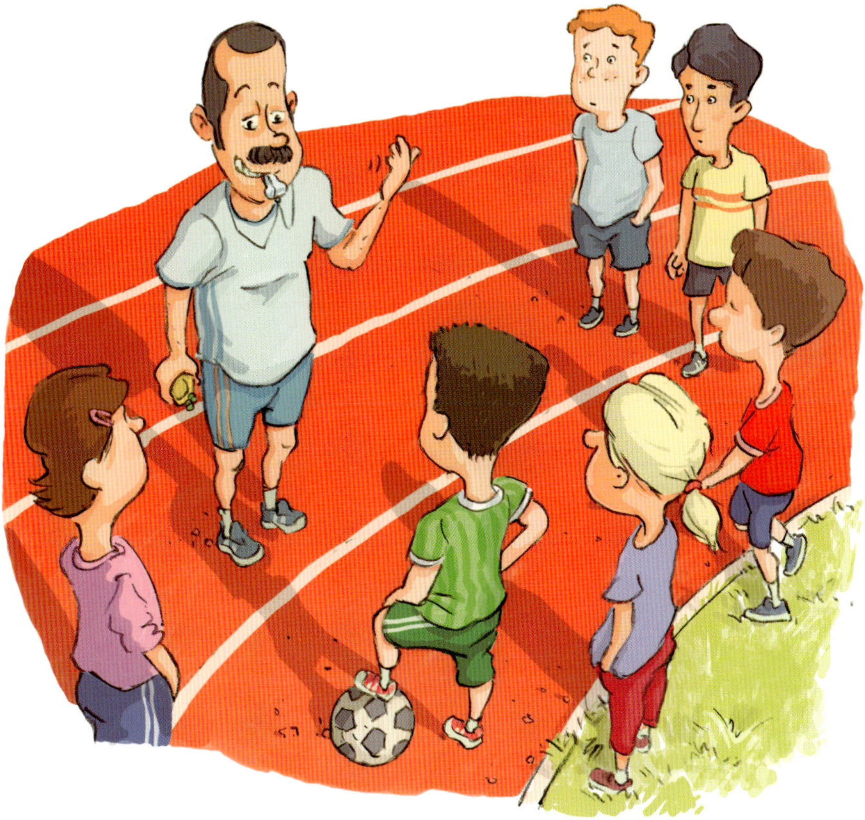

„Es gibt auch noch andere Sportarten als Fußball."

„Aber keine so guten", murmelt Niko.

Herr Ebeling überhört es und fordert die Klasse noch einmal zum Laufen auf.

„Eine Runde um den Platz!"

Niko und Chris übernehmen sofort die Spitze.

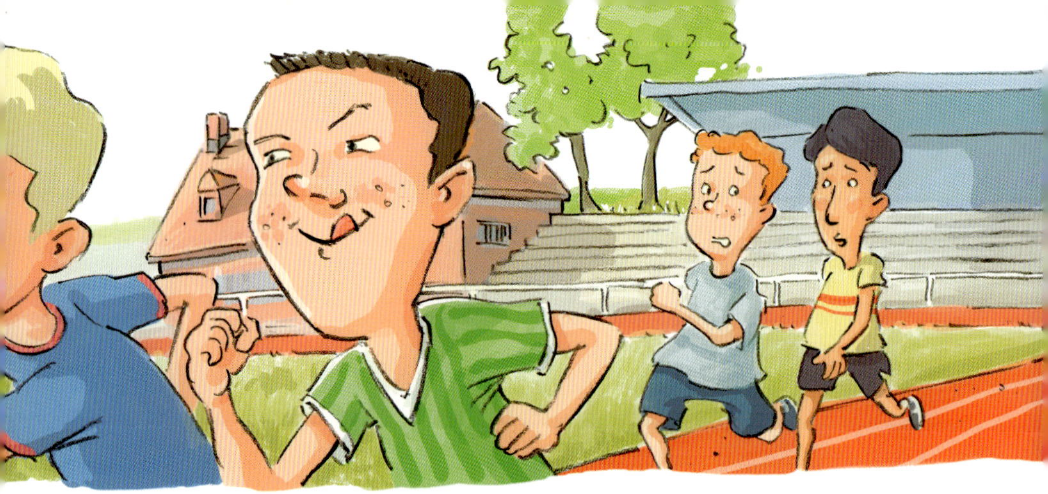

Leon und Enes laufen im Mittelfeld.
„Die zwei da vorne wollen natürlich wieder zeigen, dass sie die Schnellsten sind“, keucht Leon.
„Sollen sie doch.“
Mehr sagt Enes nicht, weil er seinen Atem zum Laufen braucht.
Niko und Chris sind längst im Ziel, als die Letzten angetorkelt kommen. Schon nach dieser Runde sind manche so geschafft, dass sie erschöpft ins Gras fallen.

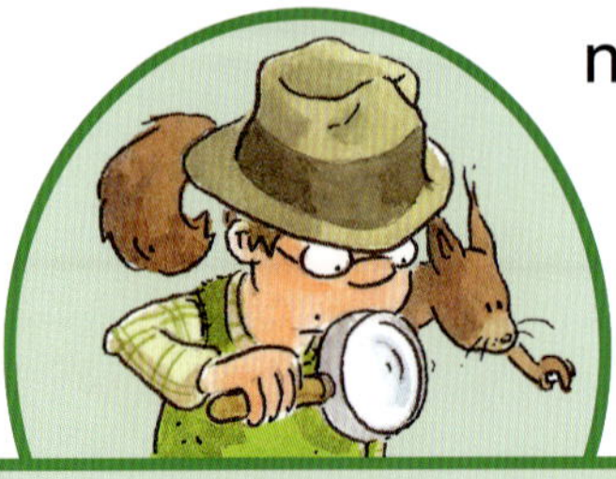

1. Fall: Was bedeutet im Sport das Wort „Kondition“?

★ Lust

Herr Ebeling schüttelt den Kopf.
„Ihr habt keine Kondition, Kinder. Daran müssen wir arbeiten. Eine gute Kondition ist das A und O beim Sport. Genauso wichtig ist die Beweglichkeit. Deswegen machen wir jetzt Gymnastik."
„Ich bin beweglich", ruft Niko.
„Vor allem mit dem Mund", sagt Herr Ebeling.
Das will Niko nicht auf sich sitzen lassen.
Er beugt den Oberkörper weit nach unten und guckt durch die Beine.
„Können Sie das auch, Herr Ebeling?"
„So ein Angeber", flüstert Enes Leon zu.
„Stell dich in den Kreis, damit wir mit den Übungen anfangen können!", fordert der Lehrer Niko auf.
Niko grinst ihn an, als wolle er sagen: „Sie können das nicht."

Ausdauer

Anstrengung

Herr Ebeling macht die Übungen vor und achtet darauf, dass die Kinder sie richtig nachmachen, was manchen ziemlich schwerfällt.
Nach der Gymnastik teilt Herr Ebeling die Schüler in vier Gruppen ein, nimmt vier Hütchen und stellt sie in etwa 25 Metern Entfernung nebeneinander auf.
„Staffellauf!“, ruft jemand.
„Alle laufen um die Hütchen“, sagt Herr Ebeling. „Wer schummelt, muss zurück!“
Er gibt das Startzeichen. Die Ersten rennen los und werden von ihren Gruppen lautstark angefeuert.
Gruppe zwei geht schnell in Führung, baut sie aus und schickt ihren Schlussläufer Leon mit drei, vier Metern Vorsprung ins Rennen.
In der Gruppe eins kann Niko es kaum erwarten, die Verfolgung aufzunehmen. Er startet schon, bevor Anna ihn abgeklatscht hat. Beim Hütchen hat er bereits den halben

Rückstand aufgeholt. Leon hört ihn hinter sich keuchen und spürt ihn immer näher kommen. Aber er will diesen Angeber nicht vorbeilassen, diesmal nicht.

Leon beißt die Zähne zusammen, gibt alles und rettet einen hauchdünnen Vorsprung ins Ziel.

Die anderen aus seiner Gruppe jubeln. Leon steht keuchend und mit verzerrtem Gesicht zwischen ihnen. Aber die Anstrengung hat sich gelohnt.

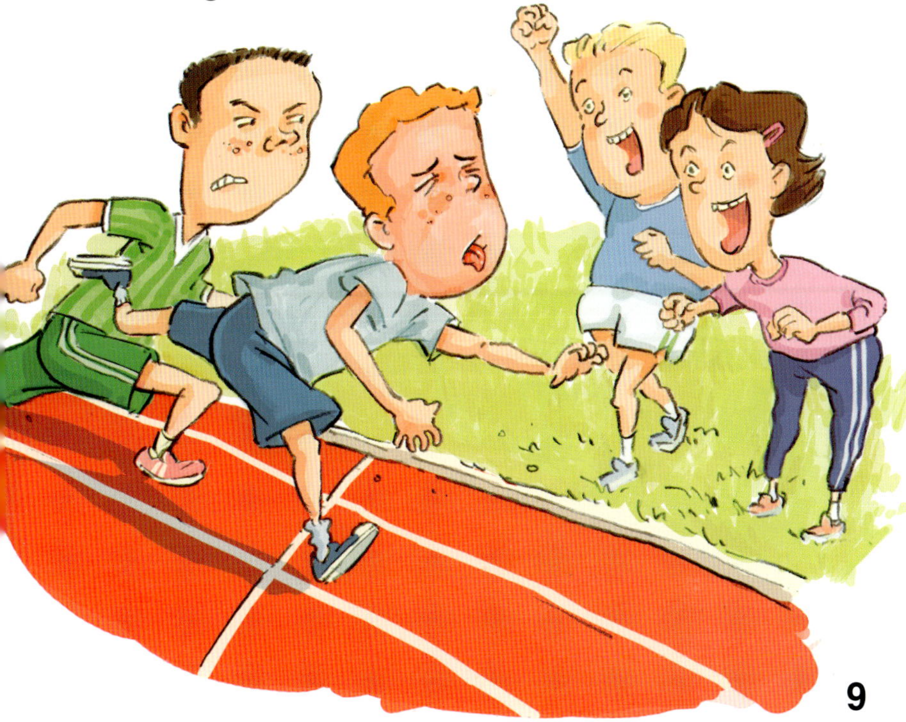

2. Was bist du nur für ein Junge?

Am Mittwochnachmittag hat die 4a keine Schule. Nachdem Leon seine Hausaufgaben gemacht hat, geht er in den Garten, legt sich ins Gras und schaut den Wolken nach.
Sie sehen aus wie riesige Wattebausche, die ihre Formen langsam verändern, während sie wie in Zeitlupe am Himmel schweben.
Plötzlich huschen zwei dunkle Flecken ins Bild und ziehen Leons Blick auf sich. Die Flecken werden schnell größer und entpuppen sich als zwei Elstern, die auf dem Kirschbaum landen. Die beiden Vögel krächzen blechern, was sich wie Schimpfen anhört. Dann gleiten sie vom Baum auf den frisch gemähten Rasen und picken in die Erde. Leon ist höchstens sieben, acht Meter von ihnen entfernt und kann sie gut sehen.
Eine Elster entdeckt einen Wurm und zieht ihn aus dem Boden. Halb hüpfend,

halb fliegend ist die andere sofort bei ihr und schnappt nach dem Wurm. Leon klatscht in die Hände und richtet sich auf. Die Elstern lassen den Wurm los und fliegen krächzend davon. Leon geht zu der Stelle, wo er den Wurm vermutet, kann ihn jedoch nicht sehen. Dafür entdeckt er eine kleine grüne Raupe.
„Leon, was machst du?“, fragt Mama, die im Trainingsanzug und mit Tennistasche aus dem Haus kommt.

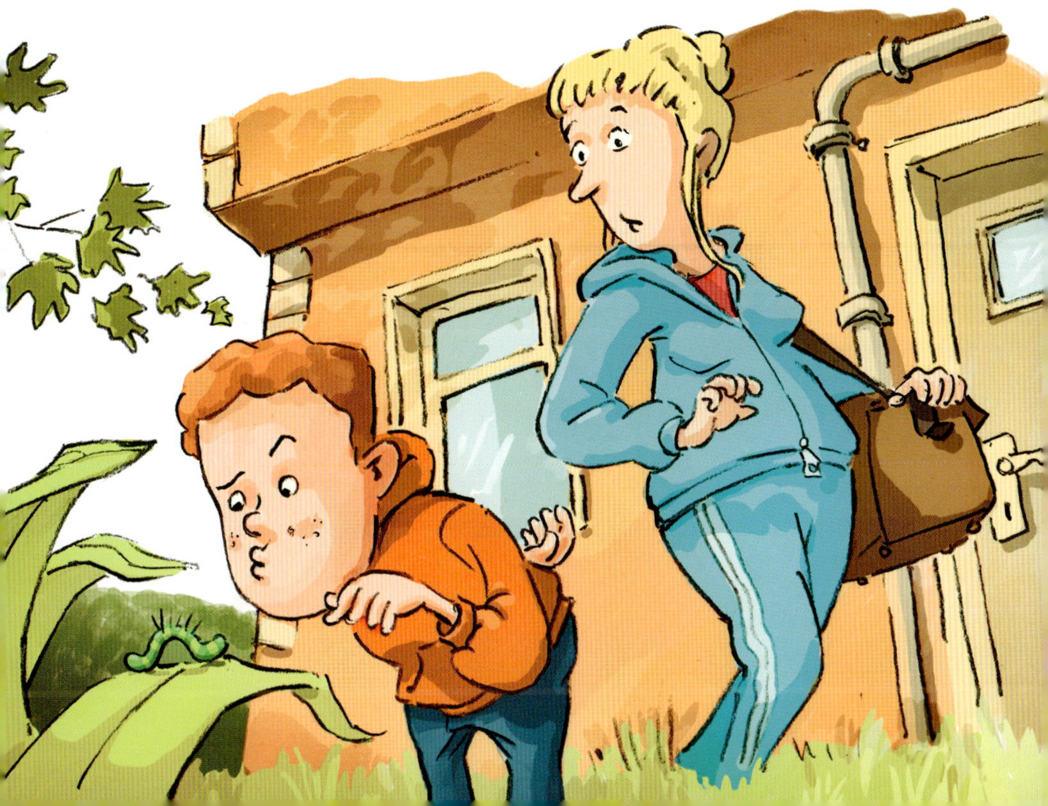

„Nichts."
„Drüben auf dem Bolzplatz spielen ein paar Jungen Fußball", sagt Mama. „Geh doch rüber und spiel mit ihnen!"
„Keine Lust."
Da sieht sie die Raupe auf Leons Hand und schüttelt den Kopf.
Leon hält sie ihr entgegen.
„Leon!", ruft sie und weicht zurück.
„Keine Angst, Mama, die beißt nicht", sagt Leon lachend.
„Leon, was bist du nur für ein Junge? Statt mit anderen Jungen Fußball oder Tennis zu spielen, sitzt du hier mit Raupen und Käfern im Garten. So findest du keine Freunde."
„Ich habe Freunde", verteidigt sich Leon.
„Warum bist du dann nicht mit ihnen zusammen?"
„Weil ich manchmal lieber allein bin."
„Manchmal ist gut", seufzt Mama.

3. Eine Überraschung

Leon liegt auf seinem Bett und liest eine spannende Piratengeschichte. Gerade entern sie ein Schiff, da klopft es.
Fast gleichzeitig wird die Tür geöffnet und Mamas Kopf erscheint.
„Darf ich reinkommen?“
„Du bist ja schon halb drin“, grummelt Leon, der nicht gerne beim Lesen gestört wird.
Sie bleibt in der Tür stehen und hält zwei Papierstückchen in die Luft. „Rate mal, was das ist!“
„Sieht aus wie Eintrittskarten“, sagt Leon.
„Richtig! Und wofür könnten die sein?“

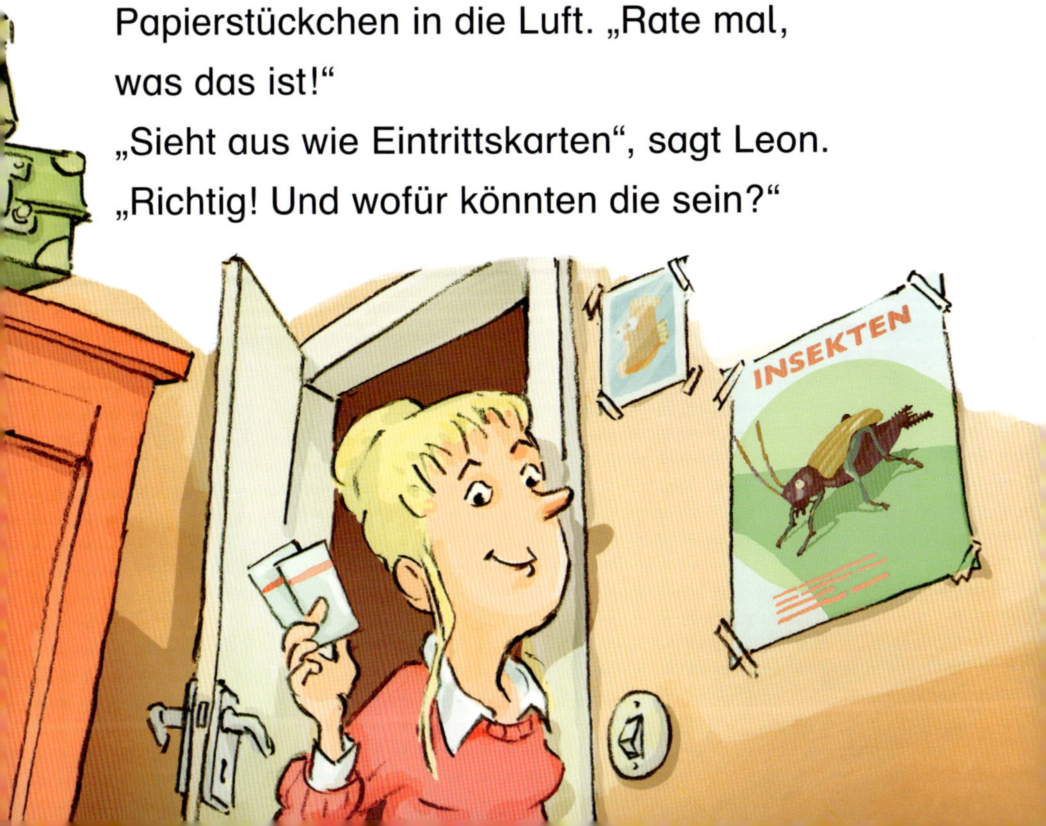

Leon zieht die Schultern hoch.
„Du sollst raten“, sagt Mama, die richtig gut gelaunt ist.
„Für ein Konzert?“
„Falsch!“
„Fürs Kino?“
„Auch falsch!“
„Dann weiß ichs nicht.“ Leon hat keine Lust mehr zu raten. Er möchte lieber in seinem Piratenbuch weiterlesen.
„Für das Bundesligaspiel VfB Stuttgart gegen Bayern München!“, ruft Mama und schwenkt die Karten triumphierend durch die Luft.
Leon teilt ihre Begeisterung nicht.

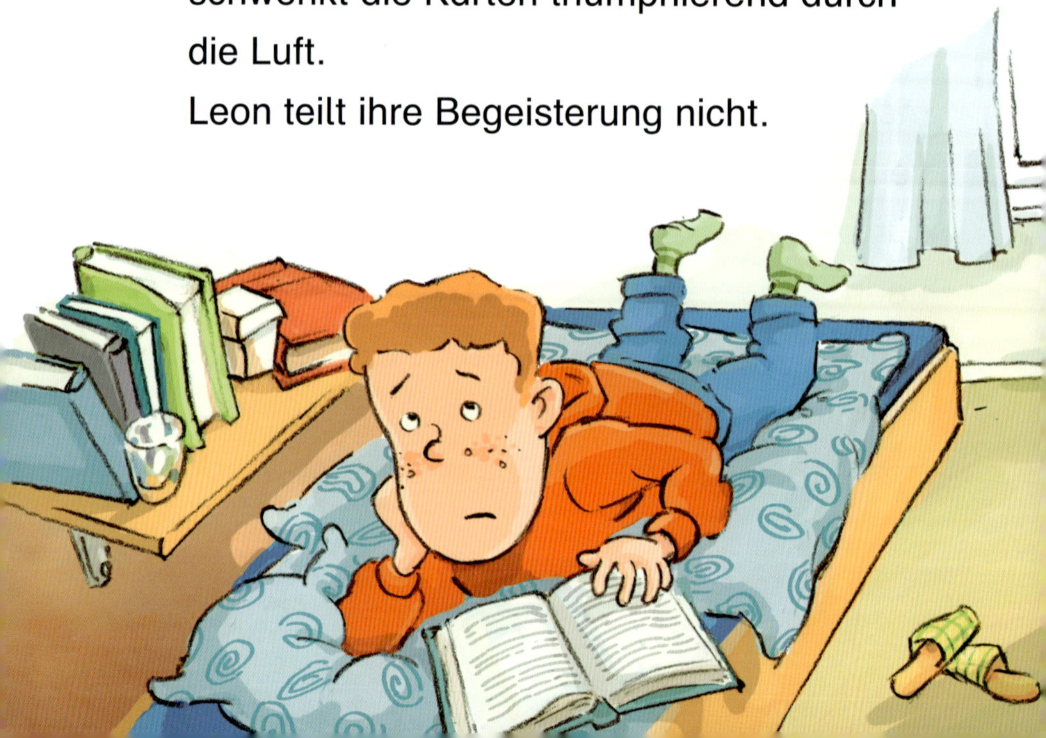

„Was ist los? Andere Jungs wären froh, wenn sie mit ins Stadion dürften", sagt Mama.
„Dann nimm doch einen anderen Jungen mit", brummt Leon.
„Ich nehme keinen anderen Jungen, ich nehme dich mit! Ich habe die Karten extra für dich und mich gekauft. Es war nicht einfach, noch welche zu bekommen, und sie waren nicht billig."
„Meinetwegen hättest du sie nicht zu kaufen brauchen."
„Ich hab sie aber deinetwegen gekauft, nur deinetwegen! Und wir gehen auch zusammen hin!" Ohne ein weiteres Wort zu sagen, verlässt Mama Leons Zimmer und zieht die Tür ziemlich heftig hinter sich zu.
Leon streckt ihr die Zunge hinterher. Gleichzeitig holt er mit dem Piratenbuch aus – wirft aber doch nicht. Stattdessen dreht er sich auf den Bauch und verprügelt sein

Kopfkissen. Danach ist ihm etwas leichter. Er will nicht ins Stadion, weil ihn Fußball nicht interessiert. Aber er weiß, dass Mama nicht nachgeben wird.

Schon vor dem Stadion sind massenhaft Menschen. Viele von ihnen grölen oder lärmen mit Rasseln und Tröten.
„Das ist eine Stimmung, was!?“, ruft Mama, die ihren VfB-Schal umgehängt hat.
Leon findet es zu viel Stimmung. Ihm sind die Menschenmengen unheimlich.
Als er auf dem Weg zu ihren Plätzen das Stadion zum ersten Mal vor sich liegen sieht, bleibt er mit offenem Mund stehen.
„Na, hab ich dir zu viel versprochen?“, fragt Mama. „Das ist doch ein toller Anblick. Stell dir mal vor, du würdest da unten spielen und alle würden dir zujubeln!“
Den Jubel kann Leon sich vorstellen, der wäre bestimmt tausendmal lauter als der

nach dem Staffelrennen. Das wäre toll.
Trotzdem will er nicht Fußball spielen.
Als das Spiel beginnt, schaut er eine Weile zu. Aber erstens versteht er nichts vom Fußball und zweitens sind die Männlein dort unten so klein, dass sie wie Zwerge herumwuseln. Deswegen langweilt er sich bald, holt sein Piratenbuch aus dem Rucksack und schlägt es auf.
„Spinnst du?“, fragt Mama.
„Ich nicht“, antwortet Leon nur.

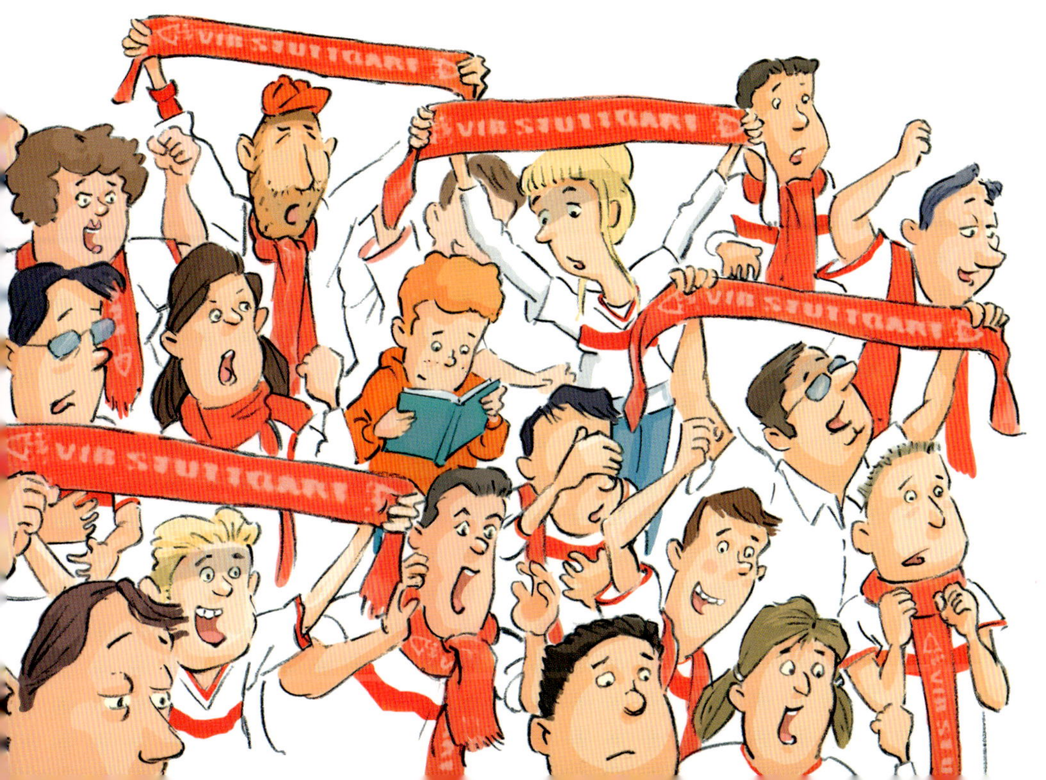

4. Ich bin Leon!

Am Montagabend sitzen Leon, Mama und ihr neuer Freund Markus zusammen vor dem Fernseher. Sie schauen sich „Wer wird Millionär?“ an.
„Heute war er wieder den ganzen Nachmittag im Garten und in seinem Zimmer“, sagt Mama.
Leon ärgert sich, dass Mama ihn „er“ nennt, so als rede sie über irgendjemanden, der abwesend ist.

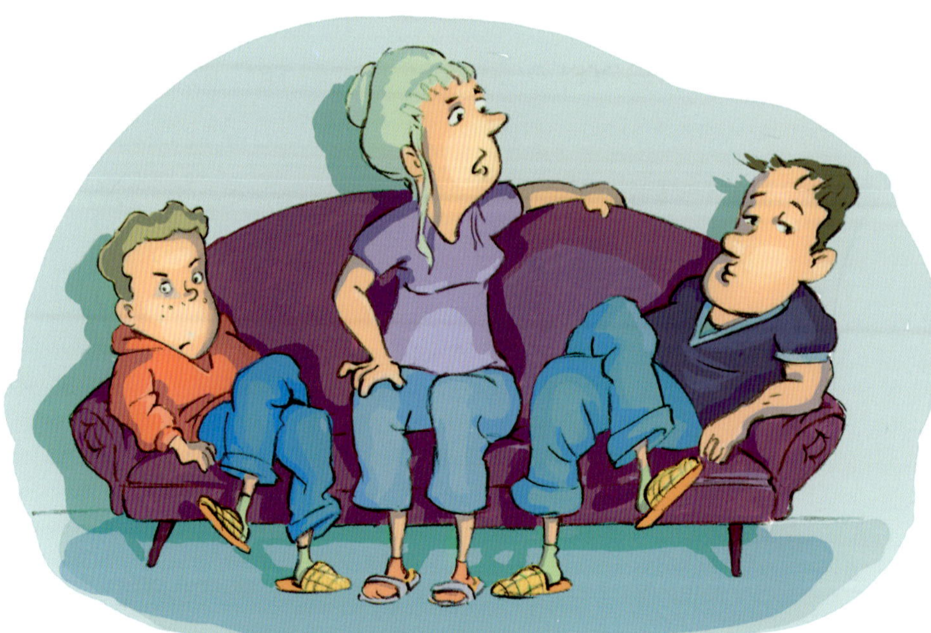

„Allein!“, fügt sie noch in einem Ton hinzu, als wäre es ein Verbrechen, gern allein zu sein.

„Wenn es ihm gefällt“, sagt Markus, ohne den Blick vom Bildschirm zu lassen.

„Warst du in seinem Alter auch lieber allein als mit anderen Kindern zusammen?“

„Manchmal schon“, antwortet Markus zu Mamas Überraschung.

„Ätsch!“, ruft Leon.

„Aber für Jungs ist es besser, wenn sie mit Freunden draußen sind und Sport treiben, als …“

„Du als Supersportlerin kannst natürlich nicht verstehen, dass wir nicht so sportbegeistert sind“, fällt Markus ihr ins Wort. Dann grinst er. „Deshalb frage ich mich auch, warum du überhaupt mit mir zusammen bist.“

„Das frag ich mich auch“, sagt Mama und gibt ihm einen Kuss.

„Mich kannst du ja wieder gegen einen sportlicheren Typ austauschen", neckt Markus sie weiter, „aber mit Leon geht das nicht."
„Meinen Leon", sagt Mama und drückt ihn an sich, „würde ich auch mit keinem Jungen der Welt tauschen."
Der Kandidat ist bei der 16 000-Euro-Frage angelangt und ziemlich unsicher. Nach langem Überlegen tippt er auf Antwort A. Günter Jauch grinst in die Kamera und kündigt eine Werbepause an.
„Trotzdem möchte ich, dass du in einen Sportverein gehst, weil das für Kinder in deinem Alter sehr wichtig ist", sagt Mama zu Leon.
„Nein, da geh ich nicht hin!"
„Warum denn nicht?"

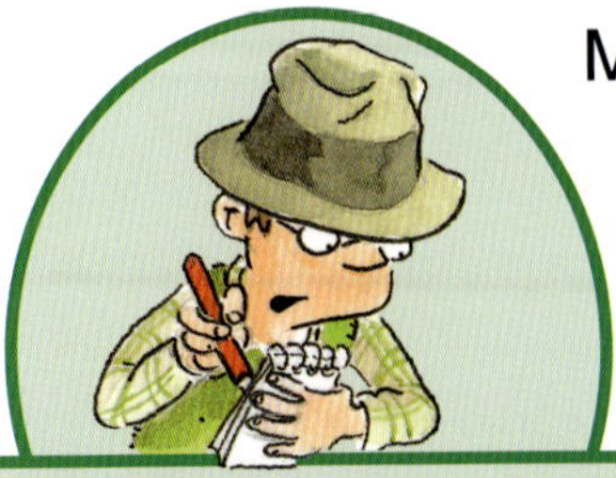

2. Fall: Was stört Leons Mutter an ihrem Sohn?

Er interessiert sich nicht für Sport.

„Weil ich nicht in einen Sportverein will!“
„Christine!“, sagt Markus mit einem leichten Vorwurf in der Stimme.
„Er muss einfach mehr unter Kinder, es ist nicht gut, dass er so oft allein ist“, meint Mama.
„Ich bin jeden Vormittag unter Kindern und nachmittags manchmal auch noch“, entgegnet Leon.
„Entschuldige, Christine“, sagt Markus, „aber ich habe nicht den Eindruck, dass Leon unglücklich ist …“
„Bin ich auch nicht!“
„… Warum lässt du ihn nicht einfach so leben, wie es ihm gefällt? Es muss doch nicht jeder Junge eine Sportskanone sein.“
„Genau!“, sagt Leon.

Er ist frech zu ihr.

Er ist zu dick.

5. Zwei gegen einen

Am nächsten Nachmittag steht Enes mit dem Fahrrad vor Leons Haus, um ihn abzuholen. Der will zuerst nicht, geht dann aber doch nach draußen, weil Mama schon wieder so betrübt guckt. Er holt sein Rad aus der Garage und fährt mit Enes los.
„Wo fahren wir hin?“, fragt Leon.
Enes zieht die Schultern hoch.
„Sollen wir zum Weiher?“
„Okay.“
Als sie am Park vorbeikommen, sehen sie, wie zwei Jungen einen kleineren verfolgen. Der Kleine schlägt Haken wie ein Hase,

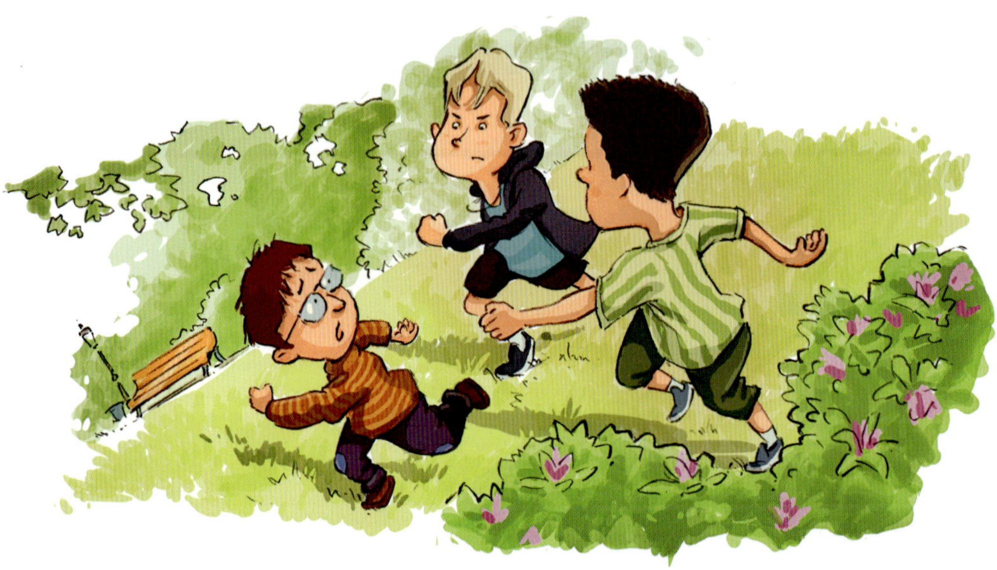

dennoch kann er seinen Verfolgern nicht entkommen. Einer erwischt ihn am Arm und reißt ihn zu Boden. Dann treten beide nach ihm.

„Komm!“, ruft Leon Enes zu.

„Bleib hier, die sind viel stärker als wir!“

„Aber zwei gegen einen ist unfair!“, entgegnet Leon und tritt in die Pedale.

Enes will kein Feigling sein und folgt ihm.

„Hört auf!“, ruft Leon im Heranbrausen.

Die beiden Jungen drehen sich um, der Kleine nutzt ihre kurze Unaufmerksamkeit und rappelt sich hoch. Leon hält in vollem Tempo auf die beiden zu, dass sie gerade noch zur Seite springen können.

„He, du bist wohl bescheuert!“, brüllen sie wütend hinter ihm her.

Im Vorbeifahren hat Leon sie erkannt: Es sind Chris und Niko.

Leon bremst ab und schaut zurück.

„Was hat der Kleine euch getan?“

„Das geht dich einen Dreck an!"
„Nichts", schnieft der Junge, „ich hab denen gar nichts getan."
„Halt die Klappe, du Zwerg!", zischt Niko.
„Zwei gegen einen und dann auch noch gegen einen Kleineren, das ist fies", sagt Leon.
„Komm doch du her, wenn du dich traust!", ruft Niko.
„Einverstanden", sagt Leon, obwohl Niko einen halben Kopf größer ist. „Wir zwei kämpfen. Aber nur wir zwei!"
Niko ist überrascht. Damit hat er anscheinend nicht gerechnet. Er zögert und flüstert mit seinem Freund Chris.
„Okay", sagt er dann, nimmt die Fäuste hoch und geht auf Leon zu. Der weicht den ersten

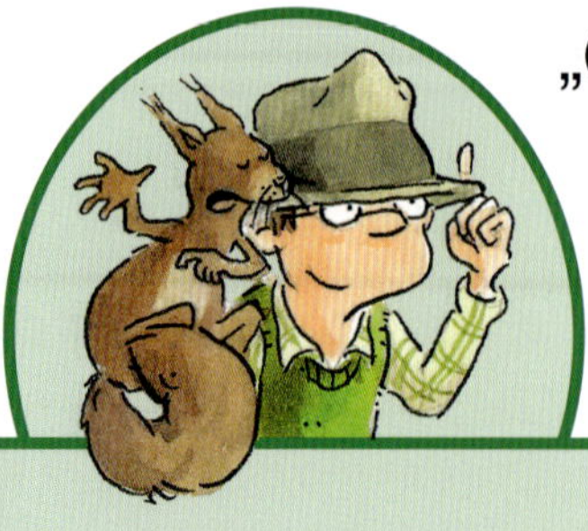

3. Fall: Warum mischt Leon sich in den Kampf ein?

Weil er immer dabei ist, wenns ums Kämpfen geht.

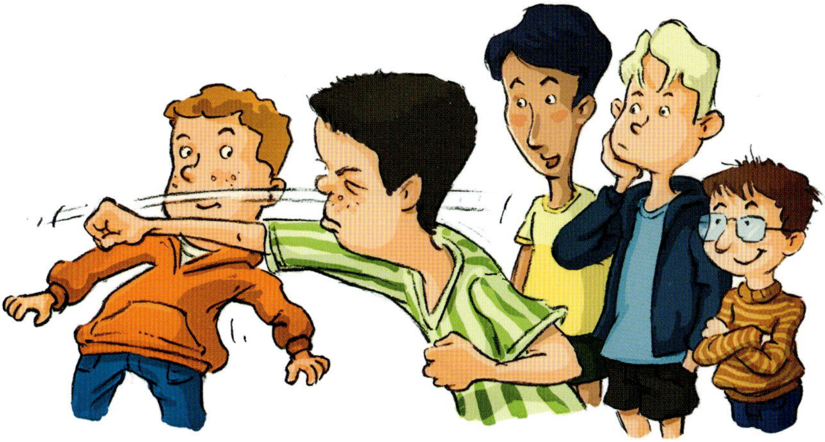

Schlägen geschickt aus oder fängt sie mit den Handflächen ab. Leichtfüßig tänzelt er vor Niko herum, der immer wütender wird und immer wilder um sich schlägt, ohne Leon richtig zu treffen.

„Box endlich, du Feigling!“, keucht er.

Im gleichen Augenblick schnellt Leon vor, und schneller als Niko denken kann, liegt er im Gras und Leon kniet über ihm.

„Chris, hilf mir!“

Das kann Chris nicht, weil Enes und der kleinere Junge sich wie Kletten an ihn hängen.

Weil er ein richtiger Junge sein will.

Weil er es unfair findet, was Chris und Niko tun.

„Die zwei sollen kämpfen, so war es ausgemacht“, sagt Enes. „Wir mischen uns da nicht ein!“

Niko versucht sich mit seinen letzten Kräften zu befreien, schafft es aber nicht.

„Gibst du auf?“

„Mhm“, macht Niko nur.

„Und den Kleinen lasst ihr in Ruhe, sonst …“

Was dieses sonst sein könnte, lässt Leon offen.

Er holt sein Rad, Enes holt seines. Dann gehen sie mit dem Kleinen in der Mitte davon.

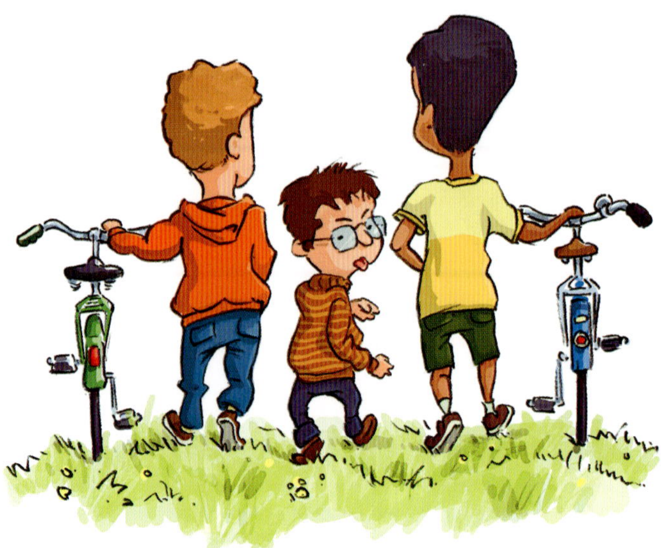

6. Besser als Jogging

Mama kommt vom Joggen zurück und reißt sämtliche Türen auf.

Leon liegt in seinem Zimmer und segelt mal wieder als Pirat übers Meer.

Markus liegt im Wohnzimmer und döst.

„Könnt ihr bitte den Tisch fürs Abendbrot decken, während ich dusche?"

Markus hebt die Augenlider halb und bleibt noch ein Weilchen liegen.

Leon liest das Kapitel zu Ende, macht ein Eselsohr in die Seite und klappt das Buch zu.

Wie auf ein geheimes Zeichen erheben sich beide gleichzeitig und schlurfen in die Küche.

Markus öffnet den Kühlschrank. „Worauf hast du Lust?"

Leon schaut hinein. „Auf Spiegelei."

„Eins, zwei oder drei?"

„Weiß ich noch nicht."

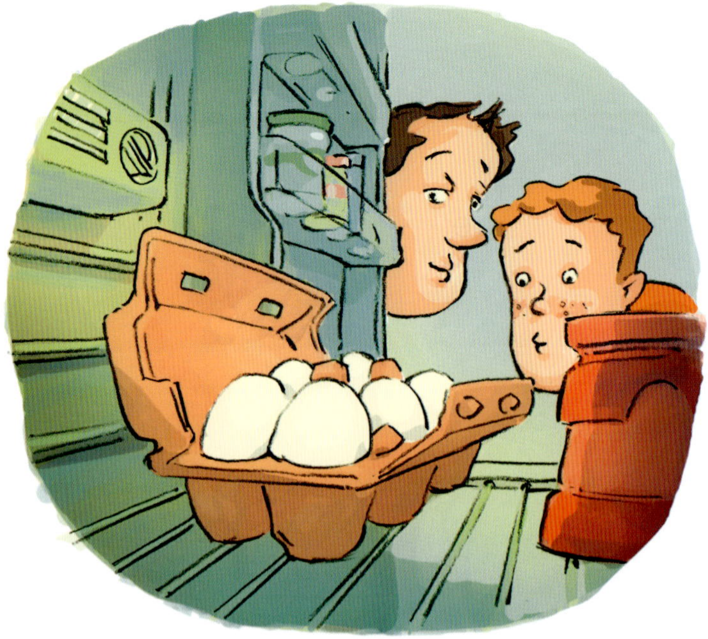

Markus stellt die große Pfanne auf den Herd und schlägt fünf Eier in das heiße Fett. Dann legt er die Brötchen vom Vortag auf den Toaster. Leon deckt den Tisch.
„Mhm, Spiegelei!“, sagt Mama, als sie in die Küche kommt. „Aber jetzt hab ich erst mal Durst.“ Sie mischt sich ein Glas Apfelschorle und trinkt es in einem Zug leer. „Ah!“, macht sie und leckt sich die Lippen. „Joggen, duschen und eine kühle Apfelschorle, danach bin ich immer wie neugeboren.“

„Schön für dich“, sagt Markus.
„Euch würde das auch nicht schaden.“
Darauf sagen weder Markus noch Leon etwas.
Sie setzen sich und lassen sich die Eier schmecken.
„Was hast du heute Nachmittag gemacht?“, fragt Mama zwischendurch.
„Enes und ich sind mit den Rädern rumgefahren“, antwortet Leon. Von dem Kampf mit Niko erzählt er nichts.
„Na, wenigstens warst du mal draußen“, sagt Mama.
„Schmeckts?“, fragt Markus, um das Thema zu wechseln.
„Es sind die besten Spiegeleier, die ich je gegessen habe“, antwortet Mama mit gespieltem Ernst. „Kannst du mir bitte das Rezept verraten?“
„Hä?“, sagt Leon. „Für Spiegeleier braucht man doch kein Rezept.“

Mama und Markus prusten los.
Jetzt versteht Leon gar nichts mehr.
Er schaut sie an, als hätten sie nicht alle Tassen im Schrank.
Mama will etwas sagen, bringt jedoch vor lauter Lachen keinen Satz zustande und steckt Leon damit an. Obwohl er nicht weiß, was die beiden so lustig finden, muss er mitlachen.
Es dauert eine ganze Weile, bis sie sich ausgelacht haben.
Mama wischt sich die Lachtränen weg.
„Das hat mindestens so gut getan wie eine Runde Joggen."
„Ganz deiner Meinung", stimmt Markus ihr zu und atmet tief durch.
„Was war denn jetzt eigentlich so lustig?", möchte Leon wissen.

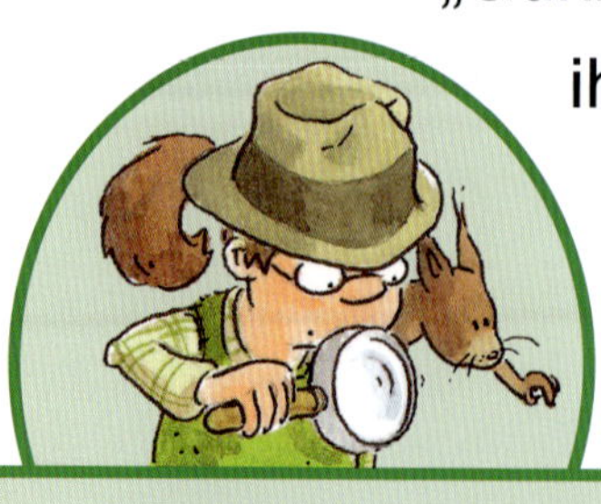

4. Fall: Worin sind sich Leon und Markus ähnlich?

↑ Sie kochen beide hervorragend.

Mama und Markus schauen sich an und haben Mühe, nicht gleich wieder loszulachen.

„Was meinst du, auf wie viele Arten man Spiegeleier servieren kann?“, fragt Mama und gibt selbst die Antwort: „Noch glibberig, schrumpelig gebraten, angekokelt, mit ausgelaufenem Eigelb, mit Schalenstückchen, verpfeffert und versalzen …“

„So sind die von Markus aber nicht“, sagt Leon.

„Deswegen hab ich ihn ja gefragt, ob er mir sein Rezept verrät.“

So komisch findet Leon die Sache auch wieder nicht. Aber er zerbricht sich darüber nicht den Kopf. Ihm ist es hundertmal lieber, sie reden über Spiegeleier als über Jogging.

Sie faulenzen beide gerne zu Hause.

Sie lachen über die gleichen Witze.

7. Etwas wird passieren

Auf dem Weg zur Schule beschleicht Leon ein mulmiges Gefühl, wenn er an Chris und Niko denkt. Genauso geht es Enes: „Meinst du, die wollen sich rächen?“, fragt er.
„Keine Ahnung.“
„Was tun wir dann?“
Leon zieht die Schultern hoch.

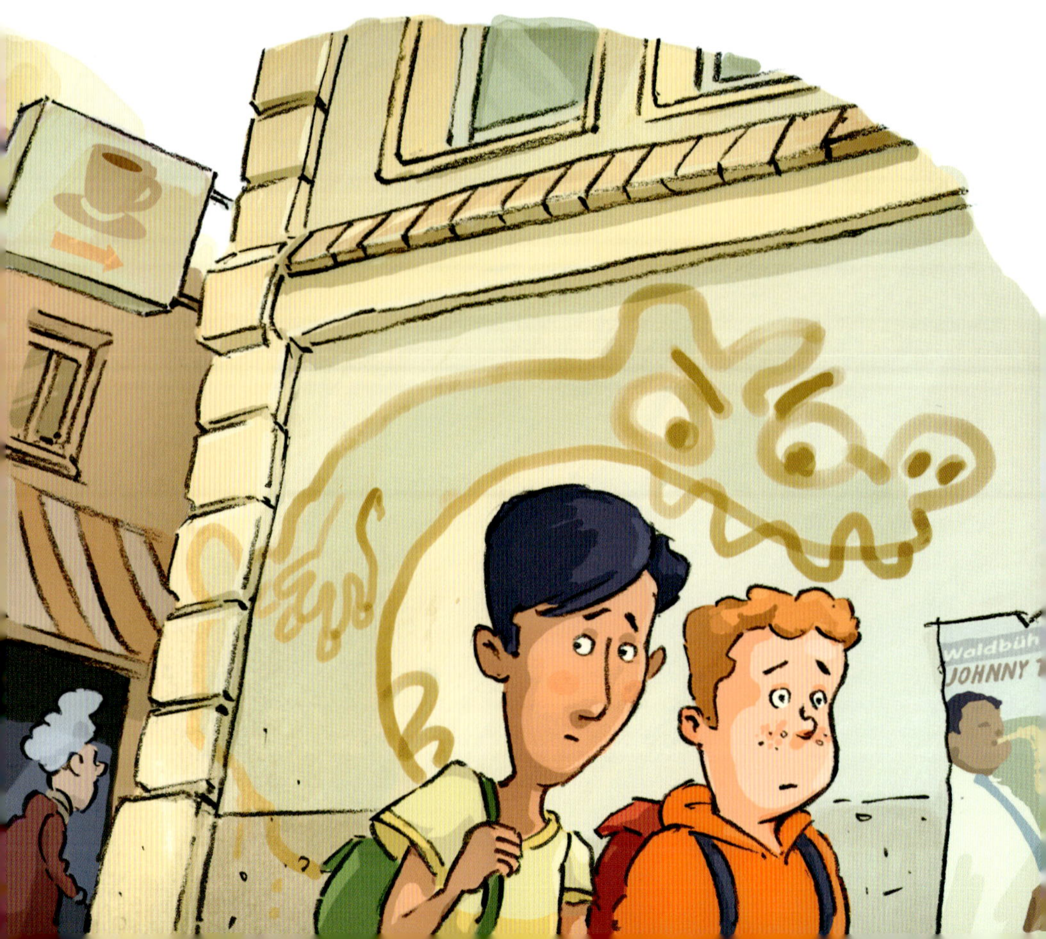

Schweigend gehen sie weiter, und je näher sie der Schule kommen, desto unruhiger huschen ihre Augen umher.

„Dort sind sie!“, flüstert Enes.

Leon spürt sein Herz heftig schlagen, als er Niko und Chris sieht. Die beiden stehen mit ein paar anderen Jungen zusammen.

„Wir tun so, als würden wir sie nicht sehen“, flüstert Leon.

Dann geht er mit Enes Richtung Eingang und wartet darauf, dass hinter ihnen jeden Augenblick das Angriffsgeheul losbrechen wird. Doch nichts geschieht. Mit weichen Knien erreichen sie das Klassenzimmer.

Sie setzen sich auf ihre Plätze und warten schweigend ab.

Etwas später kommen Niko und Chris herein. Sie gehen zu ihren Plätzen, als wäre nichts geschehen.

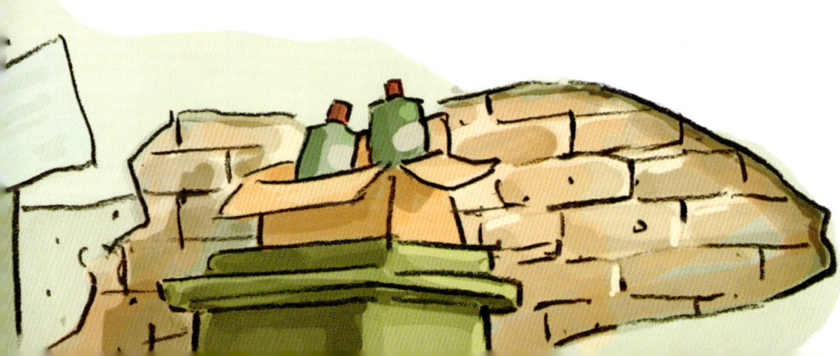

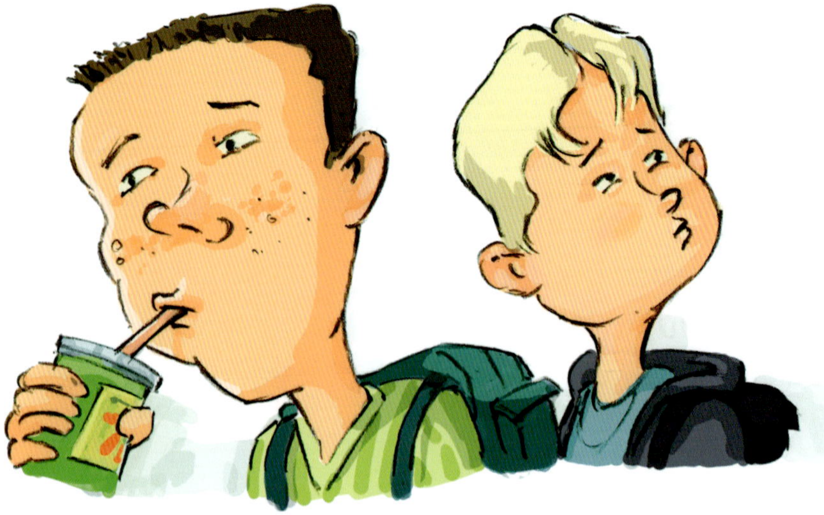

Vom Unterricht bekommen Leon und Enes an diesem Vormittag wenig mit. Ihre Gedanken sind mehr bei Niko und Chris als bei Eigenschaftswörtern, Bruchrechnen und Verkehrsregeln. Doch weder in der großen Pause noch auf dem Heimweg unternehmen Niko und Chris etwas.

Leon und Enes sind erst mal erleichtert, dass sie den Vormittag ohne Zwischenfall überstanden haben. Nach dem Mittagessen setzt sich

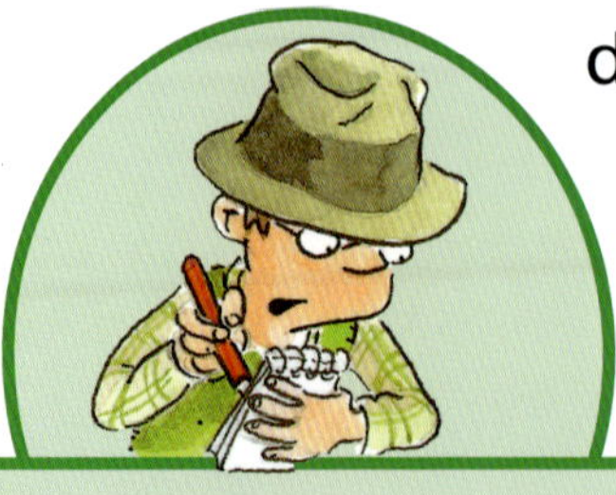

5. Fall: Was wollte Leons Mutter wohl zuerst sagen?

„… kannst du ja deine Freunde anrufen.“

Leon gleich an die Hausaufgaben. Heute fallen sie ihm ungewöhnlich schwer, weil er in der Schule nicht bei der Sache war.
„Bist du noch nicht fertig?“, fragt Mama. „Hat euch Frau Frings heute so viel aufgegeben?“
Leon nickt.
„Ich muss für zwei Stunden weg“, sagt sie. „Wenn du mit den Aufgaben fertig bist, kannst du ja …“ Sie bricht den Satz ab, doch Leon kann sich denken, was sie sagen wollte.
„… kannst du machen, was du möchtest.“
Sie gibt ihm einen Kuss. „Tschüss, mein Schatz!“
Leon ist sicher, dass sie das zuerst nicht sagen wollte.

„… kannst du ja ein schönes Buch lesen.“

„… kannst du ja Käfer im Garten beobachten.“

8. Ein gemütlicher Nachmittag

Leon liegt mit geschlossenen Augen auf dem Bett. Er sieht wieder, wie Niko und Chris auf den kleinen Paul eintreten. Und wieder fragt er sich, wie man so etwas tun kann. Schon die Vorstellung, er würde jemanden so treten, beschleunigt seinen Puls. Er könnte das nicht. Er hätte Niko auch nicht ins Gesicht boxen können, selbst wenn er den Kampf deswegen verloren hätte.

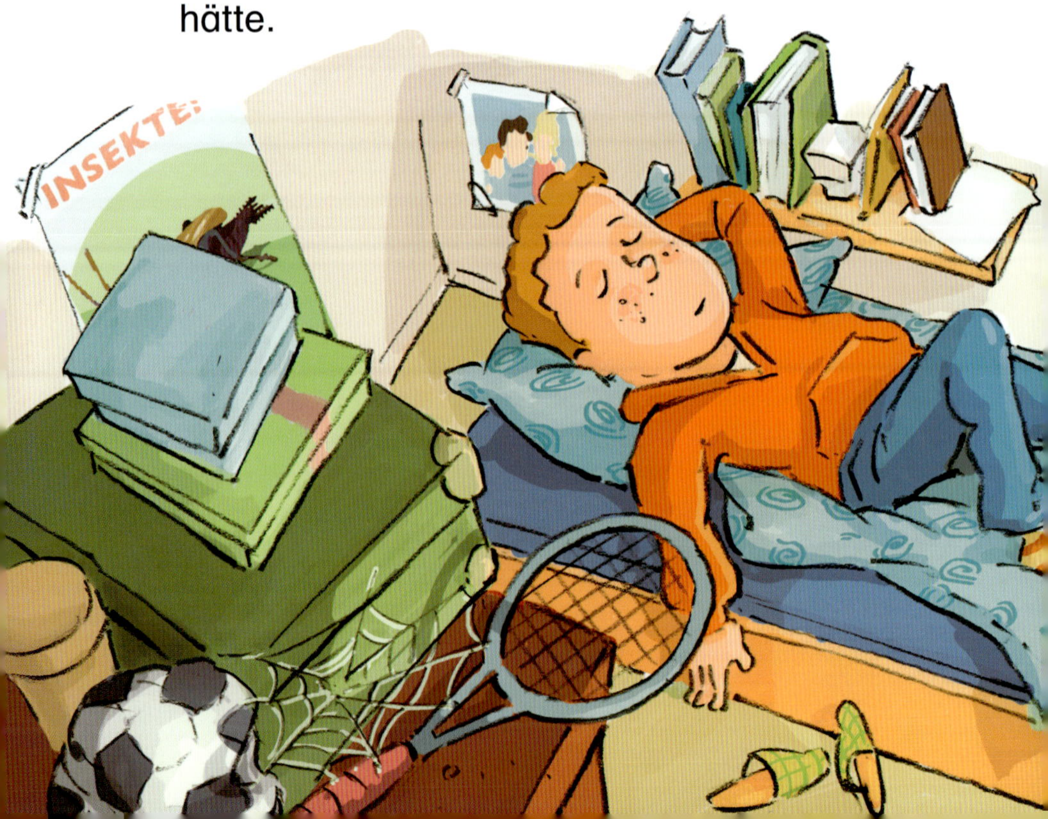

Mitten in diese Gedanken hinein klingelt es. Leon lauscht, ob jemand zur Tür geht. Da fällt ihm ein, dass Mama weggegangen und Markus bei der Arbeit ist. Es klingelt noch einmal.

Leon steht zögernd auf und geht zum Fenster. Vor dem Haus entdeckt er Enes' Fahrrad. Leon schlurft träge durchs Zimmer und durch den Flur. Als er endlich die Haustür öffnet, ist Enes schon wieder weg.

„Auch egal“, murmelt Leon. Er hat sowieso mehr Lust zu lesen. Ein gemütlicher Nachmittag auf seinem Bett ist ihm lieber, als mit Enes in der Gegend herumzufahren.

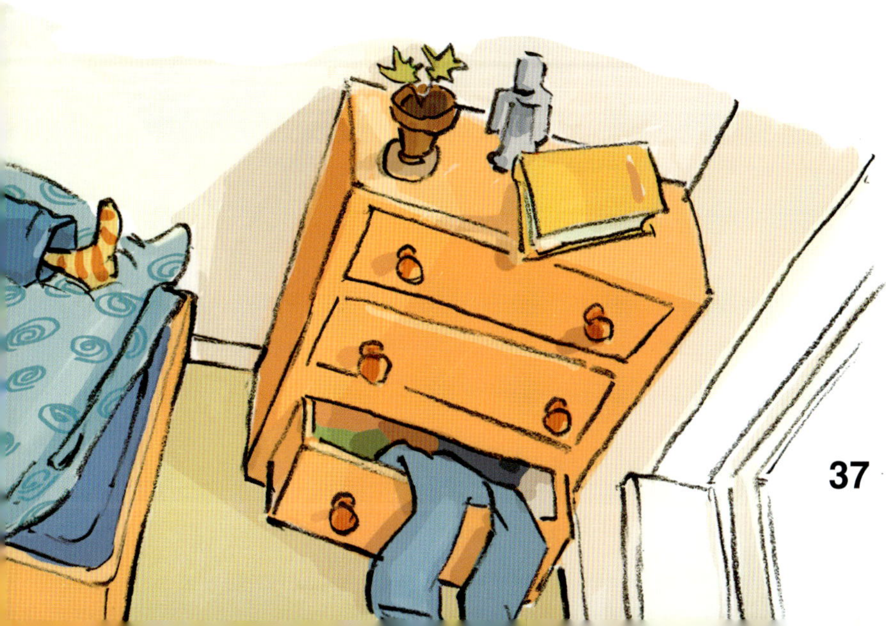

9. Wer hat das getan?

Auch am nächsten Morgen erreichen Leon und Enes ungestört das Klassenzimmer. In der ersten Stunde haben sie Rechnen. Frau Frings bespricht mit den Kindern die Hausaufgaben und schreibt die Lösungen an die Tafel. Dabei wird der Kreidestummel immer kleiner. Sie will eine neue Kreide nehmen, öffnet die oberste Schublade ihres Tisches und kreischt so laut, dass die Kinder furchtbar erschrecken.
„Eine Maus! Eine Maus!“, schreit sie und ist mit ein paar Sätzen bei der Tür.
Maximilian, der in der ersten Reihe sitzt, springt auf und schaut in die Schublade.
„Das ist gar keine echte, die ist nur aus Gummi.“ Er lässt sie am Schwanz baumeln.
„Tu sie weg!“, sagt Frau Frings, die ziemlich blass ist.
Maximilian zögert. „Wohin?“

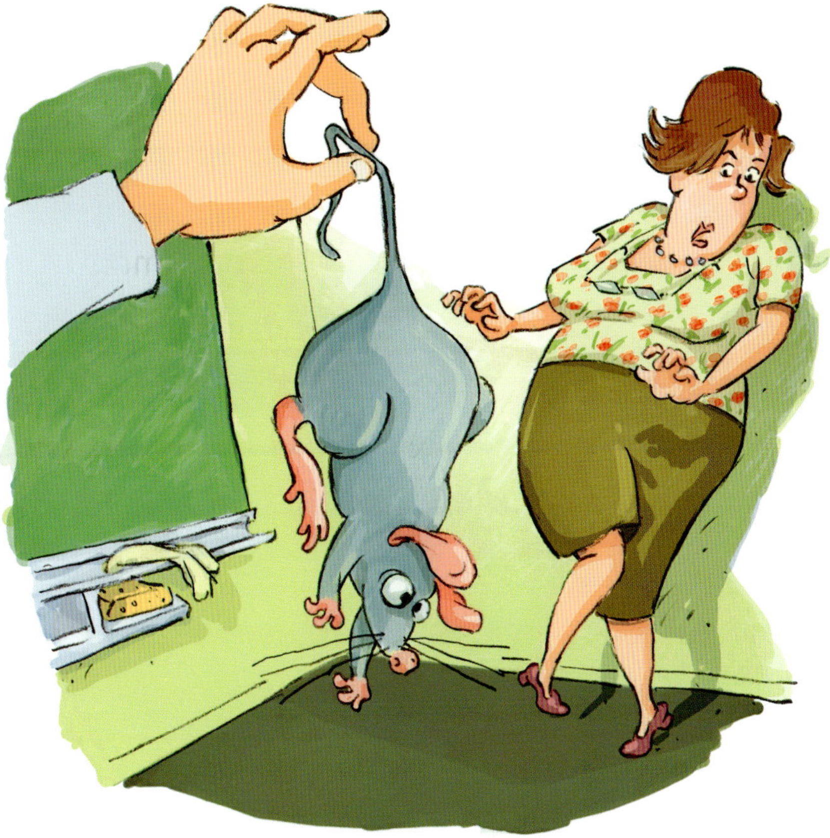

„Wirf sie in den Müll."
Maximilian trägt die baumelnde Gummimaus zum Mülleimer.
„Wer hat das getan?", fragt Frau Frings.
In der Klasse ist es atemlos still. In diese Stille hinein fällt plötzlich ein Name:
„Leon!"

Es dauert ein paar Sekunden, bis Leon begreift, was das bedeutet.
Er schüttelt den Kopf, zuerst langsam, dann immer schneller. „Ich wars nicht, ich hab das nicht getan."
Er dreht sich nach hinten, von wo die Stimme kam, und sieht Niko, der mit unbeweglicher Miene nach vorn schaut.
„Wie kommst du darauf, dass Leon es war?", fragt die Lehrerin.
„Ich habe gesehen, wie er die Maus vor der Stunde in die Schublade gelegt hat", antwortet Niko.

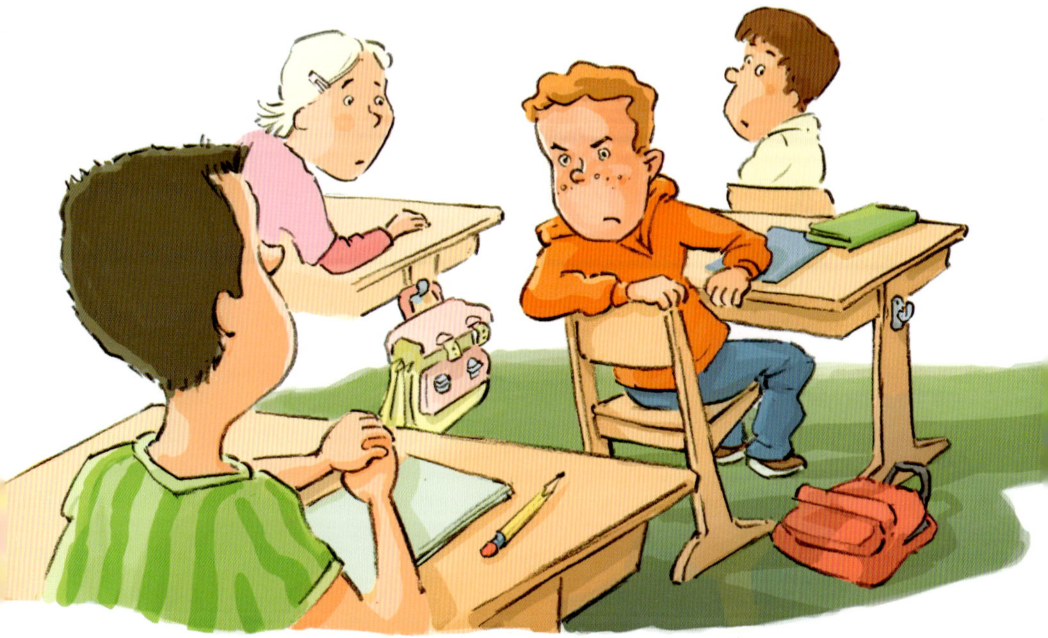

„Das ist nicht wahr, du lügst!“, ruft Leon. „Warum sollte er dich beschuldigen, wenn du es nicht getan hast?“

„Weil ich ihn vorgestern besiegt habe“, antwortet Leon. „Jetzt will er sich rächen und mir das mit der Maus anhängen.“

„Du warst es, ich habs genau gesehen!“, wiederholt Niko.

„Du bist …“

„Stopp!“, ruft Frau Frings dazwischen. „So kommen wir nicht weiter. Ich will jetzt erst mal wissen, was vorgestern passiert ist.“

„Äh … da … da hat der uns mit dem Fahrrad beinahe umgefahren und …“

„Du musst auch sagen, warum“, fällt ihm Leon ins Wort.

„Weil … weil … du bescheuert bist, das weiß doch jeder.“

„Na, na, na!“, sagt Frau Frings. „Wer war denn außer euch beiden noch dabei?“

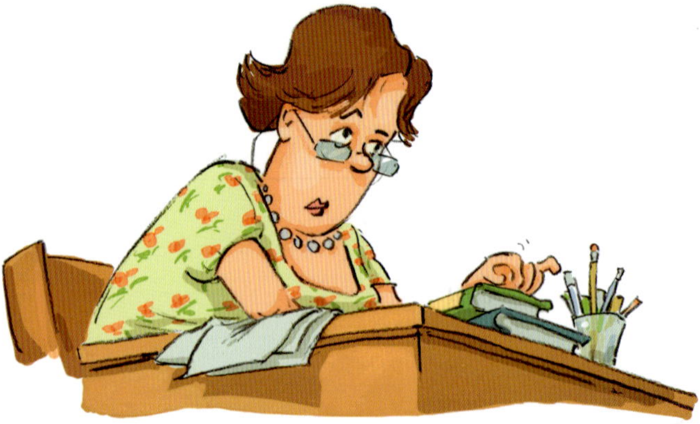

Enes meldet sich und auch Chris hebt zögernd den Arm.

„Also Enes, erzähl mal“, fordert ihn die Lehrerin auf.

Enes schaut sich unsicher um.

„Du brauchst keine Angst zu haben, dir tut niemand was, das verspreche ich dir“, sagt Frau Frings, die langsam etwas ahnt.

Also erzählt Enes, was im Park passiert ist.

„Stimmt das?“, fragt die Lehrerin Chris.

„Das mit dem Kleinen war doch nur Spaß“, behauptet er.

„Ich werde ihn fragen, ob es für

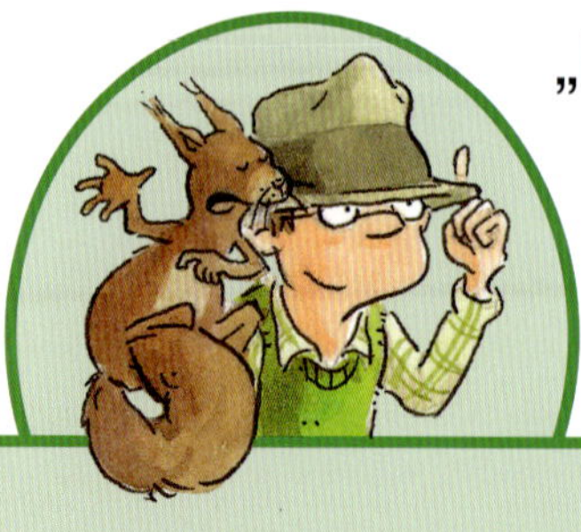

6. Fall: Wie reagiert Frau Frings auf Nikos Anschuldigung?

★ Ungerecht, weil sie Leon nicht gleich in Schutz nimmt.

ihn auch nur Spaß war“, sagt Frau Frings.
„Aber zuerst frage ich dich, ob du gesehen hast, wer die Maus in die Schublade gelegt hat.“

Chris schüttelt den Kopf.

„Das hab ich mir gedacht.“

Frau Frings setzt sich an ihren Tisch. Es dauert eine Weile, bis sie wieder aufsteht. Sie stellt sich vor Niko hin und fragt: „Du willst gesehen haben, dass Leon die Maus in die Schublade gelegt hat. Und du weißt

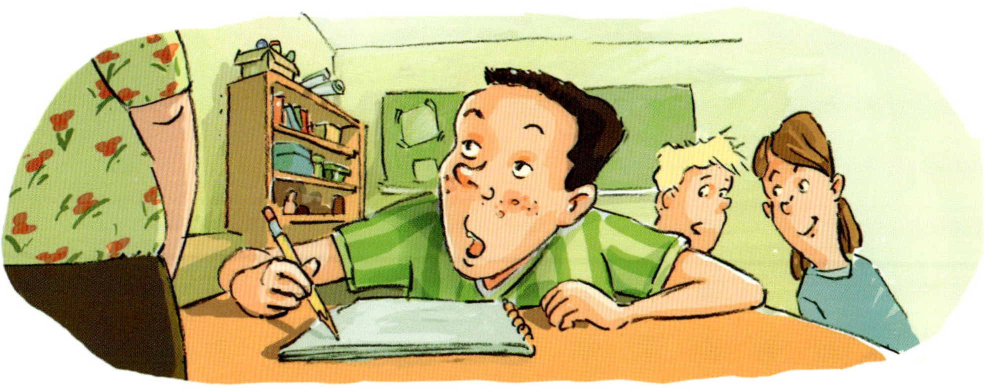

Fair, weil sie sich in Ruhe beide Streitparteien anhört.

Chaotisch, weil ihr der Schreck über die Maus noch in den Gliedern steckt.

so gut wie die andern, dass ich mich vor Mäusen ekle. Warum hast du mich dann nicht gleich gewarnt, als ich ins Klassenzimmer kam?"
„Weil … weil … ich …", stottert Niko.
„Na bitte", sagt Frau Frings ärgerlich, „wenn es dir wieder einfällt, kommst du zu mir."
Nach der letzten Stunde bittet die Lehrerin Leon und Enes zu sich nach vorne. Als die andern alle draußen sind, sagt sie: „Ich finde es prima von euch, dass ihr dem Jungen im Park geholfen habt. Ich glaube dir auch, dass du die Maus nicht in meine Schublade gelegt hast, Leon."
Sie deutet auf den Mülleimer. „Hol die Maus bitte doch noch mal heraus. Bestimmt hat Niko sie mitgebracht, um mich zu erschrecken und dich dann zu beschuldigen. Nimmst du die Maus bitte mit nach Hause, bis die Sache geklärt ist?"
Leon nickt und steckt sie in die Tasche.

10. „Entschuldigung“, sagt Mama

Nach dem Abendessen räumen Markus und Leon den Tisch ab und spülen das Geschirr.
„Leon!“, ruft Mama plötzlich aus dem Bad.
„Was ist?“, ruft Leon zurück.
„Komm mal her!“
Leon legt das Geschirrtuch weg und geht ins Bad.
„Was ist das?“
„Eine Maus“, antwortet Leon.
„Dass das kein Elefant ist, seh ich selber“, sagt Mama. „Wieso hast du eine Maus in der Hosentasche?“

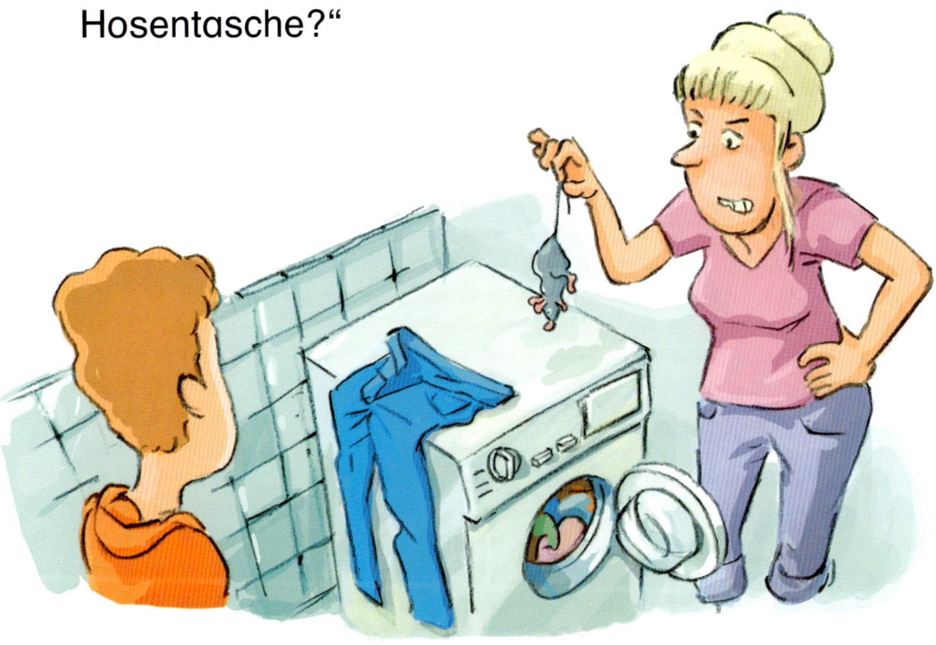

„Die ist ja nur aus Gummi“, stellt Markus fest, der jetzt hinter Leon steht.
„Du bist gut!“, sagt Mama. „Was glaubst du, wie ich erschrocken bin! Ich will die Taschen leeren, bevor ich die Hose wasche, und habe plötzlich eine Maus in der Hand.“
„Das ist … ich meine … äh … die gehört mir nicht“, stottert Leon, „die gehört Niko.“
„Und wie kommt sie dann in deine Tasche?“, fragt Mama.
„Das ist eine lange Geschichte.“
„Dann muss ich mich erst mal setzen“, sagt Mama. „Eine lange Geschichte kann ich mir nicht im Stehen anhören.“

Sie gehen ins Wohnzimmer und Leon erzählt, was seit vorgestern alles passiert ist. Mama schüttelt zwischendurch immer wieder

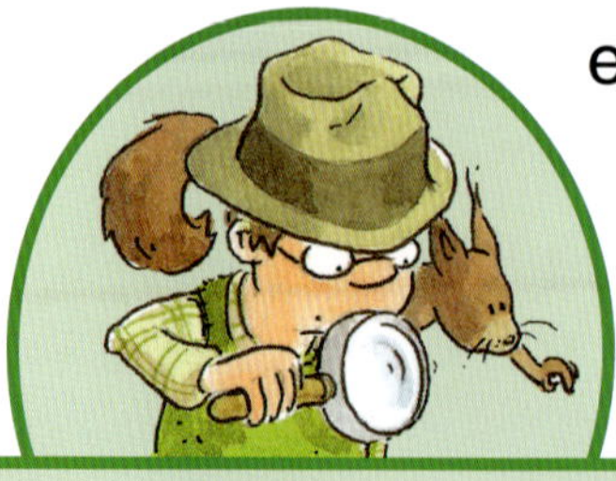

7. Fall: Welcher Satz ist in dieser Geschichte am wichtigsten?

„Box endlich, du Feigling!“

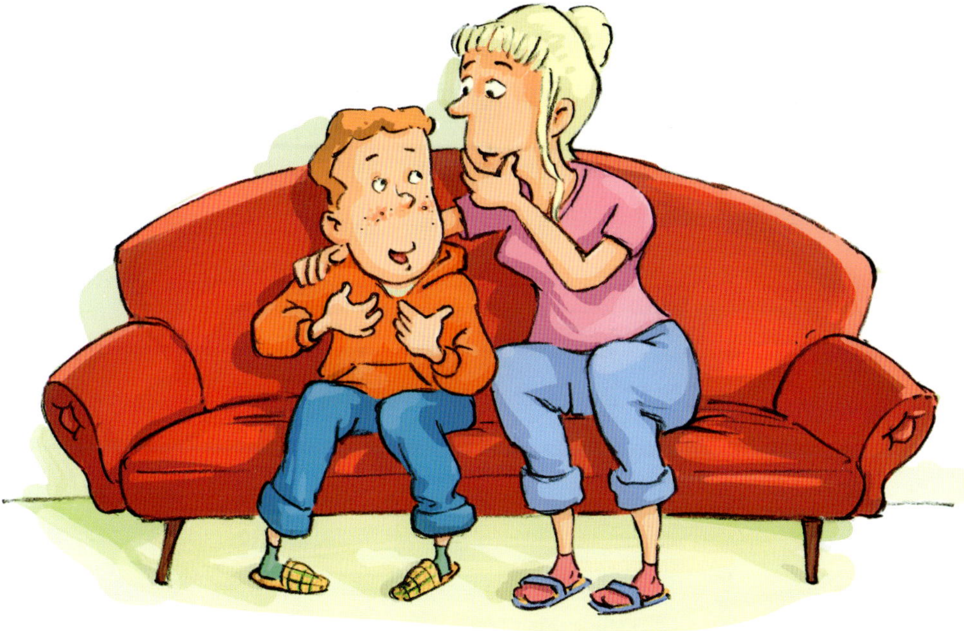

den Kopf. Zum Schluss nimmt sie Leon in den Arm und drückt ihn lange an sich. „Entschuldigung, mein Schatz“, sagt sie leise. „Ich bin stolz auf dich, sehr stolz.“ Leon nickt, als wolle er sagen: „Das kannst du auch sein.“ Dann geht er hinüber in sein Zimmer, macht es sich auf dem Bett gemütlich und wird wieder zum Buchpiraten.

„Das sind die besten Spiegeleier, die ich je gegessen hab.“

„Warum lässt du ihn nicht einfach so leben, wie es ihm gefällt?“

Was sagst du dazu?

Was ist ein richtiger Junge, was ist ein richtiges Mädchen?

Schreibe deine Meinung dazu auf und schicke sie uns! Als Dankeschön verlosen wir unter den Einsendern zweimal jährlich tolle Buchpreise aus unserem aktuellen Programm!

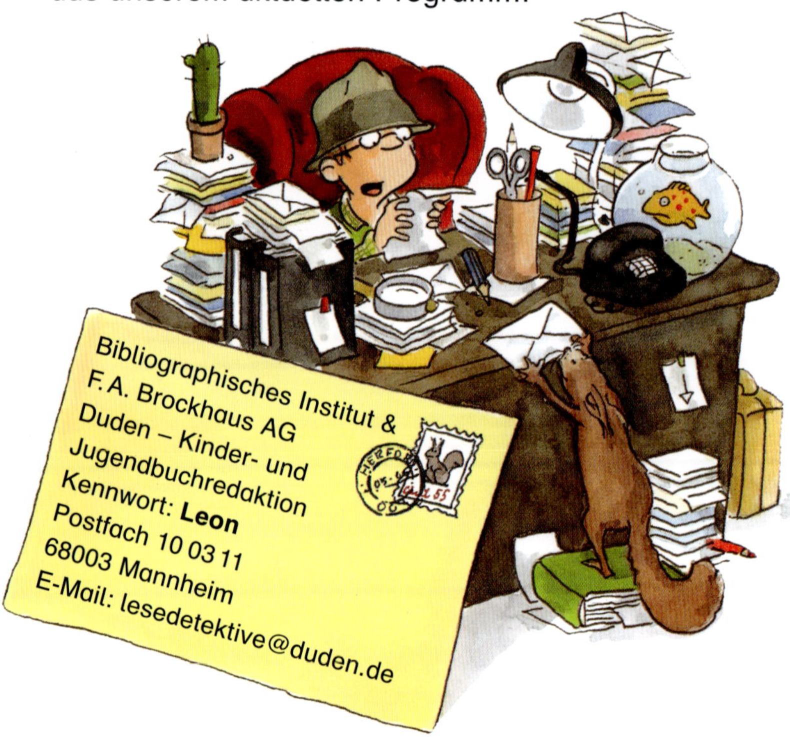

Bibliographisches Institut &
F. A. Brockhaus AG
Duden – Kinder- und
Jugendbuchredaktion
Kennwort: **Leon**
Postfach 10 03 11
68003 Mannheim
E-Mail: lesedetektive@duden.de

Wenn du alle Fälle im Buch richtig gelöst hast, kannst du hier das Lösungswort eintragen:

__ E __ __ __ __ __ T __

1.   2. 3. 4. 5. 6.   7.

Gefunden!
Knote den Streifen einfach
an das Lesebändchen an
und fertig ist dein Geheimalphabet!
Neben jeder richtigen Antwort im Buch
steht ein Zeichen, das du im Alphabet
wiederfindest. Setze nun auf
der letzten Seite die Buchstaben
zum Lösungswort zusammen.

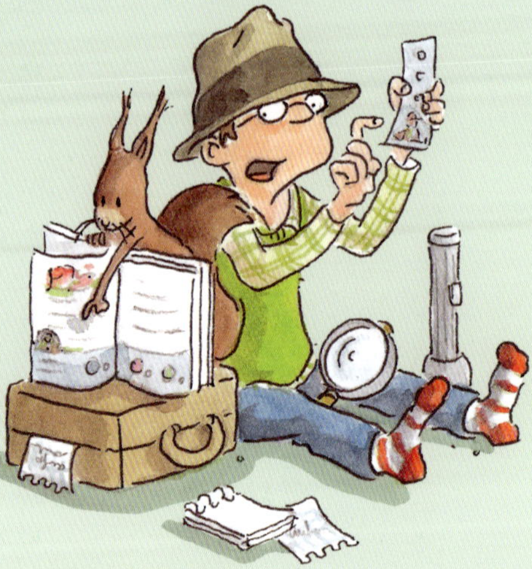

PRÉFACE
de Franck Lacroix

Merci Cheffe !

La cheffe pâtissière Sandrine Baumann-Hautin concilie pâtisserie et santé notamment pour le plaisir des patients du pôle nutrition de l'Institut Rafaël à Levallois-Perret, premier centre européen de médecine intégrative qui accompagne gratuitement les patient(e)s et leurs aidant(e)s, pendant et après le cancer.

Lauréate du prix Goût & Santé MAAF Pâtisserie 2022, elle conjugue une pâtisserie qui agit contre la dénutrition, plus responsable et respectueuse de la saisonnalité et de l'origine des produits, tout en permettant de se faire plaisir et en prenant surtout soin de sa santé. Un vrai défi quand on sait que pour y parvenir, changer ses méthodes de réflexion et de travail s'imposent, par exemple, en introduisant de nouvelles matières ou à l'inverse en bannir certaines.

Cheffe pâtissière et fondatrice de Sain Pâtisserie Santé, également ambassadrice du Championnat de France du Dessert, Sandrine Baumann-Hautin relève le défi et vous propose dans cet ouvrage une pâtisserie qui concilie la dénutrition à la gourmandise, des préparations gourmandes adaptées aux besoins de santé particuliers pour retrouver le plaisir de manger sucré et enrichir son alimentation de micronutriments, des ingrédients du quotidien et des compléments nutritionnels oraux.

À vous les gâteaux à partager, les boissons, veloutés et autres textures douces, sans oublier les bouchées collation. Moi, ça me donne déjà faim ! Merci Cheffe !

Franck Lacroix

Journaliste spécialisé pâtisserie
@flxpastry sur Instagram

PRÉFACE
du Pr Bertrand Fougère

Dans un monde où l'abondance côtoie paradoxalement la carence, la nutrition est un pilier fondamental de notre santé. « *Pâtisserie Santé Dénutrition* » se présente comme une réponse à la fois éclairée et sensible à cette quête d'équilibre alimentaire. À travers les pages de ce livre se tissent deux narrations complémentaires : celle de Sandrine Baumann-Hautin, virtuose de la pâtisserie, et celle du Pr Agathe Raynaud-Simon, dont l'expertise en gériatrie et en nutrition nous guide au travers des méandres de la dénutrition.

Sandrine Baumann-Hautin, avec ses mains de créatrice, nous convie dans l'univers doux et sucré des délices pâtissiers. Cependant, ses recettes ne sont pas de simples invitations à la gourmandise. Elle nous offre 30 recettes transformées en vecteurs de santé, où chaque bouchée est une alliance entre la joie des papilles et le respect de notre santé. Ses créations sont une célébration de la gourmandise consciente, qui nourrit autant l'âme que le corps.

À côté de ces recettes, le Pr Agathe Raynaud-Simon nous dévoile des informations cruciales sur la dénutrition, une maladie silencieuse mais dévastatrice. Ses mots sont une lumière projetée sur les ombres de l'ignorance, dévoilant la prévalence et les conséquences de la dénutrition, notamment chez les personnes âgées. Elle partage avec nous les pistes pour prévenir et traiter ce fléau. Son écriture, à la fois précise et accessible, témoigne de son engagement indéfectible sur le sujet.

Ce livre est plus qu'un manuel ; c'est une boussole pour naviguer dans l'océan complexe de la nutrition. Pour le grand public, il est un guide vers un mode de vie sain et équilibré. Pour les professionnels de santé, il est une ressource précieuse pour accompagner les patients dans leurs parcours de soin et de vie. Les auteurs ont su tisser ensemble leurs expertises pour créer un ouvrage complet et inspirant.

La pâtisserie de Sandrine Baumann-Hautin est une ode à la possibilité d'une vie pleine de saveurs sans compromettre la santé. Les enseignements du Pr Agathe Raynaud-Simon sont un appel à l'action contre la dénutrition, à reconnaître ses signes et à y remédier.

Je suis honoré de présenter ce livre, résultat de la passion et de l'expertise de ses autrices. C'est avec un immense respect et une profonde admiration pour leur travail que je vous invite à déguster ce livre.

Pr Bertrand Fougère

Gériatre au CHRU de Tours

Co-pilote « Grand Défi Numérique et Bien Vieillir »

LES AUTEURS

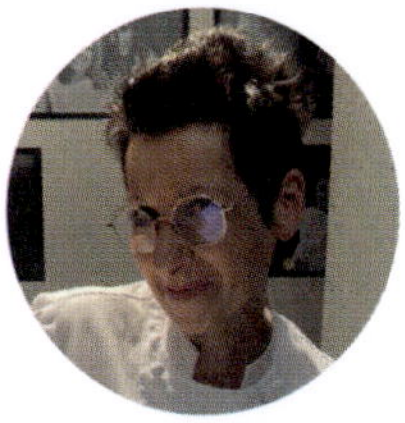

Sandrine Baumann-Hautin

Je suis Cheffe Pâtissière, fondatrice de SaIn Pâtisserie Santé et ambassadrice du Championnat de France du Dessert.

Née d'une famille de pâtissiers boutique à Beauvais, dans les Hauts-de-France, j'ai suivi des études de biochimie, pour ensuite obtenir un CAP Cuisine, et une Mention Complémentaire de Desserts de Restaurant.

Après un parcours intense dans la pâtisserie de restauration gastronomique et étoilée, puis au sein d'un groupe international en tant que Cheffe Pâtissière, deux évènements qui sont mon AVC oculaire en 2018 et l'annonce du cancer de mon meilleur ami en 2019, m'ont incité à envisager mon avenir professionnel différemment. Je me suis donc lancée, et cela depuis 4 ans, avec beaucoup de détermination, dans la création d'ateliers de Pâtisserie Santé, dans les structures de santé, en travaillant directement avec les équipes de soignants et les patients. Au-delà de la cancérologie qui me passionne personnellement, je collabore avec des patients porteurs de maladies chroniques, de troubles du spectre de l'autisme (TSA), mais aussi de dénutrition (www.sain-patisserie-sante.fr).

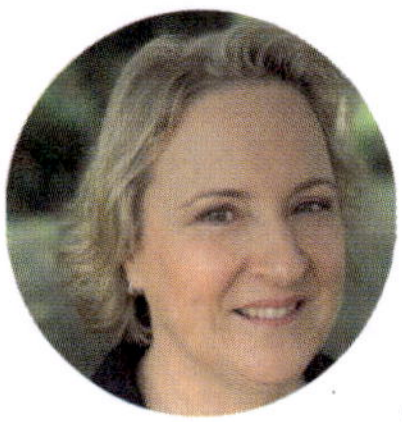

Pr Agathe Raynaud-Simon

Je suis médecin, gériatre et nutritionniste, je dirige le département de gériatrie des hôpitaux Bichat, Beaujon et Bretonneau à l'Assistance Publique - Hôpitaux de Paris, et je suis professeur de gériatrie à l'Université Paris Cité. Mon travail a toujours été centré sur les troubles nutritionnels des personnes âgées. Afin de sensibiliser le grand public, les professionnels de santé et les pouvoirs publics au sujet de la dénutrition, le Pr Éric Fontaine, le Dr Joseph-John Baranes et moi-même avons créé, en 2016, le Collectif de Lutte contre la Dénutrition https://www.luttecontreladenutrition.fr/.

Depuis 2020, le Collectif organise la Semaine nationale de la Dénutrition, pendant laquelle un grand nombre d'actions sont réalisées : ateliers culinaires, dégustations, formations, jeux, distribution de documents, séances d'activité physique adaptée...

Tous ensemble, luttons contre la dénutrition !

LUTTE CONTRE LA DÉNUTRITION — LE COLLECTIF

PÂTISSERIE SANTÉ
et dénutrition

QU'EST-CE QUE LA PÂTISSERIE SANTÉ ?

Cette question est récurrente dans mon quotidien. La pâtisserie santé, c'est une pâtisserie préventive, adaptée et raisonnée, présentant un intérêt nutritionnel, et surtout qui se veut très gourmande ! C'est allier plaisir et santé en faisant co-exister et collaborer deux écosystèmes qui sont celui de la Pâtisserie à celui de la Santé. C'est redonner du sens aux produits et au métier exercé afin de répondre à des enjeux de santé publique comme les maladies chroniques qui touchent plus de 24 millions de personnes en France.

Nous devons tous prendre conscience de l'impact de l'alimentation (bonne ou mauvaise) sur notre santé physique, mentale et sexuelle. En pâtisserie, sucres, farines et matières grasses sont des ingrédients consommés en trop grandes quantités, souvent de mauvaise qualité, et pouvant entraîner un déséquilibre alimentaire et des problématiques de santé.

Il apparaît donc urgent de faire évoluer nos méthodes de réflexion, de construction et de travail en pâtisserie, avec un cahier des charges plus cohérent et adapté :

- intégrer et augmenter l'utilisation des fruits et légumes de saison, des protéines végétales et légumineuses, des fibres végétales, des céréales semi- ou complètes et des fruits à coques et graines oléagineuses ;
- supprimer les colorants, conservateurs, arômes et additifs ;
- respecter la saisonnalité, le locavore, le bio et la santé environnementale ;
- réduire les portions avec des pâtisseries plus rassasiantes grâce à une composition nutritionnelle adaptée ;
- réduire l'indice glycémique des pâtisseries, les quantités de sel et les matières grasses ;
- modifier les process de fabrication et cuisson.

La Pâtisserie Santé se définit aussi par un engagement à collaborer étroitement avec tous les acteurs du domaine de la santé qu'ils soient professionnels de santé, médecins, infirmiers, nutritionnistes, diététiciens, patients, laboratoires, restauration en santé et médico-sociale, EHPAD, établissements de santé et santé intégrative, mutuelles, pharmaciens, etc. L'objectif est d'accompagner au mieux les patients et les aidants dans leurs parcours de soins. C'est un engagement quasi inexistant de la part de mes confrères de mon secteur d'activités, et qui devrait pourtant devenir une normalité et évidence !

Les maladies chroniques sont un véritable enjeu de santé publique : ensemble et collectivement nous pouvons sensibiliser, prévenir, innover, afin de créer une meilleure société et santé de demain !

POURQUOI EST-ELLE UTILE DANS LE CADRE DE LA DÉNUTRITION ?

Je vous propose ici de recentrer le propos sur cette pathologie spécifique qu'est la dénutrition et de l'aborder conjointement avec une professionnelle de santé dont c'est le domaine d'expertise. Lorsque je travaillais sur le projet princeps de Pâtisserie Santé, c'était une certitude pour moi : il y aurait un second livre et il serait consacré à la dénutrition. Si j'avais pu le publier en premier, je l'aurais fait, mais chaque projet en son temps.

La dénutrition est un état du corps résultant d'un déséquilibre nutritionnel qui entraîne de graves conséquences. J'y suis confrontée quotidiennement lors de mes ateliers. J'ai perdu mon premier patient non pas à cause de son cancer, mais bien à cause de son état sévère de dénutrition.

Changer les paradigmes est complexe, cela demande du temps, mais cela reste mon engagement. Écrire un livre sur le sujet est vite devenu essentiel pour sensibiliser, prévenir, innover et agir pour mieux prendre en charge la dénutrition, et accompagner aussi bien les patients que les aidants ou les acteurs de santé concernés.

C'est donc tout naturellement que j'ai sollicité le Professeur Agathe Raynaud-Simon, gériatre à l'hôpital Bichat, mais aussi Présidente du Collectif de Lutte Contre La Dénutrition, pour me rejoindre sur ce projet. Elle-même très engagée depuis de nombreuses années à lutter contre cette maladie, nous avons collaboré lors de la Semaine Nationale de lutte contre la Dénutrition 2023 : se projeter conjointement dans la concrétisation de ce livre faisait donc doublement sens.

Le Professeur Agathe Raynaud-Simon prendra la parole dès le début du livre et fera un point sur les bases de l'alimentation et sur ce qu'est réellement la dénutrition (comment la repérer, comment la prévenir et comment agir contre cette maladie). Suivront 30 recettes de pâtisserie enrichies avec des ingrédients du quotidien ou avec des compléments nutritionnels oraux (CNO), que je vous partage et qui, nous l'espérons avec Agathe, seront source de plaisir, gourmandise, espoir et luminosité au fil des repas.

Nous avons imaginé ce livre pour vous, avec vous, afin qu'il réponde au mieux à vos attentes, et qu'il vous accompagne où que vous soyez...

Belle lecture !

Sandrine Baumann-Hautin

SOMMAIRE

PARTIE 1

COMPRENDRE CE QU'EST LA DÉNUTRITION ET COMMENT LA GUÉRIR

PARTIE 2

30 RECETTES FACILES ET GOURMANDES

PARTIE 1

COMPRENDRE CE QU'EST LA DÉNUTRITION ET COMMENT LA GUÉRIR

LA DÉNUTRITION
Qu'est-ce que c'est ?

DES MÉCANISMES D'ADAPTATION COMPLEXES

La dénutrition résulte d'une insuffisance d'apports nutritionnels par rapport aux besoins d'un individu. Dans cette situation d'apports insuffisants, l'organisme doit chercher dans ses propres réserves l'énergie et les nutriments nécessaires au maintien des fonctions vitales.

Les réserves en énergie sont principalement localisées dans le tissu adipeux, sous forme d'acides gras. Chaque kilogramme (kg) de tissu adipeux peut libérer environ 7 500 kilocalories (kcal). Ainsi, une femme de 65 kg, dont 25 % du poids corporel est constitué de masse grasse, stocke en moyenne 120 000 kcal.

Cependant, cette réserve d'énergie n'est pas mobilisable rapidement, même quand on est en bonne santé. C'est la raison pour laquelle la perte de poids, si elle est souhaitée, doit être lente et modérée pour réduire progressivement la masse de tissu adipeux sans perturber excessivement le reste de l'organisme. Le foie et le muscle stockent aussi de l'énergie sous forme de glycogène, une forme complexe du glucose. Le glycogène est utilisé au quotidien pour éviter les hypoglycémies pendant la nuit ou au moment d'un exercice physique intense par exemple, mais il ne représente que 1 % de notre réserve en énergie.

Alors, comment l'organisme s'adapte-t-il en cas d'insuffisance prolongée d'apports nutritionnels ? Dans le cas particulier du jeûne complet prolongé chez un individu en bonne santé, le tissu adipeux fournit des acides gras à de nombreux organes. Mais le cerveau ne peut pas se servir directement des acides gras : le foie les transforme d'abord en corps cétoniques, qui peuvent ensuite être utilisés comme source énergétique par le cerveau. Il s'agit cependant d'un mécanisme adaptatif temporaire permettant la survie sur une période relativement courte.

Le plus souvent, l'insuffisance d'apports nutritionnels survient chez des personnes qui présentent des problèmes de santé et dont l'appétit a diminué, ne permettant pas de satisfaire leurs besoins nutritionnels. Dans ce cas, l'énergie provenant du tissu adipeux ne suffit pas à combler les besoins énergétiques. L'organisme puise alors dans ses muscles, et la dégradation des protéines musculaires produit des acides aminés. Ces acides aminés sont utilisés d'une part pour produire de l'énergie (acides aminés transformés en glucose), et d'autre part pour fournir les molécules de structure, nécessaires au bon fonctionnement des tissus et des organes.

En fonction des besoins, la fonte musculaire peut être massive et rapide : par exemple, en réanimation, les malades peuvent perdre jusqu'à un quart de leur masse musculaire en quatre jours. La fonte musculaire peut aussi être plus lente, par exemple dans le cas de maladies chroniques qui s'accompagnent d'une perte d'appétit progressive, celle-ci n'étant pas toujours perçue par la personne elle-même ou par son entourage. **C'est cette fonte musculaire, participant à la perte de poids, qui caractérise la dénutrition.**

La fonte musculaire représente un bilan protéique négatif : la dégradation des protéines musculaires est supérieure aux apports alimentaires en protéines. La diminution du tissu adipeux et des muscles constitue un bilan énergétique négatif. La composition corporelle change, avec une réduction de la masse des tissus musculaires et adipeux qui peut ne pas être proportionnelle : on peut constater une diminution de la masse musculaire plus importante proportionnellement que la masse de tissu adipeux par exemple.

En 2019, la Haute Autorité de Santé définit la dénutrition comme l'état d'un organisme en déséquilibre nutritionnel. Le déséquilibre nutritionnel est caractérisé par un bilan énergétique et/ou protéique négatif. La dénutrition peut être liée à un déficit d'apport isolé, à une augmentation des dépenses ou des pertes énergétiques et/ou protéiques, ou encore à l'association d'un déficit d'apport avec une augmentation des dépenses ou des pertes énergétiques et/ou protéiques. Le déséquilibre inhérent à la dénutrition conduit à des effets délétères sur les tissus avec des changements mesurables des fonctions corporelles et/ou de la composition corporelle, associés à une aggravation du pronostic des maladies.

QUI EST CONCERNÉ PAR LA DÉNUTRITION ?

Prévalence

On estime que la dénutrition atteint plus de 2 millions de personnes en France, à tous les âges de la vie : les enfants, les adultes et les personnes âgées. À ce jour, il est difficile d'obtenir des chiffres très précis concernant la population générale en France, parce qu'il n'existe pas de recueil de données systématique chez les professionnels de santé de ville et que la dénutrition est incomplètement diagnostiquée à l'hôpital.

Les enfants

La particularité de l'enfant en comparaison à l'adulte est de grandir. La dénutrition peut donc correspondre à une perte de poids mais aussi à une stagnation ou une cassure de croissance, c'est-à-dire quand l'enfant ne grossit ou ne grandit pas suffisamment. La cassure de la croissance en taille survient 3 à 4 mois après la cassure pondérale, il s'agit donc d'un marqueur de sévérité et de dénutrition chronique.

La fréquence de la dénutrition chez l'enfant dans la population générale est très difficile à évaluer.

En France, le pourcentage d'enfants présentant un indice de masse corporelle bas compatible avec une dénutrition est estimé entre 4 et 6 % selon l'âge. À l'hôpital, la dénutrition concerne entre 10 et 20 % des enfants. La dénutrition touche particulièrement les nourrissons : la moitié des enfants dénutris à l'hôpital ont moins de 2 ans. Les nourrissons sont principalement concernés, car ils sont à la fois dans une phase de croissance rapide et dans une période de fragilité aux infections, de découverte de maladies chroniques (maladie cœliaque, maladies neurologiques avec handicap...) et de sensibilité aux interactions mère-enfant.

La puberté représente une autre période où la corpulence augmente rapidement et où la dénutrition peut avoir un impact particulièrement marqué, notamment en limitant la croissance ou en retardant le début de celle-ci.

Les adultes

Les adultes dénutris représentent en très grande majorité ceux qui souffrent de maladies chroniques suffisamment sévères pour altérer leur appétit et leur mode de vie. Dans un hôpital général, hors pédiatrie et maternité, au moins 30 % de l'ensemble des patients sont dénutris. Le pourcentage de patients dénutris varie selon les spécialités des unités : la dénutrition atteint jusqu'à 60 % des patients en chirurgie digestive, 50 % en cancérologie et environ 10 % en cardiologie.

Les personnes âgées

La population des personnes âgées représente une part importante de la population dénutrie. Les effets du vieillissement (dysrégulation de l'appétit, réduction de la masse musculaire) rendent les personnes âgées plus vulnérables au risque de dénutrition. En outre, la probabilité d'avoir des problèmes de santé augmente sensiblement avec l'âge. On estime que 5 à 10 % des personnes âgées vivant à leur domicile sont dénutries. À l'hôpital, la prévalence de la dénutrition atteint 50 % des patients âgés, toutes spécialités confondues. Enfin, 5 % des personnes âgées de 80 ans et jusqu'à 45 % des personnes âgées de 95 ans vivent dans un établissement d'hébergement pour personnes âgées dépendantes (EHPAD), où la prévalence de la dénutrition est estimée à 35 %.

Les causes de la dénutrition

Les pathologies aiguës ou chroniques

À tous les âges, la dénutrition est essentiellement liée aux maladies, en particulier aux maladies chroniques, et touche les personnes à domicile comme à l'hôpital.

La proportion de personnes dénutries en raison uniquement d'un manque d'accessibilité à la nourriture n'a pas été mesurée en France. Dans les pays dits « riches », de faibles ressources économiques semblent surtout associées à une moindre qualité de la nourriture, sans forcément s'accompagner de perte de poids, pouvant même au contraire conduire au surpoids et à l'obésité.

Chez les enfants

La dénutrition est principalement retrouvée à l'hôpital car elle est essentiellement liée aux maladies et en particulier aux maladies chroniques : les deux tiers des enfants dénutris ont une maladie chronique. Chez l'enfant, les maladies les plus pourvoyeuses de dénutrition sont les maladies neurologiques et du handicap, respiratoires, gastro-intestinales et cardiaques.

On retrouve des causes de dénutrition plus spécifiques à l'enfant comme les erreurs diététiques, notamment chez le nourrisson, les régimes d'exclusion restrictifs (par exemple en cas d'allergie aux protéines de lait de vache ou sur choix des parents/de l'enfant).

Enfin, on peut citer les infections à répétition, la maladie cœliaque, les troubles de l'oralité, les troubles des interactions parent-enfant, une maltraitance ou une négligence, l'opposition, l'anorexie du nourrisson.

L'anorexie mentale, qui survient volontiers à l'adolescence, est une cause de dénutrition qui atteindrait 1,4 % des filles et 0,2 % des garçons.

Chez les adultes

Chez les adultes, 40 % des patients souffrant de cancer sont dénutris à un moment de leur parcours de soin. Les cancers les plus souvent associés à la dénutrition sont les cancers ORL et les cancers digestifs (œsophage, estomac et pancréas). Cependant, tous les cancers peuvent favoriser l'apparition d'une dénutrition, par la prolifération tumorale elle-même, les traitements du cancer ou la détresse psychique.

Les autres causes de dénutrition sont surtout les insuffisances d'organes (insuffisances cardiaque, respiratoire, rénale, hépatique ou intestinale). Plus rarement, la dénutrition est également favorisée par des infections prolongées ou répétées, ou bien par des pathologies inflammatoires chroniques liées à un dysfonctionnement immunitaire.

Chez l'adulte jeune, comme chez l'enfant, la dénutrition est le plus souvent liée à une seule maladie sévère. Plus l'âge augmente, plus le risque de présenter des maladies est élevé : la dénutrition peut alors être favorisée par une association de plusieurs problèmes de santé plus ou moins graves.

Chez les personnes âgées

Chez les personnes âgées, le statut nutritionnel est fragilisé par les modifications physiologiques liées au vieillissement (troubles de régulation de l'appétit, modifications de la composition corporelle, altérations métaboliques...) et par les comorbidités dont la prévalence augmente. Sur ce terrain, les facteurs déclenchant ou aggravant la dénutrition peuvent être multiples et intriqués : ils sont pathologiques (pathologie aiguë ou décompensation d'une pathologie chronique), psychologiques ou sociaux, ainsi qu'éventuellement aggravés par les médicaments et certains régimes.

Les causes médicales de dénutrition chez les personnes âgées sont celles de l'adulte, auxquelles s'ajoute un grand nombre d'autres facteurs identifiés plus spécifiquement chez les personnes âgées.

Il s'agit surtout de facteurs psycho-socio-environnementaux (solitude, veuvage, entrée en institution...) et de facteurs liés à la dépendance, à la dépression et aux troubles neurocognitifs (maladie d'Alzheimer).

Les troubles bucco-dentaires (troubles de la mastication, mauvais état dentaire, appareillage mal adapté...), les troubles de la déglutition, la polymédication et les régimes sont aussi associés à un mauvais statut nutritionnel.

Enfin, toute pathologie aiguë ou décompensation d'une pathologie chronique est susceptible d'entraîner ou d'aggraver une dénutrition. L'addition de plusieurs facteurs de risque augmente a priori le risque de dénutrition.

En outre, un cercle vicieux peut s'installer entre les causes de la dénutrition et la dénutrition elle-même. Par exemple, la dénutrition est fréquente en cas de dépendance : en effet, d'une part, la dénutrition et la dépendance sont souvent favorisées par une même maladie, ou un même ensemble de maladies, et, d'autre part, un cercle vicieux entre la dépendance et la dénutrition est susceptible de s'installer. Schématiquement, une personne dépendante a davantage de difficultés à faire les courses, à cuisiner et à préparer ses repas, et est donc plus exposée au risque de perdre du poids. Une personne dénutrie perd ses forces, a des difficultés pour marcher, réduit ses activités, tombe, développe des complications médicales et devient dépendante. Ce cercle vicieux a été illustré par le Dr Monique Ferry[1] dès 1993 (*Figure 1*).

Pour prendre en soins les personnes concernées, il est donc capital d'aborder simultanément la dénutrition en elle-même et les facteurs qui la favorisent.

1. *Nutrition de la personne âgée*, M. Ferry, E. Alix, P. Brocker, T. Constans, B. Lesourd, D. Mischlich , P. Pfitzenmeyer, B. Vellas, 2e édition, Masson, 2002, page 138.

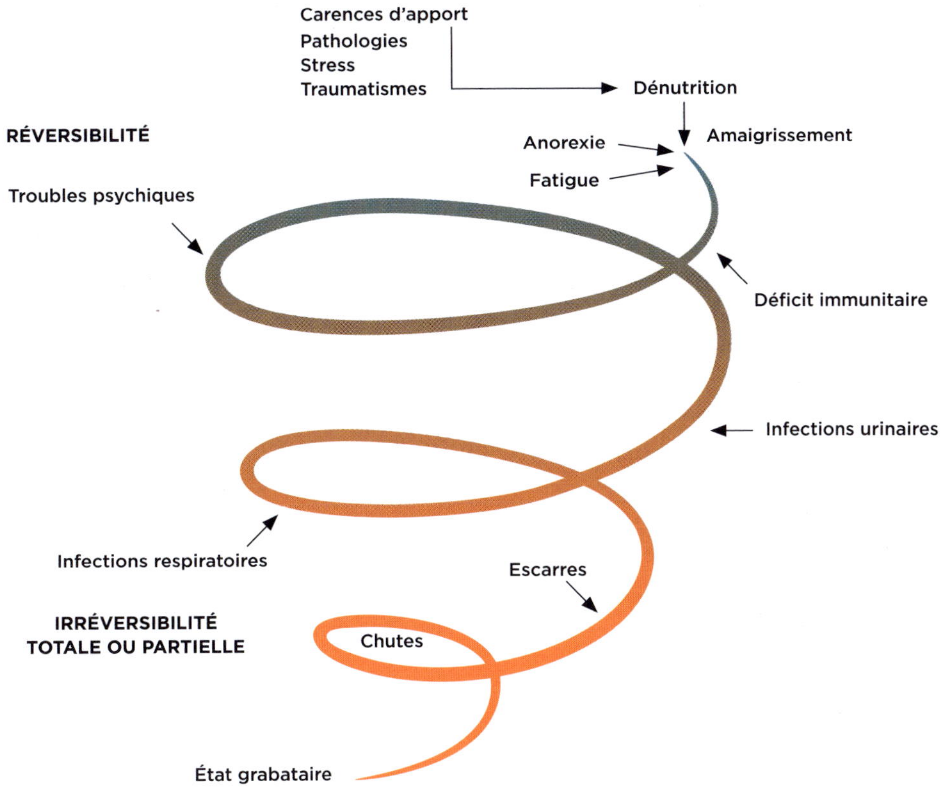

Figure 1 : La spirale de la dénutrition d'après le Dr Monique Ferry

L'obésité

GÉNÉRALITÉS

L'obésité est définie par un indice de masse corporelle ≥ 30[2] chez l'adulte et chez la personne âgée. La prévalence de l'obésité augmente avec l'âge, elle concerne presque 20 % des personnes âgées de 65 à 70 ans mais elle semble un peu diminuer par la suite.

À l'échelle de la population générale, l'obésité est associée à de nombreux problèmes de santé : diabète, dyslipidémie, hépatopathie, pathologies cardiovasculaires, dyspnée, syndrome d'apnée du sommeil, arthrose, varices, dépression et cancers. Plus l'IMC augmente, plus l'espérance de vie diminue.

2. L'indice de masse corporelle (ou IMC) se calcule selon la formule suivante : [IMC = Poids (kg)/Taille (m)^2].

Ceci justifie les politiques publiques de prévention de l'obésité pour la population générale. Les recommandations concernent la qualité de l'alimentation et l'activité physique.

Chez les personnes âgées

L'obésité doit être considérée un peu différemment chez les personnes âgées. Une réflexion en lien avec les bénéfices et les risques de la perte de poids doit être menée. D'un côté, l'obésité est aussi associée aux problèmes de santé sus-cités, auxquels s'ajoutent les troubles neurocognitifs, les troubles de la mobilité et les chutes. De l'autre côté, une obésité modérée n'est pas associée à une augmentation significative de la mortalité chez les personnes âgées. L'obésité représente même un facteur protecteur dans certaines pathologies chroniques (insuffisance rénale avec dialyse, insuffisance cardiaque, fracture du col du fémur, cancer, maladie d'Alzheimer...) et pour les personnes âgées institutionnalisées. Cela est appelé l' «*obesity paradox*». Il est possible qu'en cas d'une ou plusieurs pathologies chroniques, avec une diminution de l'appétit et parfois une augmentation des besoins énergétiques, la réserve énergétique du tissu adipeux, surtout si elle est associée à une certaine masse musculaire, représente une sécurité nutritionnelle.

En pratique, pour une personne âgée en situation d'obésité, le but est de savoir si une perte de poids pourrait être bénéfique. Si l'obésité est compliquée par des problèmes de santé altérant la qualité de vie et pouvant être améliorés par la perte de poids, chez une personne âgée dite «robuste», motivée pour faire de l'activité physique afin de préserver ses muscles, une perte de poids modérée et lente peut être envisagée, en espérant réduire la masse grasse sans diminuer excessivement la masse musculaire. En revanche, chez une personne âgée fragile ou dépendante, avec des pathologies chroniques, la perte de poids risque d'entraîner une fonte musculaire, aggravant les troubles de la mobilité, ainsi que le pronostic vital et fonctionnel. Dans ce dernier cas, la perte de poids n'est pas conseillée, mais l'activité physique est toujours nécessaire, en l'adaptant aux capacités de la personne.

Qu'elle soit obtenue de manière volontaire par un contrôle alimentaire ou involontaire par une perte d'appétit, la perte de poids chez une personne âgée peut ainsi favoriser l'apparition d'une sarcopénie (*voir page 26*) ou d'une dénutrition. Une obésité (trop de tissu adipeux) et une dénutrition (pas assez de muscle) peuvent donc coexister chez une même personne. Chaque individu doit ainsi faire l'objet d'une réflexion sur les bénéfices attendus d'une éventuelle perte de poids en regard des risques associés.

REPÉRER
et prévenir la dénutrition

COMMENT DÉPISTER LA DÉNUTRITION ?

Les professionnels impliqués

Tous les professionnels de santé sont impliqués, en ville, à l'hôpital et en institution. En ville, les médecins généralistes pèsent régulièrement les enfants, les adolescents, les adultes et les personnes âgées, et identifient les variations inhabituelles de poids. Le poids doit être inscrit dans le dossier médical partagé. La mesure du poids relève aussi du rôle des médecins d'autres spécialités, des infirmières (centres de protection maternelle et infantile, écoles, centres de santé, visites à domicile), des puéricultrices et des aides-soignants. Lors d'une consultation diététique chez un diététicien, le poids sera aussi mesuré. À l'hôpital, les bonnes pratiques consistent à peser le patient dans les 48 h suivant l'admission, puis une fois par semaine, et de noter le poids dans le compte rendu d'hospitalisation. En institution, les résidents sont pesés une fois par mois.

Par ailleurs, certains signes peuvent alerter les professionnels sur un risque de dénutrition. Il est important d'identifier une perte d'appétit, une diminution de la consommation alimentaire : une personne qui, petit à petit ou brutalement, prend des portions réduites ou ne termine plus son assiette, ou bien qui commence à éviter les repas ou à les remplacer par une simple collation... On peut également constater une fatigue inhabituelle, avec une lenteur de la marche ou des difficultés à monter des escaliers par exemple, surtout en cas de situations à risque de dénutrition, telles que les maladies chroniques, le handicap ou la perte d'autonomie, les hospitalisations et les événements de vie marquants.

Les pharmaciens peuvent également suivre de manière régulière leurs clients : ils sont susceptibles de noter ces signes d'alerte et d'engager un échange sur l'alimentation. De plus, les pharmaciens sont directement informés des nouvelles prescriptions témoignant d'une modification de l'état de santé de la personne, potentiellement à risque de dénutrition.

En plus des professionnels de santé susmentionnés, les aides professionnelles à domicile (aides-ménagères, auxiliaires de vie ou porteurs de repas) qui sont au plus près des personnes au quotidien, peuvent alerter l'entourage de la personne ou les structures professionnelles sur une perte d'appétit, une diminution de la consommation alimentaire, un réfrigérateur vide ou rempli de denrées périmées, une fatigue inhabituelle, ou encore un amaigrissement visible (les vêtements de la personne devenus trop grands par exemple).

FOCUS
SUR L'ENTOURAGE ET LES PROCHES

L'entourage et les proches d'une personne peuvent constater ces mêmes signes d'alerte, mais il peut être difficile de les repérer lorsqu'ils apparaissent très progressivement, en particulier chez une personne âgée où certains signes pourraient être attribués au vieillissement.

C'est la raison pour laquelle la mesure régulière du poids est décisive, qu'elle soit faite au domicile si cela est possible ou, en tout cas, chez les professionnels de santé. Toute perte de poids de plus de 3 kg doit conduire à engager la discussion sur l'alimentation et la santé.

Les outils de dépistage

Un grand nombre d'outils de dépistage de la dénutrition ont été proposés à travers le monde :

- chez l'enfant, le périmètre du bras, le poids pour l'âge, le poids mesuré/le poids attendu pour la taille et le poids mesuré/le poids attendu pour l'âge peuvent permettre d'identifier les enfants à risque de dénutrition. En pratique, le poids et la taille sont mesurés à chaque consultation et rapportés aux courbes de croissance;
- chez l'adulte, les outils de dépistage de la dénutrition sont basés sur la perte de poids, l'IMC et la présence de pathologies avec impact sur l'appétit.

Mini Nutritional Assessment® Short-Form (MNA-SF®)[3]

Le *Mini Nutritional Assessment® Short-Form* (MNA-SF®) est un outil de dépistage de la dénutrition chez les personnes âgées destiné aux professionnels de santé. Ces derniers renseignent en effet le questionnaire en fonction des réponses du patient et des éléments dont ils ont connaissance. Des informations nutritionnelles sont recherchées, comme la perte d'appétit, la perte de poids et l'IMC ou la circonférence du mollet, ainsi que des situations à risque de dénutrition telles que des troubles de la mémoire ou des troubles neurocognitifs (autrefois dénommés « démences »), une dépression, des événements

3. A consulter en ligne à l'adresse suivante : https://www.mna-elderly.com/sites/default/files/2021-10/MNA-french.pdf

de santé aigus ou des stress psychologiques récents. Avec ses six questions, cet outil permet d'évaluer la probabilité de l'état nutritionnel de la personne en « non dénutri », « à risque de dénutrition » ou « dénutri », en gardant en tête qu'il ne permet pas un diagnostic définitif.

PARAD

Cet outil a été développé récemment par le collectif de lutte contre la dénutrition pour sensibiliser les citoyens au risque de dénutrition. Il ne nécessite pas de connaissances médicales et interroge simplement sur la perte de poids, la perte d'appétit, le nombre de repas et de collations pris au quotidien, ainsi que sur les difficultés à mâcher et à avaler les aliments. Il peut donc être renseigné par la personne elle-même ou son entourage. En fonction des réponses, cet outil propose une catégorisation du risque nutritionnel avec des conseils gradués : l'accent est mis sur le plaisir de s'alimenter, l'activité physique régulière, la surveillance du poids, la consultation régulière chez le dentiste et, en cas de doute, la consultation chez son médecin.

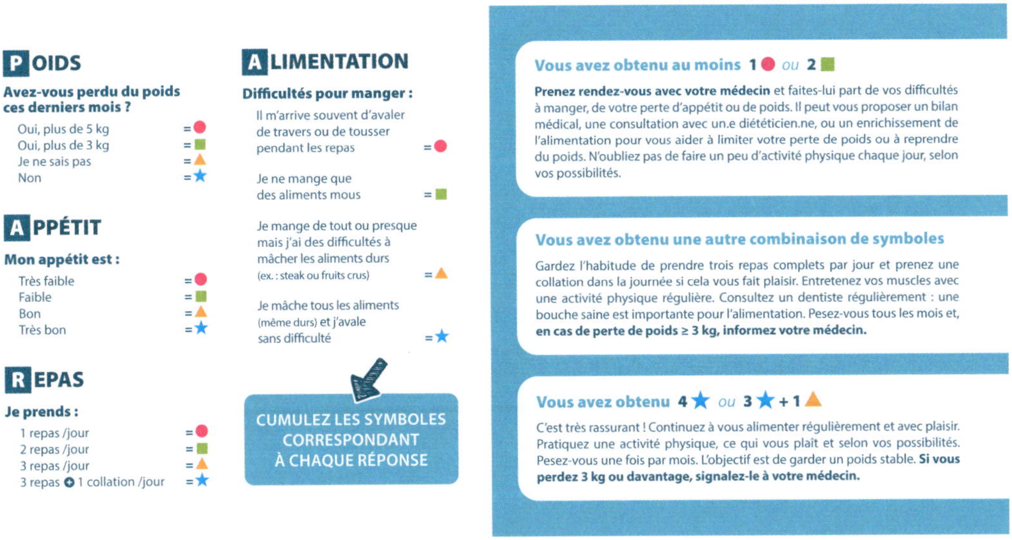

Figure 2 : Outil PARAD

Cet outil est rapide et facile à renseigner par tous. Il a été largement diffusé et permet d'aborder la question de la dénutrition de manière large. Il présente également une limite très « sensible », c'est-à-dire qu'il peut détecter un risque de dénutrition faible. Une évaluation nutritionnelle plus précise sera ensuite nécessaire pour aborder le diagnostic de dénutrition.

LE DIAGNOSTIC DE DÉNUTRITION

Pourquoi faire un diagnostic de dénutrition ?

Il est nécessaire de faire un diagnostic nutritionnel à tout âge de la vie, car la dénutrition est une maladie susceptible d'entraîner des conséquences graves sur la santé, la qualité de vie et le risque de décès, et dont le traitement, non médicamenteux, permet d'améliorer le pronostic.

Les conséquences de la dénutrition sont nombreuses et particulièrement délétères chez les personnes âgées : en particulier, l'impact de la dénutrition sur la mortalité augmente avec l'âge. La dénutrition est associée à un accroissement des infections, des troubles de la marche, des chutes, des fractures et des escarres, ce qui augmente les hospitalisations. Les hospitalisations des personnes dénutries se compliquent plus volontiers d'infections nosocomiales (baisse des défenses immunitaires liée à la dénutrition) et de diverses complications médico-chirurgicales, l'ensemble allongeant la durée du séjour tout en aggravant le statut nutritionnel. La convalescence et la cicatrisation sont également plus lentes en cas de dénutrition. La dépendance et la qualité de vie sont ainsi intimement liées au statut nutritionnel. La dénutrition augmente aussi le risque d'institutionnalisation en EHPAD.

Tous ces éléments font que la dénutrition des personnes âgées représente un problème majeur de santé publique, ciblé par les objectifs du Programme national nutrition santé (2019-2024) et ayant fait l'objet de recommandations par la Haute Autorité de Santé (HAS 2007 et 2021).

Les recommandations de la HAS

Les critères de dénutrition ont été précisément décrits par la Haute Autorité de Santé : pour l'enfant et l'adulte en 2019, et pour les personnes âgées en 2021. Dans tous les cas, il est nécessaire d'identifier au moins un critère phénotypique, c'est-à-dire dans ce cas mesurable cliniquement, et au moins un critère étiologique qui représente une cause de dénutrition. Les critères diffèrent un peu selon que l'on s'adresse à l'enfant, à l'adulte ou à la personne âgée, pour des raisons de spécificités physiologiques (par exemple, la croissance pour les enfants ou la corpulence pour les personnes âgées), mais ils restent très cohérents dans l'approche du diagnostic de dénutrition.

Les critères phénotypiques

Les critères phénotypiques représentent une perte de poids, ou chez l'enfant une stagnation du poids et/ou de la taille, une maigreur qui est définie différentiellement selon les trois classes d'âge par l'indice de masse corporelle (IMC), et des marqueurs musculaires. Les critères de force, de masse musculaire, de fonction musculaire et de sarcopénie ont été récemment introduits dans les critères étiologiques de la dénutrition, car la gravité de la dénutrition et son impact clinique sont fortement associés à l'importance de l'altération du muscle, à tous les âges. Les outils d'évaluation de la masse musculaire ne sont pas facilement disponibles en pratique, mais il est important de penser « muscle » lorsqu'on évoque la dénutrition et de se tourner vers des outils simples, même s'ils sont un peu approximatifs, lorsque les outils plus précis ne sont pas accessibles.

LA PERTE DE POIDS	La perte de poids est exprimée en pourcentage du poids corporel. Par exemple, une personne qui pesait 70 kg et qui a perdu 7 kg a perdu 10 % de son poids corporel.
L'INDICE DE MASSE CORPORELLE (IMC)	L'indice de masse corporelle est calculé de la manière suivante : IMC = Poids (kg)/Taille (m)^2. Par exemple, une personne qui mesure 1,72 m et qui pèse 70 kg a un IMC à 23,7. **Chez l'enfant**, l'IMC varie avec l'âge et doit être interprété en fonction des courbes de référence[4]. **Chez l'adulte et la personne âgée**, le surpoids est diagnostiqué par un IMC ≥ 25 et l'obésité par un IMC ≥ 30. La définition de la maigreur est différente selon l'âge : IMC < 18,5 chez l'adulte et IMC < 22 chez la personne âgée.
LES CRITÈRES MUSCULAIRES	**La force musculaire** et mesurée par : - la force de préhension de la main dominante avec une poignée de serrage ou dynamomètre (seuil de dénutrition < 26 kg chez les hommes et 16 kg chez les femmes) ; - le test des 5 levers de chaise chez les personnes âgées : si le temps nécessaire pour se lever d'une chaise sans accoudoirs et s'assoir 5 fois d'affilée est > 15 secondes, il indique une force musculaire basse. **La masse musculaire** peut être mesurée par impédancemétrie, absorptiométrie biphotonique, scanner ou IRM, dans les centres spécialisés. Si ces outils ne sont pas disponibles, une circonférence du mollet (là où le mollet est le plus gros) < 33 cm chez les hommes ou < 32 cm chez les femmes témoigne d'une baisse de masse musculaire. **La fonction musculaire** est mesurée par la vitesse de marche sur une distance de 4 ou 10 mètres : une vitesse < 0,8 mètre/seconde montre une altération de la fonction musculaire. D'autres test, plus complexes, peuvent être utilisés.

4. Pour consulter les courbes de croissance de référence : https://cress-umr1153.fr/fr/courbes-de-croissance-de-reference-du-carnet-de-sante/.

FOCUS

SUR LA SARCOPÉNIE CHEZ LES PERSONNES ÂGÉES

Chez les personnes âgées, la sarcopénie confirmée fait partie des critères phénotypiques de la dénutrition. La sarcopénie confirmée est définie par **une diminution de la force et de la masse musculaire**. Il n'est pas nécessaire d'évaluer la sévérité de la sarcopénie (mesure de la fonction musculaire) pour faire un diagnostic de dénutrition.

Tableau 1 : Diagnostic de la sarcopénie

SARCOPÉNIE PROBABLE	↓ force musculaire
SARCOPÉNIE CONFIRMÉE	↓ force + ↓ masse musculaire
SARCOPÉNIE SÉVÈRE	↓ force + ↓ masse musculaire + ↓ fonction musculaire

Le SARC-F est un outil de dépistage de la sarcopénie : les questions peuvent être renseignées par la personne elle-même, l'entourage, les professionnels d'aide à domicile ou les professionnels de santé. Un score égal ou supérieur à 4 indique un risque de sarcopénie.

Tableau 2 : Dépistage de la sarcopénie chez les personnes âgées par l'outils SARC-F

COMPOSANTE	QUESTION	SCORE
FORCE	Avez-vous des difficultés pour lever et transporter 4,5 kg ?	Aucune = 0 Un peu = 1 Beaucoup ou incapable = 2
TROUBLES DE LA MARCHE	Avez-vous des difficultés pour traverser une pièce ?	Aucune = 0 Un peu = 1 Beaucoup ou incapable = 2
LEVER D'UNE CHAISE	Avez-vous des difficultés pour vous lever d'une chaise ?	Aucune = 0 Un peu = 1 Beaucoup, avec aide ou incapable = 2
MONTÉE DES ESCALIERS	Avez-vous des difficultés pour monter 10 marches ?	Aucune = 0 Un peu = 1 Beaucoup, avec aide ou incapable = 2
CHUTES	Combien de fois êtes-vous tombé dans les 12 derniers mois ?	Pas de chute = 0 1 à 3 chutes = 1 ≥ 4 chutes = 2

Les critères étiologiques

Les critères étiologiques, autrement dit les causes de dénutrition, sont la diminution des apports alimentaires, les troubles de l'absorption des aliments et les pathologies aiguës ou chroniques sévères.

LA DIMINUTION DES APPORTS ALIMENTAIRES	La diminution des apports alimentaires est au mieux estimée par un diététicien lors d'une consultation diététique. La nature des aliments et le volume des portions, la structure des repas et des collations informeront sur la diversité de l'alimentation, les apports énergétiques et les apports protéiques. Lorsqu'il n'est pas possible d'avoir recours à une consultation diététique, on peut proposer à la personne de quantifier elle-même ses apports alimentaires à l'aide de l'échelle SEFI (Score d'Évaluation Facile des Ingesta). La personne place le curseur de la réglette à l'endroit qui lui correspond le mieux entre les extrêmes «je ne mange rien du tout» et «je mange comme d'habitude». De l'autre côté de la réglette sont placés des nombres de 0 à 10.
LA MALDIGESTION ET LA MALABSORPTION	La maldigestion et la malabsorption sont liées à des pathologies du tube digestif : - la maldigestion est associée à une insuffisance de sécrétion des sucs digestifs, contenant les enzymes de la digestion, dans le tube digestif (insuffisance pancréatique par exemple) ; - on parle de malabsorption lorsque les nutriments sont insuffisamment absorbés par la paroi intestinale (maladie cœliaque par exemple).
LES PATHOLOGIES CHRONIQUES ET LES PATHOLOGIES AIGUËS	Les pathologies chroniques et aiguës favorisant l'apparition d'une dénutrition sont nombreuses et très diverses. Sans pouvoir proposer une liste exhaustive, on cite d'abord les insuffisances d'organes, telles que les insuffisances cardiaque, respiratoire, rénale et hépatique, ainsi que les cancers. Ensuite, toutes les maladies qui s'accompagnent d'une inflammation aiguë ou chronique sont pourvoyeuses de dénutrition.

L'albuminémie

Lorsque le diagnostic de dénutrition est posé, il est recommandé d'en évaluer la gravité. Chez l'adulte et la personne âgée, trois critères permettent de qualifier une dénutrition comme sévère : la perte de poids, l'IMC et l'albuminémie. L'albuminémie correspond au dosage de l'albumine dans le sang, qui est une protéine synthétisée par le foie et dont la concentration plasmatique est normalement stable.

L'hypoalbuminémie représente donc un critère de sévérité de la dénutrition, mais doit aussi conduire à explorer les autres causes possibles d'hypoalbuminémie.

Pour résumer : les critères diagnostiques de la dénutrition[5]

Chez l'enfant, l'adulte et la personne âgée, le diagnostic de dénutrition nécessite la présence d'au moins 1 critère phénotypique et d'au moins 1 critère étiologique.

Chez l'enfant

DIAGNOSTIC DE DÉNUTRITION CHEZ L'ENFANT (< 18 ANS)	
CRITÈRES PHÉNOTYPIQUES	**CRITÈRES ÉTIOLOGIQUES**
◆ Perte de poids : - ≥ 5 % en 1 mois ; - ou ≥ 10 % en 6 mois ; - ou ≥ 10 % par rapport au poids habituel avant le début de la maladie. ◆ IMC < courbe IOTF 18,5. * ◆ Stagnation pondérale aboutissant à un poids situé 2 couloirs en dessous du couloir habituel de l'enfant (courbe de poids). ** ◆ Réduction de la masse et/ou de la fonction musculaires lorsque les normes et/ou les outils sont disponibles.	◆ Réduction de la prise alimentaire ≥ 50 % pendant plus d'1 semaine, ou toute réduction des apports pendant plus de 2 semaines par rapport : - à la consommation alimentaire habituelle quantifiée ; - ou aux besoins protéino-énergétiques estimés. ◆ Absorption des nutriments réduite (malabsorption/maldigestion). ◆ Situation d'agression : - pathologie aiguë ; - ou pathologie chronique évolutive ; - ou pathologie maligne évolutive.
CRITÈRES DE SÉVÉRITÉ DE LA DÉNUTRITION CHEZ L'ENFANT	
◆ Perte de poids ≥ 10 % en 1 mois ou ≥ 15 % en 6 mois ou ≥ 15 % par rapport au poids habituel avant le début de la maladie. ◆ IMC < courbe IOTF 17. ◆ Stagnation pondérale aboutissant à un poids situé au moins 3 couloirs (représentant 3 écarts-types) en dessous du couloir habituel. ◆ Infléchissement statural avec perte d'au moins un couloir par rapport à la taille habituelle.	

* Les courbes de l'IOTF (pour *International Obesity Task Force*) sont celles préconisées par le Programme national nutrition santé pour la surveillance de l'IMC des enfants. Cependant, l'IOTF ne propose pas de courbes d'IMC avant 2 ans ; les courbes de l'IOTF ont été prolongées par les courbes « AFPA - CRESS/Inserm - CompuGroup Medical 2018 » sur cette tranche d'âge[6]
** Couloir habituel = couloir habituel de croissance pondérale de l'enfant ou de référence pour des pathologies spécifiques (trisomie 21, myopathie, etc.).

5. Critères diagnostiques de dénutrition chez l'enfant, l'adulte et la personne âgée selon les recommandations de la Haute Autorité de Santé (2019 et 2021)
6. Les courbes sont disponibles sur le site : https://cress-umr1153.fr/fr/courbes-de-croissance-de-reference-du-carnet-de-sante/

Chez l'adulte

<table>
<tr><th colspan="2">DIAGNOSTIC DE DÉNUTRITION CHEZ L'ADULTE</th></tr>
<tr><th>CRITÈRES PHÉNOTYPIQUES</th><th>CRITÈRES ÉTIOLOGIQUES</th></tr>
<tr><td>◆ Perte de poids :
- ≥ 5 % en 1 mois ;
- ou ≥ 10 % en 6 mois ;
- ou ≥ 10 % par rapport au poids habituel avant le début de la maladie.
◆ IMC < 18,5.
◆ Réduction quantifiée de la masse et/ou de la fonction musculaires.</td><td>◆ Réduction de la prise alimentaire ≥ 50 % pendant plus d'1 semaine, ou toute réduction des apports pendant plus de 2 semaines par rapport :
- à la consommation alimentaire habituelle quantifiée ;
- ou aux besoins protéino-énergétiques estimés.
◆ Absorption des nutriments réduite (malabsorption/ maldigestion).
◆ Situation d'agression :
- pathologie aiguë ;
- ou pathologie chronique évolutive ;
- ou pathologie maligne évolutive.</td></tr>
<tr><th colspan="2">CRITÈRES DE SÉVÉRITÉ DE LA DÉNUTRITION CHEZ L'ADULTE</th></tr>
<tr><td colspan="2">◆ Perte de poids :
- ≥ 10 % en 1 mois ;
- ou ≥ 15 % en 6 mois ;
- ou ≥ 15 % par rapport au poids habituel avant le début de la maladie.
◆ IMC < 17.
◆ Albumine plasmatique ≤ 30 g/L.</td></tr>
</table>

Chez la personne âgée

DIAGNOSTIC DE DÉNUTRITION CHEZ LA PERSONNE ÂGÉE (≥ 70 ANS)	
CRITÈRES PHÉNOTYPIQUES	**CRITÈRES ÉTIOLOGIQUES**
◆ Perte de poids : - ≥ 5 % en 1 mois ; - ou ≥ 10 % en 6 mois ; - ou ≥ 10 % par rapport au poids habituel avant le début de la maladie. ◆ IMC < 22. ◆ Sarcopénie confirmée : réduction quantifiée de la force et de la masse musculaires.	◆ Réduction de la prise alimentaire ≥ 50 % pendant plus d'1 semaine, ou toute réduction des apports pendant plus de 2 semaines par rapport : - à la consommation alimentaire habituelle quantifiée ; - ou aux besoins protéino-énergétiques estimés. ◆ Absorption des nutriments réduite (malabsorption/ maldigestion). ◆ Situation d'agression : - pathologie aiguë ; - ou pathologie chronique évolutive ; - ou pathologie maligne évolutive.

CRITÈRES DE SÉVÉRITÉ DE LA DÉNUTRITION CHEZ LA PERSONNE ÂGÉE
◆ Perte de poids : - ≥ 10 % en 1 mois ; - ou ≥ 15 % en 6 mois ; - ou ≥ 15 % par rapport au poids habituel avant le début de la maladie. ◆ IMC < 20. ◆ Albumine plasmatique ≤ 30 g/L.

COMMENT PRÉVENIR LA DÉNUTRITION ?

Dans les pays où les denrées alimentaires ne manquent pas et si on réfléchit sur le long terme, la prévention de la dénutrition repose d'abord sur **la prévention des maladies chroniques**. Dès le plus jeune âge, il est utile d'adopter un mode de vie sain : opter pour une alimentation diversifiée et en quantité adéquate pour maintenir un poids « normal », pratiquer une activité physique régulière, ne pas fumer, ne pas boire d'alcool ou en boire modérément... Pour les personnes adultes, les repères alimentaires ont été publiés par Santé publique France en 2019. Il s'agit surtout, lorsqu'on est jeune et en bonne santé, de prévenir le surpoids, l'obésité et les problèmes de santé comme l'hypertension artérielle, les dyslipidémies (hypercholestérolémie, hypertriglycéridémie), le diabète, ainsi que les pathologies chroniques qui y sont associées : les maladies cardiovasculaires, le syndrome d'apnées du sommeil, le cancer...

Mais lorsqu'on avance en âge et que les pathologies chroniques et/ou aiguës apparaissent, il s'agit surtout de prévenir la dénutrition, et particulièrement quand ces pathologies ont un retentissement sur la vie quotidienne, c'est-à-dire lorsque la personne ne peut plus faire ce qu'elle faisait auparavant sans être gênée par la ou les pathologies.

Le moment de la vie à partir duquel il est plus important de prévenir la dénutrition que de prévenir l'obésité est différent d'un individu à l'autre, puisqu'il est fonction de l'état de santé. Cela peut se manifester chez le jeune enfant malade, mais en moyenne, à l'échelle de la population générale, on remarque une majorité des cas chez les personnes âgées de 60 à 70 ans.

La prévention de la dénutrition est liée à l'identification précoce des situations à risque de dénutrition et de la perte de poids.

L'alimentation et l'activité physique

La prévention de la dénutrition chez des personnes à risque consiste à maintenir ou améliorer la masse et la force musculaires. Cela comprend :

- la stabilisation du poids au niveau du poids de forme et au-dessus du seuil de la maigreur. Autrement dit, il faut veiller à ne pas perdre de poids pour ne pas perdre de muscle. En cas de surpoids ou d'obésité, l'objectif est d'améliorer la composition corporelle, c'est-à-dire augmenter la part de masse musculaire et diminuer un peu la part de masse grasse, sans forcément réduire le poids ;
- la consommation d'aliments contenant des protéines (poisson, œuf, viande, volaille, produits laitiers) pour nourrir ses muscles ;
- la pratique d'une activité physique adaptée, avec des exercices de renforcement musculaire (monter les escaliers par exemple) et d'endurance (la marche « à bon pas » ou le vélo d'appartement par exemple).

La surveillance du poids et de l'appétit

La surveillance régulière du poids constitue la base de la prévention de la dénutrition. Lors d'une consultation chez un professionnel de santé, la mesure du poids et de la taille chez l'enfant devrait être systématique à tout âge, comme la mesure de la pression (ou tension) artérielle. Lorsqu'il n'y a pas de problème particulier, ce suivi pondéral pourrait être complété par la mesure du poids à la maison, par exemple une fois par mois ou tous les trois mois selon la situation. La surveillance est renforcée en cas de stress psychologique, de pathologie aiguë, d'aggravation d'une pathologie chronique, après une chirurgie, ou lors d'une perte de poids inexpliquée (par exemple, une perte de 3 kg en moins de trois mois chez l'adulte) : dans ces cas, le poids peut être mesuré une fois par semaine.

Il est important que le poids soit noté pour apprécier correctement ses variations. L'IMC permet de catégoriser la corpulence en « maigre », « normal », « surpoids » ou « obésité », mais, chez un individu donné, les variations de poids sont plus rapidement informatives pour identifier un changement de statut nutritionnel que celles de l'IMC.

Les variations de l'appétit et de la consommation alimentaire sont plus difficiles à mesurer précisément par rapport à celles du poids. Si une perte d'appétit est flagrante, c'est qu'elle est déjà très importante. De plus, si elle se prolonge, la perte de poids apparaîtra alors rapidement et il sera nécessaire de réaliser un bilan médical. Généralement, la perte d'appétit s'installe insidieusement, progressivement et est difficilement perceptible par l'entourage. Par exemple, consommer en moins chaque jour l'équivalent d'un yaourt nature en termes de calories aboutit à une perte de poids de 3 kg en environ un an. Ainsi, surveiller l'appétit et les consommations alimentaires peut alerter mais ne suffit pas toujours, d'où l'importance de surveiller également le poids.

Les programmes communautaires de prévention

La nutrition et l'activité physique font partie de la majorité des programmes de prévention, qu'il s'agisse de la prévention des pathologies chroniques liées au surpoids ou à l'obésité, de la prévention des conséquences délétères du vieillissement, ou encore de la prévention de la perte d'autonomie. Sans que la liste puisse être exhaustive, les principaux programmes sont présentés ci-dessous.

Les bilans de prévention

Depuis juin 2024, les bilans de prévention (Mon bilan prévention, sante.gouv.fr) sont destinés à tous les assurés sociaux à des âges clés de la vie, c'est-à-dire entre 18 et 25 ans, 45 et 50 ans, 60 et 65 ans, ainsi que 70 et 75 ans, avec une seule consultation de prévention par catégorie d'âge. Ces bilans de prévention sont réalisés par des professionnels de santé (médecins, sages-femmes, infirmiers et pharmaciens qui souhaitent les réaliser) et abordent les thématiques de prévention prioritaires, telles que la prévention des maladies cardiovasculaires, la vaccination, l'activité physique, la sédentarité, les habitudes alimentaires, ou encore les addictions, en s'adaptant à l'âge de la personne. Le bilan comprend :

- le repérage des risques individuels et la décision partagée des priorités à traiter ;
- l'intervention brève ou l'entretien motivationnel ;
- la rédaction partagée du Plan personnalisé de prévention.

Les maisons sport-santé

Les Maisons Sport-Santé (sports.gouv.fr) permettent, sur critères, d'être pris en charge et accompagné par des professionnels de la santé et du sport, afin de suivre un programme personnalisé susceptible d'inscrire les personnes dans une pratique d'activité physique et sportive durable. Ce dispositif d'accompagnement à l'activité physique s'adresse aux :

- personnes en bonne santé qui n'ont jamais pratiqué de sport ou n'en ont pas fait depuis longtemps et qui veulent se remettre à l'activité physique avec un accompagnement à des fins de santé, de bien-être, quel que soit leur âge ;
- personnes souffrant d'affections de longue durée à des fins de santé, de bien-être ainsi qu'à des fins thérapeutiques, quel que soit leur âge, et nécessitant une activité physique adaptée sécurisée par des professionnels formés et prescrite par un médecin ;
- personnes souffrant de maladies chroniques pour lesquelles l'activité physique et sportive est recommandée.

Les programmes de prévention des caisses de retraite

Les programmes de prévention des caisses de retraite (pourbienvieillir.fr) s'organisent en deux niveaux complémentaires :

- des conseils concernant l'offre disponible et des informations directement liées aux comportements à adopter pour bien vieillir ;
- des programmes d'actions collectives qui visent la participation des retraités : conférences, forums, réunions d'information et ateliers thématiques (bienvenue à la retraite, bien vivre sa retraite, équilibre, stimulation cognitive/mémoire, activité physique adaptée, nutrition, habitat, ainsi que d'autres thématiques telles que le sommeil, la sexualité, la sécurité routière, etc.).

Le programme ICOPE

L'approche ICOPE (*Integrated, care for older people* ou comment mettre en pratique les soins intégrés pour les personnes âgées) est un programme validé fin 2018 par l'Organisation mondiale de la Santé (OMS) qui concerne la prévention du risque de perte d'autonomie. Le programme vise la population des seniors de 60 ans et plus, en amont de la perte d'autonomie, avec une priorisation sur les personnes en situation de vulnérabilité. L'objectif est d'optimiser la « capacité intrinsèque » des personnes, que l'on peut définir comme l'ensemble des capacités physiques et mentales de chacun. Cette capacité intrinsèque se caractérise à travers différents domaines : la mémoire, la mobilité, l'humeur, l'audition, la vue, la vitalité et la nutrition.

Les programmes de santé publique ont pour objectif :

- dans la première partie de la vie, d'augmenter la capacité intrinsèque de la personne ;
- dans la seconde partie de la vie, d'améliorer, de préserver ou de ralentir le déclin de la capacité intrinsèque. Ainsi, le programme ICOPE se déploie en cinq étapes :
  1. dépister (grâce à l'application mobile ICOPE MONITOR) ;
  2. évaluer plus en profondeur ;
  3. mettre en place un plan de soins personnalisé ;
  4. assurer la filière d'orientation et le suivi du plan de soins ;
  5. mobiliser les communautés et soutenir les aidants.

En 2024, les expérimentations concernant l'implantation de ce programme ont lieu dans cinq régions de France, mais elles ont vocation à se généraliser sur le territoire national.

Pour la nutrition, les questions de dépistage concernent la perte de poids et la perte d'appétit ; pour la vitalité, il est proposé de faire un test des 5 levers de chaise chronométré (*voir page 25*).

En pratique, il peut être intéressant de s'adresser à la mairie de sa commune et de se renseigner sur les programmes de prévention proposés.

AGIR CONTRE *la dénutrition*

La dénutrition est une maladie potentiellement réversible, surtout lorsque la prise en charge est précoce. Le traitement ne repose pas sur des médicaments, mais sur l'alimentation et l'activité physique, parallèlement à la prise en charge des autres problèmes de santé.

LES STRATÉGIES NUTRITIONNELLES

Quels objectifs ?

Les objectifs des stratégies nutritionnelles sont :

- d'atteindre le niveau énergétique qui permet d'abord de stabiliser le poids afin d'arrêter de maigrir, puis qui favorise la reprise du poids ;
- de combler les besoins en protéines ;
- d'adopter une alimentation diversifiée, comprenant tous les groupes d'aliments.

Éviter les restrictions alimentaires

Chez une personne qui a peu d'appétit, qui est dans une situation à risque de dénutrition ou dénutrie, les restrictions alimentaires sont susceptibles de limiter les apports et de favoriser la perte de poids. Les restrictions alimentaires sont le plus souvent les « régimes » peu salés, peu sucrés ou pauvres en matières grasses saturées. D'autres restrictions de certains aliments ou groupes d'aliments, déterminées par la personne elle-même pour des raisons variées, nécessitent d'être identifiées. Enfin, les périodes de jeûne sont particulièrement délétères en cas de dénutrition.

Lorsque l'appétit diminue, il est important de se préparer ou de proposer à la personne concernée des aliments et des plats qui apportent du plaisir.

Il est entendu qu'une alimentation contrôlée en sucre, sel et matières grasses saturées a un intérêt dans une période de vie où la personne a tendance à prendre du poids, montre des signes d'intolérance au surpoids en lien avec l'image corporelle ou souffre de complications associées à l'obésité. L'objectif est alors de contrôler le poids, l'équilibre glycémique (diabète), la pression artérielle, l'hypercholestérolémie, l'hypertriglycéridémie ou les autres complications de l'obésité. Mais il arrive aussi qu'une personne en surpoids ou en situation d'obésité, lorsqu'elle vieillit et/ou souffre de pathologies diverses, présente une altération de l'état général, une perte d'appétit et une perte de poids. Dans cette situation, les traitements du diabète ou de l'hypertension peuvent même être revus à la baisse. Il est alors temps de revoir la balance bénéfices/risques des restrictions alimentaires, dans une mesure que le médecin peut apprécier.

Savoir s'adapter (texture, variétés, etc.)

En cas de problèmes de santé, à tout âge de la vie, les goûts et les capacités d'alimentation peuvent changer. On peut observer des perturbations du goût ou de l'odorat, des dégoûts alimentaires, des troubles de la mastication et de la déglutition, des difficultés à faire ses courses ou à cuisiner. La personne elle-même, son entourage et les soignants peuvent trouver des astuces pour maintenir ou améliorer l'alimentation. Les diététiciens, plus spécifiquement, proposent des adaptations de l'alimentation permettant d'atteindre les besoins nutritionnels. À noter que les stratégies d'alimentation ne peuvent être qu'individualisées pour être efficaces.

Conserver la préparation et la prise des repas

Lorsque les capacités ou l'envie de faire les courses et la cuisine diminuent chez une personne qui vit seule, il est nécessaire d'organiser de l'aide :

- si cela est possible, on conseille aux aidants professionnels à domicile (auxiliaires de vie, aides-ménagères) ou aux proches aidants (famille, amis) d'accompagner la personne au marché ou chez les commerçants. Cela permet de stimuler l'appétit et de choisir les aliments qui font envie à ce moment-là, en plus d'entretenir la mobilité et éventuellement la sociabilité. De même, cuisiner ensemble et accompagner pendant le repas peut être un moment de partage ;
- en dehors des repas, on peut conserver des aliments appréciés pour les consommer en collation (crèmes et yaourts, biscuits et gâteaux, pain, chocolat, parts de fromage...) ;
- en complément, il est possible d'avoir recours à des portages de repas à domicile. Les plats et aliments sont choisis, livrés une ou deux fois par semaine par un prestataire, conservés au réfrigérateur et consommés frais ou réchauffés. Cela demande une certaine gestion des plats livrés, d'être capable d'ouvrir les barquettes, d'avoir envie de consommer l'ensemble des plats et de vérifier les dates limites de consommation. On peut ainsi s'adresser à la mairie de sa commune pour organiser la livraison des repas à domicile.

En cas de difficulté à utiliser des couverts, il existe des couverts ergonomiques qui apportent une aide intéressante. Il peut s'agir de couverts avec des manches adaptés pour favoriser la préhension, des couverts coudés qui facilitent la prise des aliments, des couteaux spécifiques pour couper plus aisément, des assiettes avec des rebords et un fond incliné permettant de prendre les aliments avec la sauce en n'utilisant qu'une seule main, des tapis antidérapants à poser sous l'assiette... Un ergothérapeute peut évaluer la situation et faire des propositions adaptées à la personne.

FOCUS
SUR LE MANGER-MAIN

Il est possible de se passer de couverts pour certains aliments : c'est le manger-main. C'est ce que nous faisons tous lors de buffets ou d'apéritifs dînatoires, avec des aliments pouvant être saisis directement à la main et portés à la bouche. C'est simple pour certains aliments, comme des petits sandwichs, des frites, des morceaux de fruits ou des petits gâteaux. Pour d'autres aliments, la texture doit être adaptée pour qu'ils ne se désagrègent pas dans la main et que la consistance convienne pour la mastication. Il est possible de confectionner ou d'acheter des plats et des repas adaptés au manger-main ; un certain nombre d'EHPAD les proposent aussi.

Les couverts ergonomiques et le manger-main permettent à la personne de manger de façon autonome et à son rythme, ce qui contribue à améliorer ses apports alimentaires et à préserver sa qualité de vie.

Adapter le nombre et le contenu des repas

En cas de perte d'appétit, le petit-déjeuner est souvent le repas le plus apprécié. On peut profiter de ce moment pour se faire plaisir et consommer des aliments énergétiques et protidiques. La boisson chaude peut être accompagnée de viennoiseries, d'un jus de fruits, d'un yaourt, de fromage, de charcuterie ou d'œufs, selon les goûts. Le contenu et les horaires des repas et collations peuvent être adaptés. Cependant, pour maintenir ou augmenter les apports alimentaires, il est le plus souvent nécessaire de conserver trois repas et une ou deux collations par jour. Ces collations sont souvent proposées en milieu de matinée (un verre de jus de fruits et un petit gâteau par exemple) ou dans l'après-midi (une boisson chaude et une tartine beurrée ou avec du chocolat par exemple). Mais le temps qui sépare le dîner du petit-déjeuner est parfois long, il peut en effet dépasser 12 h si le dîner est pris vers 18 h et le petit-déjeuner après 6 h du matin. Pour rompre le jeûne, une collation dite « nocturne » est alors souhaitable, au moment qui convient le mieux à la personne : cela peut être le soir avant de se coucher, lors d'une période d'éveil pendant la nuit, ou encore au petit matin en cas de réveil précoce.

L'altération du goût

La perception du goût des aliments peut être diminuée : les plats deviennent fades, ou bien leur saveur devient différente, désagréable. Il est inutile de s'acharner à consommer ou à proposer les aliments qui ne sont plus appréciés, car cela pourrait créer des dégoûts fixés dans le temps. Ces aliments peuvent être écartés pendant une période ; il sera possible de faire de nouvelles tentatives plus tard. En attendant, il existe des solutions en remplaçant ces aliments par d'autres du même groupe. Par exemple, si la viande n'est pas appréciée, on peut proposer du poisson (des sardines, du hareng ou du thon), des œufs, ou encore augmenter les portions des fromages.

Tenir compte des troubles bucco-dentaires et de la déglutition

Les troubles bucco-dentaires sont susceptibles de diminuer le plaisir de manger.

EN CAS DE BOUCHE SÈCHE	La bouche sèche peut être un effet du vieillissement, de la déshydratation, de certaines maladies ou de certains traitements. On évite alors les aliments secs, on boit éventuellement une petite gorgée d'eau entre les bouchées et on favorise les plats en sauce. En l'absence de sauce cuisinée dans le plat, on peut proposer des condiments comme de la mayonnaise, du ketchup, du beurre d'herbes... qui, en plus d'humidifier ou rendre plus fluide le bol alimentaire, en rehaussent le goût. Enfin, le médecin peut prescrire des substituts salivaires, présentant une composition proche de la salive.
EN CAS DE MYCOSE BUCCALE	La mycose buccale peut donner un mauvais goût aux aliments. Il est donc important de faire examiner la bouche de la personne par le médecin ou le dentiste à la recherche d'une mycose buccale, qui est favorisée par la sécheresse de la bouche, les appareils dentaires, les traitements antibiotiques ou les médicaments inhalés à base de corticoïdes. La mycose buccale peut être prévenue par l'hygiène bucco-dentaire, et traitée par des bains de bouche et des médicaments prescrits par le médecin.
EN CAS DE PERTE DE DENTS	La perte de dents rend les aliments difficiles à mastiquer. Il est ainsi important de proposer une texture adaptée, mais en étant la plus proche possible de la texture normale de l'aliment : par exemple, un aliment tendre ou de la viande hachée conservent leur texture habituelle. Si la texture doit être mixée, il faut alors veiller à présenter distinctement les aliments dans l'assiette et soigner la qualité du dressage, ceci afin de conserver la stimulation visuelle de l'appétit.

Des troubles de la déglutition peuvent être suspectés quand la personne tousse pendant les repas ou, lorsqu'après avoir avalé une bouchée, sa voix gargouille un peu : on parle de voix mouillée, qui disparaît le plus souvent après s'être raclé la gorge. Il est important d'en parler au médecin qui pourra adresser la personne à un médecin spécialiste et/ou proposer un bilan de la déglutition avec un orthophoniste.

Encore une fois, en cas de troubles de la déglutition, la personne peut être amenée à adapter la texture des aliments. L'orthophoniste détermine alors au mieux les textures appropriées et non appropriées : les textures crémeuses sont souvent les mieux dégluties.

Enrichir son alimentation

Avec des ingrédients du quotidien

Lorsque la personne dénutrie ne peut consommer que de petits volumes d'aliments, une stratégie consiste à rendre les plats plus denses, c'est-à-dire plus riches en énergie et en protéines, sans augmenter la taille des portions : c'est ce que l'on appelle l'enrichissement de l'alimentation.

L'enrichissement est réalisé avec des aliments simples, riches en énergie (matières grasses et sucre) et/ou en protéines (fromage, jambon et autres charcuteries) et disponibles dans les commerces de proximité.

Les repas sont composés selon les goûts et les habitudes de la personne, et les ingrédients d'enrichissement y sont incorporés et/ou ajoutés dans l'assiette. Par exemple, on peut compléter un potage de légumes avec une cuillère à soupe d'huile d'olive, une cuillère à soupe de parmesan et une tranche de jambon coupée en petits morceaux, ce qui rend le potage beaucoup plus intéressant en termes de calories et de protéines. La purée de pommes de terre peut aussi facilement être enrichie avec un œuf, du lait en poudre et du fromage fondu. Toutes les combinaisons sont permises, tant que le plat garde un aspect visuel et gustatif qui convient à la personne qui va le consommer !

Tableau 3 : Enrichissement de l'alimentation (SFNCM, 2019)

PLAT ENRICHI OU ALIMENT À ASSOCIER AU REPAS	PORTION	CALORIES PAR PORTION	PROTÉINES PAR PORTION
Huile	1 cuillère à soupe rase ou 10 g	90 kcal	/
Beurre	Carré de 10 g	75 kcal	/
Crème fraîche entière à 30 % de MG	1 cuillère à soupe ou 30 g	90 kcal	/
Mayonnaise	1 cuillère à soupe ou 15 g	100 kcal	/

(...)

PLAT ENRICHI OU ALIMENT À ASSOCIER AU REPAS	PORTION	CALORIES PAR PORTION	PROTÉINES PAR PORTION
Ajout de béchamel et de gruyère dans des légumes ou des féculents	- Béchamel : 100 ml - Gruyère râpé : 20 g	175 kcal	10 g
Lait demi-écrémé en poudre	2 cuillères à soupe rases bombées	50 kcal	4 g
Emmental entier ou râpé	20 g ou 1 cuillère à soupe	75 kcal	6 g
Dés de jambon ou de dinde	40 g ou 1 tranche	40 kcal	8 g
Fromage fondu type Vache qui rit®	1 portion	40 kcal	2 g
Saucisson sec	3 tranches de rosette = 30 g	120 kcal	7 g
Miettes de thon à l'huile	40 g ou la moitié d'une petite boîte	100 kcal	6 g
Œuf cuit dur ou cru dans une purée	1	80 kcal	7 g
Lait concentré sucré	Berlingot de 30 g ou 2 cuillères à soupe	70 kcal	2,7 g
Fromage blanc entier à 8 % de MG + sucre	100 g + 10 g	155 kcal	7 g
Yaourt au lait entier + sucre	125 g + 10 g	120 kcal	5 g
Confiture	3 cuillères à café ou 30 g	70 kcal	/
Miel	3 cuillères à café ou 25 g	85 kcal	/
Crème de marrons	30 g	80 kcal	/
Chocolat en tablette	20 g ou 4 petits carrés ou 1/5e de la tablette de 100 g	100 kcal	1,5 g
Noix	Une dizaine de cerneaux = 20 g	135 kcal	2,5 g

(...)

PLAT ENRICHI OU ALIMENT À ASSOCIER AU REPAS	PORTION	CALORIES PAR PORTION	PROTÉINES PAR PORTION
Amandes	Une dizaine ou 10 g	65 kcal	2 g
Pruneaux secs	4 ou 45 g	100 kcal	/
Abricots secs	4 ou 30 g	80 kcal	/

L'enrichissement de l'alimentation a l'avantage d'être peu coûteux et de pouvoir s'adapter aux goûts et aux habitudes alimentaires de la personne. Il peut donc être proposé sur le long terme.

Avec des compléments nutritionnels oraux (CNO)

Les CNO sont des « aliments diététiques à des fins médicales spéciales » (ADDFMS). Ils sont indiqués pour prévenir ou corriger un état de dénutrition. Les CNO sont disponibles seulement en pharmacie. Ils peuvent être achetés sans ordonnance mais ne sont remboursés par l'Assurance Maladie que sur prescription médicale et en cas de dénutrition.

Il faut différencier les CNO des compléments alimentaires : ces derniers apportent en effet une ou plusieurs substances nutritionnelles, mais ne répondent que très rarement à un statut réglementaire. Les compléments alimentaires ne peuvent pas remplacer un CNO.

Il existe une large gamme de CNO dont la composition varie en densité de calories et de protéines, en texture et en arômes. Les CNO peuvent être proposés sous forme de boissons, de potages, de jus de fruits, de compotes, de crèmes, de biscuits, de gâteaux, de plats mixés ou de poudre de protéines, cette dernière étant utilisée pour l'enrichissement des plats. Dans la grande majorité des cas, les CNO sont « prêts à l'emploi », conservés dans des petites bouteilles, des briquettes, des pots ou des sachets. Les CNO peuvent aussi être aromatisés ou cuisinés, puis incorporés dans des recettes, comme c'est le cas des recettes de ce livre.

La prescription initiale d'un CNO est faite pour un mois. Il est conseillé d'évaluer la bonne consommation des CNO au bout d'une ou deux semaines. Ensuite, les prescriptions peuvent être faites pour des durées de trois mois.

Les CNO hyperénergétiques et hyperprotidiques représentent un soutien nutritionnel important. En revanche, il est capital de s'assurer régulièrement qu'ils sont correctement consommés, ainsi que de diversifier les arômes et les textures en fonction de leur acceptabilité, qui peut varier au cours du temps.

Ainsi, la prise en charge nutritionnelle associe différentes stratégies en fonction des individus concernés : conseils alimentaires pour les repas, enrichissement des plats, aide à l'alimentation, CNO...

Le cas particulier de la nutrition artificielle (entérale et parentérale)

Les stratégies de renutrition « par la bouche » ou orales sont le plus souvent efficaces pour améliorer le statut nutritionnel. Mais dans certains cas, lorsque l'anorexie est importante ou que certaines pathologies empêchent de s'alimenter, les stratégies citées ci-dessus ne sont plus suffisantes. On opte alors pour la nutrition artificielle : il s'agit d'apporter les aliments directement dans le tube digestif (nutrition entérale) ou, si le tube digestif n'est pas fonctionnel, d'apporter les nutriments directement dans le sang (nutrition parentérale).

Pour la nutrition entérale, les solutions complètes de nutrition sont administrées directement dans l'estomac par des sondes nasogastriques ou par des sondes de gastrostomie. Il est aussi possible de poser la sonde dans le jéjunum, situé un peu plus loin dans le tube digestif par rapport à l'estomac. La sonde nasogastrique est posée au lit du patient, après une anesthésie locale de la narine. La sonde de gastrostomie est posée par voie endoscopique (sous anesthésie générale) ou par voie radiologique (sous anesthésie locale ou générale). Les sondes restent en place 24 h/24 et les solutions nutritives sont administrées de manière discontinue (par exemple, 10 h/24) ou continue, avec un débit régulé par une pompe, tant que le soutien nutritionnel est nécessaire.

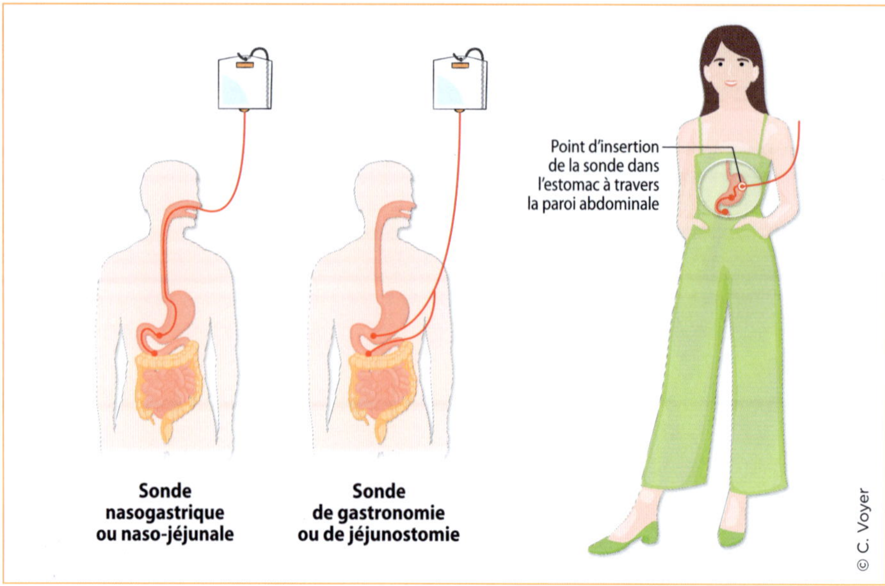

Figure 3 : La nutrition entérale

Pour la nutrition parentérale, des solutions comprenant des glucides, des lipides et des protides, ainsi que des solutions de micronutriments, sont administrées par un cathéter dans une veine du patient. De même, le cathéter reste en place 24 h/24 et la solution nutritive est administrée de manière discontinue (par exemple, la nuit) ou continue, avec un débit régulé par une pompe à perfusion.

Le choix du type d'alimentation (orale, entérale ou parentérale) dépend de la situation clinique de la personne. De manière générale, l'alimentation entérale est envisagée lorsque l'alimentation orale est impossible ou ne suffit pas, et la nutrition parentérale est mise en place lorsque les nutritions orale et entérale sont impossibles ou ne suffisent pas. Il est important de noter que les types d'alimentation ne s'excluent pas. Par exemple, une personne peut manger ce qui lui est possible par la bouche et recevoir en même temps une alimentation entérale pour atteindre ses besoins nutritionnels. On parle alors d'une nutrition entérale de complément.

La nutrition artificielle est prescrite par un médecin compétent dans ce domaine et nécessite une surveillance particulière. La nutrition artificielle est le plus souvent commencée à l'hôpital, mais elle peut ensuite être reçue à domicile. Les prestataires fournissent alors les poches de nutrition et le matériel nécessaire, forment les patients et l'entourage, puis surveillent le statut nutritionnel et la survenue d'éventuelles complications.

Comme tous les traitements susceptibles d'entraîner des complications, le choix de la nutrition artificielle doit se décider à partir d'une réflexion sur les bénéfices et les risques, d'une information au patient et, le cas échéant, à ses proches, ainsi que de son accord. Le choix de la nutrition artificielle peut soulever des questions éthiques dans des situations où le patient ne peut pas s'exprimer et où le bénéfice attendu est difficile à évaluer.

Supplémenter en vitamines, minéraux et oligoéléments

Quel que soit le choix du mode d'alimentation, il est important de penser aux besoins en micronutriments (*voir p. 50*). L'alimentation normale en contient naturellement et les compléments nutritionnels oraux, ainsi que les formules de nutrition entérale, sont supplémentés.

Cependant, les apports en micronutriments peuvent être insuffisants pour combler des carences qui se seraient développées au moment où la dénutrition est apparue. En raison de contraintes techniques et financières, tous les micronutriments ne peuvent pas être dosés dans le sang des personnes concernées. Il est alors conseillé d'associer à la prise en charge nutritionnelle la prescription de complexes de vitamines, minéraux et oligoéléments, pendant au moins un mois au début de la prise en charge et jusqu'à ce que l'alimentation spontanée soit suffisamment riche et diversifiée.

La situation est un peu différente pour la nutrition parentérale, car les solutions protéino-énergétiques commercialisées ne contiennent pas de micronutriments. Il est alors impératif d'associer systématiquement l'ensemble des micronutriments à la nutrition parentérale pour éviter les carences.

LA SURVEILLANCE DE L'ÉTAT NUTRITIONNEL

Le syndrome de renutrition

La surveillance de l'évolution du statut nutritionnel et de la tolérance de la prise en charge nutritionnelle est essentielle. En particulier en début de renutrition chez des personnes dénutries, et surtout en cas de dénutrition sévère (sur des critères de maigreur, de perte de poids et de faiblesse des apports alimentaires) et d'augmentation rapide des apports nutritionnels (par voie orale, entérale ou parentérale), car une complication potentiellement grave peut apparaître : le syndrome de renutrition. Cependant, les bonnes pratiques de soins permettent de prévenir efficacement ce syndrome.

Le syndrome de renutrition, ou syndrome de renutrition inappropriée, est défini par l'ensemble des manifestations adverses cliniques et biologiques observées à la renutrition, par voie orale, entérale ou parentérale, de patients dénutris, ou bien ayant subi un jeûne ou une restriction alimentaire prolongée. Ces manifestations se traduisent par :

- des œdèmes, c'est-à-dire une rétention d'eau dans les tissus sous-cutanés au niveau des parties basses des jambes ou du tronc ;
- des défaillances d'organes (cardio-pulmonaires ou neuromusculaires) ;
- des anomalies biologiques : diminution du phosphore (P), du potassium (K), du magnésium (Mg) et de la vitamine B1.

La prévention du syndrome de renutrition consiste à :

- identifier les personnes à risque ;
- contrôler les concentrations plasmatiques de P, K et Mg ;
- supplémenter systématiquement en P, en Mg, en K selon les résultats de la biologie, et en vitamines, dont la vitamine B1 ;
- débuter la renutrition très progressivement, car les apports caloriques et protéiques sont initialement faibles ;
- surveiller de façon très rapprochée l'état clinique de la personne et les dosages biologiques.

L'ajustement du niveau d'apports protéino-énergétiques et du niveau de supplémentation en micronutriments est réalisé très régulièrement. L'initiation de la renutrition se fait ainsi en toute sécurité et la prise en charge nutritionnelle est poursuivie jusqu'à atteindre les objectifs escomptés.

La pesée

La surveillance du poids (et de la taille chez l'enfant) représente l'élément le plus important pour attester de l'évolution favorable ou non de l'état nutritionnel. La mesure du poids doit être réalisée une fois par mois à une fois par semaine, en fonction de la situation clinique. A l'hôpital, les patients doivent être pesés à l'admission puis une fois par semaine. En EHPAD, les résidents sont pesés une fois par mois.

La bouche et les dents

Un bon état bucco-dentaire est nécessaire pour s'alimenter correctement. Les soins appropriés permettront de conserver les capacités de mastication et d'éviter les infections. Un brossage des dents deux fois par jour et une consultation chez le dentiste tous les six mois à un an sont conseillés.

L'IMPORTANCE DE L'ACTIVITÉ PHYSIQUE

L'objectif de la renutrition est principalement de « refaire du muscle ». L'alimentation permet d'apporter les nutriments nécessaires, mais la stimulation du muscle par l'activité physique est indispensable à l'augmentation de la qualité musculaire, contribuant à améliorer le fonctionnement de l'organisme. De plus, l'activité physique, même d'intensité modérée, est susceptible d'accroître le bien-être de ces personnes fragilisées.

Le niveau d'activité physique est adapté aux capacités de la personne et des exercices simples peuvent suffire. Il peut s'agir de reprendre les actes de la vie courante (se lever du lit ou d'un fauteuil, marcher, monter des escaliers, faire sa toilette) jusqu'à optimiser ses performances sur un vélo d'appartement par exemple.

Dans le cadre de la prise en charge d'une personne dénutrie ou à risque de dénutrition, on parle surtout d'activité physique adaptée (APA) :

- elle peut être prescrite par les médecins généralistes ou d'autres spécialistes aux personnes atteintes d'une affection longue durée (ALD), souffrant de maladies chroniques, présentant des facteurs de risque ou en perte d'autonomie (ameli.fr) ;
- l'APA ne bénéficie pas d'un remboursement par l'Assurance Maladie, mais des financements peuvent être proposés par certaines agences régionales de santé, des collectivités locales, ou encore des organismes complémentaires pour diminuer le reste à charge des assurés ;

◈ elle est principalement dispensée par les professionnels issus de la filière universitaire STAPS mention Activité Physique Adaptée et Santé, et par les masseurs-kinésithérapeutes ;

◈ l'APA est prescrite sous forme d'un programme, qui se compose de deux à trois séances d'activité physique par semaine sur une période de trois mois, éventuellement renouvelable. Chaque séance d'APA dure entre 45 à 60 min et combine des activités physiques d'endurance aérobie et des activités de renforcement musculaire. D'autres types d'exercices peuvent être associés : exercices d'équilibre, de coordination, d'assouplissement ou respiratoires ;

◈ elle peut aussi être réalisée en groupe au rythme d'une fois par semaine, dans le cadre de programmes communautaires de prévention ou au sein des Maisons Sport-Santé (*voir page 33*), afin de maintenir la forme et encourager la pratique d'activités physiques lorsque la situation s'est stabilisée.

En dehors des programmes d'APA formalisés, toutes les activités physiques peuvent apporter un bénéfice physique et psychique. Il est important que chaque individu pratique l'activité physique qu'il apprécie, dans la mesure de ce qu'il peut faire et dans un environnement confortable et/ou socialement stimulant.

LES BASES
de l'alimentation

La prévention et le traitement de la dénutrition reposent sur l'adaptation de l'alimentation et nécessitent quelques connaissances de base sur les nutriments. Tant que possible, l'alimentation est riche, diversifiée, apportant macronutriments (énergie et protéines), micronutriments (vitamines, minéraux et oligoéléments) et fibres.

Mais elle doit surtout être adaptée aux goûts et habitudes alimentaires de la personne pour rester plaisante, même si la personne concernée manque un peu d'appétit.

COMMENT BIEN MANGER ?

« Bien manger » peut être apprécié de différentes façons. En premier lieu, il s'agit de consommer, le plus longtemps possible, les nutriments dont nous avons besoin pour vivre en préservant au mieux notre santé, et en particulier pour prévenir et traiter la dénutrition.

Mais l'alimentation représente bien plus que cela chez les êtres humains. La dimension socio-culturelle de l'alimentation est majeure. Le goût des aliments et le plaisir de manger des plats qui font partie de notre culture familiale ou sociale, les moments de préparation et de partage des repas donnent à l'alimentation une dimension émotionnelle. La faim nous conduit à manger, les aliments entrent dans notre corps par la bouche, où on apprécie leurs saveurs et leurs textures, font leur chemin dans notre ventre : il y a donc aussi une dimension très intime de l'alimentation. Diverses croyances influencent nos choix alimentaires. Enfin, à l'échelle de la population, la sécurité sanitaire des aliments, l'aspect économique et le développement durable ont un impact sur l'alimentation individuelle et collective.

L'ensemble de ces dimensions est important à considérer lorsqu'il s'agit de modifier sa propre alimentation ou de conseiller un individu sur son alimentation, dans le cadre de la prévention ou en cas de problème de santé.

Les recommandations les plus souvent diffusées dans les médias concernent la prévention de l'obésité et des pathologies qui y sont associées (diabète, dyslipidémie [taux anormaux de cholestérol et de triglycérides], syndrome d'apnées du sommeil, arthrose, varices, cancer, etc). Il s'agit des messages tels que « éviter de manger trop gras, trop sucré, trop salé » ou « mangez 5 fruits et légumes par jour ». Ces messages font référence au régime méditerranéen, bien connu pour ses effets positifs sur la santé et la longévité, et aux recommandations de Santé publique France (2019), qui tiennent compte des connaissances scientifiques, du respect de l'environnement et des comportements alimentaires des Français.

Ces recommandations valent pour des adultes en bonne santé. Mais bien manger passe aussi par s'alimenter au mieux en fonction de la situation dans laquelle on se trouve. Il est intuitivement compris que l'alimentation varie en fonction de l'âge : un bébé, un petit enfant, un adolescent, un jeune adulte, une femme enceinte ou allaitante, un grand sportif, ou encore une personne âgée n'ont pas les mêmes besoins nutritionnels.

De même, il est important de souligner qu'une personne malade n'a pas des besoins nutritionnels identiques à ceux d'une personne en bonne santé, et que ces besoins peuvent varier selon les individus, les maladies et l'état nutritionnel. Une personne malade n'a non seulement pas les mêmes besoins, mais n'a parfois pas non plus les mêmes capacités à s'alimenter (anorexie, problèmes bucco-dentaires et de la déglutition, problèmes digestifs...).

Généralement, une personne dénutrie, qui est le plus souvent malade, a ainsi des besoins augmentés, dans le but de se renourrir, et un appétit diminué. Dans ce cas, bien manger consiste donc à consommer des aliments riches en énergie et en protéines, ainsi que savoureux, c'est-à-dire des graisses, des féculents, des produits sucrés, de la viande, du poisson, des œufs ou du fromage, sans restriction particulière en sel. Chaque situation individuelle nécessite une adaptation de l'alimentation en fonction du statut nutritionnel, des besoins estimés et des capacités d'alimentation de la personne.

Il n'est pas question de « forcer à manger ». La personne mangera ce qui lui est plaisant ou au moins possible. Les soignants feront des propositions adaptées à chaque situation individuelle. L'entourage peut relayer ces informations et aider pour les courses, la cuisine et même parfois pour porter les aliments à la bouche. Mais la personne concernée doit rester l'actrice de son alimentation et pouvoir exprimer ses priorités et ses choix.

QUELQUES INFORMATIONS GÉNÉRALES SUR LES PRINCIPAUX NUTRIMENTS

Les nutriments sont classés en deux groupes :

- les macronutriments, qui sont des substances apportant de l'énergie ;
- les micronutriments, qui sont des substances indispensables mais sans valeur énergétique.

Les macronutriments

Les macronutriments correspondent aux glucides, aux lipides et aux protéines. Leur objectif est de fournir de l'énergie : 4 kcal (kilocalories)/g (gramme) pour les glucides et les protéines, et 9 kcal/g pour les lipides. En plus de l'énergie, ils apportent aussi des molécules qui composent nos cellules et nos tissus.

Les glucides

LES GLUCIDES DIGESTIBLES

Les glucides simples ont généralement une saveur sucrée. Ils sont composés d'une molécule (glucose, fructose et galactose) ou de deux molécules (saccharose, lactose et maltose). Par exemple, les fruits contiennent du glucose et du fructose. Le saccharose, ou sucrose, est le nom du sucre de table.

Les sucres complexes se retrouvent dans les féculents, qui contiennent de l'amidon : les céréales (riz, blé, maïs, seigle, avoine...) et les produits céréaliers (pain, pâtes, polenta, biscottes, semoule...), les légumineuses (lentilles, pois chiches, haricots secs...) et les tubercules (pomme de terre, patate douce, manioc...). Notre corps est capable de fabriquer un glucide complexe pour le stockage d'énergie appelé le glycogène, présent en petites quantités dans les muscles et le foie.

LES GLUCIDES NON ASSIMILABLES (FIBRES)

Les fibres alimentaires (cellulose, hémicellulose, lignine, pectine et gommes) sont des substances fibreuses ou visqueuses d'origine végétale que l'être humain ne peut pas digérer. On les trouve dans les fruits, les légumes, les légumineuses et les céréales complètes. Les fibres contribuent à la sensation de satiété. Elles traversent le tube digestif, constituent une bonne partie du volume des selles et réduisent la constipation. La majorité des alimentations traditionnelles est riche en fibres.

Les lipides

Les lipides englobent toutes les graisses comestibles, qu'elles soient solides à température ambiante (par exemple, le beurre) ou liquides (les huiles). Elles fournissent de l'énergie et apportent des molécules qui composent nos cellules et nos tissus. Par exemple, le cholestérol se trouve dans toutes les membranes cellulaires.

Les lipides alimentaires comprennent surtout des triglycérides (glycérol + acides gras). Les acides gras se répartissent en deux groupes : saturés et insaturés, qui sont mélangés en différentes proportions dans les aliments. Schématiquement, les graisses provenant d'animaux (viande, beurre) contiennent davantage d'acides gras saturés que les graisses d'origine végétale. Les graisses végétales et le poisson comportent plus d'acides gras insaturés, et surtout polyinsaturés.

Les protéines

Les aliments les plus riches en protéines sont la viande, le poisson, les fruits de mer, puis les œufs et les fromages, et enfin les légumineuses. Les protéines correspondent à de grosses molécules faites de chaînes d'acides aminés. Il existe vingt acides aminés dans notre corps, dont huit ne peuvent pas être synthétisés par les êtres humains et doivent être apportés par l'alimentation. Ces acides aminés sont dits essentiels ou indispensables. Par exemple, l'albumine de l'œuf et la caséine du lait contiennent les huit acides aminés essentiels dans de bonnes proportions.

Les protéines d'origine végétale (légumineuses, céréales) contiennent des acides aminés essentiels, mais ne comportent pas l'ensemble des acides aminés essentiels dans chaque aliment. La combinaison de deux ou de plusieurs sources de protéines présentant des profils en acides aminés complémentaires est alors une solution. Cependant, surtout chez les enfants, les personnes âgées et les personnes malades, il est conseillé de conserver une part de protéines animales dans l'alimentation.

Les micronutriments

Les micronutriments représentent des substances indispensables au fonctionnement de l'organisme. Ils correspondent aux vitamines, aux minéraux et aux oligoéléments (ou éléments-traces) :

- les vitamines : A, B, C, D, E et K;
- les minéraux : sodium, potassium et chlore (aussi appelés électrolytes), ainsi que calcium, phosphore et magnésium;
- les oligoéléments ou éléments-traces : fer, zinc, cuivre, manganèse, iode, sélénium, chrome, molybdène, fluor et cobalt.

Chez les personnes en bonne santé, une alimentation suffisamment abondante et variée permet de couvrir les besoins en micronutriments. Cependant, quelques situations justifient une supplémentation (*voir page 43*). À titre d'exemple et de façon non exhaustive :

- **chez l'enfant**, la supplémentation en vitamine D est recommandée jusqu'à l'âge de 18 ans;
- **chez la femme enceinte**, une prescription systématique de vitamine B9 est recommandée dès le projet de grossesse et jusqu'aux deux premiers mois de grossesse, afin de diminuer les risques de mauvaise croissance du fœtus et

de certaines malformations chez le bébé à naître. Une supplémentation en fer est aussi systématiquement prescrite au troisième trimestre de la grossesse, ou plus tôt si cela est nécessaire ;

◈ **chez la personne âgée en bonne santé**, le risque de carence concerne surtout la vitamine D et le calcium. Les besoins en vitamine D sont en effet augmentés et sont très rarement couverts par l'exposition au soleil et l'alimentation. La carence en vitamine D accroît le risque d'ostéoporose, de faiblesse musculaire, de chute et de fracture. Bien que la supplémentation systématique en vitamine D ne fasse pas l'objet de recommandations spécifiques pour la population âgée en France, elle peut être prescrite à partir de la ménopause chez les femmes et envisagée à partir de 65 ans chez les hommes et les femmes (50 000 UI une fois par mois). Chez les personnes âgées, les besoins en calcium sont aussi augmentés : on recommande ainsi la consommation de laitages et d'eaux riches en calcium, et si la personne ne consomme que très peu de calcium, il est conseillé de prescrire une supplémentation ;

◈ **chez les adultes ou personnes âgées dénutries**, présentant un petit appétit, consommant moins de 1500 kcal par jour et ayant surtout une alimentation monotone, les apports alimentaires sont susceptibles de ne pas couvrir leurs besoins en vitamines, minéraux et oligoéléments, même si leur alimentation est variée. Ces personnes sont exposées à diverses carences, dont les vitamines B9, B12 ou encore C. Par ailleurs, lors de la renutrition, des concentrations basses de phosphore et de magnésium peuvent apparaître, dues au syndrome de renutrition (*voir page 44*). Il peut donc être nécessaire de compléter l'alimentation par une supplémentation en micronutriments pendant une période transitoire.

LES EFFETS DE L'ÂGE SUR LES BESOINS NUTRITIONNELS

L'alimentation et les indicateurs nutritionnels évoluent en fonction de l'âge, même si les personnes restent en bonne santé.

Les enfants et les adolescents

Chez l'enfant, les prises alimentaires passent de 6 à 7 fois par jour à la naissance à 4 fois par jour vers 4 ou 5 mois. Par la suite, un rythme alimentaire régulier en trois repas et un goûter est conseillé, ce qui est un repère important pour mieux apprécier les quantités et couvrir les besoins, augmentés par rapport à l'adulte pour assurer la croissance (*Tableau 4*).

Tableau 4 : Besoins énergétiques évalués par la formule de Holliday et Segar

POIDS DE L'ENFANT	0 à 10 kg	10 à 20 kg	+ 20 kg
BESOINS	100 kcal/kg	1000 kcal + 50 kcal/kg	1500 kcal + 25 kcal/kg

Le nourrisson est nourri exclusivement avec du lait maternel ou infantile jusqu'à 4 à 6 mois. La diversification commence à cette période en introduisant les légumes, les fruits, les féculents, les laitages, ainsi que les viandes, les poissons et les œufs. Celle-ci ne doit pas être trop tardive et doit aussi intégrer l'introduction progressive des morceaux à partir de 6-8 mois. Les laits infantiles, ou au moins du lait entier, sont recommandés jusqu'à 3 ans. Ils ont l'avantage d'être enrichis en matières grasses, notamment en acides gras à longues chaînes, en vitamine D et en fer, souvent insuffisants à cet âge.

Chez le nourrisson, l'apport en matières grasses dans l'alimentation doit être suffisant et représenter 45 % de l'énergie, car les besoins en énergie sont importants. Il n'y a donc pas de limitation comme on peut le conseiller chez les enfants à partir de 3 ans où la proportion est d'environ 35 % de matières grasses. Il est par ailleurs préférable de limiter les aliments et boissons sucrés à tout âge. Il ne faut pas craindre les matières grasses chez le nourrisson.

Vers 2 ans et demi-3 ans s'installe une néophobie, phénomène normal qui entraîne une diminution du nombre d'aliments différents consommés et qui peut limiter les apports. On observe par la suite une réouverture qui permet de faciliter l'équilibre alimentaire.

L'adolescence est marquée par une accélération de la croissance liée à la puberté et par une activité physique souvent conséquente. Les besoins sont donc accrus, mais la répartition qualitative des aliments est identique à celle de l'adulte. C'est une période de la vie caractérisée par un contexte psychologique et comportemental parfois difficile. Les convictions personnelles, l'effet du groupe, les inquiétudes climatiques, la recherche d'individuation, la remise en cause globale et le rejet des règles peuvent conduire à une déstructuration ou une restriction des prises alimentaires. Par exemple, la disparition du petit-déjeuner ou la consommation répétée de *fast-food* altèrent l'équilibre alimentaire.

Les personnes âgées

Au cours du vieillissement, on observe le plus souvent une augmentation du poids et de la masse grasse. Parallèlement, la masse musculaire et la densité osseuse diminuent. Ces modifications résultent de la diminution de l'activité physique et de processus multifactoriels liés au vieillissement, comme la diminution de sécrétion ou la résistance à l'action de certaines hormones, l'augmentation du stress oxydant, la diminution du rendement métabolique des protéines, etc.

Les personnes âgées consomment, en moyenne, moins de calories que les adultes jeunes, en rapport principalement avec la diminution de l'activité physique. Mais les personnes âgées présentent surtout un défaut de régulation de l'appétit et de la satiété qui menace leur stabilité pondérale en cas d'événement intercurrent (comme la diminution de la sensation de soif, qui entraîne un risque de déshydratation chez les personnes âgées en cas de grande chaleur ou la diminution de la sensation de faim qui entraîne un risque de perte de poids et de dénutrition en cas d'événement médical, chirurgical, psychique ou environnemental).

Contrairement aux besoins en calories qui diminuent au cours du vieillissement, les besoins en protéines augmentent. L'Organisation mondiale de la Santé recommande 0,8 g de protéines par kg de poids corporel et par jour pour les adultes. Chez les personnes âgées, les besoins sont de 1 à 1,2 g par kg et par jour, principalement pour limiter la fonte musculaire. Les études suggèrent que les personnes âgées qui consomment spontanément le plus de protéines présentent un risque plus faible de devenir fragiles en vieillissant. Il apparaît nécessaire de partager sa consommation de protéines entre 50 % d'origine animale et 50 % d'origine végétale, en raison des compositions et qualités différentes de ces protéines.

La question des « régimes », appelés maintenant « alimentations thérapeutiques », peut se poser chez les personnes âgées. Ces régimes, contrôlés en sucre, sel, graisses, énergie ou protéines, sont le plus souvent proposés en cas de diabète, d'hypercholestérolémie, d'hypertension, d'insuffisance cardiaque, d'insuffisance rénale, ou encore en cas de surpoids. Chez les personnes âgées, le bénéfice médical de ces restrictions alimentaires doit être bien pesé au regard des risques de perte de poids et d'aggravation de la fonte musculaire et de la fragilité. Il est tout à fait possible, à l'occasion d'un bilan de santé, d'événements de santé et de perte de poids, de lever ces restrictions.

Enfin, les carences en vitamines et oligoéléments sont plus fréquentes chez les personnes âgées que chez les adultes plus jeunes. Cela s'explique en partie par une consommation calorique plus faible, même en cas de poids stable, et peut parfois se justifier par une moindre diversité des aliments consommés.

Ainsi, les personnes âgées sont encouragées à optimiser la qualité de leur alimentation pour prévenir les troubles nutritionnels : une alimentation diversifiée, riche en protéines et en micronutriments, suffisamment calorique pour garder un poids stable... et à pratiquer une activité physique régulière !

PARTIE 2

30 RECETTES FACILES ET GOURMANDES

QUELQUES INFORMATIONS *sur les recettes*

Dans cette partie, chaque recette a été pensée comme une **base à adapter** selon vos besoins, vos envies, vos goûts, la saisonnalité des produits, etc. Ainsi, chaque recette est modulable selon différents paramètres indiqués clairement pour de nombreuses variantes possibles. En ce sens, ne vous cantonnez pas aux recettes et n'hésitez pas à vous les approprier pour en faire vos spécialités !

Pour vous guider et vous conseiller, voici toutes les rubriques que vous trouverez dans les recettes :

LES ALTERNATIVES PÂTISSIÈRES

Nous n'avons pas tous les mêmes goûts et il n'est pas toujours facile de se lancer dans une recette où il y a un ingrédient que l'on déteste. Si c'est le cas, ce n'est pas une fatalité ! Vous trouverez de nombreux ajustements pour contourner les ingrédients que vous n'aimez pas (ou pour adapter les recettes aux saisons de l'année).

LES ALTERNATIVES AVEC OU SANS CNO

Toutes les recettes du livre sont prévues dans deux versions : une avec complément nutritionnel oral (CNO) et une enrichie avec des ingrédients plus traditionnels (œufs, crème, poudre de lait entier, etc.). Selon vos traitements, vos besoins, vos envies ou ce que contiennent vos placards, n'hésitez pas grâce à cet encadré à varier les plaisirs en changeant les recettes, tout en gardant la base enrichie.

LES ALTERNATIVES DE SANTÉ

Elles vous permettront de modifier les recettes en fonction de vos problématiques, envies ou besoins vis-à-vis de votre santé. Cet encadré vert vous indique clairement les alternatives !

L'ASTUCE DE LA CHEFFE

Retrouvez toutes mes astuces de présentation, de conservation, de consommation, etc., pour sublimer et profiter encore mieux de vos réalisations sucrées !

Avec toutes ces informations en main, n'hésitez plus et lancez-vous ! Toutes les recettes sont simples, réalisables avec le matériel de cuisine que l'on a tous et surtout peu chronophages pour vous laisser davantage le temps d'en profiter.

TABLEAU DE CORRESPONDANCE DES ALIMENTS POUR L'ENRICHISSEMENT EN PÂTISSERIE

L'enrichissement consiste à augmenter la densité calorique et protidique de l'alimentation sans pour autant augmenter le volume de celle-ci, ce qui n'est pas toujours aisé, surtout dans le choix et les quantités des ingrédients à utiliser. C'est pourquoi vous trouverez ci-dessous un tableau des différents ingrédients du quotidien qui vous permettront de calculer les apports d'énergie et les calories afin d'enrichir au mieux vos recettes selon vos besoins.

PRODUIT	PROTÉINES	CALORIES
	(pour une quantité de 10 g)	
ALIMENTS PROTÉINO-ÉNERGETIQUES		
Poudre de lait entier	2,7 g	50 Kcal
Poudre de lait demi-écrémé	3,5 g	43 Kcal
Poudre de protéines	9 g	37 Kcal
Jaune d'œuf (20 g)	3 g	60 Kcal
Œuf entier (50 g)	7 g	75 Kcal
Parmesan (fromage à pâte dure)	4 g	2,2 Kcal
Beaufort (fromage à pâte dure)	2,5 g	39,7 Kcal
Fromage de chèvre (fromage à pâte dure)	3 g	45,21 Kcal
Emmental râpé	2,88 g	10,3 Kcal
Skyr	1 g/10 g	5,7/57 Kcal
Yaourt grec	1 g/15,3 g	6/89 Kcal
Amandes (entières, poudre, purée)	2,3 g	60 Kcal
Cacahuètes (entières, poudre, purée)	2,4 g	64 Kcal
Riz complet cru	0,8 g	37 Kcal
ALIMENTS ÉNERGETIQUES		
Lait concentré entier, sucré	0,8 g	33 Kcal
Crème fraiche OU liquide 35 %		30 Kcal
Crème d'Isigny AOP 35 %		38 Kcal
Crème de coco		33 Kcal
Mascarpone	0,4g	38,5 Kcal
Beurre doux		75 Kcal
Confiture de lait	0,64g	30,7 Kcal
Miel/confiture		30 Kcal
Huile d'olive/de lin		88,5 Kcal
Huile de colza/de noisettes		90 Kcal
Crème de marrons	1g	27,6 Kcal
Farine de sarrasin	1g	35 Kcal
Farine de blé complète	1,5 g	37 Kcal
Avocat		16 Kcal
Banane		9 Kcal
Noisettes (entières, poudre, purée)		62,2 Kcal
Noix (entières, poudre, purée)		70 Kcal
Figues séchées		25 Kcal
Dattes variété Medjool		29 Kcal
Abricots séchés		24 Kcal
Pruneaux		34 Kcal

LES DESSERTS à partager

Tarte tatin,
CRÈME MONTÉE À LA FÈVE TONKA

LES DESSERTS À PARTAGER

Un classique de la pâtisserie qui plaît toujours ! La tarte tatin est un dessert très gourmand et déjà riche en version classique. Au fil des saisons, vous pouvez remplacer les pommes par d'autres fruits, comme des poires, des abricots, des pêches, du melon, de l'ananas...

PROTÉINES : 5 G POUR 100 G
ÉNERGIE : 351 KCAL POUR 100 G

7 PORTIONS DE 100 G ENVIRON
PRÉPARATION : 30 MIN
CUISSON : 30 MIN

INGRÉDIENTS

POUR LE SABLÉ ENRICHI :

- 80 g de beurre demi-sel
- 40 g de sucre complet de canne
- 3 jaunes d'œufs (env. 60 g)
- 10 g de poudre de lait entier
- 115 g de farine de blé T80
- 3 g de levure sans gluten ni phosphate

POUR LES POMMES AU CARAMEL LAITIER ENRICHI :

- 50 g de sucre blond non raffiné
- 40 g de beurre demi-sel
- 60 g de crème liquide entière
- 10 g de poudre de lait entier
- 2 pommes variété Golden (env. 150 g)

POUR LA CRÈME MONTÉE À LA FÈVE TONKA :

- 100 g de crème liquide entière
- 50 g de mascarpone
- 1 g de fève tonka

ÉTAPES

1. Préchauffez le four à 150 °C. Mélangez à la maryse ou au batteur avec la feuille le beurre coupé en morceaux avec le sucre, jusqu'à obtenir une préparation crémeuse. Ajoutez ensuite les jaunes.
2. Incorporez ensemble la farine, la levure et la poudre de lait.
3. Il n'est pas nécessaire d'étaler le sablé. Disposez un morceau de pâte à l'intérieur de chaque cercle métallique, jusqu'en haut, aplatissez-le avec le dos d'une cuillère à soupe, et faites-les précuire au four pendant 5 min.
4. Pour réaliser le caramel, faites tiédir la crème avec la poudre de lait dans une casserole. Dans une autre casserole, faites caraméliser le sucre jusqu'à ce qu'il prenne une couleur dorée. Ajoutez le beurre coupé en morceaux, mélangez, puis versez la crème chaude.
5. Épluchez les pommes, coupez-les en lamelles et disposez-les sur la surface du sablé breton. Recouvrez les pommes avec le caramel, puis poursuivez la cuisson au four pendant 20 min.
6. Montez au batteur la crème et le mascarpone bien froid avec la fève tonka râpée.
7. Accompagnez la tarte tatin tiède ou froide d'une quenelle de crème.

LES ALTERNATIVES AVEC CNO

Dans le sablé, remplacez les jaunes d'œufs par le même poids en complément nutritionnel oral (CNO) sous forme de boisson neutre ou goût vanille ou noisette.

Dans le caramel, remplacez la crème liquide et la poudre de lait par 150 g du même complément nutritionnel oral.

LES ALTERNATIVES DE SANTÉ

Sans gluten : remplacez la farine de blé T80 par le même poids de farine de sarrasin ou de châtaigne.

LES ALTERNATIVES PÂTISSIÈRES

Apportez de la fraîcheur à la recette en ajoutant 2 g d'un zeste d'agrumes dans le sablé breton, ainsi que dans la crème montée au lieu de la fève tonka.

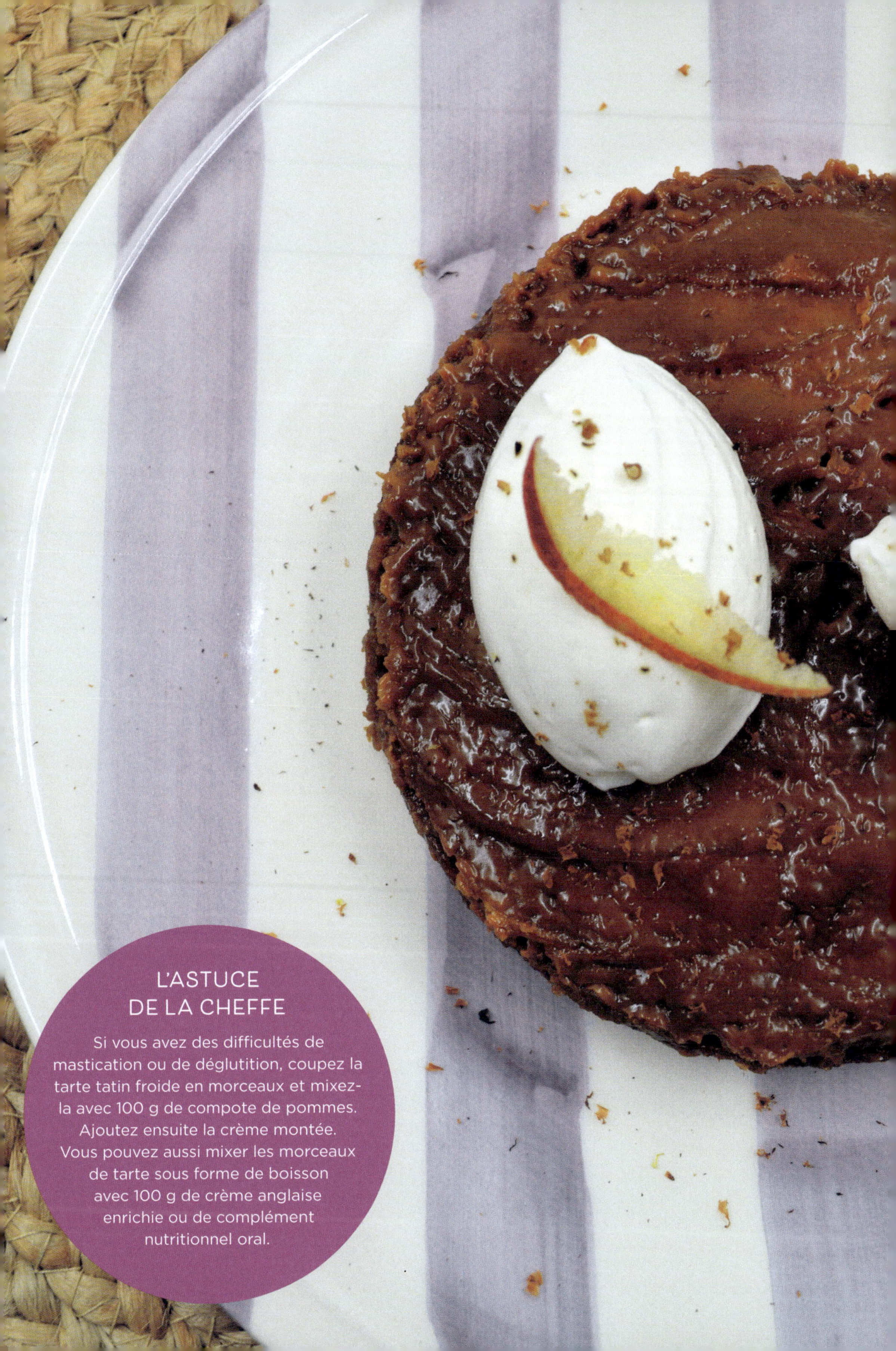

L'ASTUCE DE LA CHEFFE

Si vous avez des difficultés de mastication ou de déglutition, coupez la tarte tatin froide en morceaux et mixez-la avec 100 g de compote de pommes. Ajoutez ensuite la crème montée. Vous pouvez aussi mixer les morceaux de tarte sous forme de boisson avec 100 g de crème anglaise enrichie ou de complément nutritionnel oral.

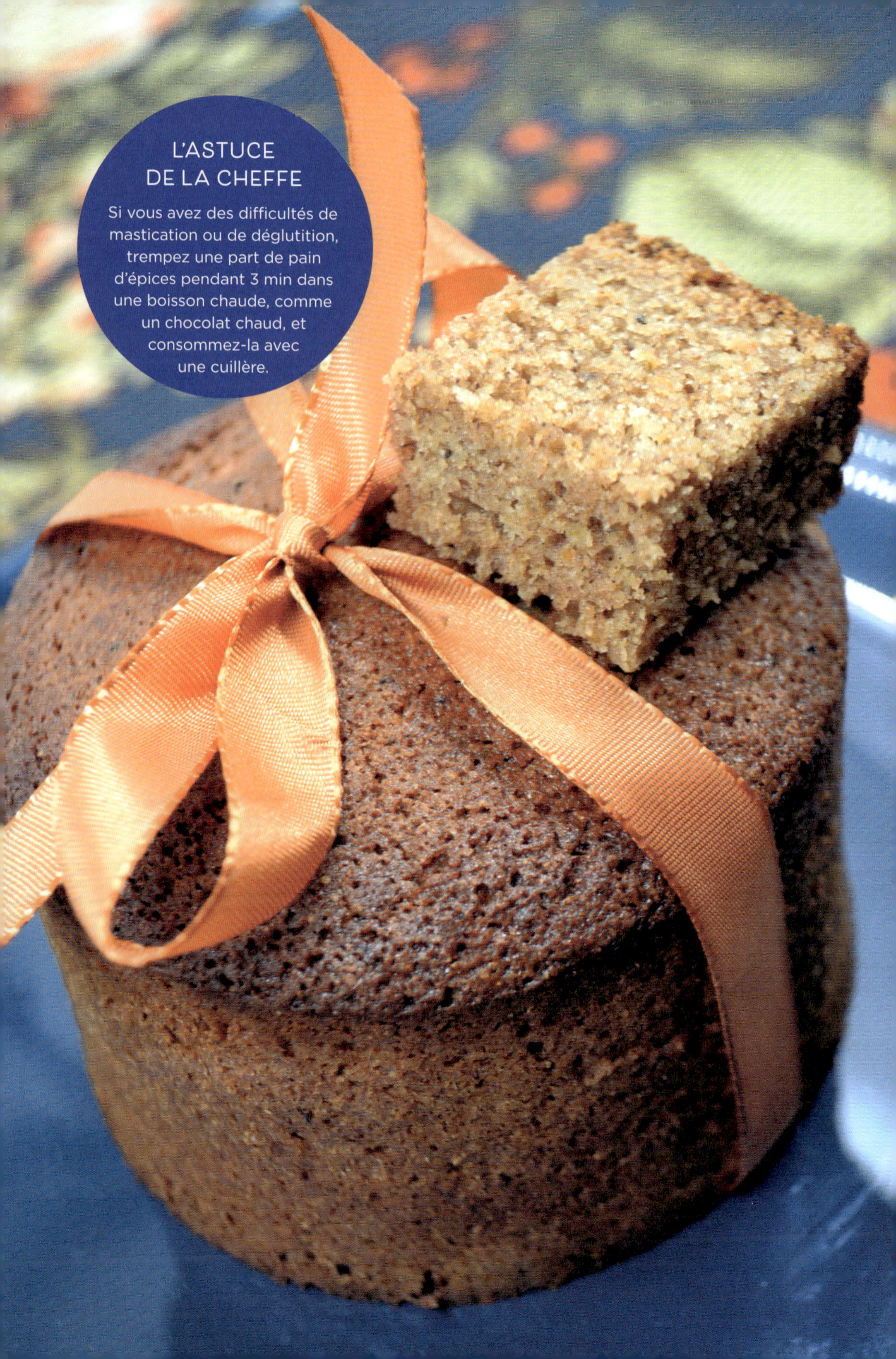

L'ASTUCE DE LA CHEFFE

Si vous avez des difficultés de mastication ou de déglutition, trempez une part de pain d'épices pendant 3 min dans une boisson chaude, comme un chocolat chaud, et consommez-la avec une cuillère.

Pain D'ÉPICES

LES DESSERTS À PARTAGER

Le pain d'épices se prête très bien à l'enrichissement avec des ingrédients du quotidien. Je vous propose ma recette de base classique et simplifiée, contenant déjà de la confiture d'oranges, enrichie avec de la poudre de lait et des jaunes d'œufs. En cas de nausées, les épices permettront de les calmer. Si vous manquez d'appétit, préférez des petites portions fractionnées sur la journée.

PROTÉINES : 7 G POUR 100 G
ÉNERGIE : 320 KCAL POUR 100 G

5 PORTIONS DE 100 G ENVIRON
PRÉPARATION : 10 MIN
CUISSON : 30 MIN

INGRÉDIENTS

- 80 g de farine de seigle
- 40 g de farine de blé T80
- 6 g de levure sans gluten ni phosphate
- 5 g de sucre complet muscovado
- 25 g de poudre de lait entier
- 4 g d'épices à pain d'épices
- 2 œufs (env. 100 g)
- 2 jaunes d'œufs (env. 40 g)
- 40 g de beurre doux
- 115 g de miel de châtaignier
- 100 g de confiture d'oranges

ÉTAPES

1. Préchauffez le four à 160 °C.
2. Faites fondre le beurre et ajoutez-y le miel. Laissez refroidir.
3. Mélangez au fouet les œufs, les jaunes d'œufs et le sucre.
4. Ajoutez la confiture, puis le mélange beurre/miel.
5. Incorporez les poudres : les épices, les farines, la levure et la poudre de lait.
6. Versez la pâte dans un moule beurré, puis faites cuire au four pendant 20 à 30 min selon la taille du pain d'épices.

LES ALTERNATIVES DE SANTÉ

Sans gluten : remplacez les farines par le même poids de farines de sarrasin et de châtaigne.

Sans lactose : remplacez la poudre de lait entier par une poudre de lait entier sans lactose, et le beurre par le même poids d'huile d'olive.

LES ALTERNATIVES AVEC CNO

Remplacez les œufs et les jaunes d'œufs par le même poids en complément nutritionnel oral (CNO) sous forme de boisson neutre.

LES ALTERNATIVES PÂTISSIÈRES

Pour un pain d'épices plus gourmand, ajoutez 50 g de pépites de chocolat noir. Vous pouvez également remplacer la confiture d'oranges par une confiture de cerises.

Charlotte aux poires, ORANGE ET CANNELLE

LES DESSERTS À PARTAGER

Je vous partage la recette créée pour le concours #CuisinesOuvertes2023, lancé avec le collectif de lutte contre la dénutrition et l'ERVMA Centre-Val de Loire lors de la semaine nationale de lutte contre la dénutrition en 2023, afin d'inciter les équipes de cuisine des EHPAD et des résidences autonomie à réaliser des recettes enrichies.

PROTÉINES : 4 G POUR 100 G
ÉNERGIE : 171 KCAL POUR 100 G

8 PORTIONS DE 100 G ENVIRON
PRÉPARATION : 30 MIN
CUISSON : 20 MIN

INGRÉDIENTS

POUR LE BISCUIT :
- 50 g de farine de blé T80
- 50 g de Maïzena® sans gluten
- 3 blancs d'œufs (env. 90 g)
- 50 g de CNO sous forme de boisson neutre
- 30 g de sucre blond non raffiné
- Le zeste d'une orange

POUR LA CRÈME PÂTISSIÈRE :
- 250 g de lait entier
- 15 g de sucre blond non raffiné
- 3 jaunes d'œufs (env. 60 g)
- 25 g de Maïzena® sans gluten
- 50 g de CNO sous forme de crème
- 2 g de cannelle en poudre

POUR LA CRÈME MONTÉE :
- 150 g de crème liquide à 35 % de matière grasse
- 50 g de mascarpone
- 25 g de crème pâtissière

POUR LES FINITIONS :
- 2 poires (env. 150 g)
- 1 orange de table (100 g)
- Sirop d'imbibage de votre choix

ÉTAPES

1. Pour le biscuit, préchauffez le four à 160 °C. Tamisez la farine et la Maïzena® avec une petite passoire.
2. Montez les blancs d'œufs avec le sucre. Lorsqu'ils sont bien structurés, incorporez le CNO et mélangez au fouet. Ajoutez ensuite les poudres tamisées à l'étape 1 et le zeste d'orange.
3. Étalez la pâte sur une plaque recouverte de papier cuisson et lissez la surface. Faites cuire pendant 8 min. À la sortie du four, retournez le biscuit sur une grille et décollez le papier cuisson. Découpez ensuite des disques de biscuit en les perçant au centre de façon à laisser au moins 1 cm de biscuit autour.
4. Pour la crème pâtissière, faites tiédir le lait avec la cannelle. Mélangez dans un autre récipient les jaunes d'œufs avec le sucre et la Maïzena®. Incorporez la moitié du lait à la cannelle dans la base de jaunes d'œufs et mélangez. Versez cette préparation dans le reste du lait à la cannelle et poursuivez la cuisson pendant 2 min jusqu'à ébullition en mélangeant au fouet.
5. Pour la crème montée, battez au fouet tous les ingrédients froids ensemble. Versez la préparation dans une poche avec la douille de votre choix.
6. Imbibez les biscuits avec le sirop. Superposez 3 disques de biscuit percés, la crème pâtissière à la cannelle pochée au centre. Décorez autour en pochant la crème montée enrichie. Déposez les fruits coupés dessus.

LES ALTERNATIVES DE SANTÉ

Sans gluten : remplacez la farine de blé T80 par le même poids de farine de sarrasin.

LES ALTERNATIVES SANS CNO

Dans le biscuit, remplacez le CNO par le même poids en jaunes d'œufs et ajoutez 10 g de poudre de lait entier dans la farine. Dans la crème pâtissière, remplacez le CNO par le même poids de mascarpone, puis ajoutez 10 g de poudre de lait entier dans la Maïzena® et un jaune d'œuf supplémentaire.

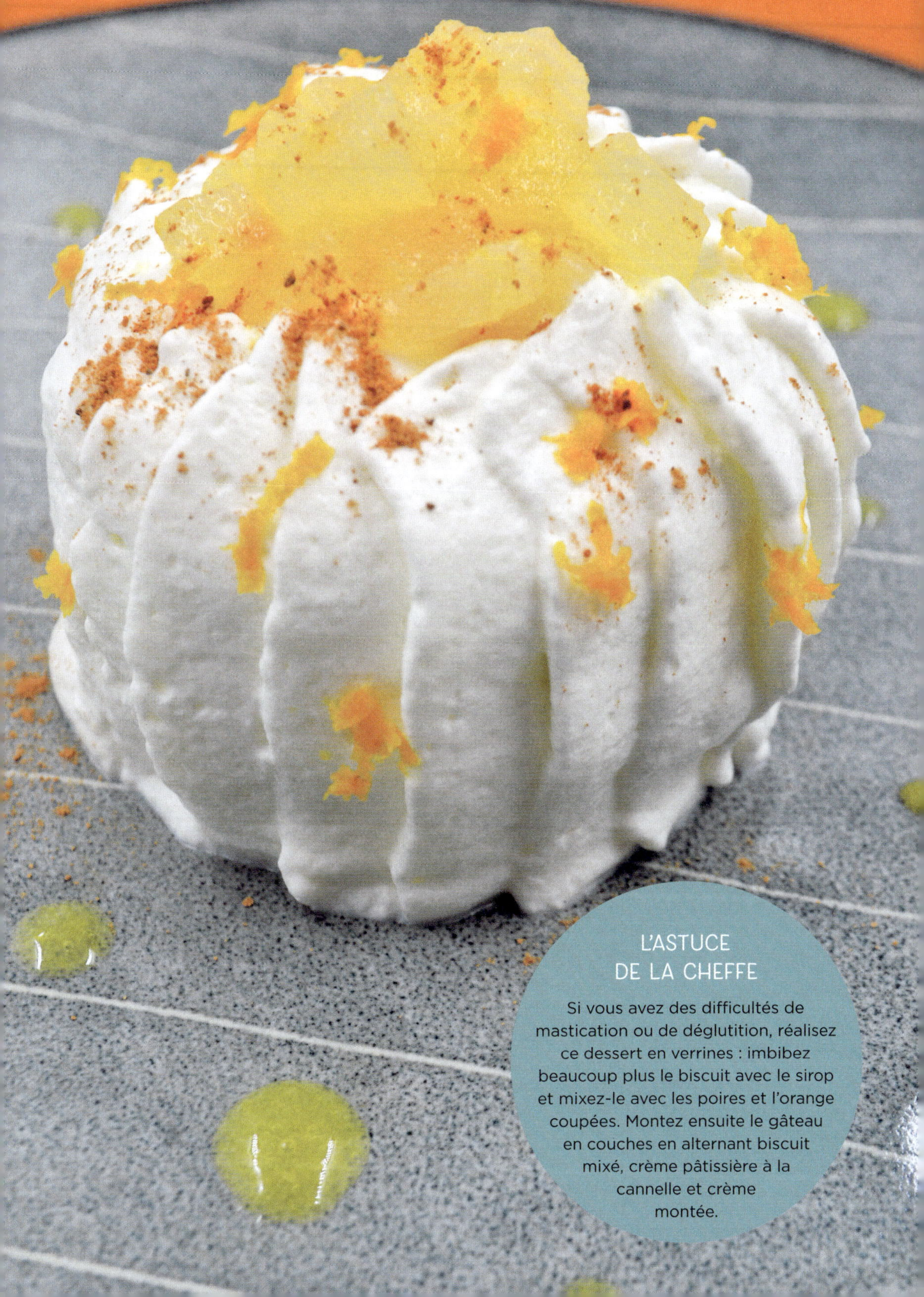

L'ASTUCE DE LA CHEFFE

Si vous avez des difficultés de mastication ou de déglutition, réalisez ce dessert en verrines : imbibez beaucoup plus le biscuit avec le sirop et mixez-le avec les poires et l'orange coupées. Montez ensuite le gâteau en couches en alternant biscuit mixé, crème pâtissière à la cannelle et crème montée.

L'ASTUCE DE LA CHEFFE

Si vous avez des difficultés de mastication ou de déglutition, trempez une part de gâteau pendant 5 min dans une boisson chaude, comme un chocolat chaud, et consommez-la avec une cuillère. Vous pouvez également la mixer avec 100 g de compote de pommes ou de complément nutritionnel oral (CNO) sous forme de boisson.

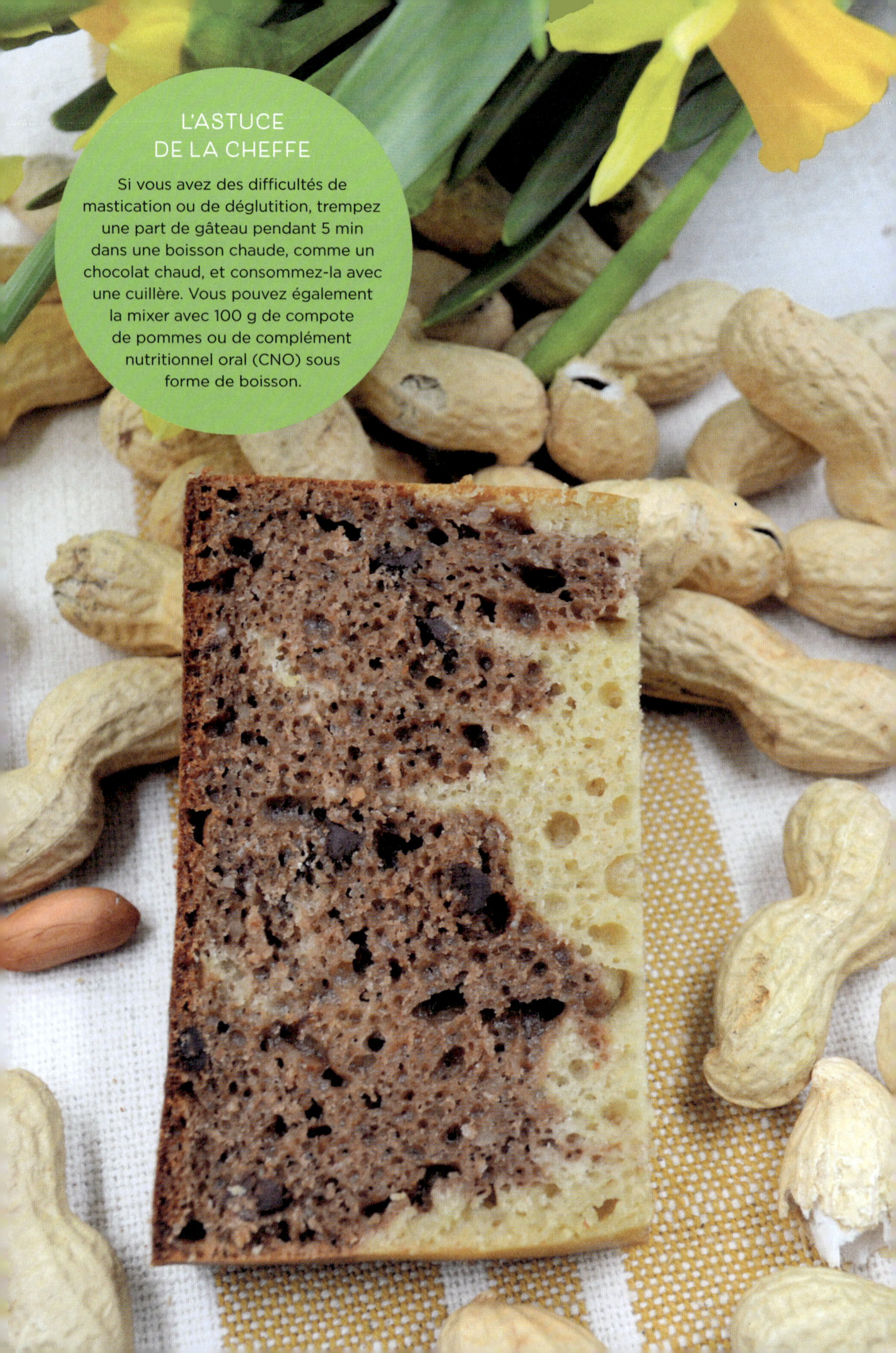

Gâteau marbré chocolat ET CACAHUÈTES

LES DESSERTS À PARTAGER

Le célèbre gâteau marbré dans une version riche et très gourmande qui séduira aussi bien les enfants que les adultes. Facilement transportable, il peut se partager en famille ou se consommer en plusieurs portions à différents moments de la journée en cas de petit creux.

PROTÉINES : 13 G POUR 100 G
ÉNERGIE : 276 KCAL POUR 100 G

7 PORTIONS DE 100 G ENVIRON
PRÉPARATION : 20 MIN
CUISSON : 25 MIN

INGRÉDIENTS

POUR LA PÂTE AUX CACAHUÈTES :

- 2 œufs (env. 100 g)
- 1 jaune d'œuf (env. 20 g)
- 50 g de compote de pommes
- 50 g de purée de cacahuètes
- 75 g de yaourt grec
- 5 g de poudre de lait entier
- 100 g de farine de blé T80
- 5 de levure

POUR LA PÂTE AU CHOCOLAT :

- 2 œufs (env. 100 g)
- 1 jaune d'œuf (env. 20 g)
- 25 g de sucre de canne complet
- 30 g de purée de cacahuètes
- 75 g de yaourt grec
- 65 g de farine de blé T80
- 10 g de poudre de lait entier
- 25 g de poudre d'amandes
- 5 g de levure
- 5 g de poudre de cacao
- 40 g de pépites de chocolat noir

LES ALTERNATIVES DE SANTÉ

Sans gluten : remplacez la farine de blé T80 par le même poids de farine de sarrasin, et utilisez une levure et un complément nutritionnel oral (CNO) sans gluten.

ÉTAPES

1. Préchauffez le four à 160 °C.
2. Pour préparer la pâte à la cacahuète, mélangez la farine, la levure et la poudre de lait.
3. Dans un autre récipient, mélangez au fouet les œufs, le jaune d'œuf et la compote, puis ajoutez la purée de cacahuètes et le yaourt grec. Incorporez ensuite le mélange de poudres.
4. Pour préparer la pâte au chocolat, mélangez la farine, la levure, la poudre de lait, la poudre d'amandes et le cacao en poudre.
5. Dans un autre récipient, mélangez au fouet les œufs, le jaune d'œuf et le sucre. Ajoutez la purée de cacahuètes et le yaourt grec. Incorporez en dernier le mélange de poudres, puis les pépites de chocolat.
6. Versez les deux pâtes successivement dans un moule graissé. À l'aide de la pointe d'un couteau, faites des mouvements dans la pâte afin de dessiner des formes.
7. Faites cuire le gâteau au four pendant environ 25 min.

LES ALTERNATIVES PÂTISSIÈRES

La purée de cacahuètes peut être remplacée par le même poids de purée de sésame, de purée d'amandes, de purée de noix de cajou ou de purée de noisettes.

LES ALTERNATIVES AVEC CNO

Remplacez les œufs et le jaune d'œuf de chaque pâte par le même poids en CNO sous forme de boisson neutre.

Remplacez également le yaourt grec de chaque pâte par le même poids en CNO sous forme de yaourt. Veillez à ne pas dépasser la température de 160 °C pour la cuisson du gâteau.

Flan
À L'ANCIENNE

LES DESSERTS À PARTAGER

L'histoire de ce flan est celle de Bruno, patient dénutri en traitement contre un cancer, que j'ai accompagné dans son parcours de soins tout au long de sa maladie. Aujourd'hui, Bruno nous a quitté et je poursuis au quotidien mon engagement pour sensibiliser, prévenir et développer des produits luttant contre la dénutrition.

PROTÉINES : 8 G POUR 100 G
ÉNERGIE : 315 KCAL POUR 100 G

4 PORTIONS DE 100 G ENVIRON
PRÉPARATION : 30 MIN
CUISSON : 20 MIN
REPOS : 2 H
INFUSION : 30 MIN

INGRÉDIENTS

POUR LA PÂTE SUCRÉE :
- 75 g de beurre demi-sel
- 30 g de poudre d'amandes
- 10 g de graines de chia
- 30 g de sucre complet de canne
- 150 g de farine de blé T80
- ½ œuf (env. 30 g)

POUR LA CRÈME À FLAN :
- 4 jaunes d'œufs (env. 80 g)
- 200 g de lait entier
- 55 g de crème liquide entière
- 30 g de sucre complet de canne
- 12 g de Maïzena® sans gluten
- 20 g de poudre de lait entier
- ½ gousse de vanille

ÉTAPES

1. Pour préparer la pâte sucrée, mélangez le beurre coupé en morceaux avec le sucre complet.
2. Incorporez le mélange de farine, de graines de chia et de poudre d'amandes. Mélangez et ajoutez en dernier l'œuf.
3. Étalez, foncez un cercle ou un moule rond et laissez reposer au réfrigérateur pendant 2 h.
4. Faites précuire la pâte au four chaud à 150 °C pendant 15 min.
5. Pour préparer l'appareil à flan, faites bouillir dans une casserole le lait avec la crème et la gousse de vanille grattée. Laissez infuser pendant 30 min.
6. Mélangez au fouet les jaunes d'œufs avec le sucre complet.
7. Ajoutez le mélange de Maïzena® et de poudre de lait.
8. Versez dessus les liquides chauds après en avoir retiré la gousse de vanille. Remettez dans la casserole et faites cuire la crème jusqu'à ébullition.
9. Mixez avec un mixeur plongeant et versez la crème à flan sur le fond de pâte sucrée précuit.
10. Terminez la cuisson du flan au four à 220 °C pendant 8 min.

LES ALTERNATIVES AVEC CNO

Dans la pâte sucrée, remplacez les jaunes d'œufs par le même poids en CNO sous forme de boisson, au goût de votre choix.

Pour l'appareil à flan, faites cuire uniquement 150 g de lait entier dans la casserole. Ajoutez ensuite 100 g de CNO sous forme de boisson avant de mixer la crème. Versez la crème à flan sur le fond de pâte précuit, puis terminez la cuisson du flan au four à 160 °C maximum pendant 15 à 20 min.

LES ALTERNATIVES DE SANTÉ

Sans gluten : remplacez la farine de blé T80 par le même poids de farine de sarrasin.

LES ALTERNATIVES PÂTISSIÈRES

Vous pouvez remplacer la vanille par un zeste d'agrumes, de la fleur d'oranger ou de la cannelle.

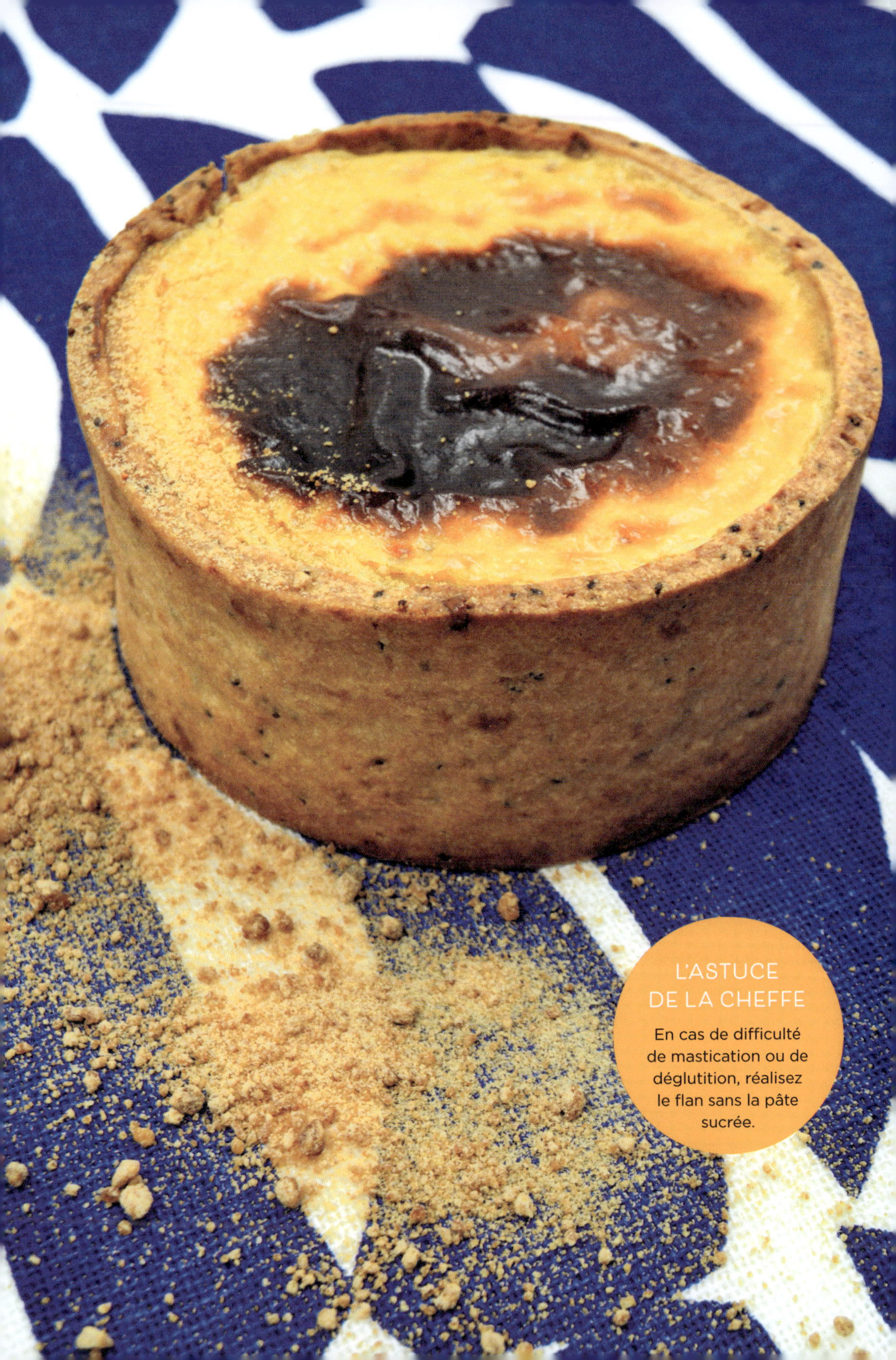

L'ASTUCE
DE LA CHEFFE

En cas de difficulté de mastication ou de déglutition, réalisez le flan sans la pâte sucrée.

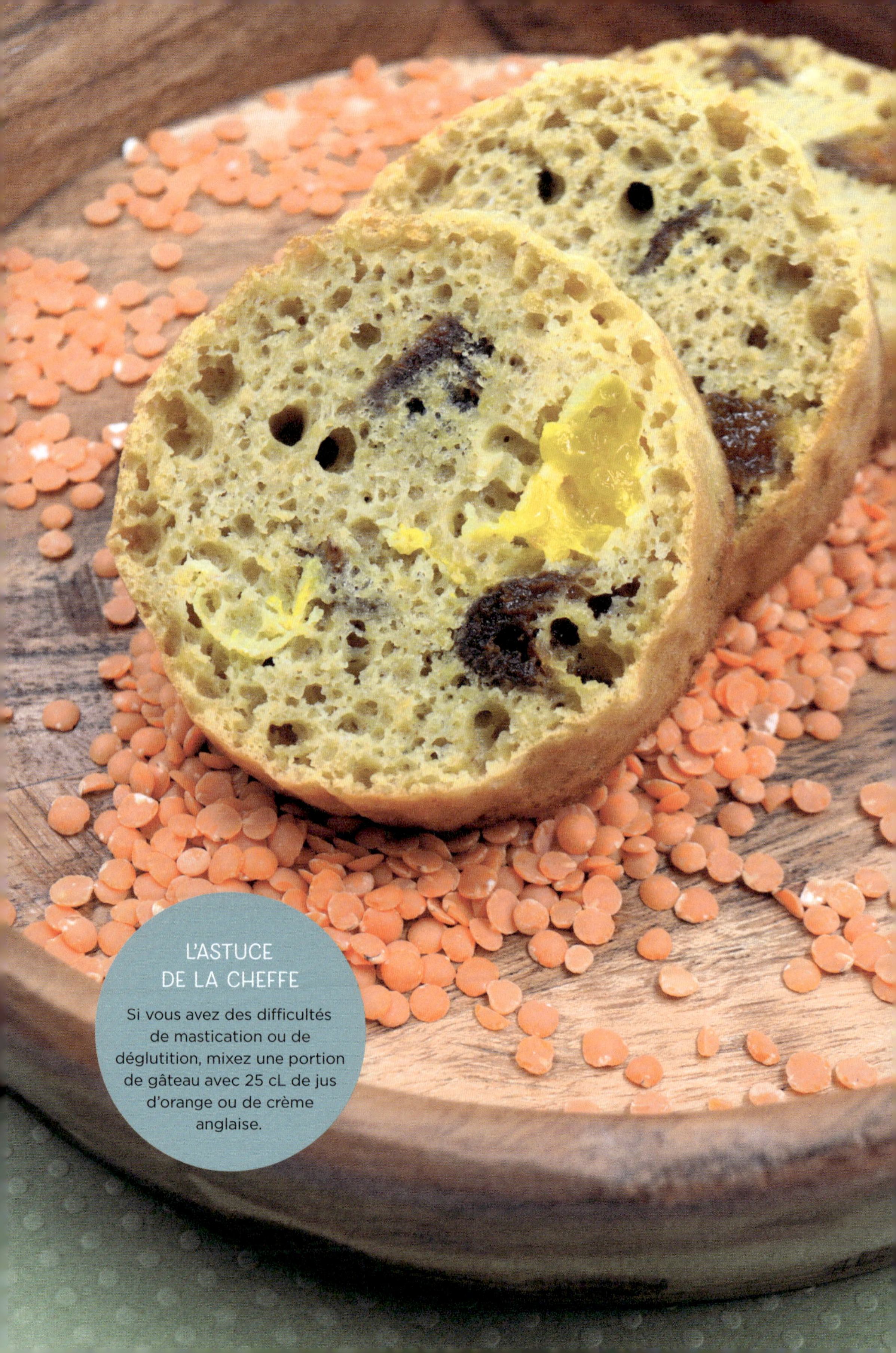

L'ASTUCE
DE LA CHEFFE

Si vous avez des difficultés de mastication ou de déglutition, mixez une portion de gâteau avec 25 cL de jus d'orange ou de crème anglaise.

Gâteau de lentilles corail
À L'ABRICOT ET À L'ORANGE

LES DESSERTS À PARTAGER

Ce gâteau est à privilégier si vous présentez des escarres. En effet, l'arginine contenue dans les lentilles, mais aussi le zinc et la vitamine C de l'orange, ainsi que la vitamine E des abricots, seront un atout pour la cicatrisation. Vous pouvez également les combiner dans la recette à un complément nutritionnel oral adapté pour escarres, riche en arginine. Pensez à bien rincer les lentilles avant de les cuire, afin de retirer l'acide phytique qu'elles contiennent et qui empêche l'assimilation de leurs minéraux par l'organisme.

PROTÉINES : 10 G POUR 100 G
ÉNERGIE : 267 KCAL POUR 100 G

7 PORTIONS DE 100 G ENVIRON
PRÉPARATION : 15 MIN
CUISSON : 30 MIN
MACÉRATION : 2 H

INGRÉDIENTS

- 50 g de lentilles corail
- 40 g de lait entier
- 2 œufs (env. 100 g)
- 1 jaune d'œuf (env. 20 g)
- 20 g de sucre de canne complet
- 40 g de farine blé T80
- 70 g de poudre d'amandes
- 10 g de poudre de lait entier
- 2 oranges bio
- 200 g d'abricots moelleux bio
- 5 g de levure (si possible sans gluten ni phosphate)

ÉTAPES

1. Prélevez le zeste d'une orange, puis le jus des deux. Faites macérer le zeste et le jus avec les abricots coupés en petits morceaux pendant 2 h au réfrigérateur.
2. Rincez les lentilles corail à l'eau froide. Faites-les cuire dans un petit volume d'eau frémissante pendant 8 min environ. Égouttez les lentilles et laissez-les refroidir. Mixez-les ensuite avec le lait.
3. Préchauffez le four à 160 °C.
4. Mélangez la farine, la levure, la poudre d'amandes et la poudre de lait.
5. Dans un autre récipient, mélangez au fouet les œufs, le jaune d'œuf et le sucre. Ajoutez la purée de lentilles, puis incorporez les poudres. Ajoutez 40 g de jus d'orange de macération (utilisé à l'étape 1) et les abricots égouttés.
6. Versez la préparation dans un moule graissé. Faites cuire au four pendant environ 30 min.

LES ALTERNATIVES AVEC CNO

Remplacez le lait, les œufs et le jaune d'œuf par le même poids en complément nutritionnel oral (CNO) sous forme de boisson neutre.

LES ALTERNATIVES DE SANTÉ

Sans gluten : remplacez la farine de blé T80 par le même poids de farine de sarrasin, et utilisez une levure et un complément nutritionnel oral (CNO) sans gluten.

LES ALTERNATIVES PÂTISSIÈRES

Les abricots peuvent être remplacés par des figues, des pruneaux ou des dattes. Vous pouvez aussi ajouter 2 g de cannelle en poudre ou de la vanille en poudre.

Gâteau de semoule
ET RICOTTA

LES DESSERTS À PARTAGER

Avec sa texture très souple, fondante en bouche, ce dessert est idéal pour lutter contre la dénutrition ! Très facile à enrichir et à fractionner, vous pouvez personnaliser ce gâteau en fonction de vos goûts et le déguster à la température de votre choix.

PROTÉINES : 6 G POUR 100 G
ÉNERGIE : 180 KCAL POUR 100 G

6 PORTIONS DE 100 G ENVIRON
PRÉPARATION : 15 MIN
CUISSON : 50 MIN

INGRÉDIENTS

- 250 g de lait entier
- 100 g de crème liquide entière
- 10 g de poudre de lait entier
- 30 g de sucre complet de canne
- 60 g de semoule de blé complète fine
- 125 g de ricotta
- 1 œuf (env. 50 g)
- 1 jaune d'œuf (env. 20 g)
- Le zeste de 3 agrumes (citron jaune, citron vert et orange)

ÉTAPES

1. Préchauffez le four à 150 °C.
2. Récupérez les zestes des agrumes à l'aide d'une râpe.
3. Dans une casserole, portez à frémissement le lait, la crème, la poudre de lait, le sucre et les zestes.
4. Ajoutez la semoule de blé, puis faites cuire pendant 5 min sur feu doux en mélangeant.
5. Lorsque le mélange a bien épaissi, débarrassez-le dans un récipient et laissez-le tiédir.
6. Incorporez ensuite la ricotta, puis l'œuf et les jaunes d'œufs.
7. Versez la préparation dans un moule graissé de votre choix. Faites cuire au four pendant environ 45 min.

LES ALTERNATIVES AVEC CNO

Remplacez la ricotta par le même poids en complément nutritionnel oral (CNO) sous forme de crème neutre ou selon la saveur choisie.

LES ALTERNATIVES PÂTISSIÈRES

Vous pouvez remplacer les zestes d'agrumes par une demi-gousse de vanille ou 2 g de cannelle en poudre.

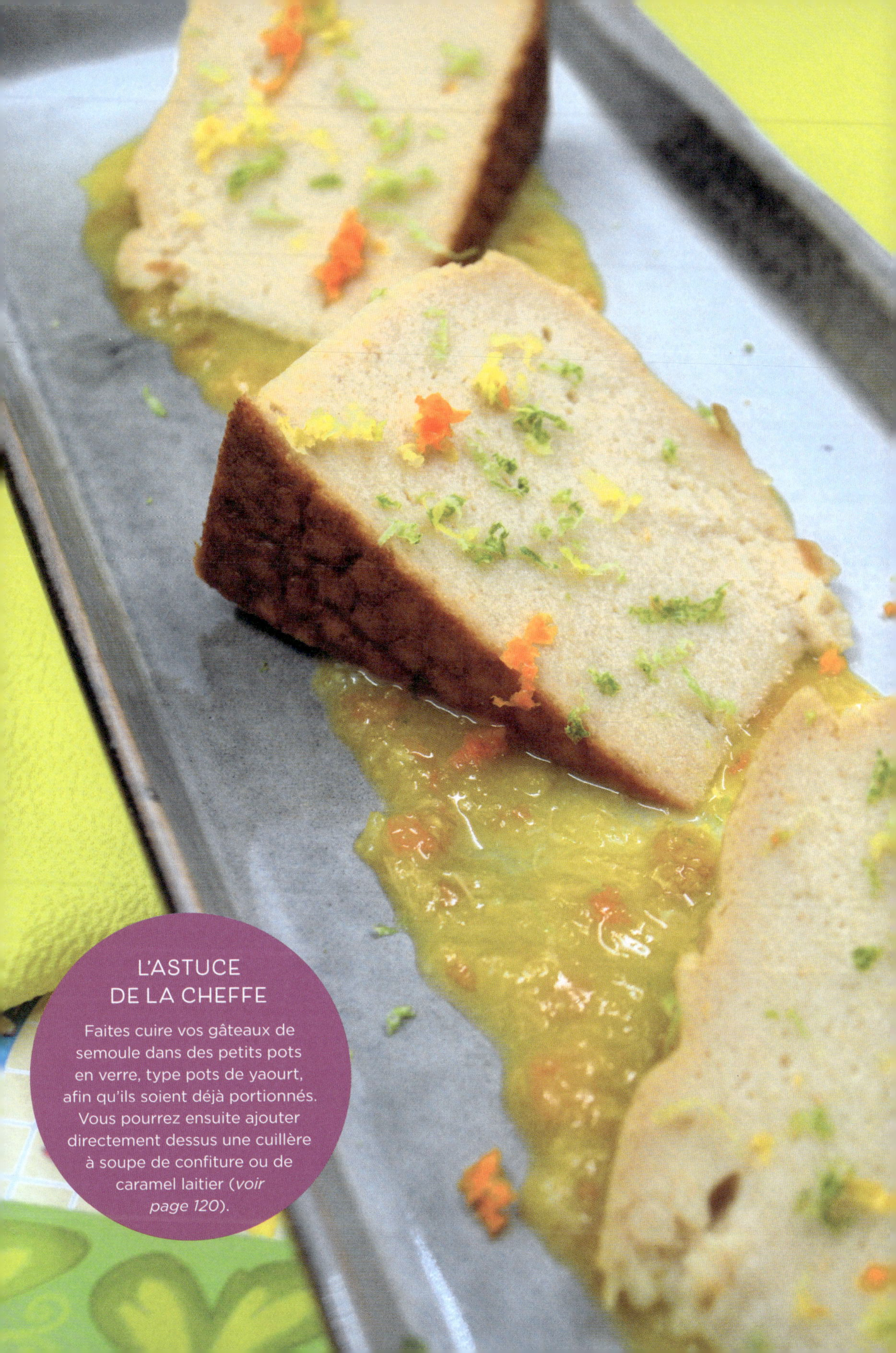

L'ASTUCE DE LA CHEFFE

Faites cuire vos gâteaux de semoule dans des petits pots en verre, type pots de yaourt, afin qu'ils soient déjà portionnés. Vous pourrez ensuite ajouter directement dessus une cuillère à soupe de confiture ou de caramel laitier (*voir page 120*).

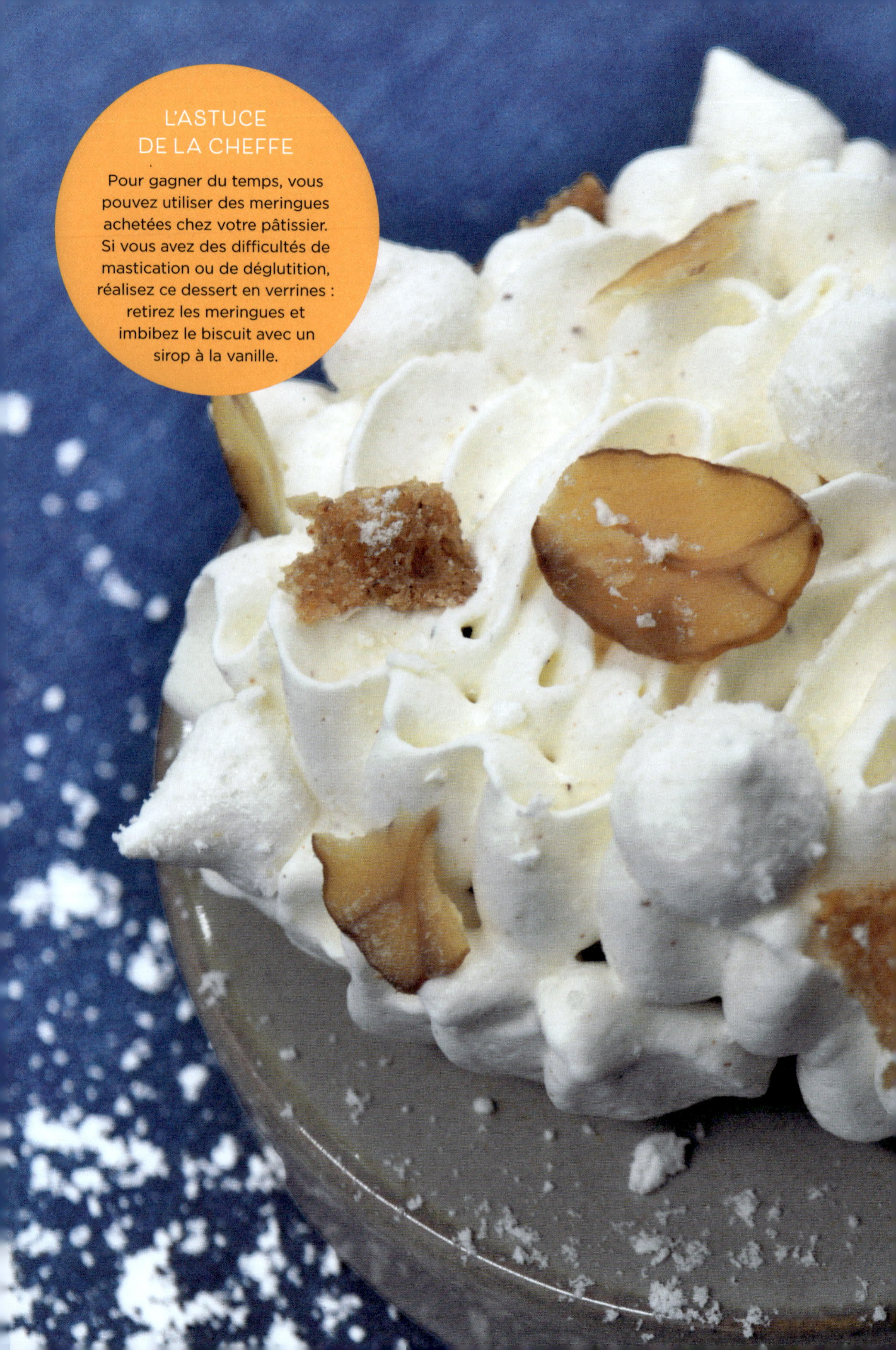

L'ASTUCE DE LA CHEFFE

Pour gagner du temps, vous pouvez utiliser des meringues achetées chez votre pâtissier. Si vous avez des difficultés de mastication ou de déglutition, réalisez ce dessert en verrines : retirez les meringues et imbibez le biscuit avec un sirop à la vanille.

Comme un MONT-BLANC !

LES DESSERTS À PARTAGER

Le mont-blanc est un dessert déjà très riche et donc adapté en cas de dénutrition. À réaliser sous forme de verrines, pour gagner du temps et faciliter la dégustation selon les textures souhaitées.

PROTÉINES : 6 G POUR 100 G
ÉNERGIE : 286 KCAL POUR 100 G

9 PORTIONS DE 100 G ENVIRON
PRÉPARATION : 30 MIN
CUISSON : 2 H 30

INGRÉDIENTS

POUR LE BISCUIT CHÂTAIGNE :
- 75 g de farine de châtaigne
- 5 g de levure sans gluten
- 20 g de sucre complet muscovado
- 2 œufs (env. 100 g)
- 65 g de yaourt grec
- 30 g de beurre demi-sel
- 30 g de purée de noisettes
- 25 g de crème de marrons

POUR LA GARNITURE :
- 100 g de fromage blanc entier
- 10 g de poudre de lait entier
- 100 g de crème de marrons

POUR LA CRÈME MONTÉE :
- 100 g de crème liquide entière
- 100 g de mascarpone
- 25 g de crème de marrons

POUR LA MERINGUE :
- 70 g de blancs d'œufs
- 70 g de sucre blond non raffiné
- 70 g de sucre glace

ÉTAPES

1. Pour préparer la meringue, préchauffez le four à 90 °C. Montez au fouet les blancs d'œufs avec le sucre blond. Lorsque les blancs sont bien structurés, ajoutez le sucre glace tamisé avec une maryse. Pochez la meringue en formant des petites gouttes sur une plaque recouverte de papier cuisson et laissez sécher au four pendant 2 h.
2. Pour préparer le biscuit, augmentez la température du four à 160 °C. Mélangez la farine et la levure.
3. Dans un autre récipient, mélangez au fouet les œufs avec le sucre. Ajoutez la purée de noisettes, la crème de marrons et le yaourt grec. Incorporez le mélange de poudres puis, en dernier, le beurre fondu refroidi. Versez la pâte dans un moule et faites cuire 25 min au four. Laissez refroidir et découpez ensuite des disques de biscuit en les perçant au centre.
4. Pour préparer la garniture, mélangez le fromage blanc, la poudre de lait et la crème de marrons.
5. Pour préparer la crème, montez au fouet tous les ingrédients bien froids ensemble.
6. Pour le dressage, remplissez le centre de chaque biscuit avec la garniture aux marrons. Pochez ensuite la crème montée. Décorez avec les meringues.

LES ALTERNATIVES AVEC CNO

Dans le biscuit, remplacez les œufs et le yaourt par le même poids en complément nutritionnel oral (CNO) sous forme de boisson ou de crème.

Dans la garniture, remplacez le fromage blanc par le même poids en CNO sous forme de crème neutre ou goût vanille.

LES ALTERNATIVES PÂTISSIÈRES

Vous pouvez changer la garniture en mélangeant dans les mêmes proportions du fromage blanc avec de la compote de cassis, mûres ou cerises.

Tarte
AU FROMAGE BLANC

LES DESSERTS À PARTAGER

Un dessert à la fois frais, gourmand et qui peut s'enrichir facilement. Je vous conseille de l'accompagner d'un coulis de fruits maison, d'une confiture, ou bien encore d'une crème de marrons.

PROTÉINES : 8 G POUR 100 G
ÉNERGIE : 248 KCAL POUR 100 G

8 PORTIONS DE 100 G ENVIRON
PRÉPARATION : 25 MIN
CUISSON : 45 MIN
TEMPS DE REPOS : 20 MIN
RÉFRIGÉRATION : 1 H

INGRÉDIENTS

POUR LA PÂTE SABLÉE :

- 60 g de beurre demi-sel
- 130 g de farine de blé T80
- 20 g de sucre complet de canne
- 2 jaunes d'œufs (env. 40 g)
- 5 g de poudre de lait entier

POUR LA GARNITURE :

- 400 g de fromage blanc battu
- 25 g de crème liquide entière
- 25 g de Maïzena® (si possible sans gluten)
- 2 œufs (env. 100 g)
- 1 jaune d'œuf (env. 20 g)
- 35 g de sucre complet de canne
- 15 g de poudre de lait entier
- ½ gousse de vanille
- Le zeste d'un citron jaune

ÉTAPES

1. Pour préparer la pâte sablée, mélangez le beurre coupé en morceaux avec le sucre.
2. Ajoutez la farine additionnée de la poudre de lait, puis incorporez en dernier les jaunes d'œufs.
3. Étalez la pâte sur 2 mm d'épaisseur, découpez-la et disposez-là à l'intérieur d'un moule. Réservez au réfrigérateur pendant 1 h.
4. Pour réaliser la garniture, séparez les jaunes des blancs d'œufs. Montez les blancs en neige. Préchauffez le four à 160° C.
5. Mélangez au fouet les jaunes d'œufs avec le sucre, puis ajoutez la Maïzena® et la poudre de lait.
6. Ajoutez le fromage blanc, la crème, la vanille grattée et le zeste du citron. Incorporez en dernier les blancs montés.
7. Versez la garniture sur le fond de pâte froid, puis faites cuire au four pendant environ 45 min. Laissez refroidir la tarte dans le four éteint et ouvert pendant 20 min.
8. Sortez la tarte du four, posez une grille sur le dessus et retournez-la afin de la démouler. Laissez complètement refroidir la tarte sur l'envers.

LES ALTERNATIVES AVEC CNO

Dans la pâte sablée, remplacez les jaunes d'œufs par le même poids en CNO sous forme de boisson neutre.

Dans la garniture, remplacez la crème liquide, les œufs et le jaune d'œuf par le même poids en CNO sous forme de boisson, au goût de votre choix.

LES ALTERNATIVES DE SANTÉ

Sans gluten : remplacez la farine de blé T80 par le même poids de farine de sarrasin, et utilisez de la Maïzena® sans gluten.

LES ALTERNATIVES PÂTISSIÈRES

Le zeste de citron peut être remplacé par un autre agrume, (citron vert, orange, clémentine). Vous pouvez aussi ajouter 2 g de cannelle en poudre ou 10 g de fleur d'oranger dans la garniture.

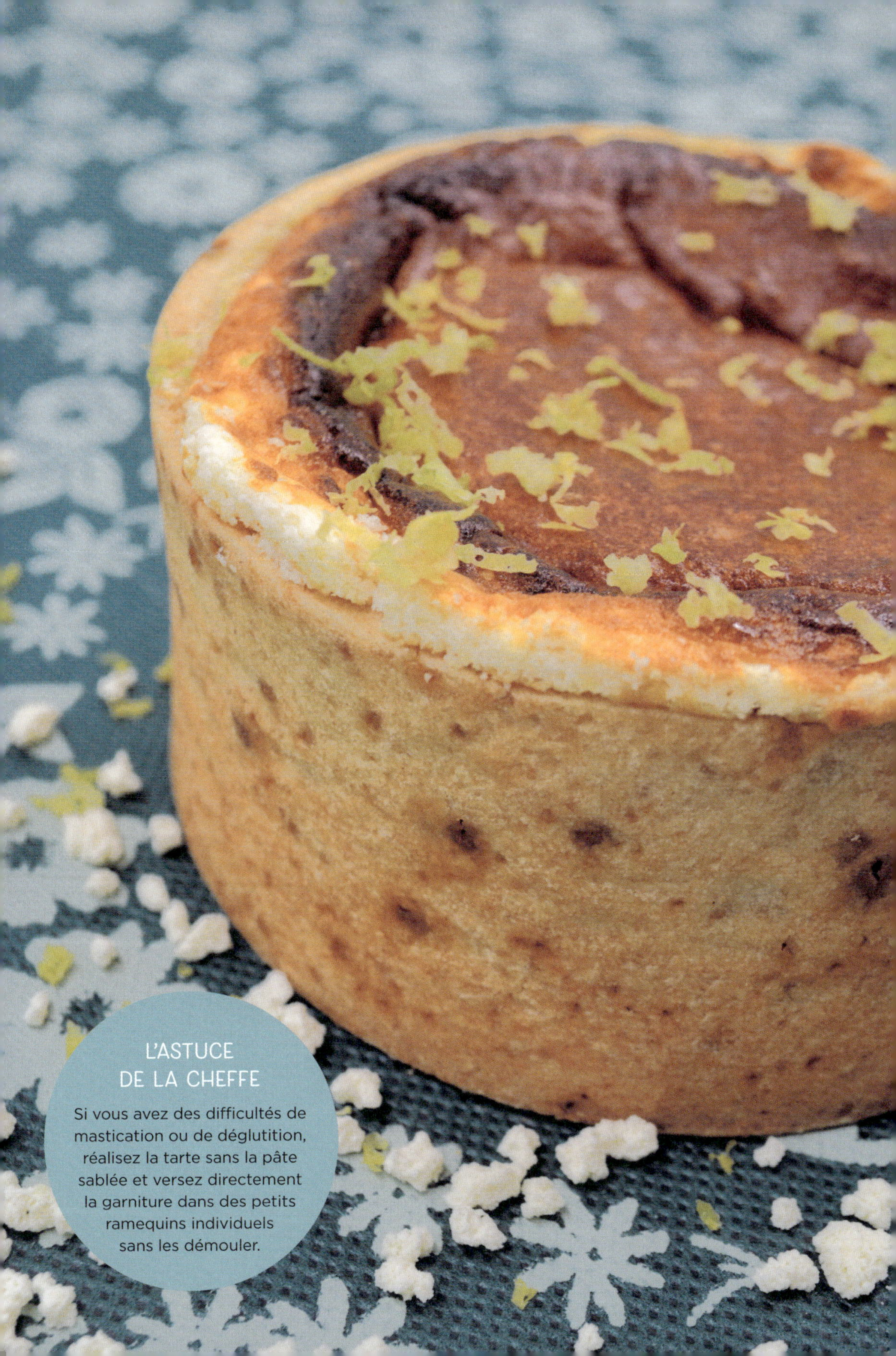

L'ASTUCE
DE LA CHEFFE

Si vous avez des difficultés de mastication ou de déglutition, réalisez la tarte sans la pâte sablée et versez directement la garniture dans des petits ramequins individuels sans les démouler.

L'ASTUCE DE LA CHEFFE

Si vous avez des difficultés de mastication ou de déglutition, retirez les noisettes concassées de la recette, trempez le cake émietté pendant 5 min dans une boisson chaude, comme un chocolat chaud, et consommez-le avec une cuillère.

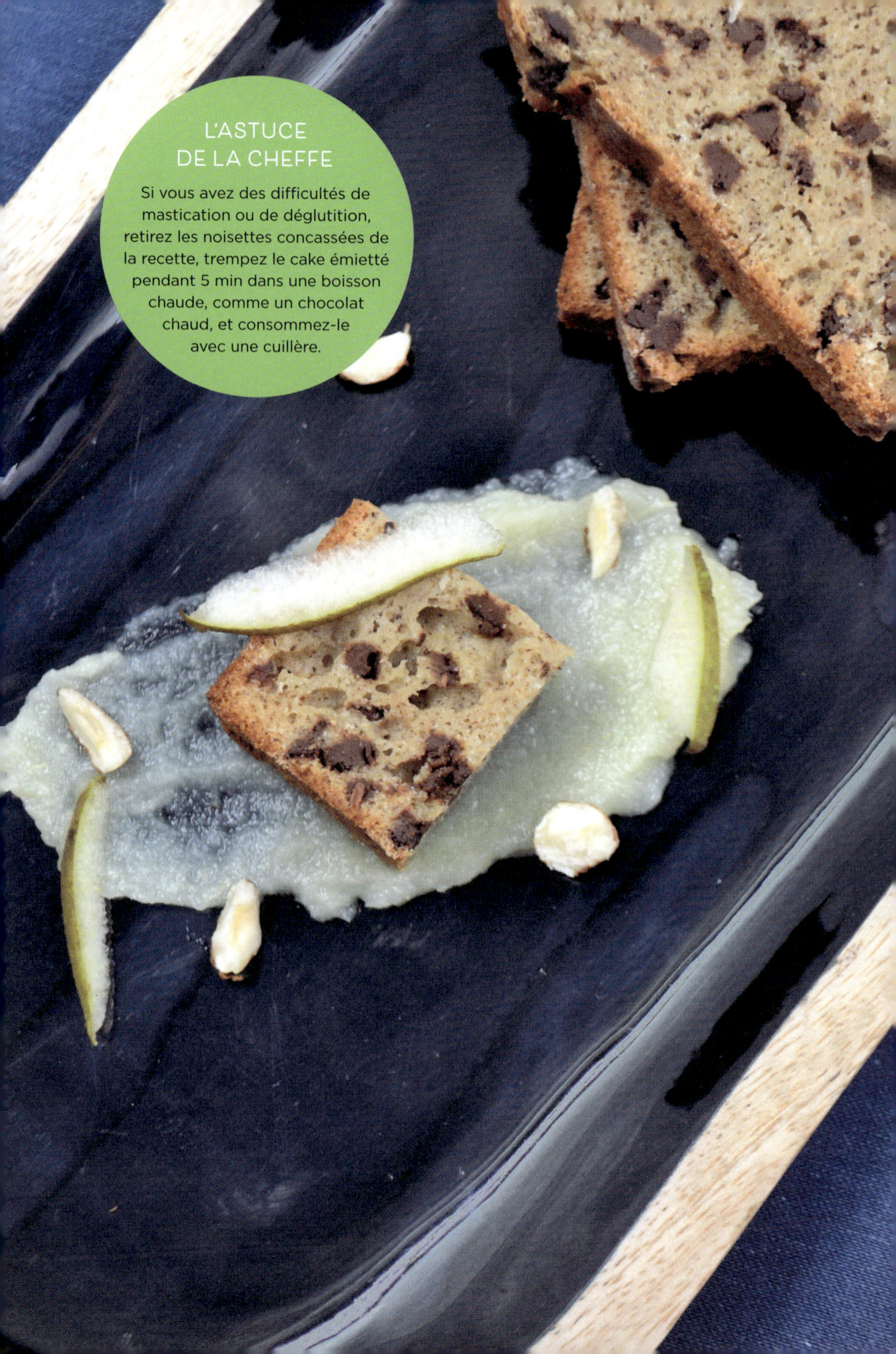

Cake panais, poires
ET PÉPITES DE CHOCOLAT

LES DESSERTS À PARTAGER

Ce cake est l'un de mes préférés depuis mon orientation en pâtisserie santé et il connaît toujours un grand succès auprès des enfants. Voici la recette adaptée et enrichie en complément nutritionnel oral, avec un bel apport supplémentaire en fibres grâce à la présence des panais. Utilisez un complément nutritionnel oral parfumé à la noisette pour plus de gourmandise !

PROTÉINES : 9 G POUR 100 G
ÉNERGIE : 296 KCAL POUR 100 G

5 PORTIONS DE 100 G ENVIRON
PRÉPARATION : 15 MIN
CUISSON : 25 MIN

INGRÉDIENTS

POUR LA COMPOTE :

- 90 g de panais épluchés
- 90 g de poires épluchées
- 25 g d'eau

POUR L'APPAREIL À CAKE :

- 110 g de farine de blé T80
- 8 g de levure sans gluten ni phosphate
- 170 g de compote de poires-panais
- 55 g de purée de noisettes
- 100 mL de complément nutritionnel oral (CNO) sous forme de boisson goût noisette
- 15 g de sucre de canne complet
- 50 g de pépites de chocolat noir 70 %
- 25 g de noisettes concassées

ÉTAPES

1. Pour préparer la compote, faites cuire dans une casserole les poires, les panais et l'eau sur feu doux et à couvert pendant 10 min. Mixez et laissez refroidir.
2. Préchauffez le four à 160 °C.
3. Pour préparer le cake, mélangez la farine avec la levure.
4. Dans un autre récipient, mélangez au fouet le complément nutritionnel oral avec le sucre. Ajoutez ensuite la compote froide et la purée de noisettes.
5. Incorporez les poudres en une fois. Ajoutez en dernier les pépites de chocolat et mélangez-les à la préparation avec une maryse.
6. Versez la pâte dans un moule à cake graissé à l'huile d'olive. Parsemez la surface de noisettes concassées. Faites cuire pendant environ 25 min.

LES ALTERNATIVES SANS CNO

Remplacez le complément nutritionnel oral (CNO) par 2 œufs entiers et 1 jaune d'œuf, puis ajoutez 15 g de poudre de lait entier dans le mélange de farine et de levure.

LES ALTERNATIVES DE SANTÉ

Sans gluten : remplacez la farine de blé T80 par le même poids de farine de sarrasin, et utilisez un complément nutritionnel oral (CNO) sans gluten.

LES ALTERNATIVES PÂTISSIÈRES

Vous pouvez réaliser la compote de poires-panais en remplaçant l'eau par la même quantité de café expresso et en ajoutant 15 g de café moulu dans le mélange de poudres. Utilisez un complément nutritionnel oral (CNO) goût chocolat, praliné ou cappuccino.

LES BOISSONS, VELOUTÉS
et autres textures douces

Boisson ananas,
GINGEMBRE ET VANILLE

LES BOISSONS, VELOUTÉS ET AUTRES TEXTURES DOUCES

Une boisson idéale pour s'hydrater puisque l'ananas est un fruit riche en eau. Elle peut également être consommée si vous souffrez de nausées ou de vomissements, grâce au gingembre qui a la particularité de les atténuer. En revanche, elle est à éviter en cas de mucites. La vanille apporte de la douceur et de la gourmandise.

PROTÉINES : 3 G POUR 100 G
ÉNERGIE : 118 KCAL POUR 100 G

3 PORTIONS DE 100 G ENVIRON
PRÉPARATION : 10 MIN
RÉFRIGÉRATION : 1 H

INGRÉDIENTS

- 200 mL de complément nutritionnel oral (CNO) sous forme de jus, goût ananas ou tropical
- 100 g d'ananas
- 1 morceau de gingembre frais (env. 1 g)
- ½ gousse de vanille

ÉTAPES

1. Coupez l'ananas en morceaux et mixez-le avec le complément nutritionnel oral.
2. Râpez le gingembre avec une petite râpe et ajoutez-le à la préparation.
3. Ajoutez la gousse de vanille fendue et grattée.
4. Laissez macérer 1 h au réfrigérateur. Consommez frais et conservez la boisson pendant 24 h maximum.

LES ALTERNATIVES SANS CNO

Remplacez le complément nutritionnel oral (CNO) par le même poids en lait entier et yaourt protéiné, additionné de 10 g de poudre de lait entier.

LES ALTERNATIVES PÂTISSIÈRES

Si vous n'aimez pas le gingembre, vous pouvez le remplacer par 6 feuilles de menthe poivrée qui calmera tout aussi bien les nausées et les vomissements.

Vous pouvez également ajouter 1 cuillère à café de miel d'acacia pour adoucir et enrichir davantage la boisson.

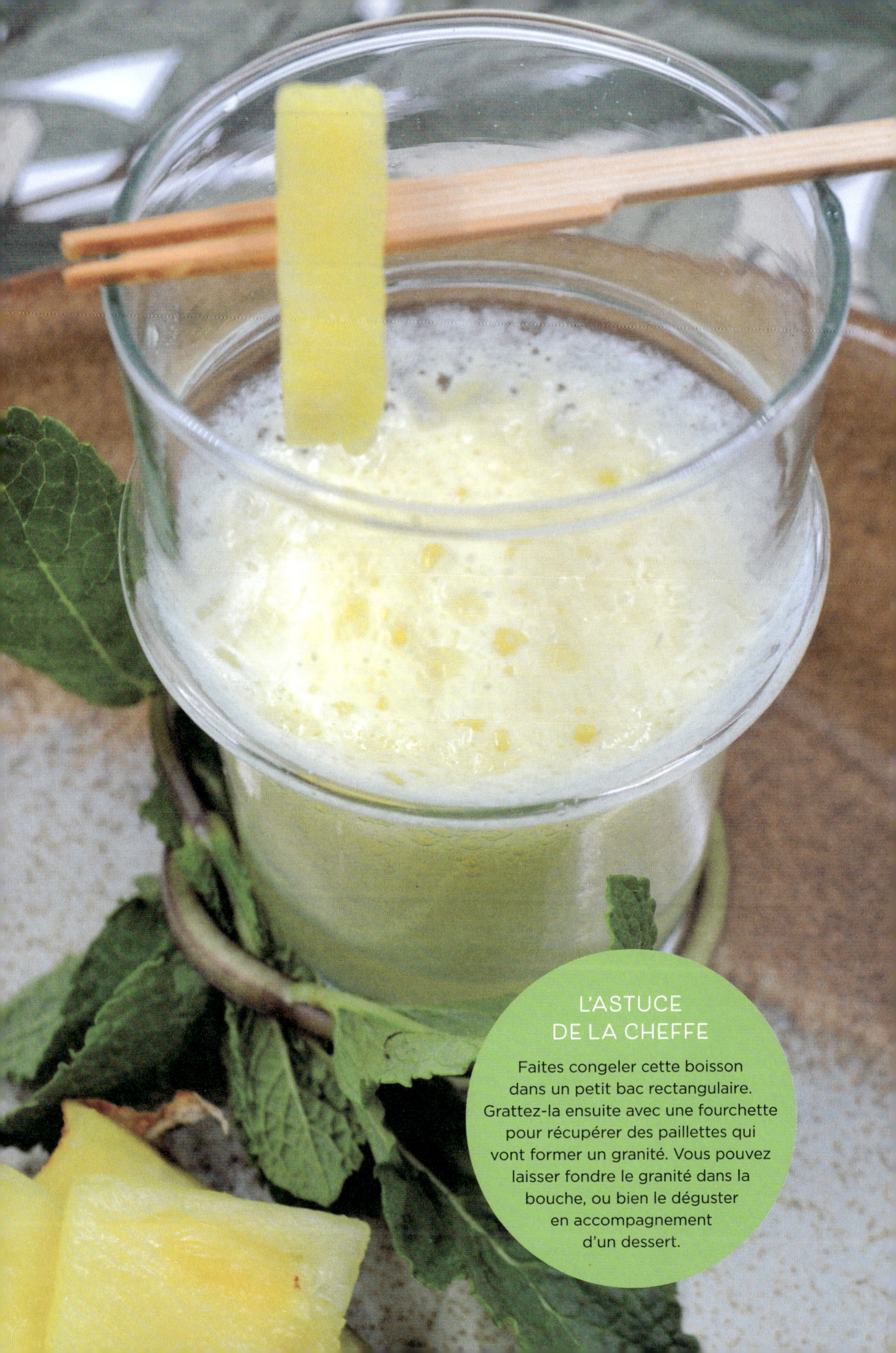

L'ASTUCE DE LA CHEFFE

Faites congeler cette boisson dans un petit bac rectangulaire. Grattez-la ensuite avec une fourchette pour récupérer des paillettes qui vont former un granité. Vous pouvez laisser fondre le granité dans la bouche, ou bien le déguster en accompagnement d'un dessert.

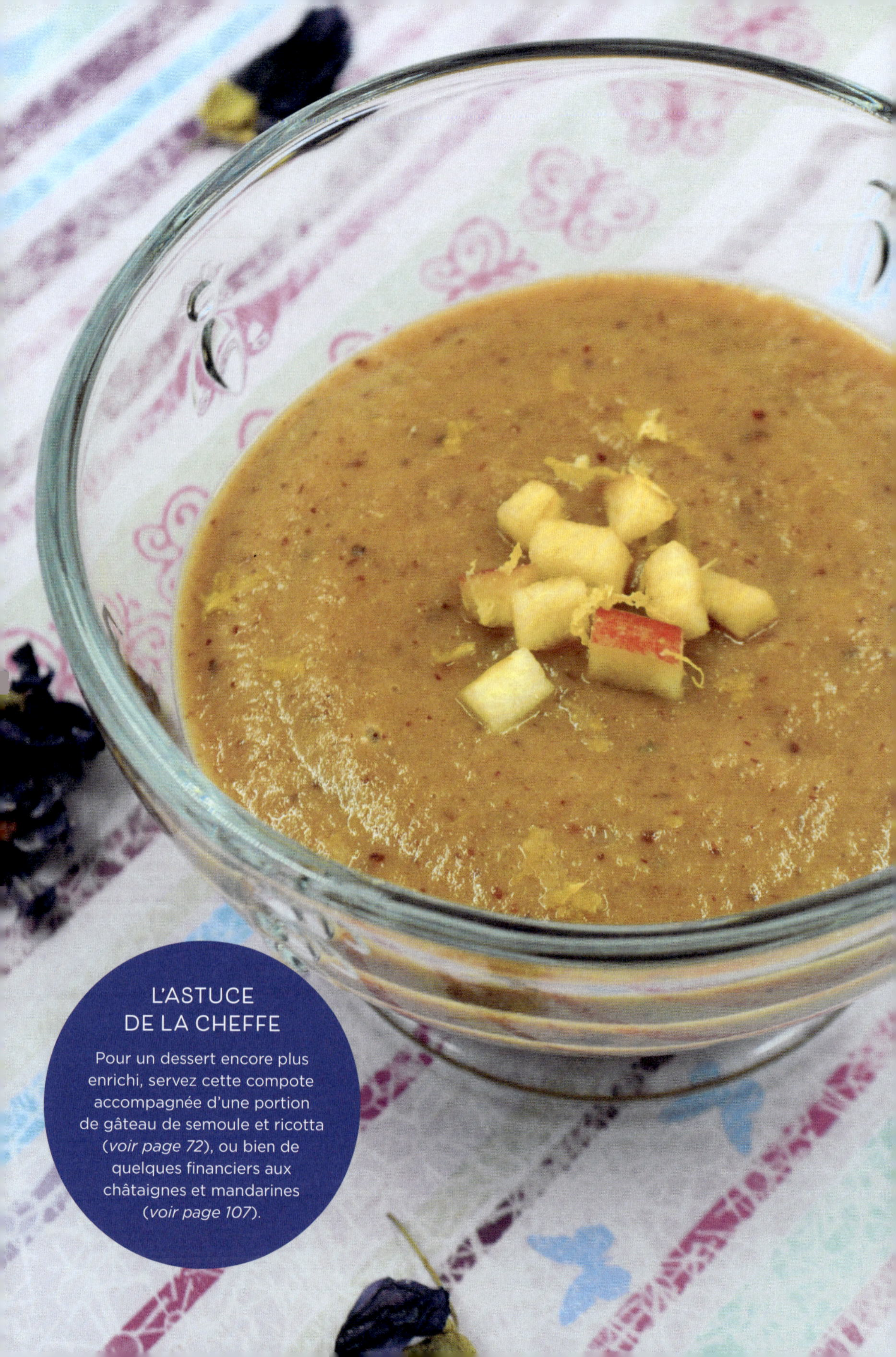

L'ASTUCE DE LA CHEFFE

Pour un dessert encore plus enrichi, servez cette compote accompagnée d'une portion de gâteau de semoule et ricotta (*voir page 72*), ou bien de quelques financiers aux châtaignes et mandarines (*voir page 107*).

Compote de pommes,

PRUNEAUX ET FLEURS DE MAUVE

LES BOISSONS, VELOUTÉS ET AUTRES TEXTURES DOUCES

Un dessert très simple et rapide à préparer en cas de fatigue. Si vous souffrez de douleurs en bouche, les fleurs de mauve permettront de les calmer. À réaliser avec ou sans complément nutritionnel oral, cette compote à la texture très douce est à consommer tout au long de la journée.

PROTÉINES : 4 G POUR 100 G
ÉNERGIE : 136 KCAL POUR 100 G

4 PORTIONS DE 100 G ENVIRON
PRÉPARATION : 10 MIN
CUISSON : 10 MIN
INFUSION : 10 MIN

INGRÉDIENTS

- 2 pommes variété Golden ou Elstar (env. 160 g)
- 80 g de pruneaux dénoyautés
- 20 cL d'eau
- 4 g de fleurs de mauve séchées
- 100 g de yaourt grec ou protéiné
- 20 g de poudre de lait entier

ÉTAPES

1. Faites chauffer l'eau à frémissement, puis ajoutez les fleurs de mauve. Laissez infuser 10 min à couvert et filtrez.
2. Épluchez et coupez les pommes en morceaux. Mettez-les dans une casserole avec les pruneaux et l'infusion de mauve. Couvrez la casserole et faites cuire à feu doux pendant 10 min.
3. Mixez la préparation et laissez-la refroidir.
4. Ajoutez le yaourt grec et la poudre de lait, puis mixez à nouveau.
5. Réservez au réfrigérateur.

LES ALTERNATIVES AVEC CNO

Remplacez le yaourt grec par le même poids en complément nutritionnel oral (CNO) sous forme de yaourt.

LES ALTERNATIVES PÂTISSIÈRES

Vous pouvez remplacer les pruneaux par d'autres fruits, comme des abricots secs, des dattes, ou encore des figues.

Pour une compote plus douce et sucrée, remplacez les pommes par des poires.

Yaourt à boire
À LA FRAMBOISE

LES BOISSONS, VELOUTÉS ET AUTRES TEXTURES DOUCES

Gourmande, onctueuse et fruitée, cette boisson plaît beaucoup aux enfants et peut être consommée facilement entre les repas. Grâce à sa texture douce et crémeuse, elle convient parfaitement en cas de sécheresse buccale ou de mucites.

PROTÉINES : 5 G POUR 100 G
ÉNERGIE : 150 KCAL POUR 100 G

3 PORTIONS DE 100 G ENVIRON
PRÉPARATION : 10 MIN
RÉFRIGÉRATION : 30 MIN

INGRÉDIENTS

- 150 g de yaourt grec
- 50 g de mascarpone
- 50 g de lait entier
- 10 g de poudre de lait entier
- 8 framboises

ÉTAPES

1. Mixez en premier les framboises avec le lait et la poudre de lait.
2. Ajoutez ensuite le yaourt grec et le mascarpone. Mixez à nouveau pendant 20 s.
3. Réservez au réfrigérateur (30 min minimum) et consommez frais.

LES ALTERNATIVES AVEC CNO

Remplacez le yaourt grec par le même poids en complément nutritionnel oral (CNO) sous forme de crème ou lacté, goût framboise ou fruits rouges.

LES ALTERNATIVES PÂTISSIÈRES

Vous pouvez ajouter une boule de glace à la vanille, et/ou remplacer les framboises par d'autres fruits, comme des myrtilles, des fraises, une pêche jaune ou deux abricots.

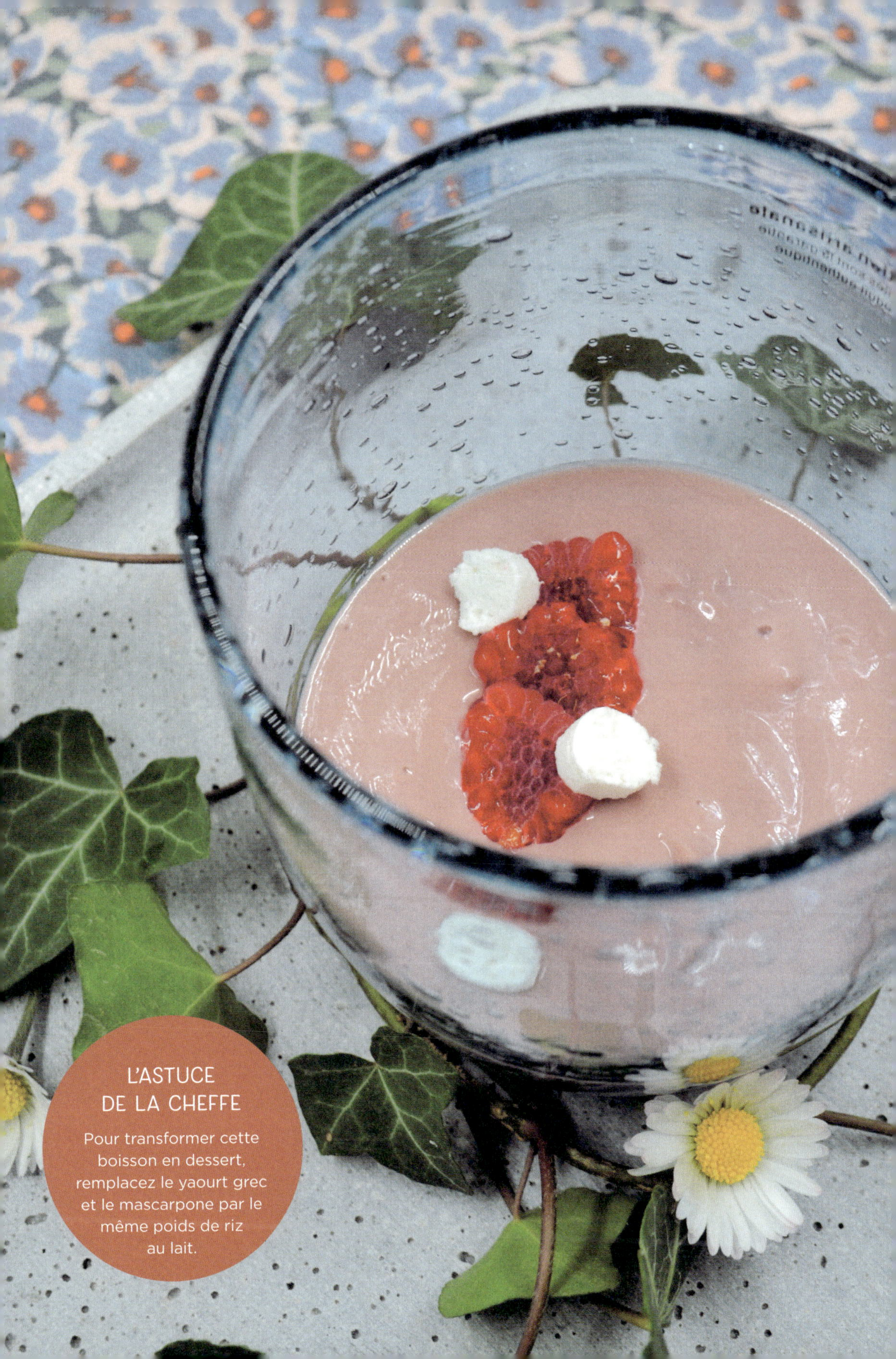

L'ASTUCE DE LA CHEFFE

Pour transformer cette boisson en dessert, remplacez le yaourt grec et le mascarpone par le même poids de riz au lait.

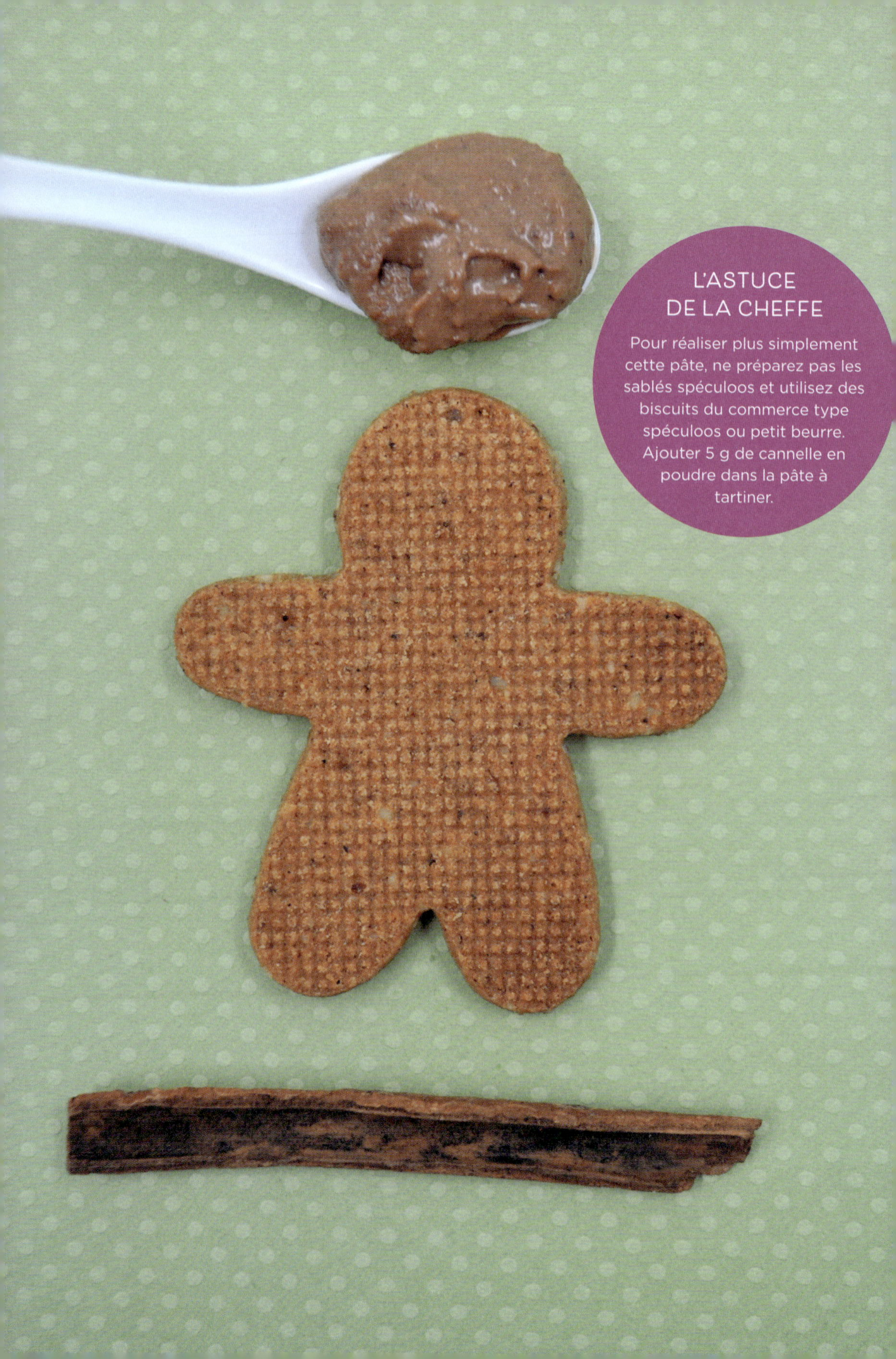

L'ASTUCE DE LA CHEFFE

Pour réaliser plus simplement cette pâte, ne préparez pas les sablés spéculoos et utilisez des biscuits du commerce type spéculoos ou petit beurre. Ajouter 5 g de cannelle en poudre dans la pâte à tartiner.

Pâte à tartiner AU SPÉCULOOS

LES BOISSONS, VELOUTÉS ET AUTRES TEXTURES DOUCES

Quel que soit votre état de fatigue ou votre manque d'appétit, vous ne résisterez pas à l'envie de manger une cuillère de cette délicieuse pâte à tartiner très réconfortante ! Elle peut aussi très facilement accompagner un petit gâteau ou une crêpe.

PROTÉINES : 8 G POUR 100 G
ÉNERGIE : 287 KCAL POUR 100 G

4 PORTIONS DE 100 G ENVIRON
PRÉPARATION : 20 MIN
CUISSON : 15 MIN

INGRÉDIENTS

POUR LE SABLÉ AU SPÉCULOOS :

- 68 g de beurre demi-sel
- 40 g de sucre de canne complet
- 90 g de farine de blé T80
- 5 g de cannelle en poudre
- 30 g de poudre d'amandes
- 10 g de poudre de lait entier
- 1 jaune d'œuf (env. 20 g)

POUR LA PÂTE À TARTINER :

- 100 g de sablé au spéculoos
- 40 g de chocolat noir 70 %
- 200 g de lait entier
- 16 g de poudre de lait entier
- 30 g de purée d'amandes

ÉTAPES

1. Préchauffez le four à 150 °C.
2. Pour réaliser le biscuit, mélangez le beurre coupé en morceaux avec le sucre.
3. Ajoutez ensuite toutes les poudres : la farine, la cannelle, la poudre de lait et la poudre d'amandes. Incorporez en dernier le jaune d'œuf.
4. Étalez le sablé sur 2 mm d'épaisseur et faites cuire au four pendant 15 min. Laissez le sablé refroidir, puis émiettez-le.
5. Pour préparer la pâte, faites fondre le chocolat au bain-marie et ajoutez-y la purée d'amandes.
6. Faites chauffer le lait dans une casserole, ajoutez la poudre de lait et versez cette préparation dans la base au chocolat et poudre d'amandes. Mélangez.
7. Versez la pâte sur le sablé émietté et mixez. Conservez la pâte à tartiner dans un pot hermétique.

LES ALTERNATIVES AVEC CNO

Dans le sablé, remplacez le jaune d'œuf par le même poids en complément nutritionnel oral (CNO) sous forme de boisson neutre ou goût biscuit.

Dans la pâte, remplacez le lait par le même poids de ce complément nutritionnel oral. Veillez à ne pas porter à ébullition lorsque vous le chauffez dans la casserole.

LES ALTERNATIVES DE SANTÉ

Sans gluten : remplacez la farine de blé T80 par le même poids de farine de sarrasin.

LES ALTERNATIVES PÂTISSIÈRES

Vous pouvez ajouter des zestes d'orange ou de clémentines dans le sablé.

La purée d'amandes peut être remplacée par une autre purée de votre choix, comme noisettes ou noix de cajou.

Mousse à la banane
ET AUX CACAHUÈTES

LES BOISSONS, VELOUTÉS ET AUTRES TEXTURES DOUCES

Rapide et simple à réaliser, cette mousse à la texture très crémeuse vous apportera énergie et gourmandise. Si vous manquez d'appétit, elle sera idéale accompagnée d'une portion de gâteau marbré chocolat et cacahuètes ou d'un petit banana bread !

PROTÉINES : 7 G POUR 100 G
ÉNERGIE : 220 KCAL POUR 100 G

5 PORTIONS DE 100 G ENVIRON
PRÉPARATION : 15 MIN
RÉFRIGÉRATION : 2 H

INGRÉDIENTS

- 200 g de bananes mûres
- 100 g de fromage blanc entier
- 120 g de crème liquide entière
- 80 g de purée de cacahuètes
- 10 g de sirop d'érable
- Le jus d'un citron jaune

ÉTAPES

1. Épluchez les bananes, coupez-les en morceaux et mixez-les avec le jus de citron.
2. Ajoutez le sirop d'érable, la purée de cacahuètes, puis le fromage blanc.
3. Montez au batteur la crème liquide bien froide.
4. Mélangez la crème montée avec la base à la banane.
5. Versez cette mousse dans des petits contenants et réservez-les au réfrigérateur pendant 2 h minimum. Conservez-les durant 48 h maximum.

LES ALTERNATIVES AVEC CNO

Remplacez le fromage blanc par le même poids en complément nutritionnel oral (CNO) sous forme de yaourt, goût vanille, biscuit ou spéculoos.

LES ALTERNATIVES PÂTISSIÈRES

N'hésitez pas à accompagner cette mousse d'un caramel laitier (*voir page 120*).

Vous pouvez remplacer la cacahuète par de la noix de cajou et/ou ajouter le zeste d'une orange pour plus de fraîcheur.

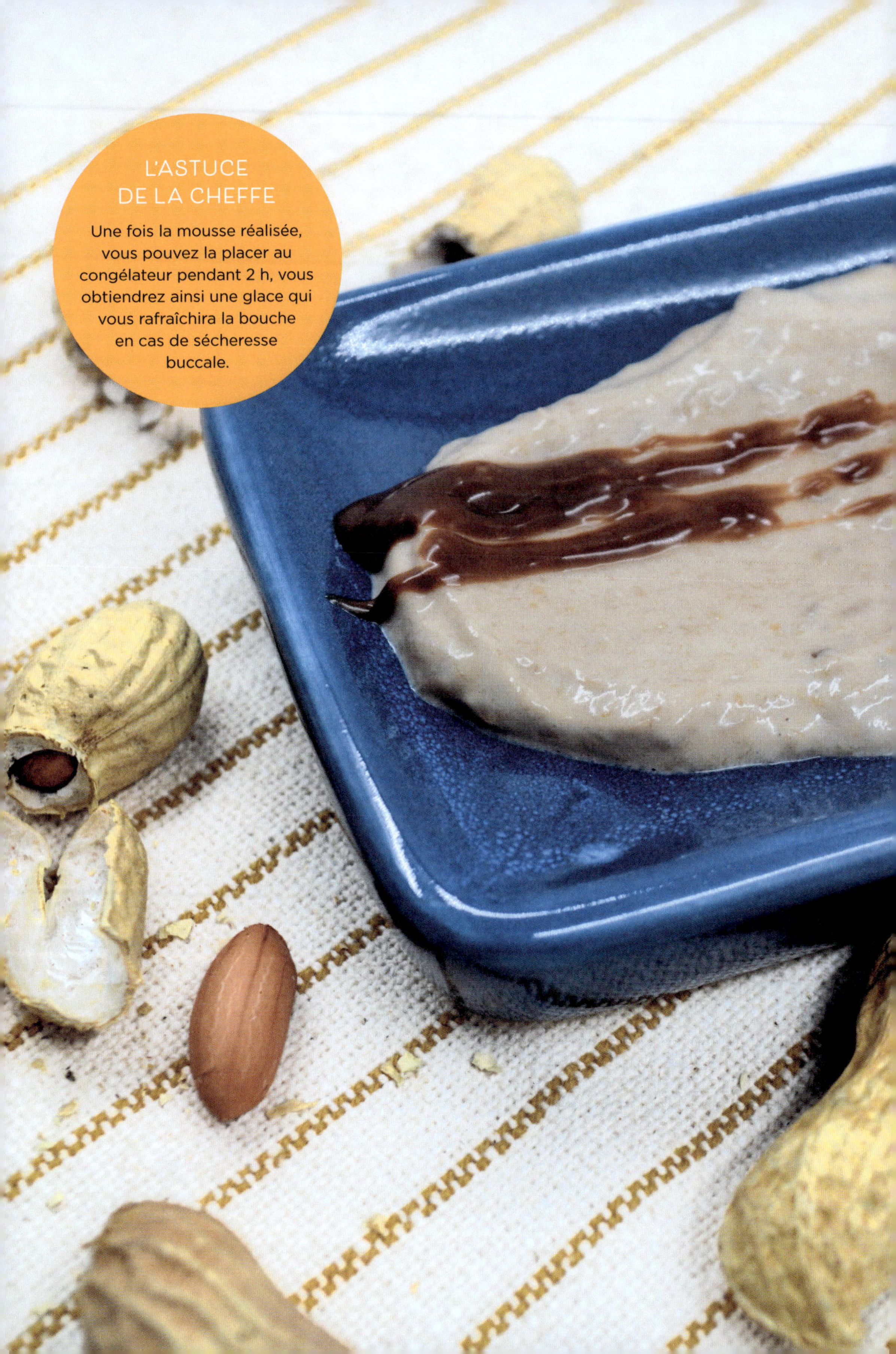

L'ASTUCE
DE LA CHEFFE

Une fois la mousse réalisée, vous pouvez la placer au congélateur pendant 2 h, vous obtiendrez ainsi une glace qui vous rafraîchira la bouche en cas de sécheresse buccale.

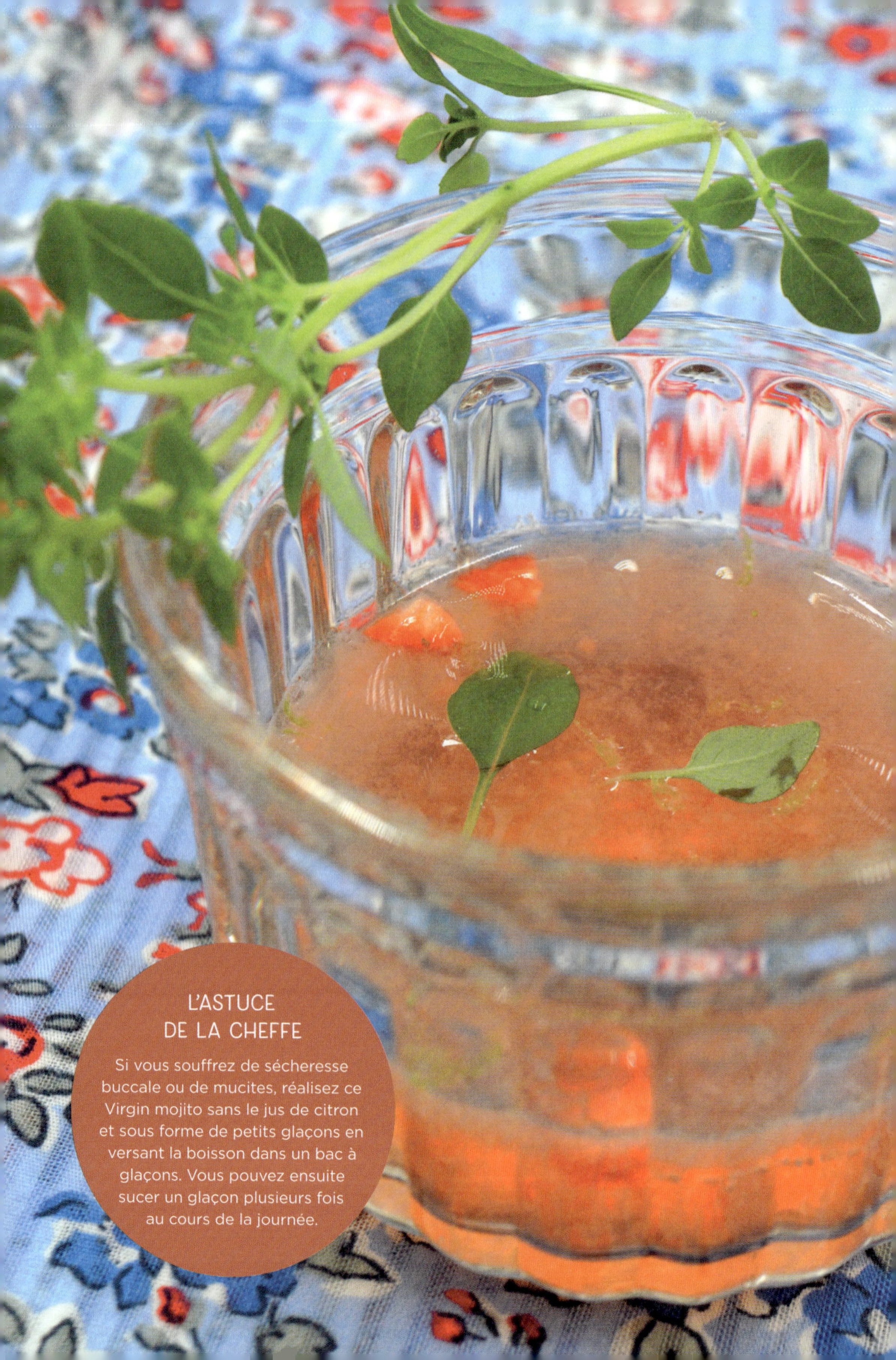

L'ASTUCE DE LA CHEFFE

Si vous souffrez de sécheresse buccale ou de mucites, réalisez ce Virgin mojito sans le jus de citron et sous forme de petits glaçons en versant la boisson dans un bac à glaçons. Vous pouvez ensuite sucer un glaçon plusieurs fois au cours de la journée.

Virgin mojito
FRAISE ET BASILIC

LES BOISSONS, VELOUTÉS ET AUTRES TEXTURES DOUCES

La déshydratation est un risque majoré en cas de dénutrition, et encore plus en cas de maladie d'Alzheimer. Il est donc essentiel de s'hydrater tout au long de la journée. Cette boisson colorée, savoureuse et très rafraîchissante sera un bon allié, surtout si vous la présentez dans un joli verre accompagné d'une paille.

PROTÉINES : 2 G POUR 100 G
ÉNERGIE : 93 KCAL POUR 100 G

3 PORTIONS DE 100 G ENVIRON
PRÉPARATION : 10 MIN
RÉFRIGÉRATION : 2 H

INGRÉDIENTS

- 200 mL de complément nutritionnel oral (CNO) sous forme de jus, goût pomme ou fraise
- 25 g de fraises
- 100 g d'eau gazeuse
- 4 feuilles de basilic
- 10 g de jus de citron vert

ÉTAPES

1. Équeutez les fraises et coupez-les en deux. Mixez-les avec le complément nutritionnel oral.
2. Versez la préparation dans un récipient, puis ajoutez le jus de citron vert et l'eau gazeuse.
3. Lavez et séchez les feuilles de basilic. Hachez-les et ajoutez-les dans la boisson. Réservez 2 h au réfrigérateur.
4. Filtrez la boisson pour retirer les morceaux de feuilles de basilic.

LES ALTERNATIVES SANS CNO

Remplacez le complément nutritionnel oral (CNO) par le même poids en lait entier, additionné de 10 g de poudre de lait entier.

LES ALTERNATIVES PÂTISSIÈRES

Déclinez ce virgin mojito avec d'autres goûts de complément nutritionnel oral (CNO) en jus, ainsi qu'avec d'autres herbes aromatiques, comme la menthe, la verveine ou le thym citron.

Bonbons de gelée de pomme, CONCOMBRE ET MENTHE

LES BOISSONS, VELOUTÉS ET AUTRES TEXTURES DOUCES

Je souhaitais vous proposer une idée de recette très simple à préparer pour vous soulager en cas de sécheresse buccale ou de mucites. Certes, ces bonbons ne sont pas fortement enrichis, mais ils permettent de bien vous hydrater, le concombre étant très riche en eau. À laisser fondre dans la bouche au cours de la journée !

PROTÉINES : 1 G POUR 100 G
ÉNERGIE : 37 KCAL POUR 100 G

3 PORTIONS DE 100 G ENVIRON
PRÉPARATION : 10 MIN
CUISSON : 2 MIN
RÉFRIGÉRATION : 2 H

INGRÉDIENTS

- 100 g d'eau minérale
- 60 mL de complément nutritionnel oral (CNO) sous forme de jus goût pomme
- 150 g de concombre
- 6 feuilles de menthe
- 1 g d'agar-agar

ÉTAPES

1. Épluchez le concombre et coupez-le en morceaux. Lavez les feuilles de menthe. Mixez le tout, puis filtrez la préparation pour recueillir le jus.
2. Dans une casserole, portez à ébullition l'eau avec l'agar-agar en mélangeant. Laissez tiédir.
3. Mélangez la préparation d'agar-agar avec le jus de concombre-menthe. Ajoutez le complément nutritionnel oral et mélangez à nouveau. Versez ensuite la préparation dans le moule de votre choix. Vous pouvez également couler la gelée dans un petit cadre métallique.
4. Faites prendre au réfrigérateur pendant 2 h.
5. Démoulez les gelées, ou découpez avec l'emporte-pièce de votre choix.

LES ALTERNATIVES SANS CNO

Remplacez le complément nutritionnel oral (CNO) par le même volume en jus de pomme et ajoutez 5 g de poudre de lait entier.

LES ALTERNATIVES PÂTISSIÈRES

La menthe peut être remplacée par du basilic ou de la verveine.

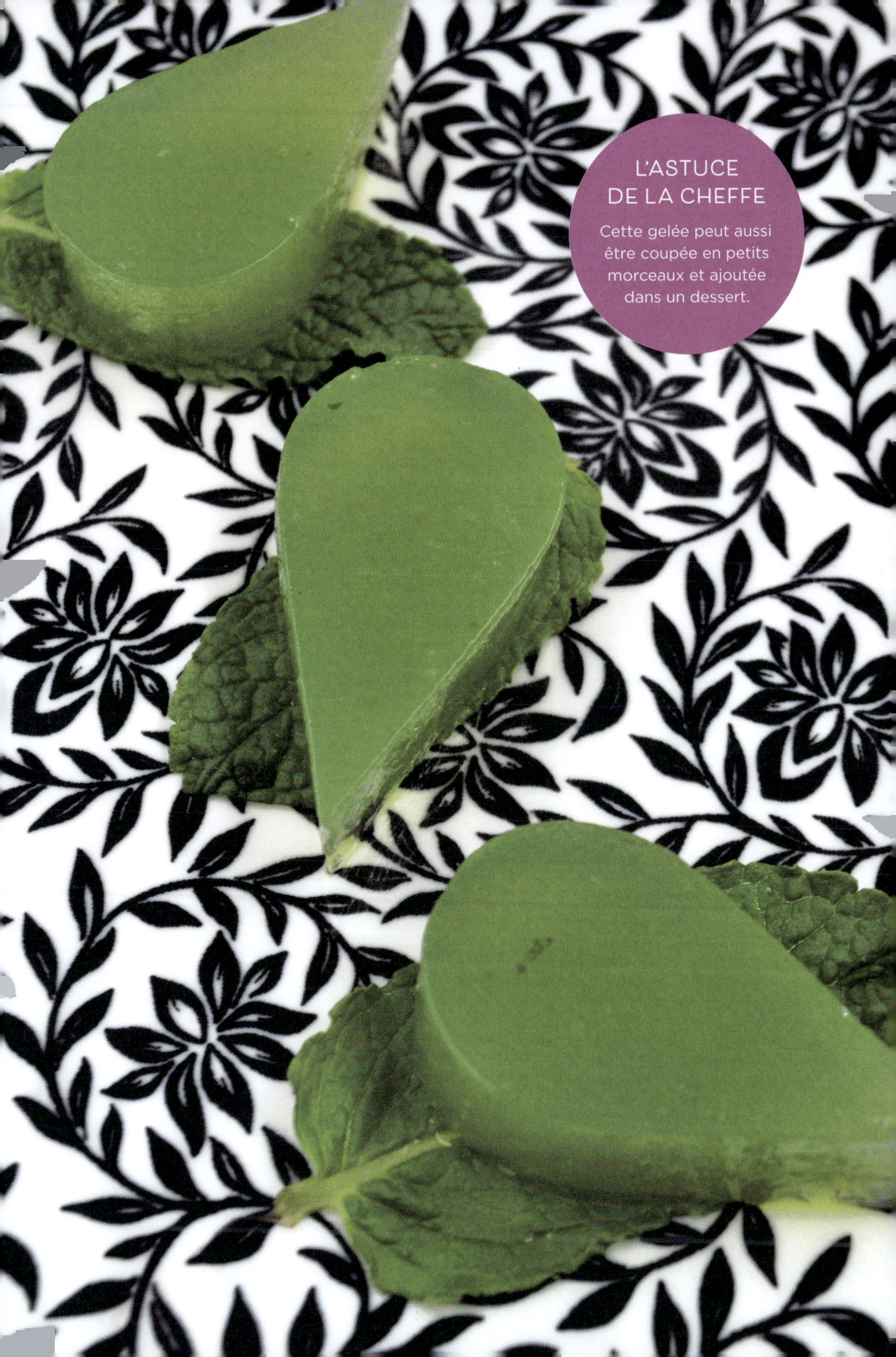

L'ASTUCE DE LA CHEFFE

Cette gelée peut aussi être coupée en petits morceaux et ajoutée dans un dessert.

L'ASTUCE DE LA CHEFFE

Si vous avez des difficultés de déglutition, adaptez la texture de la crème en la faisant plus ou moins épaisse. Vous pouvez également ajouter un coulis de fruits pour plus de fraîcheur.

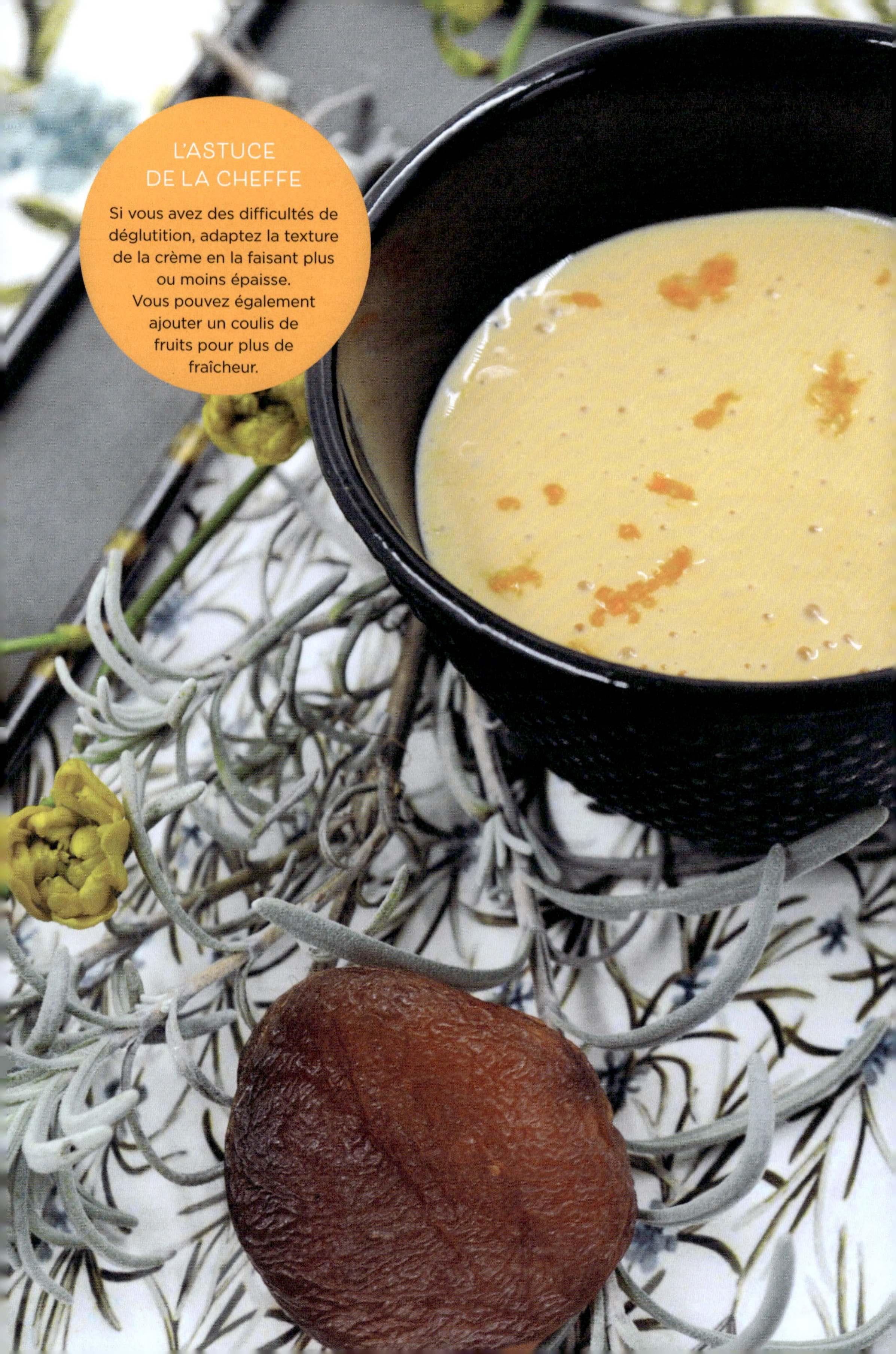

Crème aux pêches,
ABRICOTS ET ROMARIN

LES BOISSONS, VELOUTÉS ET AUTRES TEXTURES DOUCES

Une version estivale d'une crème maison très simple à réaliser et fondante en bouche qui pourra facilement plaire si vous êtes fatigué, en manque d'appétit ou si vous souffrez de douleurs en bouche. De plus, le romarin est une herbe aromatique qui stimule l'estomac et donc l'appétit !

PROTÉINES : 5 G POUR 100 G
ÉNERGIE : 270 KCAL POUR 100 G

4 PORTIONS DE 100 G ENVIRON
PRÉPARATION : 10 MIN
CUISSON : 5 MIN
INFUSION : 30 MIN

INGRÉDIENTS

- 40 g de pêches
- 40 g d'abricots
- 200 g de crème liquide entière
- 10 g de poudre de lait entier
- 4 jaunes d'œuf (env. 80 g)
- 35 g de sucre blond non raffiné
- 30 g de Maïzena® sans gluten
- 1 petite branche de romarin

ÉTAPES

1. Faites chauffer la crème, puis infusez le romarin dedans à couvert pendant 30 min.
2. Retirez le romarin et faites chauffer à nouveau la crème jusqu'à ce qu'elle soit tiède.
3. Mélangez au fouet les jaunes d'œufs avec le sucre, puis ajouter la Maïzena® et la poudre de lait.
4. Versez la moitié de la crème au romarin chaude sur la préparation, tout en mélangeant au fouet. Remettez toute la préparation dans la casserole contenant le reste de la crème au romarin. Poursuivez la cuisson sur feu doux en mélangeant au fouet, jusqu'à ébullition.
5. Versez la crème sur les fruits coupés en morceaux, puis mixez.
6. Débarrassez la préparation dans un récipient, filmez la surface de la crème au contact avec du film alimentaire. Laissez refroidir.

LES ALTERNATIVES AVEC CNO

Retirez le sucre et les fruits de la recette, puis suivez les mêmes étapes en ajoutant un complément nutritionnel oral (CNO) sous forme de crème goût pêche-abricot au moment de mixer la crème.

LES ALTERNATIVES PÂTISSIÈRES

Réalisez cette crème avec d'autres fruits au fil des saisons, comme des poires, des framboises, ou encore de la mangue.

Vous pouvez également remplacer le romarin par du basilic, de la menthe ou de la verveine.

Glace
À L'AMANDE

LES BOISSONS, VELOUTÉS ET AUTRES TEXTURES DOUCES

L'amande étant très riche en lipides et en protéines végétales, elle est à privilégier pour enrichir les recettes. L'amande peut être utilisée sous différentes formes : entière, en poudre ou en purée. Adaptée en glace très crémeuse, elle permettra de vous rafraîchir et de vous hydrater avec beaucoup de gourmandise et de douceur.

PROTÉINES : 9 G POUR 100 G
ÉNERGIE : 376 KCAL POUR 100 G

4 PORTIONS DE 100 G ENVIRON
PRÉPARATION : 10 MIN
CONGÉLATION : 4 H

INGRÉDIENTS

- 80 g de purée d'amandes
- 110 g de lait concentré sucré
- 200 g de crème liquide entière
- 10 g de poudre de lait entier

ÉTAPES

1. Mixez le lait concentré avec la poudre de lait.
2. Mélangez cette préparation lactée avec la purée d'amandes.
3. Montez au batteur la crème bien froide.
4. Mélangez les deux bases et versez le tout dans un bac. Placez-le au congélateur pendant 4 h.

LES ALTERNATIVES AVEC CNO

Remplacez le lait concentré sucré par le même poids en complément nutritionnel oral (CNO) sous forme de boisson neutre ou goût amande.

LES ALTERNATIVES PÂTISSIÈRES

Vous pouvez décliner cette glace en remplaçant la purée d'amandes par des cacahuètes, des pistaches ou des noisettes.

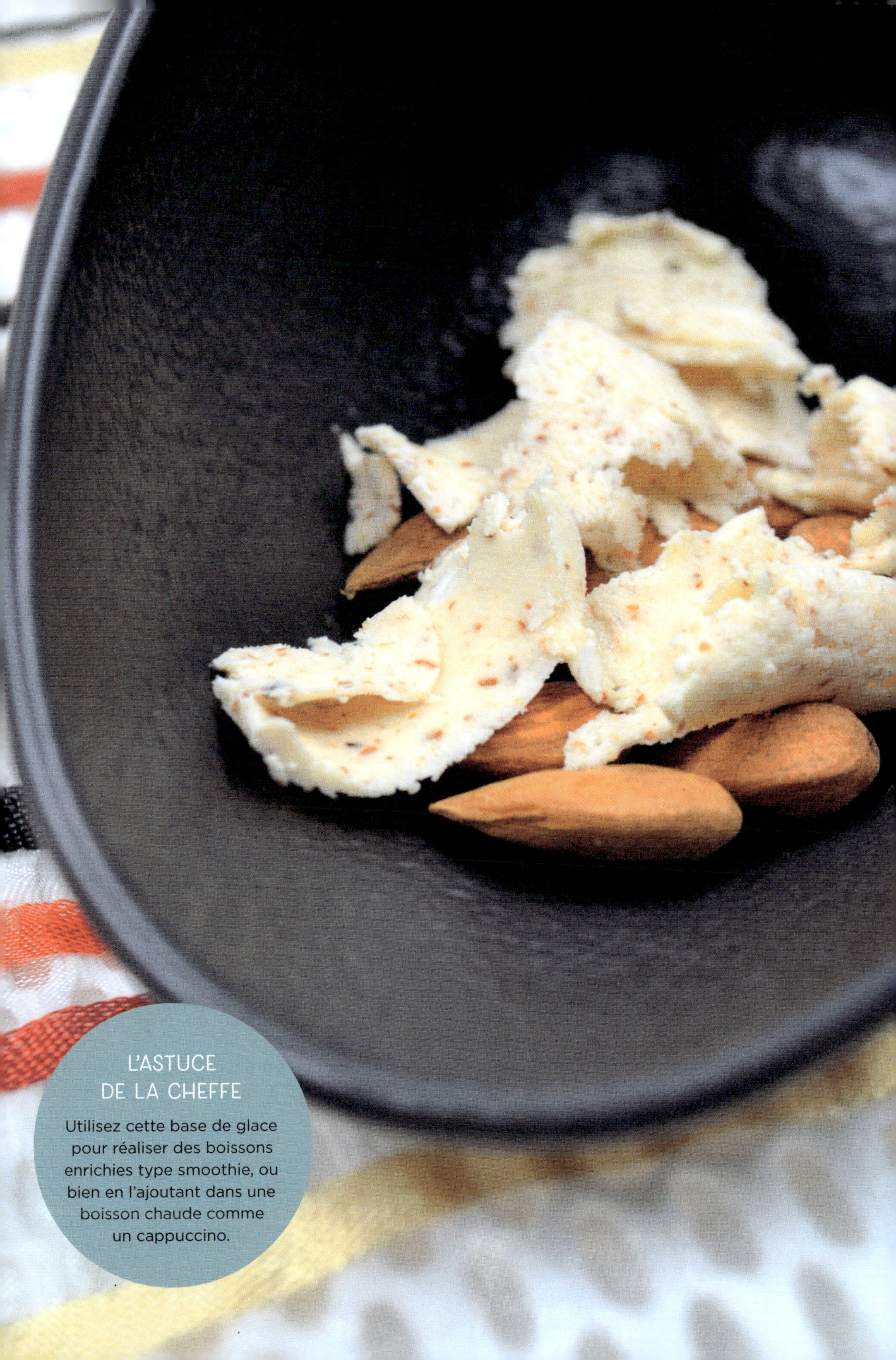

L'ASTUCE
DE LA CHEFFE

Utilisez cette base de glace pour réaliser des boissons enrichies type smoothie, ou bien en l'ajoutant dans une boisson chaude comme un cappuccino.

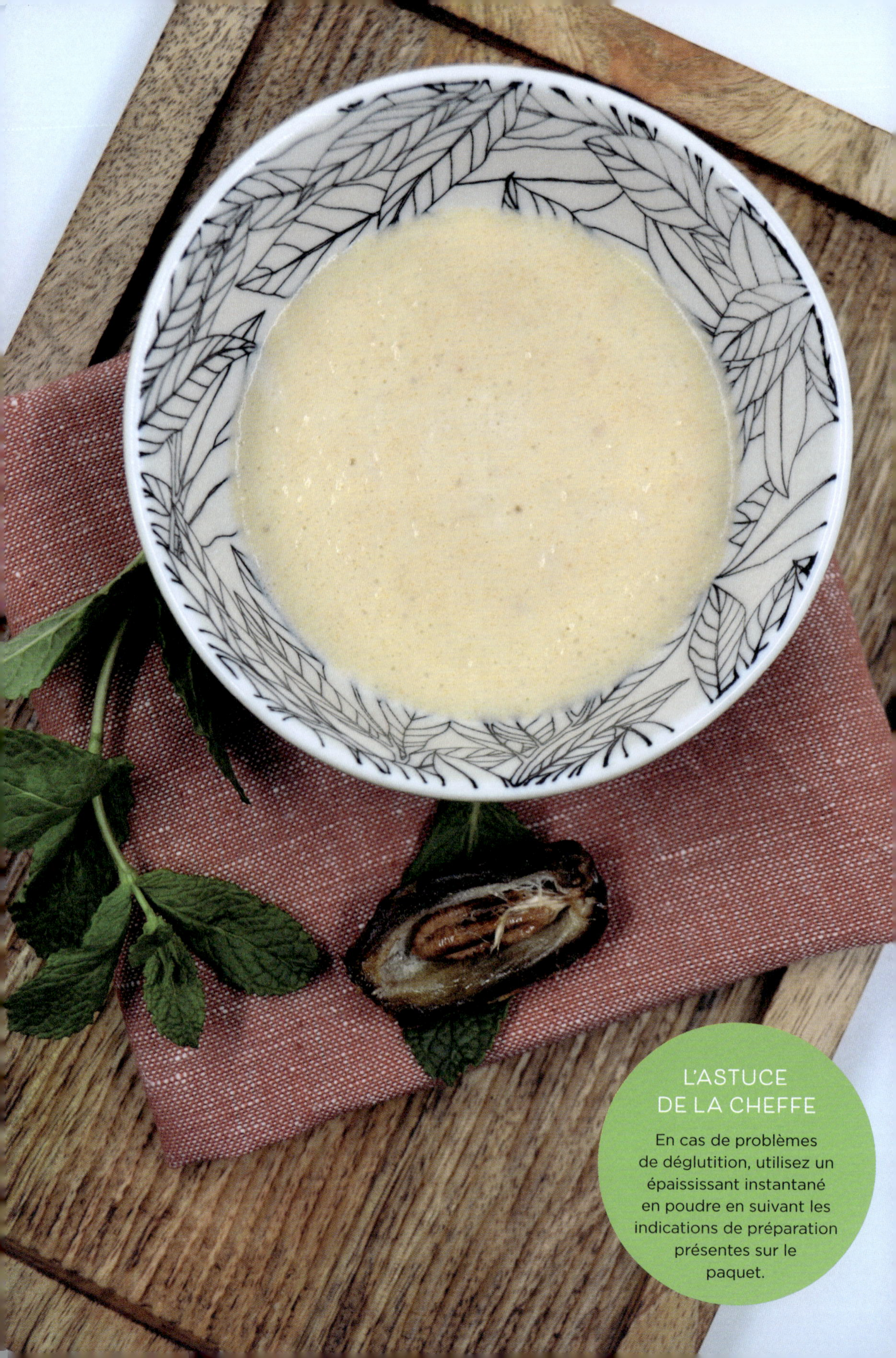

L'ASTUCE DE LA CHEFFE

En cas de problèmes de déglutition, utilisez un épaississant instantané en poudre en suivant les indications de préparation présentes sur le paquet.

Velouté de dattes
ET THÉ À LA MENTHE

LES BOISSONS, VELOUTÉS ET AUTRES TEXTURES DOUCES

Une boisson idéale en cas de dénutrition, avec une texture très soyeuse en bouche, sucrée et réconfortante, qui va vous faire voyager. La datte est un fruit très riche avec un apport non négligeable en énergie, glucides, fibres, minéraux et vitamines. À boire très frais !

PROTÉINES : 5 G POUR 100 G
ÉNERGIE : 124 KCAL POUR 100 G

2 PORTIONS DE 100 G ENVIRON
PRÉPARATION : 10 MIN
MACÉRATION : 2 H

INGRÉDIENTS

- 1 sachet de thé à la menthe
- 150 g d'eau
- 50 g de dattes Medjool
- 200 mL de complément nutritionnel oral goût neutre

ÉTAPES

1. Pour préparer le thé à la menthe, laissez-le infuser comme indiqué sur le sachet. Vous pouvez aussi utiliser de la menthe fraîche.
2. Versez le thé sur les dattes et laissez macérer pendant 2 h.
3. Égouttez les dattes, puis retirez les noyaux et les morceaux de peau qui se détachent.
4. Mixez les dattes avec le complément nutritionnel oral à l'aide d'un mixeur plongeant.
5. Conservez le velouté au réfrigérateur pendant 24 h. Dégustez bien frais.

LES ALTERNATIVES SANS CNO

Remplacez le complément nutritionnel oral (CNO) par 200 g lait entier et yaourt protéiné, additionné de 10 g de poudre de lait entier.

LES ALTERNATIVES PÂTISSIÈRES

Les dattes peuvent être remplacées de la même façon par des pruneaux, des abricots séchés, ou bien des figues séchées.

LES BOUCHÉES
collations

Bouchées de crêpes, MÛRES ET CITRON VERT

LES BOUCHÉES COLLATION

Ces petites bouchées de crêpes sont devenues un grand classique de mes desserts enrichis, pour leur approche ludique, gourmande et pratique. Ne nécessitant pas de couverts et facilement transportables, elles peuvent restées sur une table durant la journée : vous penserez forcément à les manger en passant ! Elles peuvent même être adaptées en version salée, cuisinées avec ou sans complément nutritionnel oral.

PROTÉINES : 7 G POUR 100 G
ÉNERGIE : 225 KCAL POUR 100 G

8 PORTIONS DE 100 G ENVIRON
PRÉPARATION : 10 MIN
CUISSON : 20 MIN
INFUSION : 15 MIN

INGRÉDIENTS

POUR LA PÂTE À CRÊPES :

- 3 œufs (env. 150 g)
- 25 g de sucre complet de canne
- 250 g de farine de blé T80
- 250 mL de complément nutritionnel oral (CNO) sous forme de boisson
- 250 g de lait entier
- 50 g de beurre
- Le zeste d'un citron vert

POUR LA GARNITURE :

- 125 g de confiture de mûres

ÉTAPES

1. Faites tiédir le lait et infusez-y le zeste du citron vert pendant 15 min.
2. Faites fondre le beurre, puis laissez-le refroidir.
3. Mélangez au fouet les œufs avec le sucre.
4. Ajoutez la farine et mélangez progressivement en ajoutant le lait parfumé. Continuez en ajoutant le complément nutritionnel oral, puis le beurre. Si besoin, mixez la préparation pour obtenir une texture bien lisse.
5. Faites cuire les crêpes à la poêle sur feu moyen, puis laissez-les refroidir.
6. Étalez la confiture de mûres sur deux crêpes légèrement superposées et formez un boudin bien serré. Découpez ensuite des rondelles de 1 cm.

LES ALTERNATIVES SANS CNO

Remplacez le complément nutritionnel oral (CNO) par 250 g de lait concentré non sucré entier et ajoutez 15 g de poudre de lait entier.

LES ALTERNATIVES DE SANTÉ

Sans gluten : remplacez la farine de blé T80 par le même poids de farine de sarrasin.

LES ALTERNATIVES PÂTISSIÈRES

Vous pouvez ajouter 10 g de cacao en poudre dans la farine ou bien 5 g de cannelle en poudre.

Le sucre peut être remplacé par le même poids en sirop d'érable.

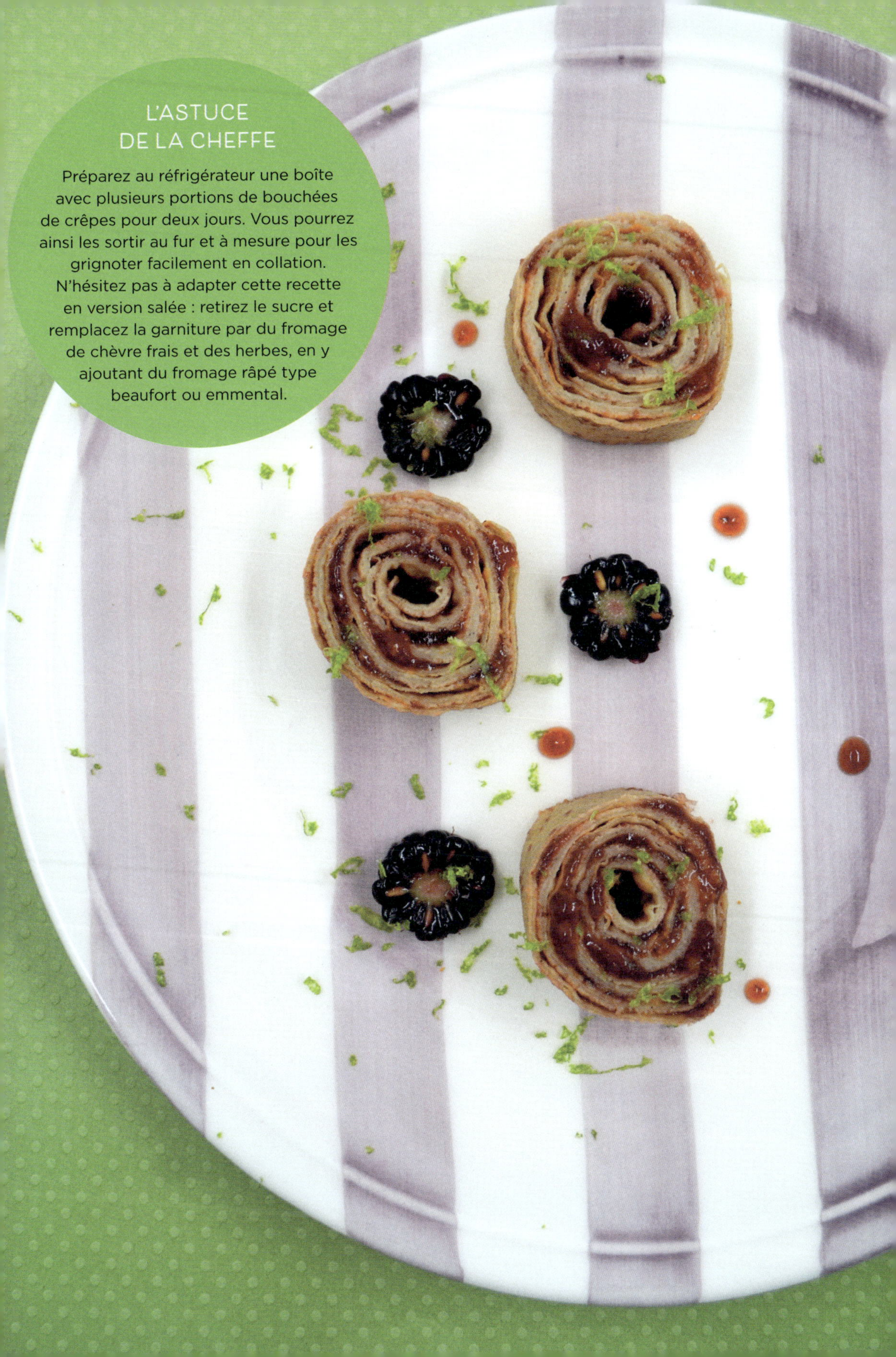

L'ASTUCE DE LA CHEFFE

Préparez au réfrigérateur une boîte avec plusieurs portions de bouchées de crêpes pour deux jours. Vous pourrez ainsi les sortir au fur et à mesure pour les grignoter facilement en collation. N'hésitez pas à adapter cette recette en version salée : retirez le sucre et remplacez la garniture par du fromage de chèvre frais et des herbes, en y ajoutant du fromage râpé type beaufort ou emmental.

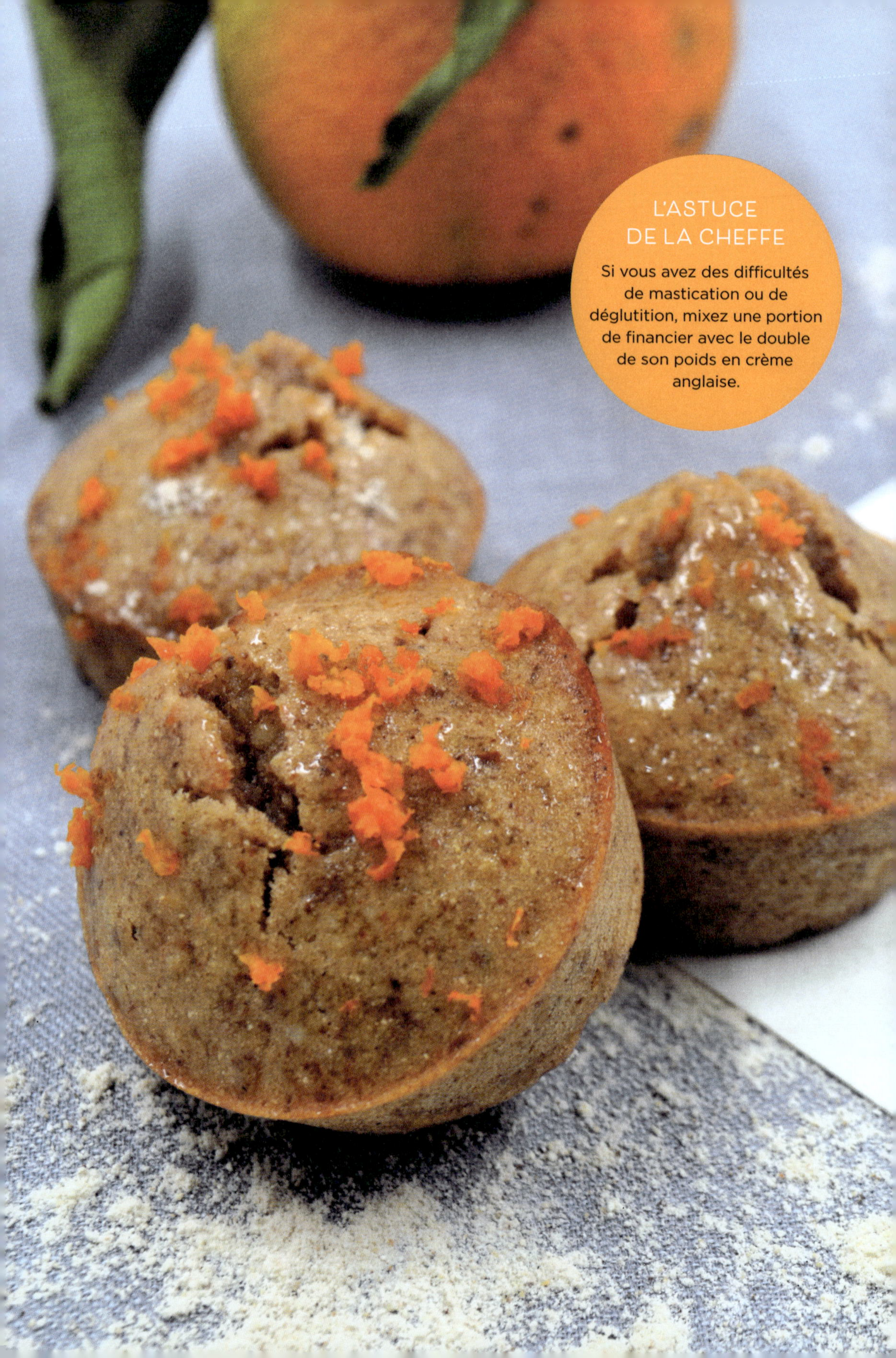

L'ASTUCE
DE LA CHEFFE

Si vous avez des difficultés de mastication ou de déglutition, mixez une portion de financier avec le double de son poids en crème anglaise.

Financiers aux châtaignes
ET MANDARINES

LES BOUCHÉES COLLATION

Le financier est un petit gâteau de voyage déjà riche en version classique, et donc adapté pour la dénutrition. Pensez à l'accompagner d'un petit pot de fromage blanc entier, d'une compote enrichie, ou bien d'un caramel laitier, ce qui vous fera une collation encore plus complète.

PROTÉINES : 10 G POUR 100 G
ÉNERGIE : 354 KCAL POUR 100 G

4 PORTIONS DE 100 G ENVIRON
PRÉPARATION : 10 MIN
CUISSON : 15 MIN

INGRÉDIENTS

- 4 blancs d'œufs (env. 120 g)
- 40 g de sucre complet de canne
- 50 g de poudre d'amandes
- 30 g de farine de châtaigne
- 20 g de farine de sarrasin
- 40 g de beurre demi-sel
- 40 g de purée d'amandes
- 10 g de poudre de lait entier
- 50 g de confiture de mandarines
- Le zeste d'une mandarine

ÉTAPES

1. Préchauffez le four à 170 °C.
2. Faites fondre le beurre et laissez-le refroidir.
3. Mélangez les blancs d'œufs avec le sucre à l'aide d'une maryse ou d'un batteur avec la feuille. Incorporez ensuite la confiture.
4. Ajoutez les poudres : la farine de châtaigne, la farine de sarrasin et la poudre de lait, ainsi que le zeste de la mandarine.
5. Incorporez en dernier le beurre et la purée d'amandes.
6. Versez la préparation dans des petits moules graissés, puis faites cuire pendant environ 15 min.

LES ALTERNATIVES AVEC CNO

Remplacez la moitié de la quantité de blancs d'œufs par un complément nutritionnel oral (CNO) sous forme de boisson neutre ou goût amande. Retirez la poudre de lait et ajoutez le même poids soit 10 g du même complément.

LES ALTERNATIVES PÂTISSIÈRES

Vous pouvez utiliser d'autres farines nutritives, comme la farine de seigle, de souchet, de sorgho, ou encore de petit épeautre.

Gâteau de quinoa, RAISINS ET CITRON

LES BOUCHÉES COLLATION

Encore un gâteau que j'affectionne tout particulièrement pour son apport nutritionnel intéressant, avec l'ajout de quinoa. Pensez à bien rincer le quinoa avant de le cuire, afin de retirer la saponine contenue dans le grain qui lui donne ce goût prononcé d'amertume.

PROTÉINES : 9 G POUR 100 G
ÉNERGIE : 340 KCAL POUR 100 G

6 PORTIONS DE 100 G ENVIRON
PRÉPARATION : 15 MIN
CUISSON : 20 MIN
MACÉRATION : 4 H

INGRÉDIENTS

- 50 g de beurre
- 50 g de purée de noisettes
- 25 g de sucre complet de canne
- 100 g de quinoa cuit froid
- 2 œufs (env. 100 g)
- 2 jaunes d'œufs (env. 40 g)
- 10 g de poudre de lait entier
- 100 g de farine de blé T80
- 5 g de levure sans gluten ni phosphate
- 80 g de raisins secs blonds
- Le zeste et le jus d'un citron jaune

ÉTAPES

1. Faites macérer les raisins avec le zeste et le jus du citron pendant 4 h minimum.
2. Préchauffez le four à 160 °C.
3. Mélangez la farine, la levure, la poudre de lait et le zeste de citron.
4. Dans un autre récipient, mélangez à la maryse le beurre avec la purée de noisettes jusqu'à l'obtention d'un mélange bien crémeux.
5. Dans un troisième récipient, mélangez au fouet les œufs, les jaunes d'œufs et le sucre. Ajoutez le quinoa, puis la base crémeuse beurre-purée de noisettes.
6. Incorporez ensuite le mélange de poudres, puis en dernier les raisins avec le jus de citron.
7. Versez la pâte dans des petits moules graissés et faites cuire au four pendant environ 20 min.

LES ALTERNATIVES AVEC CNO

Remplacez les œufs et les jaunes d'œufs par le même poids en complément nutritionnel oral (CNO) sous forme de boisson neutre ou goût noisette. Veillez à ne pas dépasser la température de 160 °C lors de la cuisson des gâteaux.

LES ALTERNATIVES DE SANTÉ

Sans gluten : remplacez la farine de blé T80 par le même poids de farine de sarrasin, ou bien par un mélange en même quantité de farine de sarrasin et de farine de quinoa.

LES ALTERNATIVES PÂTISSIÈRES

Les raisins peuvent laisser place à des morceaux d'abricots ou de dattes. Vous pouvez aussi parfumer vos gâteaux avec des épices, en ajoutant par exemple de la cannelle ou de la vanille.

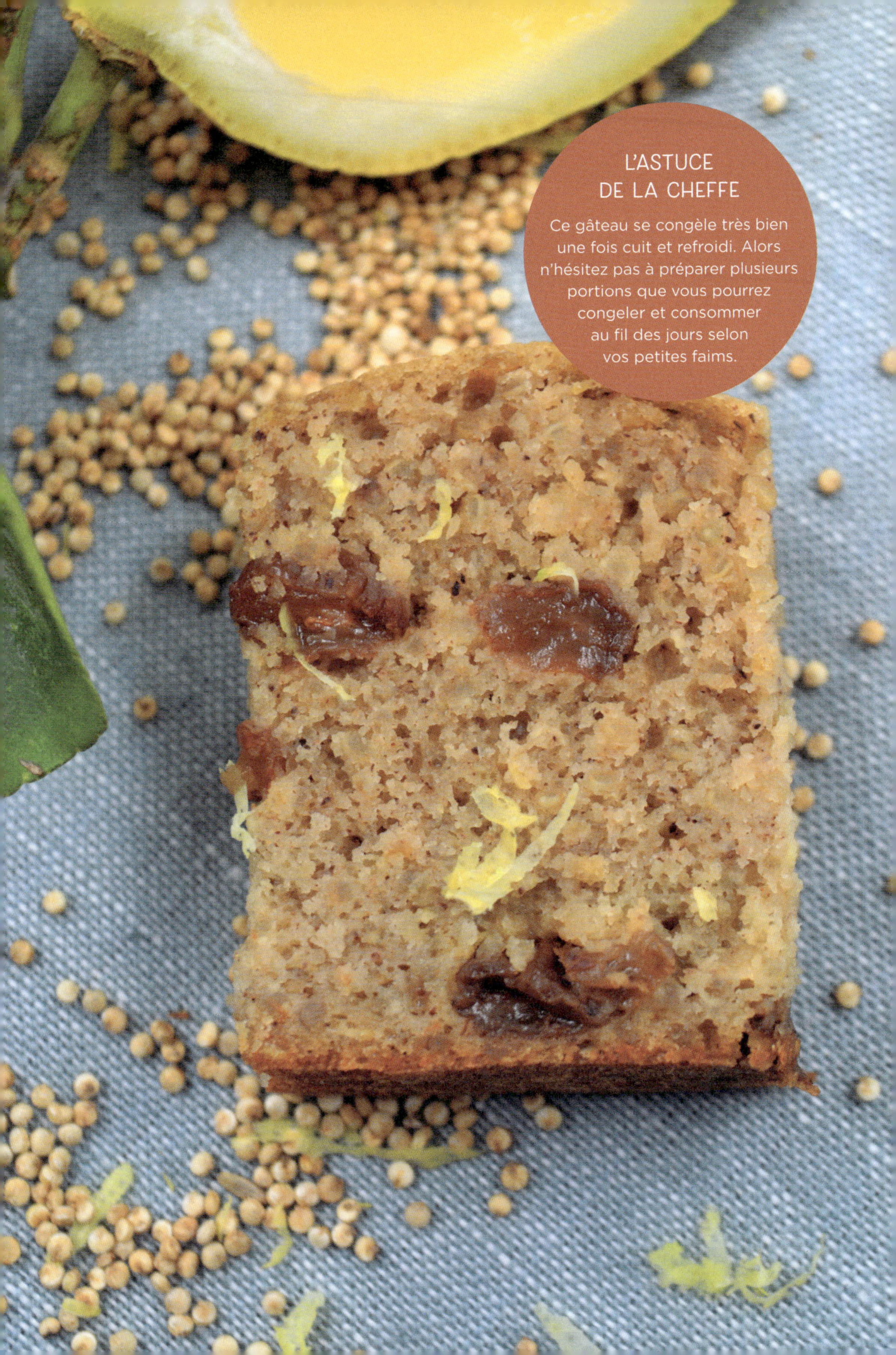

L'ASTUCE DE LA CHEFFE

Ce gâteau se congèle très bien une fois cuit et refroidi. Alors n'hésitez pas à préparer plusieurs portions que vous pourrez congeler et consommer au fil des jours selon vos petites faims.

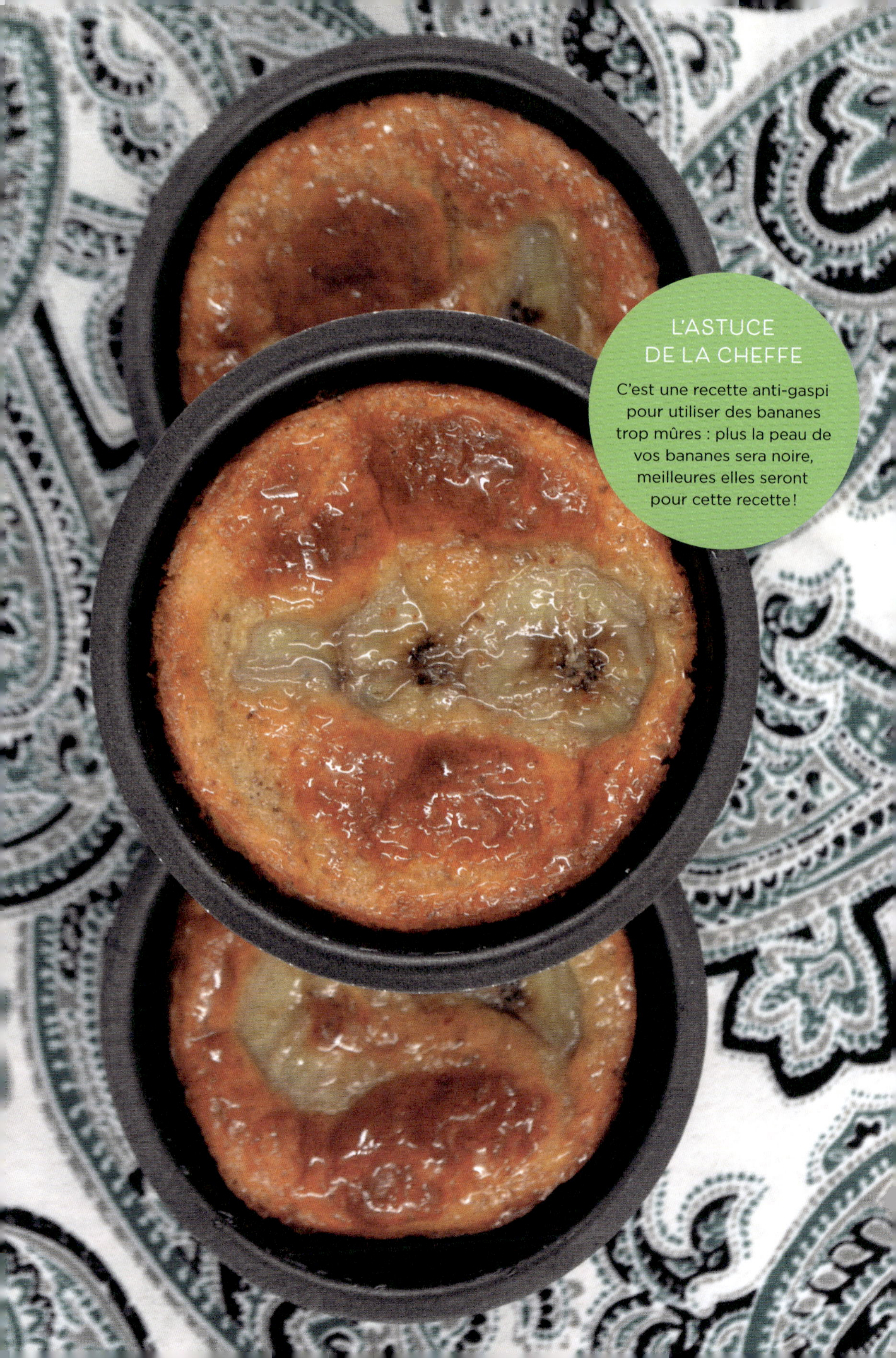

L'ASTUCE DE LA CHEFFE

C'est une recette anti-gaspi pour utiliser des bananes trop mûres : plus la peau de vos bananes sera noire, meilleures elles seront pour cette recette !

Banana breads
ET ÉCLATS DE CHOCOLAT

LES BOUCHÉES COLLATION

De délicieux petits gâteaux très moelleux et rassasiants qui vous apporteront de l'énergie. La banane est source de fibres, de vitamines C, B6 et B9, de fer, de potassium et d'antioxydants : le fruit idéal pour retrouver de la force. Préparez des petits gâteaux pour les manger en plusieurs fois sur la journée. Ils seront plus faciles à transporter et se conserveront mieux.

PROTÉINES : 7 G POUR 100 G
ÉNERGIE : 282 KCAL POUR 100 G

7 PORTIONS DE 100 G ENVIRON
PRÉPARATION : 10 MIN
CUISSON : 15 MIN

INGRÉDIENTS

- 280 g de bananes mûres sans la peau
- 2 œufs (env. 100 g)
- 60 g de beurre demi-sel
- 140 g de farine de blé T80
- 10 g de levure sans gluten
- 30 g de poudre de noisettes
- 20 g de sirop d'érable
- 20 g de poudre de lait entier
- 30 g de sucre complet
- 40 g de pépites de chocolat noir

ÉTAPES

1. Préchauffez le four à 170 °C.
2. Écrasez les bananes dans un récipient avec une fourchette.
3. Dans un autre récipient, mélangez au fouet les œufs avec le sirop d'érable et le sucre complet.
4. Incorporez les bananes écrasées.
5. Mélangez la farine, la levure, la poudre de lait, la poudre de noisettes et les pépites de chocolat noir.
6. Ajoutez ce mélange de poudres dans la base à la banane, en mélangeant avec une maryse.
7. Faites fondre le beurre, laissez-le tiédir, et incorporez-le en dernier dans la pâte.
8. Versez cette pâte dans les moules, puis faites cuire pendant environ 15 min.

LES ALTERNATIVES AVEC CNO

Remplacez les œufs, le sirop d'érable, le sucre et la poudre de lait par le même poids en complément nutritionnel oral (CNO) sous forme de boisson neutre ou goût vanille.

LES ALTERNATIVES DE SANTÉ

Sans gluten : remplacez la farine de blé T80 par le même poids de farine de sarrasin.

LES ALTERNATIVES PÂTISSIÈRES

Vous pouvez ajouter 30 g de purée de cacahuètes et 25 g de cacahuètes décortiquées non salées.

Pasteis
DE NATA

LES BOUCHÉES COLLATION

Une de mes petites pâtisseries préférées ! Simple, gourmande, efficace et souvent bien sucrée et grasse, donc idéale pour l'enrichissement. Dans cette version rapide à réaliser, je vous propose une pâte sablée à la place de la traditionnelle pâte feuilletée. Cette recette contenant plus de protéines, la texture des gâteaux est moins crémeuse. Leur petit format vous permet d'en consommer sans compter, alors faites-vous plaisir !

PROTÉINES : 7 G POUR 100 G
ÉNERGIE : 354 KCAL POUR 100 G

3 PORTIONS DE 100 G ENVIRON
PRÉPARATION : 15 MIN
CUISSON : 30 MIN
INFUSION : 30 MIN

INGRÉDIENTS

POUR LA PÂTE SABLÉE :
Se reporter à la recette de la tarte au fromage blanc page 76

POUR LA CRÈME :
- 2 jaunes d'œufs (env. 40 g)
- 5 g de Maïzena® sans gluten
- 35 g de sucre blond non raffiné
- 70 g de lait entier
- 60 g de crème liquide entière
- 10 g de poudre de lait entier
- 2 g de cannelle en poudre
- Le zeste d'un citron jaune

ÉTAPES

1. Étalez la pâte sablée et découpez des disques à la dimension de vos moules. Disposez les disques de pâte à l'intérieur des moules, et réservez. Préchauffez le four à 170 °C.
2. Faites chauffer dans une casserole le lait et la crème à environ 40 °C, puis faites-y infuser le zeste du citron et la cannelle pendant 30 min.
3. Mélangez au fouet les jaunes d'œufs avec le sucre. Ajoutez ensuite la Maïzena® et la poudre de lait.
4. Versez les liquides infusés sur la base de jaunes d'œufs, puis mélangez. Versez ensuite cette crème à pasteis dans les moules recouverts de pâte sablée.
5. Faites cuire les pasteis au four pendant environ 25 min.

LES ALTERNATIVES AVEC CNO

Remplacez la crème et le lait par le même poids en complément nutritionnel oral (CNO) sous forme de boisson neutre.

LES ALTERNATIVES DE SANTÉ

Sans gluten : remplacez la farine de blé T80 par le même poids de farine de sarrasin.

LES ALTERNATIVES PÂTISSIÈRES

Vous pouvez parfumer ces petites pasteis avec 10 cL de fleur d'oranger, ou bien 25 g de purée de pistaches ou de praliné.

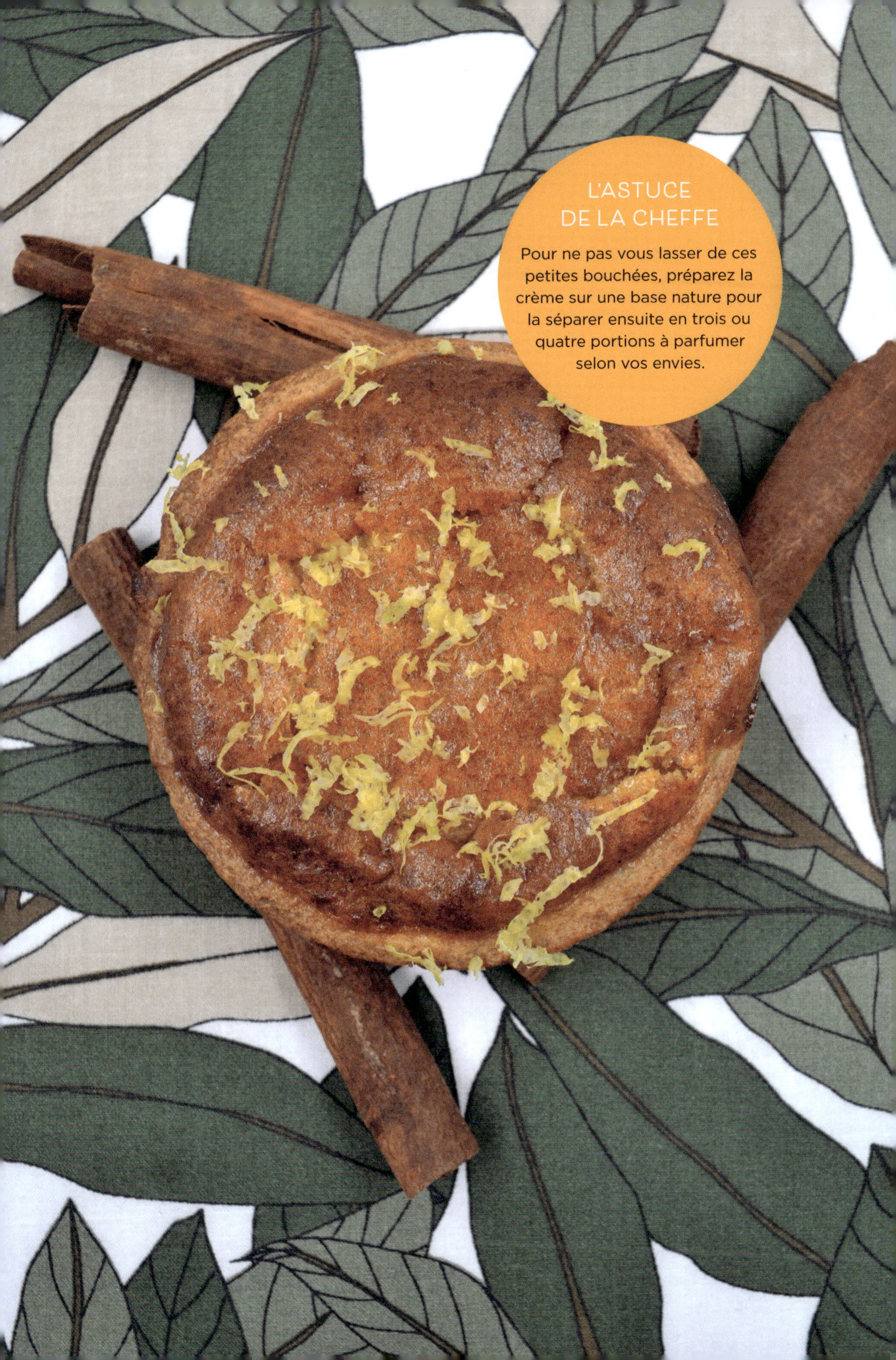

L'ASTUCE
DE LA CHEFFE

Pour ne pas vous lasser de ces petites bouchées, préparez la crème sur une base nature pour la séparer ensuite en trois ou quatre portions à parfumer selon vos envies.

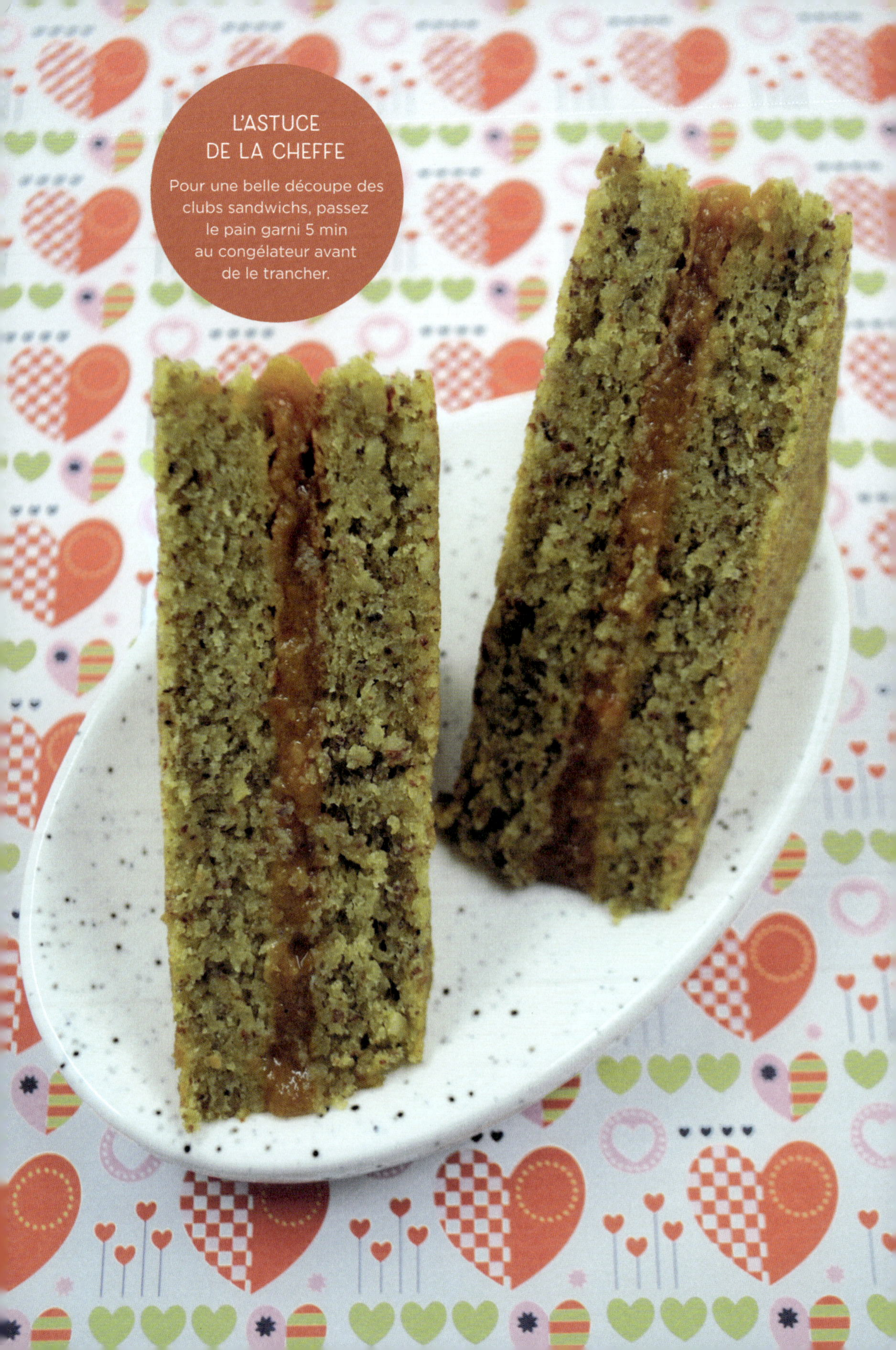

L'ASTUCE DE LA CHEFFE

Pour une belle découpe des clubs sandwichs, passez le pain garni 5 min au congélateur avant de le trancher.

Clubs sandwichs pistache, ABRICOTS ET LENTILLES CORAIL

LES BOUCHÉES COLLATION

Rien de tel que de délicieux petits sandwichs ludiques et colorés pour vous ouvrir l'appétit, tout en ayant un apport nutritionnel intéressant. À déguster sans couverts et avec une texture moelleuse, ils conviendront parfaitement aux enfants et aux séniors.

PROTÉINES : 7 G POUR 100 G
ÉNERGIE : 282 KCAL POUR 100 G

10 PORTIONS DE 100 G ENVIRON
PRÉPARATION : 30 MIN
CUISSON : 23 MIN
MACÉRATION : 2 H

INGRÉDIENTS

POUR LE PAIN DE GÊNES :
- 120 g de beurre
- 120 g de farine de blé T80
- 90 g de sucre blond non raffiné
- 100 g de pâte d'amandes nature ou pistache
- 3 œufs (env. 150 g)
- 1 jaune d'œuf (env. 20 g)
- 100 g de lait entier
- 10 g de poudre de lait entier
- 40 g de purée de pistaches

POUR LA GARNITURE :
- 100 g d'abricots
- 25 g de lentilles corail
- 150 g de jus d'orange
- 25 g de yaourt protéiné

ÉTAPES

1. Pour préparer la garniture, faites macérer les abricots coupés en morceaux avec le jus d'orange pendant 2 h. Rincez les lentilles corail à l'eau froide, puis faites-les cuire 8 min à l'eau frémissante. Égouttez les lentilles et laissez-les refroidir. Mixez ensuite les abricots macérés avec les lentilles et le yaourt.
2. Préchauffez le four à 160 °C.
3. Pour préparer le pain de Gênes, mixez les œufs avec le sucre et la pâte d'amande. Ajoutez la purée de pistaches et montez au fouet la préparation pendant 10 min.
4. Mélangez la farine et la poudre de lait dans un autre récipient, puis ajoutez ce mélange à la préparation. Incorporez en dernier le beurre fondu refroidi et le lait.
5. Versez la préparation dans un moule carré ou rectangulaire. Faites cuire au four pendant 15 min. Laissez refroidir et démoulez.
6. Coupez le pain de Gênes dans l'épaisseur pour obtenir deux moitiés. Étalez la garniture sur la surface d'une des moitiés, puis recouvrez-la avec la seconde moitié. Lissez bien les côtés afin que la garniture ne déborde pas. Coupez ensuite le pain garni dans la diagonale pour obtenir deux clubs sandwichs.

LES ALTERNATIVES AVEC CNO

Dans le pain de Gênes, remplacez les œufs par le même poids en complément nutritionnel oral (CNO) neutre ou goût pistache.

LES ALTERNATIVES DE SANTÉ

Sans gluten : remplacez la farine de blé T80 par le même poids de farine de sarrasin.

LES ALTERNATIVES PÂTISSIÈRES

Vous pouvez remplacer la purée de pistaches par 15 g de poudre de cacao.

Si vous manquez de temps pour réaliser la garniture, utilisez une confiture de votre choix ou bien de la crème de marrons par exemple.

Bâtonnets de polenta ET BRIOCHE PERDUE, CRÈME ANGLAISE

LES BOUCHÉES COLLATION

Une recette qui revisite la brioche perdue, enrichie avec de la polenta, caramélisée à souhait et trempée dans une crème anglaise pour faciliter la consommation et augmenter l'enrichissement.

PROTÉINES : 5 G POUR 100 G
ÉNERGIE : 233 KCAL POUR 100 G

6 PORTIONS DE 100 G ENVIRON
PRÉPARATION : 30 MIN
RÉFRIGÉRATION : 2 H
CUISSON : 10 MIN

INGRÉDIENTS

POUR LES BÂTONNETS :
- 100 g de polenta
- 100 g de brioche
- 300 g de lait entier
- 200 g de crème liquide entière
- 15 g de sirop d'érable
- 15 g de sucre complet de canne
- 10 g de poudre de lait entier
- 25 g de pépites de chocolat noir
- 50 g de caramel laitier (*voir page 120*)

POUR LA CRÈME ANGLAISE :
- 190 g de lait entier
- 80 g de crème liquide entière
- 10 g de poudre de lait entier
- 4 jaunes d'œufs (env. 80 g)
- 50 g de sucre blond non raffiné
- ½ gousse de vanille

ÉTAPES

1. Pour préparer la polenta, portez à ébullition dans une casserole le lait avec la crème, le sucre, le sirop d'érable et la poudre de lait. Versez la polenta et poursuivez la cuisson sur feu doux pendant 5 min en mélangeant. Incorporez la brioche émiettée, puis mélangez. Laissez refroidir, ajoutez les pépites de chocolat. Versez la préparation dans un plat et filmez la surface au contact avec du film alimentaire. Faites prendre au réfrigérateur pendant 2 h.
2. Pour préparer la crème anglaise, faites tiédir dans une casserole le mélange de lait, de crème et de poudre de lait avec la vanille grattée.
3. Dans un autre récipient, mélangez les jaunes d'œufs avec le sucre. Versez la moitié des liquides chauds dans la base de jaunes d'œufs, puis remettez le tout dans la casserole. Poursuivez la cuisson sur feu doux en mélangeant au fouet jusqu'à environ 82 °C. Débarrassez et laissez refroidir.
4. Démoulez la polenta et coupez des bâtonnets. Dans une poêle, faites chauffer le caramel laitier sur feu doux, puis ajoutez les bâtonnets pour les faire caraméliser.
5. Dégustez les bâtonnets avec la crème anglaise !

LES ALTERNATIVES AVEC CNO

Dans la crème anglaise, remplacez le lait et la crème par le même poids en complément nutritionnel oral (CNO) sous forme de boisson goût vanille, sans porter à ébullition.

LES ALTERNATIVES PÂTISSIÈRES

Vous pouvez remplacer le lait et la crème de la polenta par du lait et de la crème de coco. Vous pouvez aussi ajouter 50 g de purée de fruits à coque.

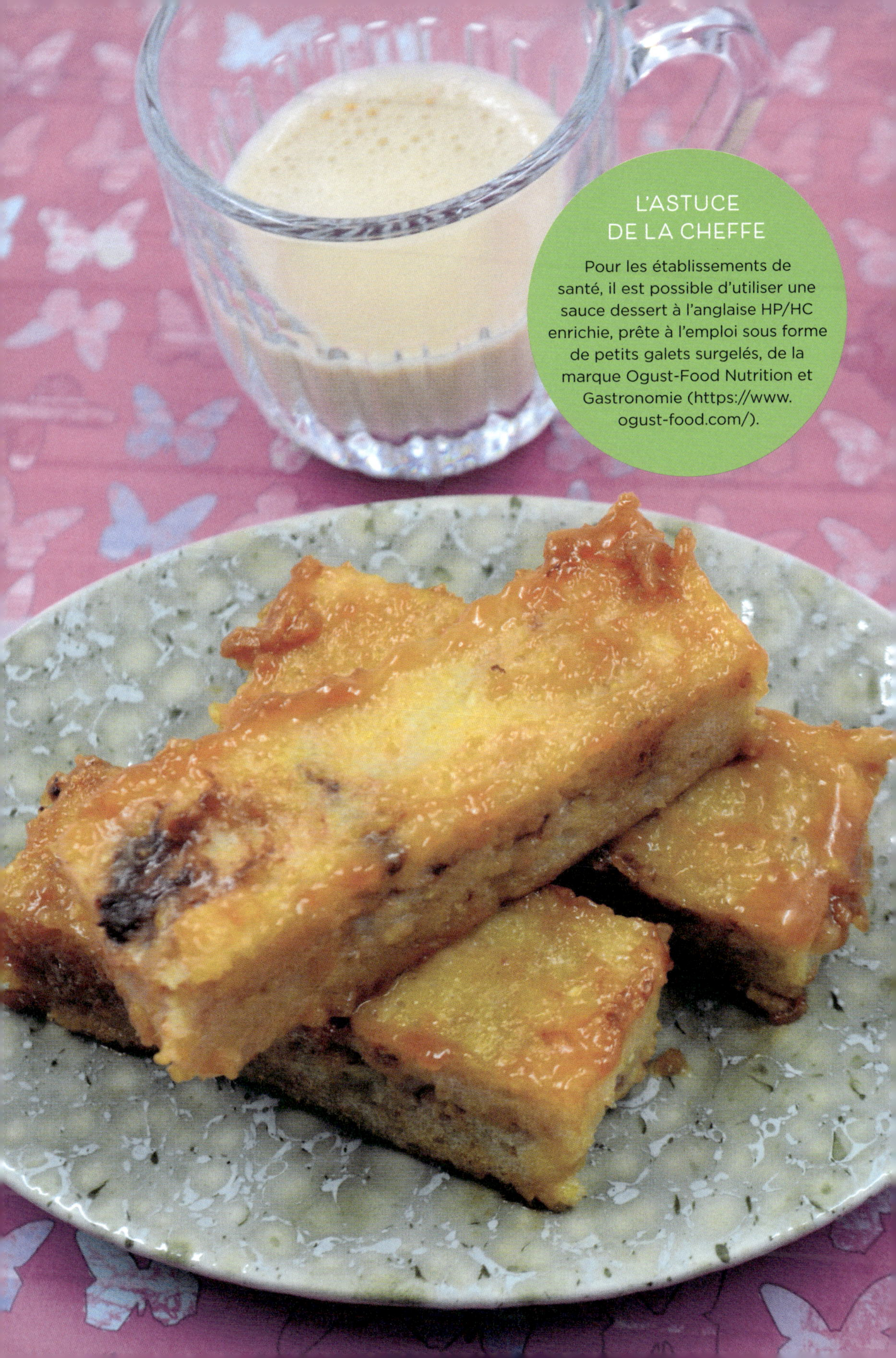

L'ASTUCE
DE LA CHEFFE

Pour les établissements de santé, il est possible d'utiliser une sauce dessert à l'anglaise HP/HC enrichie, prête à l'emploi sous forme de petits galets surgelés, de la marque Ogust-Food Nutrition et Gastronomie (https://www.ogust-food.com/).

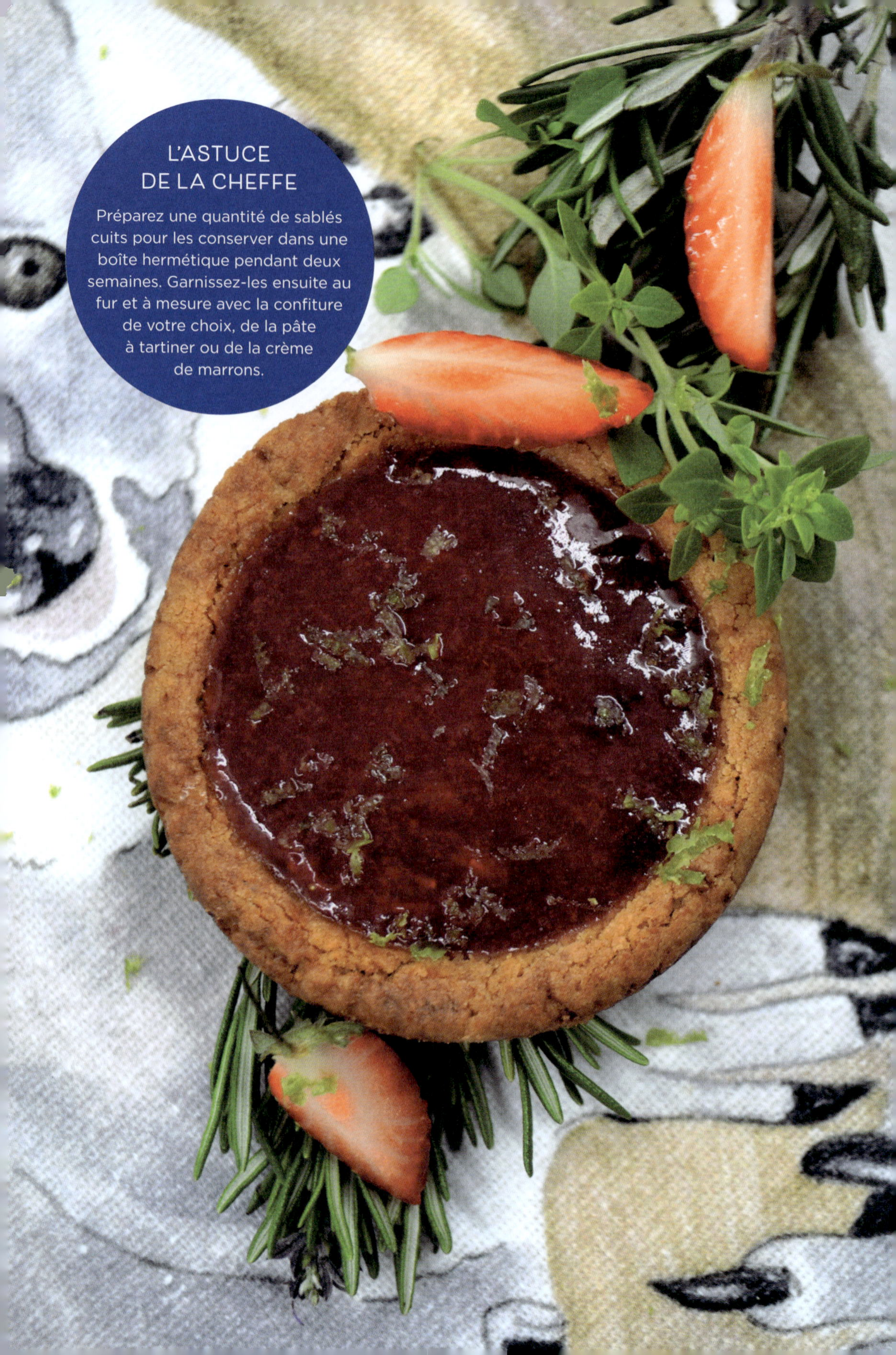

L'ASTUCE DE LA CHEFFE

Préparez une quantité de sablés cuits pour les conserver dans une boîte hermétique pendant deux semaines. Garnissez-les ensuite au fur et à mesure avec la confiture de votre choix, de la pâte à tartiner ou de la crème de marrons.

Sablés bretons
À LA CONFITURE

LES BOUCHÉES COLLATION

Ludiques et gourmands, ces petits sablés pourront être grignotés facilement en collation, même en cas de manque d'appétit. Déclinables à l'infini, ils peuvent aussi accompagner une compote ou une crème enrichie.

PROTÉINES : 6 G POUR 100 G
ÉNERGIE : 392 KCAL POUR 100 G

3 PORTIONS DE 100 G ENVIRON
PRÉPARATION : 20 MIN
CUISSON : 15 MIN

INGRÉDIENTS

- 80 g de beurre demi-sel
- 40 g de sucre complet de canne
- 3 jaunes d'œufs (env. 60 g)
- 10 g de poudre de lait entier
- 2 g de poudre de vanille
- 115 g de farine de blé T80
- 3 g de levure (si possible sans gluten ni phosphate)
- 1 pot de confiture de fraises

ÉTAPES

1. Préchauffez le four à 150 °C.
2. Mélangez au batteur avec la feuille ou dans un récipient avec une maryse le beurre coupé en morceaux avec le sucre complet et la poudre de vanille.
3. Lorsque le mélange est bien crémeux, ajoutez la farine, la levure et la poudre de lait. Incorporez les jaunes d'œufs en dernier.
4. Étalez le sablé breton sur 1 cm d'épaisseur et découpez des disques au diamètre souhaité. Disposez ces disques de pâte dans des cercles métalliques. Faites-les cuire au four pendant 15 min.
5. À la sortie du four, creusez le centre des sablés à l'aide d'un objet rond comme un verre ou un poussoir. Une fois refroidis, garnissez-les avec la confiture.

LES ALTERNATIVES AVEC CNO

Remplacez les jaunes d'œufs par le même poids en complément nutritionnel oral (CNO) sous forme de boisson.

LES ALTERNATIVES DE SANTÉ

Sans gluten : remplacez la farine de blé T80 par le même poids de farine de sarrasin, et utilisez une levure sans gluten.

LES ALTERNATIVES PÂTISSIÈRES

Vous pouvez incorporer dans la recette 10 g de poudre de cacao, 25 g de pépites de chocolat, ou encore le zeste d'un agrume.

Petits pots de gâteau de riz
ET CARAMEL AU BEURRE SALÉ

LES BOUCHÉES COLLATION

Régressif, pratique et nutritif, ce dessert est à consommer froid ou tiède entre les repas. N'hésitez pas à adapter sa texture en fonction de vos possibilités de mastication, voire de le transformer en boisson en mixant une portion froide avec du lait entier.

PROTÉINES : 4 G POUR 100 G
ÉNERGIE : 259 KCAL POUR 100 G

7 PORTIONS DE 100 G ENVIRON
PRÉPARATION : 20 MIN
CUISSON : 40 MIN

INGRÉDIENTS

POUR LE GÂTEAU DE RIZ :

- 100 g de riz rond
- 300 g de lait entier
- 200 g de crème liquide entière
- 10 g de poudre de lait entier
- 1 œuf (env. 50 g)
- 1 jaune d'œuf (env. 20 g)
- 15 g de beurre demi-sel
- ½ gousse de vanille
- 50 g de sucre complet de canne

POUR LE CARAMEL LAITIER :

- 50 g de sucre blond non raffiné
- 40 g de beurre demi-sel
- 60 g de crème liquide entière
- 10 g de poudre de lait

ÉTAPES

1. Préchauffez le four à 170 °C.
2. Faites blanchir le riz dans une casserole d'eau bouillante pendant 3 min, puis égouttez et rincez-le.
3. Mettez ensuite ce riz dans une autre casserole avec le sucre, la vanille grattée, la poudre de lait, le lait et la crème. Portez à frémissements et continuez la cuisson sur feu doux pendant 15 à 20 min. Le riz doit rester un peu crémeux. Laissez ensuite tiédir.
4. Mélangez au fouet l'œuf avec le jaune d'œuf et le beurre fondu.
5. Versez cette préparation dans le riz au lait, puis mélangez.
6. Répartissez le riz au lait dans 7 petits pots. Faites cuire au four pendant 20mn. Laissez tiédir à la sortie du four.
7. Pour réaliser le caramel, faites bouillir la crème avec la poudre de lait dans une casserole. Dans une seconde casserole, faites caraméliser le sucre jusqu'à ce qu'il prenne une couleur dorée. Ajoutez le beurre coupé en morceaux, mélangez, puis versez la crème bouillante.
8. Versez ce caramel obtenu sur les petits gâteaux de riz.

LES ALTERNATIVES AVEC CNO

Remplacez l'œuf, le jaune d'œuf et le beurre par le même poids en complément nutritionnel oral (CNO) sous forme de boisson, goût vanille ou autre.

LES ALTERNATIVES PÂTISSIÈRES

Vous pouvez ajouter dans la recette du gâteau de riz 5 g de cannelle en poudre, 80 g de raisins macérés dans un jus d'agrumes, ou bien 50 g de praliné.

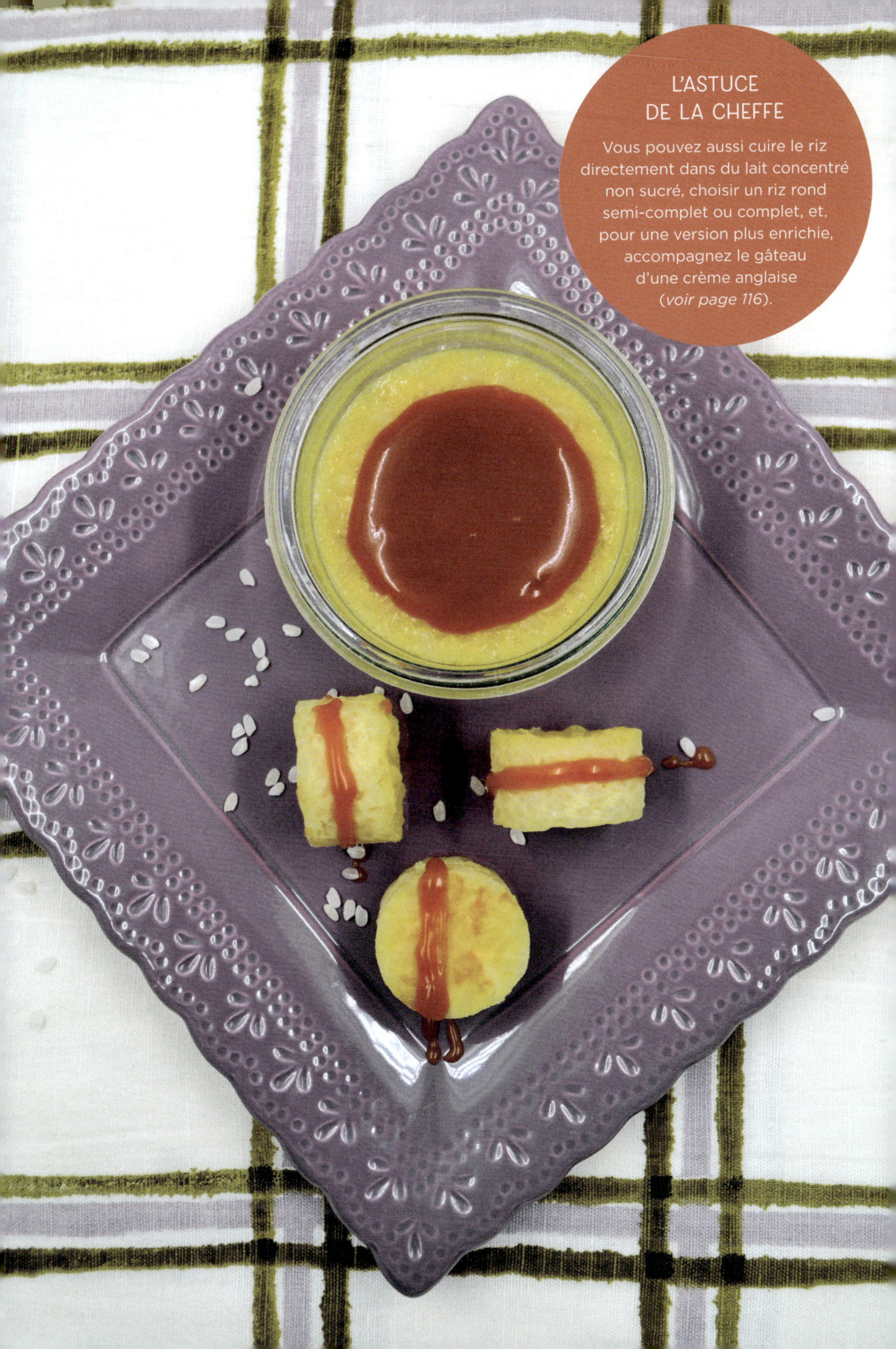

L'ASTUCE DE LA CHEFFE

Vous pouvez aussi cuire le riz directement dans du lait concentré non sucré, choisir un riz rond semi-complet ou complet, et, pour une version plus enrichie, accompagnez le gâteau d'une crème anglaise (*voir page 116*).

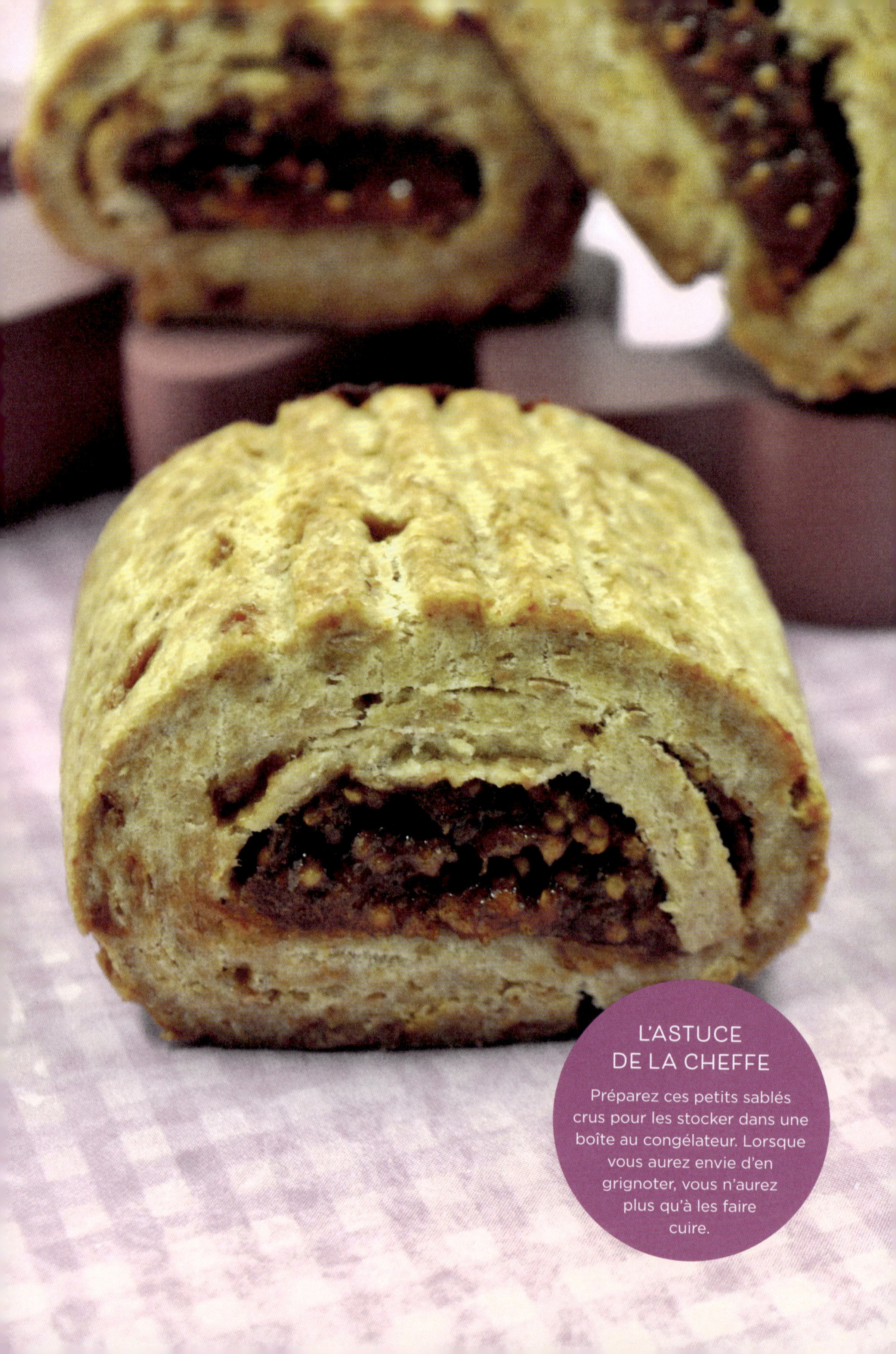

L'ASTUCE DE LA CHEFFE

Préparez ces petits sablés crus pour les stocker dans une boîte au congélateur. Lorsque vous aurez envie d'en grignoter, vous n'aurez plus qu'à les faire cuire.

Sablés
À LA FIGUE

LES BOUCHÉES COLLATION

En souvenir de ces célèbres petits gâteaux industriels, mais proposés ici en version saine et enrichie, voici une recette à consommer sans modération entre les repas, à glisser dans son sac en cas de petit creux et à partager avec toute la famille, proches ou aidants !

PROTÉINES : 7 G POUR 100 G
ÉNERGIE : 297 KCAL POUR 100 G

7 PORTIONS DE 100 G ENVIRON
PRÉPARATION : 30 MIN
CONGÉLATION : 30 MIN
CUISSON : 20 MIN
MACÉRATION : 6 H

INGRÉDIENTS

POUR LA PÂTE SABLEE :

- 200 g de farine de blé T80
- 80 g de beurre demi-sel
- 20 g de sucre complet
- 2 œufs (env. 100 g)
- 1 jaune d'œuf (env. 20 g)
- 20 g de poudre de lait entier
- 2 g de poudre de vanille

POUR LA PÂTE DE FIGUES :

- 100 g de figues séchées
- 150 g de jus d'orange

ÉTAPES

1. Faites macérer les figues avec le jus d'orange pendant 6 h au réfrigérateur, voire une nuit. Mixez ensuite les figues égouttées.
2. Préchauffez le four à 150 °C.
3. Mélangez le beurre coupé en morceaux avec le sucre.
4. Ajoutez la farine, la poudre de lait et la poudre de vanille.
5. Incorporez en dernier les œufs et le jaune d'œuf.
6. Étalez la pâte sablée sur 2 mm d'épaisseur. Faites un boudin de pâte de figues sur la longueur du sablé. Roulez la pâte sablée en serrant la pâte de figue. Mettez à congeler pendant 30 min.
7. Aplatissez le dessus du rouleau avec une spatule, puis rayez le dessus avec une fourchette. Découpez le rouleau en morceaux et faites-les cuire au four pendant 20 min environ.

LES ALTERNATIVES AVEC CNO

Remplacez les œufs et le jaune d'œuf par le même poids en complément nutritionnel oral (CNO) sous forme de boisson neutre ou goût noisette, vanille ou amande.

LES ALTERNATIVES DE SANTÉ

Sans gluten : remplacez la farine de blé T80 par le même poids de farine de sarrasin.

LES ALTERNATIVES PÂTISSIÈRES

Vous pouvez remplacer la poudre de vanille par 2 g de cannelle en poudre et/ou ajouter le zeste d'une orange.

REMERCIEMENTS

Depuis mon engagement dans cet axe Pâtisserie Santé, vous êtes de plus en plus nombreux à me solliciter pour des recettes spécifiques enrichies pour lutter contre la dénutrition. Que vous soyez patients sur mes ateliers, professionnels de santé, ou acteurs de l'écosystème de la santé, MERCI à vous toutes et tous pour vos encouragements, votre soutien, mais aussi vos conseils et suggestions, depuis le début de ce projet.

Même si j'avais imaginé ce livre seule depuis très longtemps, il est naturellement devenu un projet partagé avec le Pr Agathe Raynaud-Simon pour qui j'ai beaucoup d'admiration, de respect et d'amitié. Chère Agathe, je suis très heureuse de pouvoir co-écrire ce livre riche de sens et d'engagement à vos côtés, Merci d'avoir accepté l'invitation malgré un agenda plus que chargé, et je suis encore plus touchée puisqu'aujourd'hui vous êtes Présidente du Collectif de Lutte contre la Dénutrition, et que vous m'avez doublement accordé votre confiance en me demandant de rejoindre le Comité d'Administration du Collectif, nous pouvons ainsi agir, prévenir, informer et lutter ensemble contre la dénutrition.

Je souhaite également remercier le Pr Bertrand Fougère, Gériatre au CHRU Tours /Faculté de Médecine, mais aussi co-pilote de la mission « Grand Défi Numérique et Bien-Vieillir » au Ministère de la Santé, d'avoir accepté de co-préfacer Pâtisserie Santé Dénutrition. Merci cher Bertrand pour votre soutien depuis notre rencontre autour de ces fameux choux enrichis en CNO. Nous sommes honorées avec Agathe de partager la couverture à vos côtés, merci pour votre engagement à transformer le regard de notre société sur le vieillissement et votre collaboration dans la lutte contre la dénutrition. Merci pour votre simplicité, votre bienveillance, et votre Humanité.

Comme pour mon premier livre Pâtisserie Santé, je souhaitais que celui-ci soit co-préfacé par un représentant de chaque écosystème dans lequel j'évolue chaque jour. Une personne avec qui j'ai un lien plus personnel. Et dans notre milieu de la pâtisserie, qui ne connait pas notre cher Franck Lacroix ? Merci cher Franck pour votre soutien depuis mes débuts dans ma carrière de Cheffe Pâtissière, vous avez toujours su trouver les mots pour m'accompagner sur ce long chemin semé de difficultés et de victoires. Qui mieux que vous connaissez notre passion pour ce métier, qui mieux que vous avez vu évoluer ce métier mais aussi les attentes des clients, et le rayonnement de la pâtisserie française ? Et qui mieux que vous maîtrisez l'écriture des mots sucrés, c'est pourquoi c'était tout naturel de vous inviter à partager cette couverture à nos côtés. Merci pour tout cher Franck !

Un grand MERCI aux professionnels de santé qui ont participé également à la réalisation de ce livre et accordé de leur temps si précieux :

◈ Monsieur Alexis Pichereau, Diététicien-Nutritionniste, Hôpital Bichat-Claude Bernard-APHP Nord, pour les calculs de protéines et énergie des recettes ;

◈ Monsieur Arnaud De Luca, Médecin Nutritionniste, Pédiatre au CHRU de Tours, Responsable du Centre Spécialisé de l'Obésité (CSO) de Tours, Unité Mobile de Nutrition Enfant et Adulte, Inserm UMR1069 - Nutrition, Croissance et Cancer, Secrétaire Général de la Société Francophone, Nutrition Clinique et Métabolisme (SFNCM), Membre du Collectif de Lutte contre la Dénutrition, pour la partie Dénutrition spécifique chez l'enfant.

Merci au Collectif de Lutte contre la Dénutrition, avec qui nous sommes engagés Ensemble dans la lutte contre cette maladie silencieuse : Eric Fontaine, mais aussi Robin Troutot et Jeanne Bérenguier (Planète Grise) pour leur accompagnement.

Merci aux Laboratoires Fresenius Kabi pour leur collaboration et soutien dans ma démarche, mais aussi pour avoir fourni les compléments nutritionnels oraux pour la R & D et réalisation des recettes. Un grand merci à Céline Mullet, directrice de BU nutrition orale et entérale, Juliette Motillon, responsable trade marketing division nutrition orale, Mathilde Holuigue, service marketing complémentation orale division nutrition orale, et leurs équipes.

Je souhaite aussi remercier très sincèrement les deux enseignes qui ont accepté de me suivre sur ce projet :

◈ *Alinéa* et plus précisément le magasin *Alinéa Beauvais*, tout particulièrement M. Anthony Martin (directeur), M. Robin Delacourcelle, M. Matthieu Michel, ainsi que toute l'équipe pour le prêt des collections pour les shootings photos. Le visuel a aussi beaucoup d'importance, d'autant plus quand on présente une dénutrition, car les arts de la table peuvent aider et déclencher l'envie de manger. Je suis certaine que ces jolies photos seront un levier pour vous tous et vous donneront envie de réaliser les recettes, mais aussi de les consommer avec beaucoup de plaisir ;

◈ *La Vie Claire* et Mme Christelle Le Hir (présidente du Directoire) et le Magasin *La Vie Claire Beauvais*, pour leur partenariat des produits pour la réalisation des recettes. Merci à M. Olivier Cappelaire (directeur) ainsi qu'à toute votre équipe pour votre support, gentillesse, disponibilité, bonne humeur au quotidien ! *La Vie Claire* a pour moteur de proposer des produits où Bio rime avec goût et plaisir. En les utilisant dans mes recettes, j'étais certaine que le résultat serait garanti et remplirait mes attentes, et par définition les vôtres.

Enfin, quelques lignes plus personnelles :

◈ *Merci à Zacharie Thiery*, fondateur de *Ogust Food* avec qui nous partageons le même engagement pour la lutte contre la dénutrition au travers de la passion pour la cuisine. Merci cher Zacharie pour ta présence, ton soutien, tes conseils et ton amitié depuis notre rencontre, et dans cette aventure que nous avons entreprise chacun en tant que chef(fe) d'entreprise !

◈ *Léa*, ma fille chérie, que j'aime plus que tout, grande Cheffe en devenir, qui m'a encore beaucoup conseillée sur les shootings photos ;

◈ *Clément*, une pensée pour toi même si cette fois-ci, pas de petits pains !

◈ *Maman*, à qui pour ce 2e livre j'ai épargné la dégustation des recettes, trop riches pour ton diabète… Merci maman, je t'aime fort !

◈ *Justine Vanrumbeke*, ma chère éditrice, avec qui je poursuis l'aventure dans ce nouveau projet éditorial. C'est toujours un plaisir de collaborer avec vous ; bienveillante, toujours positive et de bonne humeur. Merci pour votre travail exceptionnel, ainsi qu'à toute l'équipe du Pôle Études-Santé-Médecine des Éditions Vuibert, et plus particulièrement *Gwénaëlle Bourron-Painvin* (directrice des Éditions Vuibert), *Nissa Bernard* (responsable éditoriale du pôle), *Amandine Morelli* (responsable de la promotion), *Catherine Bulot* (responsable de la photogravure) ainsi que *Marion Alfano* et *Sébastienne Ocampo* (graphistes) ;

◈ *à mon Père,* Pâtissier, qui nous a quittés depuis si longtemps et qui m'a transmis cette passion de notre métier et gourmandise pour la pâtisserie….

Ensemble, luttons contre la dénutrition, véritable enjeu de santé publique !

Sandrine Baumann-Hautin

Je remercie très sincèrement Sandrine Baumann-Hautin de m'avoir invitée à participer à cet ouvrage, de son investissement professionnel pour l'alimentation (gourmande) des personnes dénutries et de son engagement au sein du Collectif de lutte contre la dénutrition.

Je remercie chaleureusement Justine Vanrumbeke et Nissa Bernard de m'avoir accompagnée judicieusement dans l'écriture de ce texte.

Je suis reconnaissante au Dr Arnaud de Luca, pédiatre et nutritionniste et à M. Alexis Pichereau, diététicien nutritionniste, pour leurs précieuses contributions.

Merci au Pr Bertrand Fougère et à M. Franck Lacroix pour leurs belles préfaces.

Merci aussi à tous ceux qui œuvrent pour favoriser la prise de conscience de cette maladie silencieuse, fréquente et grave mais curable qu'est la dénutrition : associations, sociétés savantes, pouvoir publics… Tous ensemble, nous pouvons améliorer la prévention et le traitement de la dénutrition par une alimentation adaptée. Partageons et communiquons sur nos actions lors de la semaine nationale de la dénutrition !

Agathe Raynaud-Simon

RÉFÉRENCES

- Assurance maladie. [En ligne, consulté en août 2024]. https://www.ameli.fr
- Beaudart C et al, French translation and validation of the sarcopenia screening tool SARC-F. Eur Geriatr Med, 2018;9:29-37.
- Centre de Recherche en Epidémiologie et Statistiques (CRESS), Courbes de croissance de référence du carnet de santé. [En ligne, consulté en août 2024]. https://cress-umr1153.fr/fr/courbes-de-croissance-de-reference-du-carnet-de-sante/.
- Cruz-Jentoft AJ et al, Sarcopenia: revised European consensus on definition and diagnosis. Age Ageing 2019;48:16-31.
- Haute autorité de santé (HAS), Diagnostic de la dénutrition chez la personne de 70 ans et plus. Recommandations de bonnes pratiques. 2021 [En ligne, consulté en août 2024]. https://www.has-sante.fr/upload/docs/application/pdf/2021-11/reco368_recommandations_denutrition_pa_cd_20211110_v1.pdf
- Haute autorité de santé (HAS), Diagnostic de la dénutrition de l'enfant et l'adulte. Recommandations de bonnes pratiques. 2019. [En ligne, consulté en août 2024]. https://www.has-sante.fr/upload/docs/application/pdf/2019-11/reco277_recommandations_rbp_denutrition_cd_2019_11_13_v0.pdf
- Haute autorité de santé (HAS), La prescription d'activité physique adaptée (APA). Recommandations de bonnes pratiques. 2022. [En ligne, consulté en août 2024]. https://www.has-sante.fr/upload/docs/application/pdf/2022-08/synthese_prescription_apa_vf.pdf
- Haute autorité de santé (HAS), Stratégies de prise en charge en cas de dénutrition protéino-énergétique chez la personne âgée. Recommandations professionnelles. 2007. [En ligne, consulté en août 2024]. https://www.has-sante.fr/upload/docs/application/pdf/denutrition_personne_agee_2007_-_recommandations.pdf
- Kondrup J et al. ESPEN Guidelines for Nutrition Screening 2002. Clin Nutr 2003, 22 : 415-421
- M.F. Vaillant et S. Walrand, «Quelle prise en charge diététique proposer ?» Dans Questions de Nutrition Clinique de la personne âgée, coordinateurs A. Raynaud-Simon et D. Quilliot, Edition SFNCM 2019.
- Mini Nutritional Assessment MNA ®. [En ligne, consulté en août 2024]. https://www.mna-elderly.com/sites/default/files/2021-10/MNA-french.pdf
- PARAD (Poids – Appétit – Repas – Alimentation – Dénutrition). Outils pour prévenir le risque de dénutrition. [En ligne, consulté en août 2024]. https://www.parad-denutrition.com/
- Santé Publique France, Les recommandations sur l'alimentation, l'activité physique et la sédentarité en un coup d'œil, 2019. [En ligne, consulté en août 2024]. https://www.santepubliquefrance.fr/determinants-de-sante/nutrition-et-activite-physique/documents/infographie/les-recommandations-sur-l-alimentation-l-activite-physique-et-la-sedentarite-en-un-coup-d-oeil
- Société francophone de nutrition clinique et métabolisme (SFNCM), Société française d'anesthésie et réanimation (SFAR), Chambrier C, Sztark F. Recommandations de bonnes pratiques cliniques sur la nutrition périopératoire. Actualisation 2010 de la conférence de consensus de 1994 sur la «Nutrition artificielle périopératoire en chirurgie programmée de l'adulte». Ann Fr Anesth Reanim 2011;30(4):381-9.
- Société francophone de nutrition clinique et métabolisme (SFNCM). Nutrition clinique. [En ligne, consulté en août 2024]. https://www.nutritionclinique.fr
- Société francophone de nutrition clinique et métabolisme (SFNCM). [En ligne, consulté en août 2024]. https://www.sfncm.org/

Achevé d'imprimer en septembre 2024 par Sepec - 01960 Péronnas
N° d'éditeur : MAGSI20230883 - N° d'impression : 09467230825
Dépôt légal : octobre 2024

IMPRIM'VERT®

FABRIQUÉ EN FRANCE

PEFC
10-31-3532